老年安全护理与风险防范

主　　编　周中苏　　刘复林　　唐广良

副 主 编　吴俊琪　　雷　俊　　龚放华

作　　者　（按姓氏笔画排序）

方　路　王小芳　王秀华　邓　婷　毕宇冰

汤观秀　何　敏　吴俊琪　张　凡　张孟喜

张翠娥　张　霞　李旭英　李　红　李　英

杨胜男　杨晓娟　陈彩芳　陈　琳　周　岑

周　晗　罗迎春　胡娅军　胡曙荣　钟爱民

唐广良　龚放华　喻　蓉　彭雄英　鲁林秀

雷　俊　虢超英　颜笛玉

科学技术文献出版社

SCIENTIFIC AND TECHNICAL DOCUMENTATION PRESS

·北京·

图书在版编目（CIP）数据

老年安全护理与风险防范 / 周中苏，刘复林，唐广良主编 . — 北京：科学技术文献出版社，2018.7

ISBN 978-7-5189-4040-0

Ⅰ . ①老… Ⅱ . ①周… ②刘… ③唐… Ⅲ . ①老年人—护理学 Ⅳ . ① R473.59

中国版本图书馆 CIP 数据核字（2018）第 045583 号

老年安全护理与风险防范

| 策划编辑：杜新杰 | 责任编辑：张宪安 | 责任校对：许 艳 | 责任出版：张志平 |

出 版 者	科学技术文献出版社
地 址	北京市复兴路15号 邮编 100038
编 务 部	（010）58882938，58882087（传真）
发 行 部	（010）58882868，58882870（传真）
邮 购 部	（010）58882873
官 方 网 址	www.stdp.com.cn
发 行 者	科学技术文献出版社发行　全国各地新华书店经销
印 刷 者	长沙鸿发印务实业有限公司
版 次	2018 年 7 月第 1 版　2019年 5月第 2次印刷
开 本	787×1092　1/16
字 数	546千
印 张	28.5
书 号	ISBN 978-7-5189-4040-0
定 价	78.00元

内容简介

　　本书论述了老年安全护理的特点、目标与原则，老年跌倒、压力性损伤、非计划性拔管、烫伤、尿失禁、尿潴留、便秘、大便失禁、睡眠障碍、吞咽障碍、老年抑郁、老年肿瘤、常见急危重症、老年家庭照护等护理存在的安全隐患、高危因素、不良后果、护理风险防范、应急预案及案例分析。

　　本书具有科学、先进、实用、适宜等特点，护理风险防范措施和应急预案规范，内容翔实具体，针对性、可操作性强。供临床各科收治老年患者的护理人员阅读使用，亦可做为护理人员继续医学教育和家庭照护人员的培训教材。

序言

  卫生健康医疗服务的根本宗旨是向患者提供有效安全的卫生健康服务。老年人机体的生理、免疫和器官功能逐渐下降，容易生病。老年人患病的特点是多病共存、临床表现不典型、起病缓慢、变化迅速、并发症多、联合用药多、药物不良反应多，所以给予老年人有效安全的医疗卫生服务显得尤为重要。

  长沙市第三医院从"以患者安全"的角度出发，将老年临床护理多家医院的工作经验，编写了这本《老年安全护理与风险防范》一书，以提示护理人员，老年患者容易发生的安全问题，注意加强防范，保证患者安全，更为有效地为老年患者提供优质护理服务，提高护理质量。

  《老年安全护理与风险防范》一书阐述了老年患者坠床跌倒、压力性损伤、走失、药物误服、非计划性拔管、烫伤、尿失禁、尿潴留、认知功能障碍、老年抑郁、急危重症等的护理安全隐患、护理安全防范措施和案例分析，还结合现代居家养老介绍了老年家庭照护安全护理。目前我国护理在患者安全教育方面尚无统一的培训内容体系和标准。《老年安全护理与风险防范》的作者力图编写一本适合老年病科临床护士在安全教育培训方面提供参考和依据的书，这是一个很好的想法，具有现实需要的实用意义，我认为这本《老年安全护理与风险防范》，基本上达到了作者的初衷，具有科学、先进、实用、适宜、可操作性强等特点，反映了老年安全护理的新理论、新知识、新技术，是一本难得的好书，特向广大护理人员推荐。

  我相信这本书的出版对促进老年安全护理与风险防范有很大帮助，书中的内容在临床实践中将会得到进一步充实、完善、提高，对我国老年医学的发展进步做出贡献。

湖南省护理学会理事长　孙伯明

前　言

　　我国已进入老龄化社会，面临人口老龄化的压力，随着老年患者越来越多，老年人医疗卫生服务需求日益增加。老年人值得全社会的尊敬和爱戴，更需要关心和帮助。积极应对人口老龄化、为老年人提供有效安全的医疗服务，从而提升老年人的生活水平和生命质量是全社会的共同愿望。

　　老年患者各器官功能减退，感觉认知迟钝，加之住院期间环境的改变，容易发生跌倒、跌伤、误吸等意外损伤，因此，在住院期间必须加强护理安全管理，保证患者安全，我们这本《老年安全护理与风险防范》的问世，可谓是顺势而为、应运而生。

　　医疗技术、优质服务、科学管理是医院改革创新，成功发展的三个要素，其中最核心的是全心全意为病人提供优质服务。作为发展中的长沙市第三医院一直坚持打好服务牌，在服务上谋赶超、谋突破。为了更好地服务病人，我院主动适应医改，积极探索提高医疗技术、服务质量和服务能力的新型医院管理模式，努力打造全新服务体系，推动医院科学快速发展。优质服务必须用优质医疗技术来诠释，否则让病人满意就只是一句空话。我院努力构筑医疗技术发展高地，注意整合医院内部资源，加快学科建设。我院老年护理专家们不断探索，使老年护理的目标更加明确，思路逐渐清晰，方法更加齐备。本书旨在为综合性医院、养老机构、居家养老、社区养老机构、家庭和个人提供切实可行的老年安全护理指导，达到预防或减少老年人功能障碍、提升老年人生活质量的目的，提高我国老年安全护理质量。

　　本书共二十三章，内容包括跌倒、压力性损伤、药物误服、非计划性拔管、烫伤、糖尿病足、尿失禁、尿潴留、睡眠障碍、认知障碍、老年抑郁症、老年肿瘤、老年常见急危重症及老年家庭照护等存在的护理安全隐患和安全护理防范措施。

　　本书的特点一是突出老年护理特色，注重与老年人健康需求紧密结合，重点介绍最常见的老年安全问题，着重从护理角度阐明如何为老年人和老年患者提供安全的整体护理，具有针对性和可操作性；二是反映了国内外老年护理的新知识、新理论和新进展，增强了先进性和创新性；三是内容丰富翔实，具有较强的启发性和延伸性，有助于实现和满足老年护理的发展需求。本书不仅可供护理学专业教学参考使用，还可作为临床护理人员继续教育、老年护理岗位培训及老年护理机构工作人员的培训教材。

本书由中南大学湘雅医院、湘雅二医院、湘雅三医院、中南大学护理学院、湖南省人民医院、湖南省肿瘤医院等医院老年护理专家与我院具有丰富临床老年护理实践经验的护理人员合力撰写，他们不辞辛劳、多次修改、精心耕耘。湖南省护理学会孙向明理事长在百忙之中为本书作序，科学技术文献出版社特聘编审张宪安教授为本书编审出版做了许多工作，在此一并致以由衷的感谢！

本书虽经五易其稿，反复讨论修改，但由于水平所限，错误疏漏之处在所难免，敬请护理同仁、专家教授指出雅正，以便再版时修改提高！

长沙市第三医院院长　周中苏

目 录

第一章 老年安全护理概述 ……………………………………（1）

第一节 老化与人口老龄化 ………………………………（1）

第二节 老年安全护理管理的目标与内容 ………………（6）

第三节 老年安全隐患与护理的特点 ……………………（11）

第四节 老年安全护理的目标与原则 ……………………（13）

第五节 老年安全护理的相关理论 ………………………（15）

第六节 老年人的健康评估 ………………………………（19）

第二章 跌倒护理与风险防范 ……………………………（26）

第一节 跌倒的定义和跌倒发生的现状 …………………（26）

第二节 跌倒的高危因素与高危人群 ……………………（27）

第三节 跌倒的不良后果 …………………………………（30）

第四节 跌倒的护理风险评估 ……………………………（31）

第五节 跌倒的风险防范措施 ……………………………（33）

第六节 跌倒的护理应急预案 ……………………………（35）

第七节 案例分析 …………………………………………（37）

第三章 压力性损伤护理与风险防范 ……………………（39）

第一节 压力性损伤的定义与分期 ………………………（39）

第二节 压力性损伤的高危因素与高危人群 ……………（43）

第三节 压力性损伤的不良后果 …………………………（47）

第四节 压力性损伤护理风险评估 ………………………（47）

第五节 压力性损伤风险防范措施 ………………………（52）

第六节 压力性损伤的护理措施 …………………………（56）

第七节 案例分析 …………………………………………（57）

第四章 走失护理与风险防范 ……………………………………………（60）

第一节 走失的行为机制 ………………………………………（60）

第二节 走失的高危因素与高危人群 …………………………（62）

第三节 走失的不良后果与风险评估 …………………………（63）

第四节 走失护理风险防范措施与应急预案 …………………（68）

第五节 案例分析 ………………………………………………（70）

第五章 药物误服护理与风险防范 …………………………………（73）

第一节 老年人服药存在的安全隐患 …………………………（73）

第二节 药物误服的高危因素与高危人群 ……………………（75）

第三节 药物误服的不良后果 …………………………………（77）

第四节 药物误服风险防范措施 ………………………………（78）

第五节 药物误服的护理风险评估 ……………………………（79）

第六节 药物误服护理应急预案 ………………………………（85）

第七节 案例分析 ………………………………………………（86）

第六章 静脉输液护理与风险防范 …………………………………（88）

第一节 静脉输液护理存在的安全隐患 ………………………（88）

第二节 静脉输液安全事件的高危因素 ………………………（90）

第三节 静脉输液不良后果与风险防范 ………………………（92）

第四节 静脉输液的护理风险评估 ……………………………（96）

第五节 静脉输液护理应急预案 ………………………………（97）

第六节 案例分析 ………………………………………………（108）

第七章 非计划性拔管护理与风险防范 ……………………………（110）

第一节 非计划性拔管的定义 …………………………………（110）

第二节 非计划性拔管的高危因素与高危人群 ………………（111）

第三节 非计划性拔管的不良后果 ……………………………（113）

第四节 非计划性拔管的风险防范措施 ………………………（113）

第五节 非计划性拔管护理风险评估 …………………………（125）

第六节 非计划性拔管的护理应急预案 ………………………（129）

　　第七节　案例分析 ……………………………………………（137）

第八章　身体约束护理及风险防范 ……………………（139）

　　第一节　身体约束的概念 ……………………………………（139）

　　第二节　身体约束的不良后果 ………………………………（141）

　　第三节　身体约束的风险防范 ………………………………（142）

　　第四节　减少老年人身体约束的策略 ………………………（149）

　　第五节　案例分析 ……………………………………………（152）

第九章　烫伤护理与风险防范 …………………………（155）

　　第一节　烫伤的常见原因 ……………………………………（155）

　　第二节　烫伤的高危因素与高危人群 ………………………（156）

　　第三节　烫伤的不良后果 ……………………………………（159）

　　第四节　烫伤的风险防范措施 ………………………………（160）

　　第五节　烫伤的护理应急预案 ………………………………（162）

　　第六节　案例分析 ……………………………………………（164）

第十章　糖尿病足护理与风险防范 ……………………（166）

　　第一节　糖尿病足的定义与分级分类 ………………………（166）

　　第二节　糖尿病足的易发因素 ………………………………（168）

　　第三节　糖尿病足的不良后果 ………………………………（171）

　　第四节　糖尿病足的护理风险防范措施 ……………………（171）

　　第五节　糖尿病足的护理风险评估与护理 …………………（174）

　　第六节　案例分析 ……………………………………………（176）

第十一章　尿失禁护理与风险防范 ……………………（178）

　　第一节　尿失禁的定义与发生现状 …………………………（178）

　　第二节　尿失禁的病因与高发人群 …………………………（179）

　　第三节　尿失禁的不良后果 …………………………………（181）

　　第四节　尿失禁的护理风险防范措施 ………………………（182）

　　第五节　尿失禁的护理风险评估 ……………………………（184）

　　第六节　尿失禁的护理措施 …………………………………（192）

第七节　案例分析 ……………………………………………………（195）

第十二章　尿潴留护理与风险防范 ……………………………………（197）

第一节　尿潴留的分类与临床表现 …………………………………（197）

第二节　尿潴留的病因与高发人群 …………………………………（199）

第三节　尿潴留的不良后果 …………………………………………（200）

第四节　尿潴留的风险防范措施 ……………………………………（201）

第五节　尿潴留的护理 ………………………………………………（205）

第六节　病例分析 ……………………………………………………（210）

第十三章　便秘护理与风险防范 ………………………………………（212）

第一节　便秘的分类与诊断标准 ……………………………………（212）

第二节　便秘的病因与高发人群 ……………………………………（213）

第三节　便秘的不良后果 ……………………………………………（215）

第四节　便秘护理的风险评估 ………………………………………（217）

第五节　便秘的护理风险防范措施 …………………………………（219）

第六节　案例分析 ……………………………………………………（222）

第十四章　大便失禁护理与风险防范 …………………………………（224）

第一节　大便失禁的定义与分类 ……………………………………（224）

第二节　大便失禁的病因 ……………………………………………（225）

第三节　大便失禁的不良后果 ………………………………………（226）

第四节　大便失禁护理与风险防范措施 ……………………………（227）

第五节　大便失禁的护理风险评估 …………………………………（231）

第六节　案例分析 ……………………………………………………（233）

第十五章　睡眠障碍护理与风险防范 …………………………………（235）

第一节　睡眠的定义与分类 …………………………………………（235）

第二节　睡眠障碍的病因与高发人群 ………………………………（237）

第三节　睡眠障碍的不良后果 ………………………………………（238）

第四节　睡眠障碍的护理风险防范措施 ……………………………（239）

第五节　睡眠障碍的护理风险评估 …………………………………（241）

第六节　睡眠障碍的护理措施 ……………………………………（248）

第七节　案例分析 …………………………………………………（249）

第十六章　吞咽障碍护理与风险防范 ………………………………（252）

第一节　吞咽障碍的概念与临床表现 ……………………………（252）

第二节　吞咽障碍的病因与高发人群 ……………………………（254）

第三节　吞咽障碍的不良后果 ……………………………………（256）

第四节　吞咽障碍的护理风险防范措施 …………………………（257）

第五节　吞咽障碍的护理风险评估 ………………………………（260）

第六节　吞咽障碍的护理措施 ……………………………………（266）

第七节　案例分析 …………………………………………………（270）

第十七章　认知障碍护理与风险防范 ………………………………（272）

第一节　认知障碍的定义及表现形式 ……………………………（272）

第二节　认知障碍的高危因素与高危人群 ………………………（275）

第三节　认知障碍的不良后果 ……………………………………（278）

第四节　认知障碍的护理风险防范措施 …………………………（280）

第五节　认知障碍的护理措施 ……………………………………（283）

第六节　认知功能障碍的护理风险评估 …………………………（286）

第七节　案例分析 …………………………………………………（293）

第十八章　老年抑郁症护理与风险防范 ……………………………（296）

第一节　老年抑郁症的临床表现与分类 …………………………（296）

第二节　老年抑郁症的病因与高危人群 …………………………（298）

第三节　老年抑郁症的不良后果 …………………………………（300）

第四节　老年抑郁症的护理风险防范 ……………………………（301）

第五节　老年抑郁症的护理风险评估 ……………………………（302）

第六节　老年抑郁症的护理 ………………………………………（312）

第七节　案例分析 …………………………………………………（315）

第十九章　老年手术护理与风险防范 ………………………………（318）

第一节　老年手术护理的安全隐患 ………………………………（318）

第二节　老年患者术前护理风险评估 ……………………………………（319）

第三节　老年患者术中护理 ……………………………………………（324）

第四节　老年患者术后护理 ……………………………………………（327）

第五节　老年手术护理的风险防范措施 ………………………………（329）

第六节　案例分析 ………………………………………………………（333）

第二十章　老年肿瘤护理与风险防范 ……………………………（335）

第一节　老年肿瘤患者护理的安全隐患 ………………………………（335）

第二节　老年肿瘤患者放射治疗前的护理风险评估 …………………（339）

第三节　老年肿瘤患者放射治疗护理 …………………………………（341）

第四节　老年肿瘤患者化学治疗前评估 ………………………………（344）

第五节　老年肿瘤患者化疗中护理 ……………………………………（345）

第六节　老年肿瘤患者化疗后护理 ……………………………………（348）

第七节　老年肿瘤患者热疗前护理风险评估 …………………………（355）

第八节　老年肿瘤患者热疗护理 ………………………………………（356）

第九节　老年肿瘤患者疼痛存在的护理安全隐患 ……………………（358）

第十节　老年肿瘤患者疼痛评估 ………………………………………（361）

第十一节　老年肿瘤患者疼痛护理风险防范 …………………………（365）

第十二节　案例分析 ……………………………………………………（366）

第二十一章　老年急危重症护理与风险防范 ……………………（369）

第一节　老年常见的急危重症 …………………………………………（369）

第二节　老年常见急危重症的病因与高危人群 ………………………（370）

第三节　老年常见急危重症的护理风险防范措施 ……………………（375）

第四节　老年急危重症的安全转运 ……………………………………（380）

第五节　案例分析 ………………………………………………………（382）

第二十二章　老年临终关怀与风险防范 …………………………（384）

第一节　临终关怀的定义 ………………………………………………（384）

第二节　影响老年临终关怀的主要因素 ………………………………（385）

第三节　临终关怀的意义 ………………………………………………（387）

第四节　老年人的死亡教育 ………………………………………（388）

第五节　临终老年人的心理问题及护理 …………………………（390）

第六节　临终前常见的症状和护理 ………………………………（394）

第七节　对丧偶老年人的哀伤辅慰 ………………………………（399）

第八节　案例分析 …………………………………………………（401）

第二十三章　老年家庭照护与风险防范 …………………………（405）

第一节　老年家庭照护与高危因素 ………………………………（405）

第二节　老年家庭照护风险防范措施 ……………………………（407）

第三节　社会对老年家庭照护的支持性服务 ……………………（424）

第四节　案例分析 …………………………………………………（426）

第一章　老年安全护理概述

随着我国人口老龄化的到来，老年护理、照护事业蓬勃兴起，家庭照护也逐步发展。从家庭至医院、老年病院、康复医院、老年公寓的老年护理，已成为政府、社会、医疗保健单位的责任与产业。

第一节　老化与人口老龄化

老化（aging）是指人体生长发育成熟后，随着年龄的增长，身体在结构和功能方面表现出各种退行性变的现象。老化是人类面临的一种复杂的自然现象，严重影响了老年人的身心健康和生活质量。衰老是老化的结果，是一切生物必然发生的普遍规律。

一、人口老龄化

（一）人口老龄化与老龄化社会

人口老龄化（aging of population），简称人口老化，是人口年龄结构的老龄化。它是人类群体的老化，即老年人口数量在社会总人口中达到一定比例，并持续增长的过程。

按照中华医学会老年医学学会建议，我国以60岁及以上为老年人。国家统计局公布数据显示，截止到2014年底，中国60岁以上的老年人口数为2.12亿，占到总人口数的15.5%。据预测，到2050年，全世界老年人口将达到20.2亿，其中中国老年人口将达到4.8亿，几乎占全球老年人口总数的1/4。

联合国教育、科学及文化组织（简称联合国教科文组织）规定，当一个国家或地区60岁以上人口占人口总数的10%以上，或65岁以上人口占人口总数的7%以上，即意味着这个国家或地区进入老龄化社会（aging society）。我国于1999年进入了老龄化社会，是世界上唯一的65岁及以上老年人口过亿的国家，也是目前老年人口最多的国家。

（二）人口老龄化的特点及影响

1. 全球人口老龄化及其特点　联合国人口基金会的统计数据显示，2012年，全世界60岁以上的人口已达到8.1亿，占总人口的11%；人口老龄化的速度正在加快，预计到2050年，老年人口数量将猛增到19.64亿，占世界总人口的21%，平均每年增长9000万；老年人口重心也将从发达国家向发展中国家转移，约82%的世界老年人口，即16.1

亿老年人将生活在发展中国家，3.6亿老年人将生活在发达国家。随着人口平均预期寿命不断延长，80岁以上老年人的增长速度越来越快；多数国家老年人口中女性超过男性。

2. 中国人口老龄化及特点　中国1999年进入了老龄化社会。预计21世纪上半叶，中国将一直是世界上老年人口最多的国家。与发达国家相比，作为发展中国家的中国老龄人口规模十分巨大，老龄化速度较快，而且80岁以上高龄老年人以每年100万人的速度递增。我国人口分布不平衡，不同地区的人口老龄化呈现出发展不平衡的特点，具有明显的由东向西的区域梯次特征，东部沿海经济发达地区明显快于西部经济欠发达地区。女性老年人口多于男性、农村老龄化程度高于城市，也是我国人口老龄化的特点。

（三）人口老龄化的影响

一方面，人口老龄化将刺激老年产业发展，提供更多的就业机会，有利于经济发展方式的转变，促进经济平稳健康发展，有利于社会稳定。另一方面，人口老龄化妨碍劳动生产率的提高，制约经济发展的速度和规模，加重政府财政负担；同时老年人生活服务和医疗保健的需求逐步增多。预计不久的将来，医务人员约有一半的工作时间用于老年人的医疗、护理、康复及照顾上。

二、老年人的老化特征

了解老年人各系统的老化特征，对加强老年人的安全管理和护理风险防范具有重要意义。

（一）循环系统

1. 心脏　随着年龄的增长，心肌收缩力减弱，心脏泵血功能降低，致使各脏器血流量相应减少，组织供氧受到影响。心脏的神经调节能力进行性下降，心脏节律细胞数目减少，致使老年人易发生各种心律失常。

2. 血管　老年人血管因弹性纤维减少、胶原纤维增多，加上钙沉积于血管内膜，导致管腔狭窄，造成收缩压升高，末梢血管阻力增加，导致组织灌注减少。因此，老年人动脉硬化、冠心病、脑血管意外等发病率增高。

（二）呼吸系统

1. 上呼吸道　老年人鼻黏膜变薄，嗅觉功能减退；腺体萎缩，分泌功能减退；鼻道变宽，鼻黏膜的防御功能下降，易患鼻窦炎和呼吸道感染；血管脆性增加，容易导致血管破裂而发生鼻出血。

2. 气管和支气管　老年人气管、支气管黏膜上皮及黏膜腺退化，支气管平滑肌萎缩，纤毛运动减弱，清除和吞噬能力下降，所以老年人易患支气管炎。

3. 肺　老年人肺泡萎缩、弹性回缩能力下降，容易导致肺不能有效扩张，肺通气不足；随着年龄的增加，老年人肺动脉壁肥厚、纤维化，导致肺动脉压力增高；肺毛细血管黏膜表面积减少，肺灌注量减少。因而，老年人肺活量逐渐减低，残气量上升，肺泡与血液气体交换的能力减弱，换气效率降低。

4. 胸廓及呼吸肌　老年人由于普遍发生骨质疏松，造成椎体下陷，脊柱后凸，胸骨前突，出现桶状胸；因胸廓的变形、活动受限及呼吸肌的肌力下降，导致呼吸运动功能降低；胸壁肌肉弹性降低，进一步影响胸廓运动，从而使肺通气和呼吸容量下降。因此，老年人容易发生肺部感染，严重时甚至引起呼吸衰竭。

（三）消化系统

1. 唾液腺　老年人唾液腺萎缩，唾液分泌减少，导致口干及影响吞咽。

2. 牙齿　老年人牙齿咬合面的釉质和牙本质磨损，牙龈萎缩，牙根暴露，牙本质神经末梢外露，易对各种刺激过敏产生疼痛，并易发生感染；牙齿部分或全部脱落，使龋齿、牙龈炎的发病率上升；同时，牙齿松动、脱落，使老年人易发生消化不良。

3. 消化道　老年人食管和胃肠黏膜萎缩，蠕动能力下降，分泌功能减退，易发生不同程度的吞咽困难、营养不良、便秘等。肠壁的肌肉或结缔组织变薄而易形成结肠憩室；骨盆底部肌肉萎缩、肛提肌肌力降低，易发生直肠脱垂。

4. 肝、胆　老年人肝脏明显缩小，肝细胞减少、变性，血流量减少，因此肝细胞各种酶活性降低，白蛋白合成能力下降，解毒功能差，胆汁排泄、分泌功能减弱，药物代谢能力下降。因而易出现肝硬化、药物性不良反应等，发生胆结石的可能性也增加。

5. 胰腺　老年人胰腺分泌消化酶减少，影响脂肪的吸收，易产生脂肪泻；胰腺分泌胰岛素的生物活性下降，导致葡萄糖耐量降低，容易发生老年性糖尿病。

（四）泌尿系统

1. 肾脏　老年人肾实质逐渐萎缩，肾脏的重量从成年期的250～270g减轻到80岁时的180～200g。老年人肾皮质明显变薄，肾小球的数量不断减少，40～60岁约减少50%，并且可出现生理性肾小球硬化，年龄越大，肾小球硬化的比率就越高。随着年龄的增长出现肾动脉粥样硬化，肾脏血流量减少；间质纤维化，可致肾锥体萎缩，可引起肾小管梗阻后肾小球可发生闭塞；人体肾脏功能65岁以后迅速下降，对氨基和尿酸的清除率、肾小球滤过率、肾脏的浓缩与稀释功能均下降；老年人对钠代谢的调节能力受损，容易导致水钠潴留和急性肾衰竭。肾脏排泄功能下降常导致代谢产物蓄积，因此老年人易发生药物蓄积中毒，从而影响了给药的安全性。

2. 膀胱　膀胱随着年龄增大而缩小，容量减少，肌肉萎缩而纤维组织增生，肌肉收缩无力，故老年人易出现尿外溢、残余尿增多、尿频、夜尿量增多等。

3. 输尿管　老年人输尿管平滑肌层变薄，支配肌肉活动的神经细胞减少，输尿管收缩功能减弱，将尿液送入膀胱的速度减慢，并且容易返流，从而引起肾盂肾炎。

4. 尿道　老年人尿道因肌肉萎缩、纤维化变硬、括约肌松弛，发生排尿无力或排尿困难；由于尿道口充血肥大，尿道黏膜产生皱褶或狭窄，出现排尿困难。老年女性尿道腺体分泌黏液减少，抗感染能力减弱，易发生泌尿系统感染；65岁以上老年男性多有不同程度的前列腺增生，易发生尿潴留及尿路感染。

（五）内分泌系统

1. **下丘脑**　老年人下丘脑的重量减轻、血液供给减少、细胞形态发生改变。生理学方面表现为单胺类含量和代谢的紊乱，引起中枢调控失常，导致老年人各方面功能衰退，故又称下丘脑为"老化钟"。

2. **垂体**　老年人垂体重量减轻，有些高龄老年人可减轻20%。腺垂体分泌的生长激素减少，易发生肌肉萎缩、脂肪增多、蛋白质合成减少和骨质疏松等；垂体分泌的抗利尿激素减少，导致肾小管的重吸收减少和细胞内外水分的重新分配，继而出现多尿，尤其是夜间尿量增多。

3. **胰岛**　胰岛随着年龄的增长而萎缩，胰岛B细胞减少使胰岛素分泌降低，糖代谢能力下降；细胞膜上胰岛素受体减少，使机体对胰岛素的敏感性下降，导致老年人的葡萄糖耐量降低，这是老年人糖尿病发病率增高的原因之一；另外，胰高血糖素分泌异常增加，亦可导致2型糖尿病的发病率增高。

4. **甲状腺**　老年人甲状腺发生纤维化，细胞浸润和结节化，导致甲状腺激素生成减少，使老年人出现基础代谢率降低、皮肤干燥、体温调节功能受损、怕冷、毛发脱落、抑郁等现象。

5. **肾上腺**　老年人肾上腺皮质激素分泌减少，加上老年人下丘脑垂体-肾上腺系统功能减退导致激素的清除能力也明显下降，使老年人对外界环境的适应能力和对应激的反应能力均明显下降。

6. **性腺**　老年男性睾丸缩小，血液供应减少，血清总睾酮和游离睾酮水平下降，到85岁时比成年人下降约35%，容易出现性功能减退；雄激素的缺乏，对老年男性的骨密度、肌肉组织、造血功能等也造成不利影响。老年女性卵巢发生纤维化，雌激素和孕激素分泌减少，易出现性功能和生殖功能减退、更年期综合征、骨质疏松等。

（六）运动系统

1. **骨骼**　老年人骨骼中的有机物质如骨角质、骨黏蛋白含量减少，致骨质萎缩、骨量减少，容易出现骨质疏松而使骨骼发生变形，如驼背、身高变矮、骨折等。又因骨细胞与其他细胞的老化，骨的修复与再生能力减退，容易发生骨折后愈合时间延长或不愈合的比例增加。

2. **关节**　老年人的关节软骨、关节囊、椎间盘及韧带等会因老化而发生退行性变化，使关节活动范围缩小。尤其是肩关节的后伸、外旋，肘关节的伸展，前臂的悬后，髋关节的旋转，膝关节伸展及脊柱的整体运动等明显受限。

3. 肌肉　老年人的肌纤维萎缩、弹性下降，肌肉总量减少，肌肉力量减弱，容易出现疲劳、腰腿酸痛等。由于肌肉力量、敏捷度下降，加上脑功能的衰退，活动更加减少，最终导致老年人活动迟缓、笨拙、步态不稳等。

（七）神经系统

1. 脑与神经元　老年人脑的体积逐渐缩小，重量逐渐减轻。50岁以后，脑细胞每年减少约1%，脑部某些功能减低，如体温调节能力变差。神经元的变性或减少，使运动和感觉神经纤维传导速度减慢，老年人容易出现步态不稳，步态蹒跚或"拖足"现象，同时手的摆动幅度也减小，转身时不稳，容易发生跌倒。脑动脉血管粥样硬化和血脑屏障退化，易导致脑血管破裂、脑梗死、神经系统感染性疾病等。老年人脑内的蛋白质、核酸、神经递质等逐渐减少；同时，在脑内可见神经纤维缠结、类淀粉物沉积、马氏小体、脂褐质沉积等改变，这些变化容易导致脑萎缩、认知功能障碍、震颤麻痹等老年性疾病。

2. 神经功能的改变　随着脑血管的退行性改变、脑血流量的减少及耗氧量的降低，老年人中枢神经功能减退，表现为记忆力减退、思维减慢、反应迟钝、认知能力减退等。

3. 反射功能的改变　老年人的反射易受抑制，肥胖或腹壁松弛会使老年人腹壁反射迟钝或消失；另外，可出现深反射如踝反射、膝反射、肱二头肌反射减弱或消失。

（八）感觉器官

1. 皮肤　皮肤的老化是最早且最容易观察到的征像。具体表现为皮肤脂肪减少、弹力纤维变性使皮肤松弛，出现皱纹；皮脂腺减少、萎缩，皮脂分泌减少及皮脂的成分改变。使皮肤表面干燥、粗糙、无光泽并伴有糠秕状脱屑；汗腺减少使汗液分泌减少，皮肤变得干燥，也降低了皮肤的排泄功能和体温调节功能；皮肤表皮层变薄，细胞层数变少，再生缓慢，抵抗力下降，易出现损伤及伤口不易愈合；皮肤色素沉着增加，出现老年性色素斑，多出现在颜面、四肢等暴露部位；皮肤中感受外界环境的细胞数减少，对冷、热、痛觉、触觉等反应迟钝；老年人皮肤的毛细血管较稀疏，因此面部皮肤变得苍白；皮肤血管脆性增加，容易发生出血现象，如老年性紫癜。

2. 眼和视觉　由于眼部肌肉弹性减弱，眼眶周围脂肪减少，老年人可出现眼睑皮肤松弛，上眼睑下垂，下眼睑出现眼袋。60岁以后在角膜边缘基质层出现灰白色环状类脂质沉积，称"老人环"。晶状体和睫状肌调节功能和聚焦功能逐渐减退，视近物能力下降，出现远视，即"老花眼"；晶状体中非水溶性蛋白逐渐增多而出现晶状体混浊，使晶状体的透光度减弱，增加了老年性白内障的发病率；晶状体悬韧带张力降低，使晶状体前移，有可能使前房角关闭，影响房水回流，导致眼压升高容易发生青光眼。玻璃体老化，主要表现为液化和玻璃体后脱离，可引起视网膜剥离，同时玻璃体因衰老而失水，色泽改变，包涵体增多，可引起"飞蚊症"。视网膜周边带变薄，出现老年性黄斑变性。瞳孔括约肌的张力相对增强，瞳孔缩小，视野变窄。色素上皮细胞及其细胞内的黑色素减少，脂褐质增多，使视力显著下降，对颜色的辨认能力、对光的反应和调试能力降低。

3. 听觉　耳廓软骨和软骨膜的弹性减退，容易受到外伤因素的损害。耳廓表面皱襞松弛，凹窝变浅，收集声波和辨别声音方向的能力降低。外耳道的神经末梢日趋萎缩而导致感音迟钝，中耳和内耳的骨质逐渐变硬和增生，鼓膜和卵圆窗上的膜变厚、变硬，失去弹性。听神经功能逐渐减退，声波从内耳传至脑部的功能障碍，使老年人听力逐渐丧失，导致老年性耳聋。内耳血管的管壁增厚、管腔缩小，导致内耳缺血，使内耳的功能发生改变，促使老年性耳聋的发生和发展。老年人常常需要说话者大声说话，但又会感到刺耳不适及耳鸣。耳鸣由间断性逐渐发展成持续性。听觉高级中枢对声音信号的分析减慢，反应迟钝，定位功能减退，造成在噪声环境中听力障碍明显。

4. 味觉　老年人味蕾逐渐萎缩，数量比成人阶段减少2/3，味觉功能逐渐减退。口腔黏膜细胞发生萎缩，唾液分泌减少，口腔较干燥，会造成味觉功能的减退、食欲缺乏，影响机体对营养物质的摄取，还可增加老年便秘发生。

5. 嗅觉　老年人嗅觉神经数量减少、萎缩、变性，鼻腔内嗅球萎缩，嗅觉敏感性降低，食欲下降。另外，嗅觉能力降低会使老年人对一些危险环境如有毒气体、烟味等的分辨能力下降，影响老年人的安全。

6. 触觉　老年人对温度、压力、疼痛等的感受减弱，使得老年人对危险环境如过热的水、电热器等的感知度降低而发生危险。

第二节　老年安全护理管理的目标与内容

安全是老年患者最基本的需求之一，是医疗保健最基本的要求，也是医院质量管理的核心目标，关系到老年人的切身利益。近年来，随着人们自主意识的不断提高，对于医疗质量的期望不断增长，患者安全问题越来越受到社会各界的高度重视。做好老年安全管理，必须时刻以患者安全为目标，从多个方面加强患者安全管理，维护患者利益。

一、老年安全护理管理的概念

护理安全指在实施护理全过程中，患者不发生法律和法定的规章制度允许范围以外的心理机体结构或功能上的损害、障碍、缺陷或死亡。

护理安全管理是指运用技术、教育、管理三大对策，从根本上采取有效的预防措施，把差错事故减少到最低限度，确保患者安全，防范意外事故，把隐患消灭在萌芽状态，创造一个安全高效的医疗护理环境。

老年安全护理管理即针对老年人的护理安全管理。随着老年人在人口中所占比例的不断增加，人类社会已进入全面老龄化的时代，加强老年安全护理管理显得更加急切而重要。抓好护理安全管理，发现护理安全隐患，采取相应的对策，能够提高服务质量，防范医疗事故的发生，更好地保障护理人员和患者的合法权益。现代护理安全管理指导思想是预防为主，采取有效的方法使护理不良事件发生率降低，维护患者安全，护理安全管理理念应当与时俱进。

二、患者安全管理目标

制定患者安全目标的目的是促进患者安全得到切实的改进。中国医院协会2016年在北京发布了《中国医院协会患者安全目标（2017版）》，虽然目标只有十项要点，但是在医疗工作中覆盖到每一位患者、每一位医务人员，并且关乎医院所有的设备、设施与整体环境。老年护理安全管理，必须以患者安全管理目标为基础，重视医疗工作的各个环节，这样才能切实有效的实现老年人真正的护理安全。

（一）正确识别患者身份

1. 严格执行查对制度，确保对正确的患者实施正确的操作和治疗。患者由至少两种标识认定，如姓名、病案号、出生日期等，但不包括患者的床号或房间号。不得采用条码扫描等信息识别技术作为唯一识别方法。

2. 在输血时采用双人核对来识别患者的身份。

3. 对手术、传染病、药物过敏、精神病患者、意识障碍、语言障碍等特殊患者应有身份识别标识（如腕带、床头卡、指纹等）。

（二）强化手术安全核查

1. 择期手术须在完成各项术前检查与评估工作后，方可下达手术医嘱。

2. 由实施手术的医生标记手术部位，标记时应该在患者清醒和知晓的情况下进行。规范手术部位识别制度与工作流程。

3. 建立手术安全核查及手术风险评估的制度和流程，切实落实世界卫生组织手术安全核对表，并提供必需的保障与有效的监管措施。

4. 围手术期预防性抗菌药物选择与使用符合规范。

（三）确保用药安全

1. 规范药品管理程序，对高浓度电解质、易混淆（听似、看似）药品有严格的贮存、识别与使用的要求。

2. 严格执行麻醉药品、精神药品、放射性药品、肿瘤化疗药品、医疗用毒性药品及药品类易制毒化学品等特殊药品的使用与管理规范。

3. 规范临床用药医嘱的开具、审核、查对、执行制度及流程。

4. 制定并执行药物重整制度及流程。

（四）减少医院相关性感染

1. 落实手卫生规范，为执行手卫生提供必需的保障和有效的监管措施。

2. 医护人员在无菌临床操作过程中应严格遵循无菌操作规范，确保临床操作的安全性。

3. 有预防多重耐药菌感染的措施和抗菌药物合理应用规范，尽可能降低医院相关感染的风险。

4. 使用合格的无菌医疗器械。有创操作的环境消毒应遵循医院感染控制的基本要求。

5. 落实医院感染监测指标体系并持续改进。

6. 严格执行各种废弃物的处理流程。

（五）落实临床"危急值"管理制度

1. 明确临床"危急值"报告制度，规范并落实操作流程。

2. 根据医院实际情况，明确"危急值"报告项目与范围，如临床检验至少应包括有血钙、血钾、血糖、血气、白细胞计数、血小板计数、凝血酶原时间、活化部分凝血活酶时间等及其他涉及患者生命指征变化需要即刻干预的指标。

3. 定期监测评估"危急值"报告执行情况。

（六）加强医务人员有效沟通

1. 合理配置人力资源，关注医务人员的劳动强度，确保诊疗安全。

2. 建立规范化信息沟通交接程序，并建立相关监管制度，确保交接程序的正确执行。

3. 确保沟通过程中信息的正确、完整与及时性。

4. 规范并严格执行重要检查（验）结果和诊断过程的口头、电话和书面交接流程。

5. 强调跨专业协作，为医务人员提供多种沟通方式和渠道，提升团队合作能力，倡导多学科诊疗模式。

（七）防范与减少意外伤害

1. 加强高风险人群管理，制定重大医疗风险应急预案。

2. 评估有跌倒、坠床、压力性损伤（压疮）等风险的高危患者，采取有效措施防止意外伤害的发生。

3. 落实跌倒、坠床、压力性损伤等意外事件报告制度、处理预案与工作流程。

4. 加强对患者及家属关于跌倒、坠床、压力性损伤等的健康教育。

（八）鼓励患者参与患者安全

1. 加强医务人员与患者及家属的有效沟通。

2. 为患者提供多种参与医疗照护过程的方式与途径。

3. 为医务人员和患者提供相关培训，鼓励患者参与医疗过程。

4. 注重保护患者隐私。

（九）主动报告患者安全事件

1. 领导班子定期听取患者安全工作汇报，采取有效措施，着力改善患者安全。

2. 建立医院安全事件报告平台，提供有效、便捷的报告途径。鼓励医务人员全员参与，自愿、主动报告患者安全事件、近似错误和安全隐患，同时医院应制定强制性报告事项。

3. 对报告的安全事件进行收集、归类、分析、反馈。对严重事件有根本原因分析和改进措施，落实并反馈结果。

4. 建立医疗风险评估体系，采用系统脆弱性分析工具，针对医院存在的薄弱环节，主动采取积极的防范措施。

5. 加强患者安全教育与培训，倡导从错误中学习，构建患者安全文化。

6. 加强对医务人员暴力伤害的防范。

（十）加强医学装备及信息系统安全管理

1. 建立医学装备安全管理与监管制度，遵从安全操作使用流程，加强对装备警报的管理。完善医学装备维护和故障的及时上报、维修流程。

2. 建立医学装备安全使用的培训制度，为医务人员提供相关培训，确保设备仪器操作的正确性和安全性。

3. 规范临床实验室的安全管理制度，完善标本采集、检测、报告的安全操作流程，建立相关监管制度，确保临床实验室及标本的安全。

4. 落实医院信息系统安全管理与监管制度。

三、老年护理安全管理的内容

目前世界上，尤其是发达国家如美国、英国、澳大利亚等均有专职的医疗护理安全管理机构和较完善的安全管理机制。安全管理理念及方法科学、系统、人性化，安全管理的内容较全面客观。包含了体制背景因素、组织管理因素、工作环境因素、团队因素、个人因素、任务因素和患者因素。并通过对临床不良事件的分析，形成安全管理的策略，进一步完善安全管理体系。

我国的医疗安全管理发展起步较晚，护理安全管理更是近几年来才逐渐得到关注，缺乏系统、科学、完善的管理体制和方法。原有的"案例式"的管理，即在发生护理缺陷之后，着力分析是否存在个人的失误的方法已远不能从根源上解决和减少不良事件的发生。因此，了解影响护理安全的各级因素，并确定其影响力的大小，构建完善的护理安全管理体系，是护理安全管理的方向和内容，是提高老年安全护理质量，保障老年人权益的重要措施。

老年护理安全管理的内容涉及医院管理的多个方面，一般认为，医院护理安全管理是由5个要素组成，即组织管理因素、背景环境因素、护理人员因素、患者因素和陪伴因素。组织管理因素是决定医院安全管理的主导，是反映护理管理者对安全管理的重视力度和对其自身所承担责任的具体落实情况。背景环境因素是体现护理人员达到对患者实施安全、及时、高效护理行为所需要的临床支持条件。护理人员因素是决定安全护理行为产生的前提和基础。患者因素是体现护理服务对象作为"人"这一特殊对象患者的生理、心理等诸多因素对安全管理的重要影响。陪伴因素是体现陪伴（家属或陪护）作为在医院与患者密切接触的一大群体对患者安全所产生的不可忽略的影响。由此5个方面构成了医院护理安全管理的核心。综合以上，可以从以下方面采取措施。

（一）营造合适的软硬件环境

医院环境的装潢设计、色彩、硬件设备的质量和患者的身心健康密切相关。病房设计应尽量宽敞、摆设合理、易辩识、色彩明朗、家具简单、行动安全、有明确标识与定向感、避免过量刺激（视觉、听觉、触觉）等原则，达到稳定情绪和减少混乱行为的效果。从老年人的立场和角度设计安全的照护环境与设备，如防跌倒措施、浴室装置防滑垫与把手等。

（二）营造安全护理的病房文化

重视患者的安全管理，任何病房的决策与措施都应优先考虑患者的安全，包括身心安全和财产的安全。

（三）工作流程人性化

安全的管理最重要的是建立安全的健康照护系统，设计安全的护理标准常规与流程，优化工作流程与步骤，设计人性化，避免依赖记忆的方法。

（四）加强培训，提高护理人员的照护能力

定期主办新入职护理人员的岗前培训与在职护理人员的培训，提高护理人员的业务能力。

（五）合理配备安全人力资源

人力配备不足，使护理人员无法充分休息，也无法集中精神进行复杂的思考判断与决策，应及时补充护理人力资源，避免出现护理人员与患者比例不合理现象。

（六）重视风险防范管理

制定不良事件处理流程，建立院内报告系统，鼓励不良事件上报并进行分析，建立危机管理机制，以帮助护理人员发现潜在的危害事件并预防危害事件的发生。

（七）加强对患者的健康教育

护理人员应以足够的耐心，对老年人进行疾病知识及安全知识的健康教育，提高患者的依从性，使患者积极配合医护人员的健康管理。

（八）重视陪护人员的管理

重视对患者家属及陪护人员的健康指导。可通过发放健康教育资料、开展健康讲座等灵活多样的形式，提高家属及陪护人员对患者安全管理的认识。

第三节　老年安全隐患与护理的特点

由于老年人的生理变化特征，很多疾病在晚年或老年期容易引发出现，同时伴随着潜在的老年安全隐患，在护理方面也构成了其明确的特点，一旦发生，导致的后果都很严重。

对患者安全而言，风险管理是指医院采取必要的措施来预防及减少患者的意外或伤害事件，以达到降低医院因此所造成的财务损失或威胁的目的。加强老年人的安全管理与风险防范，需要了解老年患者疾病的特点以及老年安全隐患与护理的特点。

一、老年患者疾病特点

（一）多数伴有慢性疾病

多数老年人患有慢性病是老年疾病的流行病学特点。老年流行病学调查研究发现，老年人慢性病患病率为76%～89%，明显高于中青年（23.7%）。患慢性病老人中，46%有运动功能障碍，17%生活不能自理。发病趋势和流行病学资料表明，我国老年人常见的慢性疾病有：高血压、冠心病、脑血管病、恶性肿瘤、糖尿病、慢性阻塞性肺病（COPD）、白内障和前列腺增生等，不同地区和不同人群每种疾病的患病率和排序有所不同。

（二）多因素致病

多因素致病是老年疾病的病因学特点。老年人由于机体老化、免疫功能下降、器官和组织功能衰退，任何一种因素，包括心理社会因素都可能引起老年人发病，多数情况下并不能明确病因，有时甚至难以分清是自然衰老还是独立的疾病。

（三）多数症状和体征不典型

多数老年人发病其症状和体征不典型，这是老年疾病临床表现的特点。原因主要老年人对疼痛的敏感性和反应性降低，很多老年人罹患多种疾病，老年人发病多出现精神神经症状，老年人起病隐匿，发展缓慢等。

（四）多种疾病并存

由于老年人机体功能衰退、脏器功能降低、免疫功能低下、代谢平衡被破坏、认知功能下降和肢体活动障碍等病理生理特点，一体多病十分常见，有的甚至一个脏器就同时存在几种病变。

（五）多脏器衰竭和多系统功能障碍

由于老年人抵抗力低下，极易发生感染或多病共存，常常伴有多脏器衰竭或是多系统功能障碍。多脏器衰竭或多系统功能障碍患者的治疗费用昂贵，治疗效果不明显，且病死率较高。

二、老年安全隐患与护理的特点

（一）老年患者的安全隐患不易发现

老年人由于衰老以及常常伴有一些疾病，身体各项机能减退，对刺激的敏感性和反应能力下降，遇到热、冷、疼痛等感觉不敏感，不能及时发现安全隐患。而且老年人常有不愿麻烦他人的心理，认为一些小问题能够自行解决，在发生安全问题初始阶段不愿告知家人或医护人员，导致安全问题进一步发展，造成更加严重的不良后果。这就要求护理人员有敏锐的观察能力及丰富的临床经验，能够及时发现老年人存在的安全隐患并及时处理。

（二）老年人的安全隐患问题复杂、涉及面广

一方面，老年人由于机体各项功能退化，且本身常伴有多种疾病，治疗复杂，存在的安全隐患涉及面广。另一方面，老年人不止存在身体的疾病，还有可能伴有不易察觉的精神、心理疾病，往往引发走失、自杀等更加严重的安全问题。因而全面评估老年人存在的安全问题显得尤为重要。

（三）多种安全护理问题并存

老年人的安全隐患常导致严重后果。老年人的安全隐患导致的问题常常引发一系列严重后果，甚至死亡。如压力性损伤、跌倒、烫伤等一般需要住院甚至手术治疗，而且治疗期间往往需要老年人长时间卧床，增加并发其他疾病的风险，不仅加重老年人的痛苦，同时增加家庭及社会的经济负担。因此老年人安全隐患重在预防，护理人员应采取有效的防患措施，减少安全事件发生，降低由此导致的不良后果。

（四）老年人的安全隐患管理需要社会各界共同参与

根据老年人安全护理管理的需要，不仅仅是医务工作者，同时也需要老年人的家庭、主要照顾者、社会支持系统积极参与，广泛合作。也可通过与工程人员合作，研制经济、适用、安全的生活、护理用具，减少老年人的安全隐患，减轻个人及国家经济负担。

第四节　老年安全护理的目标与原则

老年人随着年龄的增加，身心功能会逐渐走向衰亡。做好老年人的安全护理，提高他们的生活质量，保持最佳功能，具有十分重要的意义。

一、老年安全护理的目标

老年人需要面临多种老年期变化和慢性疾病的折磨，老年安全护理的最终目标是提高他们的生活质量，保持最佳功能。老年安全护理的具体目标包括以下内容：

（一）增强自护能力

老年人很多时候都是以被动的形式生活在依赖、无价值、丧失权利的感受中。根据奥瑞姆自护理论，如果老年人长期以被动依赖的形式生活，自我照顾意识淡化，久之将会丧失生活自理能力。因此，要善于运用老年人自身资源，以健康教育为干预手段，采取不同的措施，尽量维持老年人的自我照顾能力，巩固和强化其自我护理能力，避免过分依赖他人护理，从而增强老年人生活的信心，保持老年人的自尊。把"增强自我照顾能力，提高老年人的生活质量"作为最终和最高的目标。

（二）延缓衰退及恶化

广泛开展健康教育，提高老年人的自我保护意识，改进不良的生活方式和行为。通过早发现、早诊断、早治疗，积极康复，对疾病进行干预，防止病情恶化，预防并发症的发生，防止伤残。

（三）提高生活质量

护理的目标不仅仅是疾病的转归和寿命的延长，而应促进老年人在生理、心理、社会适应方面的完美状态，提高生活质量，体现生命的意义和价值。老年人要在健康的基础上长寿，做到年高不老，寿高不衰，更好的服务社会，而不是单纯满足人们长寿的愿望，让老年人抱病余生。

（四）安享生命晚年

对待临终老人，护理工作者应从生理、心理、社会全方位为他们服务，对其进行综合评估分析，识别、预测并满足其需求，在其生命终末阶段有陪伴、照料，加强风险评估与管理，降低不良事件发生率，尽可能让老年人无痛、舒适地渡过生命的最后时光，走得平静而有尊严。给临终老人亲属以安慰，让他们感受到医务人员对老人及亲属的关爱和帮助。

二、老年安全护理的原则

老年护理工作有着特殊的规律和专业的要求，为了实现护理目标，还应在护理工作中遵循以下护理原则。

（一）满足需求

人的需要满足程度与健康程度成正比。因此，首先应以满足老年人的多种需求为基础。护理人员应增强对老化过程的认识，将正常及病态老化过程及老年人独特的心理社会特性与一般的护理知识相结合，及时发现老年人现存的和潜在的健康问题和各种需求，使护理活动能提供满足老年人的各种需求和照顾内容，真正有利于其健康发展。

（二）关注整体

由于老年人在生理、心理、社会适应能力各方面与其他人群有不同之处，尤其是患病后往往有多种疾病共存，疾病之间彼此交错和影响，因此，护理人员应提供多层次、全方位的护理。一方面，注重患者身心健康的统一，解决患者的整体健康问题；另一方面，加强护理各个环节的整体配合，整合多方面的社会资源，共同保证老年人的生活质量。

（三）因人施护

衰老是全身性的、多方面的、复杂的退化过程，老化程度因人而异；影响衰老和健康的因素也错综复杂，特别是出现病理性改变后，老年个体的状况差别很大，患者性别、病情、家庭、经济等各方面情况也各不相同，因此，要将一般性护理原则和个体化护理的原则相结合，做到针对性和实效性护理。

（四）面向社会

老年护理的对象不仅是老年患者，还应包括健康的老人及其家庭成员。因此老年护理必须兼顾医院、家庭和人群。护理工作场所不仅仅是病房，也应包括社区和全社会。从某种意义上讲，家庭和社会护理更加重要，后者不但能使本人受益，还可大大减轻家庭和社会的负担。

（五）连续照护

随着衰老，加上老年疾病病程长，合并症、并发症和后遗症多，多数老年患者的生活自理能力下降，有的甚至出现严重的生理功能障碍，对护理工作有较大的依赖性。老年人需要连续性照顾，如医院外的预防性照顾、精神护理、家庭护理等。因此，开展长期照护（long term care，LTC）是必要的。对各年龄段健康老人、患病老人均应做好细致、耐心、持之以恒的护理，减轻老年人因疾病和残疾所遭受的痛苦，缩短临终依赖期，对生命的最后阶段提供系统的护理和社会支持。

第五节 老年安全护理的相关理论

老年护理的实践过程，既是一个理论指导实践的过程，也是一个实践验证理论的过程。了解老年安全护理的相关理论，有助于为患者提供更好的护理。但截至目前，关于老化的机制以及老年人出现的生理、心理、社会变化，还没有一个完整、确切的理论可以解释，它是多种因素共同作用的结果。

一、老化生物学相关理论

（一）基因控制理论

基因控制理论（genetic program theory）强调基因在机体老化过程中的作用，其代表学说有细胞定时老化论（programmed theory of aging）、遗传程序衰老学说和基因突变论（genetic mutation theories）。该理论认为，生物体的老化如计算机编码的程序控制一样，是在基因控制下，按照预定程序进行的。衰老时人体体能下降，对疾病的易感性增强，从基因控制理论的角度看，某些老年病的相关基因，也可以看作是衰老基因。

（二）自由基理论

自由基理论（free-radical theories）此理论认为老化是由于细胞代谢过程中自由基产物有害作用的结果。随着年龄的增长，人体内自由基水平随之增高，由其诱导产生的有害物质不断积累，而对自由基的防御能力却逐渐下降，导致自由基的损伤作用增强，引起体内各种生理功能障碍，最终促进了机体的老化与死亡。

（三）神经内分泌理论

神经内分泌理论（neuroendocrine theories）认为老化现象是在中枢神经系统的控制下，通过神经内分泌系统的调节，机体完成其生长、发育、成熟、衰老乃至死亡的一系列过程。下丘脑是调节全身自主神经系统的中枢，起着重要的神经内分泌换能器的作用。随着年龄的增长，下丘脑发生明显的老年性改变，细胞受体的数量减少，反应减退，与神经内分泌调控有关的酶合成功能减退，神经递质含量及代谢改变等，这些改变影响了其他内分泌腺的功能，使机体的新陈代谢减慢以及生理功能减退，出现衰老和死亡。

（四）免疫理论

免疫理论（immunity theories）该理论认为人体对疾病的抵抗能力主要来源于体内的免疫功能，这种免疫功能随着年龄的增加而逐渐降低。首先，老化与免疫功能减退有关，随着年龄增长，机体免疫系统功能下降，如T细胞功能下降，对外来异物的辨认和反应降低，对疾病感染的抵抗力降低，最终导致老年人感染性疾病及癌症的发生率明显增加；其次，自身免疫在老化过程具有重要作用，机体老化过程中T细胞功能下降，不能有效地抑制B细胞，导致自身抗体产生过多，使机体自我识别功能障碍，不能准确地识别自己和非己，从而诱发一些严重疾病，加剧组织老化，如老年人常见的风湿性关节炎被认为是免疫系统自身攻击的结果。

二、心理学相关理论

（一）人的需求理论

人的需求理论（human needs theory）主要基于心理学家马斯洛（Maslow）的关于人的基本需要层次理论。该理论的中心论点是人类受许多基本需要所支配，这些需要引导人类发生行为，直至需要获得满足。人类的需要有5个不同的层次，从低到高分别为生理的需要、安全的需要、爱与归属的需要、自尊的需要、自我实现的需要。随着年龄的增长，需要移向高层次。当一个人年老时，也就是个体完全成熟，并具有自主、创新、独立与拥有良好人际关系时，才会有自我实现的成就感，这就是最成功的老化表现。

（二）自我概念理论

自我概念理论（self-concepts theory）强调一个人的自我包含思想、情感、行为、信念和态度等。自我概念是个人对自己角色功能的认知与评价，它随个体心理成长、人格发展而逐步形成，并通过社会互动与沟通逐步成熟。每个人同时扮演许多不同的社会角色，而且在不同阶段扮演不同的角色，由于角色不同，自我概念也随之不同。人不仅能认识自己、评价自己、反省自己存在的价值和谋求自身发展的目标，而且也能产生自我发现、自我设计、自我教育、自我发展等一系列心理能动性活动。人到老年时，扮演的社会角色减少与生理上的健康衰退，会导致自我概念减弱，因而出现老化的心态。

（三）人格发展理论

心理学家埃里克森（Ericson）的人格发展理论又称为发展理论，也被称为心理社会发展学说。他认为人生发展过程从出生到死亡分为8个主要阶段，即婴儿期、幼儿期、学龄前期、学龄期、少年期、青春期、成年期和晚年期。他认为人生每个阶段的心理社会发展有着自身特殊优势的重要时期。这8个阶段代表这种优势出现的次序，因为，这些时期跨越整个人生期需要花费毕生经历才能获得全部心理社会的力量。人在每个发展阶段都会面临一个主要的危机，一个人若能用积极的方式去解决危机，顺利通过每个发展阶段，个体将呈现正向的自我概念及对生命乐观的态度，人生则趋向于成熟与完美；若用消极损害的方式去解决危机，就不能通过每个发展阶段，则会呈现负向的自我概念及对生命消极的态度，人生将出现停滞或扭曲。因此，所有个体现在和未来的行为都植根于过去的行为，后来阶段的发展是建立在前面阶段的基础之上的。

埃里克森认为老年人处于晚年发展阶段，在此阶段中个体必须解决的问题是自我调整与悲观失望之间的冲突。人生的最后阶段仍需要成功地去解决人格发展中的危机，使老年人形成智慧的美德，反之，会留下失望和遗憾。

三、老年社会学相关理论

（一）隐退理论

隐退理论（disengagement theory）该理论认为，社会与老年人退出社会是彼此相互作用所形成的有益的过程，该过程有利于维持社会的动态平衡。这种动态平衡是通过社会和老年人的相互作用而实现的，由社会需要决定而不是由个体需要决定。老年人离退休是有一定规律的、不可避免的，是根据社会的需要和老年人生理条件而产生的，不会因为个人意愿而改变。护理工作者应帮助老年人适应退休所面临的种种生活改变和角色改变。

（二）活跃理论

活跃理论（activity theory）他们认为老年人的生理、心理及社会需求，不会因进入老年或健康状况的改变而改变。在现实生活中，老年人常常有一种"不服老"的感觉，常常有一种急迫的"发挥余热"的冲动。因此，老年人在心理和生理上仍有继续参加社会活动的需求。但是，活跃理论有一定的缺陷，没有注意到老年人之间的个体差异，不同的老年人对社会活动的参与要求是不同的。同时，活跃理论也没有注意到年轻老人与高龄老人的差别，他们在活动能力和活动愿望上差别都是很大的，不可一概而论。

（三）次文化理论

次文化理论（subculture of aging theory）认为老年人拥有自己的文化特质，如生活信念、习俗、价值观及道德规范等。次文化理论较活跃理论更注重老年人的个体差异。重视老年次文化，在一定程度上可以唤醒社会对老年这个特殊群体的关注。不过，如果过分强调次文化理论，也可能会将老年人进一步从主流社会推开，加剧老年人与社会的疏离感。

（四）年龄阶层理论

年龄阶层理论（age stratification theory）认为社会结构按照年龄和社会角色分层，注重个体动态的发展过程以及社会历史的变迁。同一阶层中老年人拥有某些特定的普遍性行为模式，反应出老年人的人格和行为特点，是老年群体相互影响的社会化结果。

（五）角色理论

角色（role）是指个体在社会上扮演各种社会期待的行为模式。研究表明，人的行为模式会随着年龄的增长而改变，这些改变与角色功能的改变有密切关系。老年人若能对角色理论有所认识，并对角色改变的自然过程有所认知并接受，将有助于其对老年生活的适应。

（六）社会环境适应理论

社会环境适应理论（social environment adaptation theory）认为人格与行为受社会环境影响。不同的环境背景，会塑造出不同人格与行为特点的老年人群。因此，除生理遗传特点与群体之间相互影响外，环境也是影响人类人格社会化过程的重要因素之一。当环境改变时，老年人为适应心理、生理及社会的改变而产生出他们特有的行为特点。因此，当所处的环境不同，老年人群体会表现出不同的、特有的行为模式。

四、护理管理相关理论

（一）PDCA循环理论

PDCA循环（PDCA circle）又称为"戴明环"，是由美国质量统计控制之父休哈特（Walter A.Shewhart）提出的PDS（Plan Do See）演化而来。1950年美国质量管理专家戴明（Edwards Deming）将其带到了日本推行而得到广泛应用。PDCA循环是能够使任何一项活动合乎逻辑有效进行的工作程序。P（Plan）即计划，包括方针和目标的确定以及活动计划的制定；D（Do）即执行，具体实施计划的内容；C（Check）即检查，指检查执行计划的效果；A（Act）即行动，对总结检查的结果进行处理。目前该理论被广泛地应用于医院各项质量管理过程中，能够有效地实现医疗质量和安全的持续改进，促进患者安全。

（二）品管圈理论

品管圈（quality control circle，QCC）是指由相同、相近或互补的工作场所的人们自发组成数人一圈的小圈团体（又称QC小组，一般6人左右），然后全体合作、集思广益，按照一定的活动程序，活用品管七大手法，来解决工作现场、管理、文化等方面所发生的问题及课题。它是一种比较活泼的品管形式。品管圈的特点是参加人员强调领导、技术人员、员工三结合。近年来品管圈活动在国内各大医院广泛推行，例如老年人跌倒的管理、压疮的管理等等，特别是在老年安全管理质量改善方面取得明显效果。

（三）循证护理理论

循证护理（Evidence-based nursing theory）是指护理人员在计划护理活动的过程中，审慎的、明确的、明智的应用最佳的科学证据，并使之与有循证基础的临床知识和经验结合，参照患者的意愿，做出符合患者需求的临床护理决策的过程。整个过程需要临床护理人员不断地发现问题、提出问题，用评判性思维的方式寻求最有价值的、可信的科学研究结果为证据。循证护理理论是为临床安全护理科学探索的方法，成为现代护理的发展方向。

（四）4R 危机管理理论

4R危机管理理论（4R crisis management theory）该理论将危机管理划分为4个阶段：缩减阶段（reduction）、预备阶段（readiness）、反应阶段（response）、恢复阶段（recovery）。缩减阶段是指减少发生风险的可能性和危害性，贯穿于整个风险管理的整个过程，是4R理论的核心；预备阶段是在风险发生以前为应对各种风险所作的准备，以便提升对风险的处理能力；反应阶段即组织面对风险事件时所做的反应；恢复阶段是指风险问题被处理后，管理者为组织恢复工作所做的安排及经验的总结。4R危机管理理论应用于急症、重症监护室等部门效果显著，能够有效提高患者安全性。

（五）系统安全理论

系统安全理论（system safety theory）认为事故的发生是许多失误（人）和故障（物）复杂关联、共同作用的结果，要应用系统安全工程和管理的方法，辨识系统中的危险源，并采取相应有效的控制措施，从而使系统在规定的性能、时间和成本范围内达到最佳的安全程度。针对护理安全管理的特点，可探索以系统安全理论为指导，对护理安全影响因素进行系统化管理，以控制安全风险，确保护理安全。

第六节　老年人的健康评估

老年人各种生理功能衰退，慢性病患病率增加，其健康需求不断扩大，对老年人进行健康评估是老年安全管理的重要组成部分。WHO对健康的定义是："健康不仅是没有疾病和衰弱，而是身体的、精神的和社会适应的完满状态。"老年人的健康评估，包括对身体、心理健康状况及社会角色功能等方面的评估。

一、老年人健康评估的原则

（一）了解老年人身心变化的特点

随着年龄的增长，机体必然发生分子、细胞、器官和全身各系统的各种退行性变化，是正常的生理性改变；由于各种病因导致老年性疾病引起的改变，是异常的病理性改变。两者有时难以区分，护士需要认真实施健康评估，确定与年龄相关的正常改变，区分正常老化和现存或潜在的健康问题，采取适宜的措施予以干预。

老年人在认知方面，学习介绍新事物、新知识的能力，记忆力及思维敏捷性下降；在情绪情感方面，常伴有焦虑、抑郁、自卑、孤独等心理问题；在人格方面，易出现人格整合不良、被动依赖等人格特征。

（二）正确解读辅助检查结果

护士应正确解读老年人的辅助检查数据。老年人辅助检查的异常可能有以下几种情况：由疾病引起的异常改变；服用某些药物导致的异常结果；正常的老年期变化。

（三）注意疾病的非典型表现

老年人感受性降低，加之常并发多种疾病，因而发病后常没有典型的症状和体征，给老年人的疾病诊断带来一定难度，容易出现漏诊、误诊。因此，对老年人健康评估时要重视客观检查，尤其是体温、脉搏、呼吸、血压和意识状态的检查。

二、老年人健康评估方法

护士对老年人进行健康评估的方法主要包括以下几种。

（一）交谈

是最常用的评估方法，即通过与老年人、亲友、照护者及相关的医务人员进行谈话沟通，了解老年人的健康状况。护士应运用有效的沟通技巧，与患者及相关人员建立良好的信任关系，有效获取老年人的相关健康资料和信息。

（二）观察

指运用感官获取老年人的健康资料和信息。护士可通过视、听、嗅、触等多种感官，观察老年人的各种身体症状、体征、精神状态、心理反应及其所处的环境，以便发现潜在的健康问题。在观察的过程中，也可采用辅助仪器，以增强观察效果。

（三）体格检查

指运用视诊、触诊、叩诊、听诊等体格检查的方法，对老年人进行有目的的全面检查。

（四）阅读

指通过查阅病历、各种医疗与护理记录、辅助检查结果等资料，获取老年人的健康信息。

（五）测试

指用标准化的量表或问卷，测量老年人的身心状况。量表或问卷的选择必须根据老年人的具体情况来确定，并且需要考虑测量工具的信度及效度。

三、老年人健康评估注意事项

（一）评估环境适宜

评估时注意调节室内温度，以22～24℃为宜，环境尽可能安静、无干扰，避免对老人的直接光线照射，注意保护老人的隐私。

（二）评估时间充分

老年人一般反应较慢，行动迟缓，思维能力下降，且常患有多种慢性疾病，很容易感到疲劳。护士应安排充分的时间，并有足够的耐心对老年人进行评估。

（三）注意沟通的技巧

应充分考虑老年人反应迟钝、语言表达不清的特点，尊重老人，适当运用有效的沟通技巧。礼貌、亲切的称呼老年人，用关心、体贴的语气提出问题。语速减慢，语音清晰，选用通俗易懂的语言，注意停顿和重复。运用倾听、触摸等技巧，注意观察非语言性信息，增进与老人情感交流，以便收集到完整而准确的资料。为认知功能障碍的老人收集资料时，提问要简洁得体，必要时可由其家属或照顾者协助提供资料。

（四）获取客观的资料

应在细致全面收集资料的基础上，进行客观准确的判断分析，避免个人主观判断引起偏差。尤其是在进行功能状态评估时，护士应通过直接观察进行合理判断，避免受老年人自我判断的影响。

四、老年人躯体健康评估

老年人躯体健康评估包括健康史的采集、体格检查、功能状态的评估、实验室检查及其他辅助检查。

（一）健康史

1. 基本情况　包括老年人的姓名、性别、出生日期、民族、婚姻状况、职业、籍贯、文化程度、宗教信仰、经济状况、医疗费用的支付方式、家庭住址与联系方式、入院时间、入院方式等。

2. 健康状况　既往疾病，手术、外伤史，过敏史，药物使用情况，参与日常生活活动和社会活动的能力；目前有无急慢性疾病，疾病发生的时间、主要的症状和体征、治疗情况及恢复程度，目前疾病的严重程度，对日常生活活动能力和社会活动的影响。

3. 影响健康的生活习惯　不良嗜好，如抽烟、喝酒、吸毒等。

4. 家族史　家族成员中患传染病、遗传病的情况。

（二）体格检查

1. 一般情况　包括身高、体重、体温、脉搏、呼吸、血压、意识状态、营养状态、体位、步态、动作协调性等。

2. 皮肤　皮肤评估的内容包括老年人皮肤的颜色、温度、湿度，皮肤的完整性与特殊感觉，有无癌前或癌病变。卧床不起的老年人应重点检查易发生破损的部位，观察有无压力性损伤发生。老年人的皮肤组织萎缩、皮下脂肪减少、缺乏弹性。常见的有老年色斑、老年疣、老年性白斑等。

3. 头面部　评估头发的色泽、稀疏情况；眼睛及视力情况，有无眼干、老视、青光眼、辨别色彩、暗适应的能力减退等；有无听力减退或丧失及耳鸣；有无嗅觉迟钝；有无义齿、有无味觉减低。

4. 胸部　检查女性有无乳房肿块，男性有无乳房异常发育；有无桶状胸，叩诊肺部有无过清音；听诊心率、心音及有无心脏杂音。老年人检查重点是确定有无心脏杂音、心肌肥厚及心脏扩大等。

5. 腹部　检查腹部外形、有无压痛、肿块和肠鸣音等。

6. 泌尿和生殖系统　对老年女性应询问停经时间，检查子宫、卵巢、附件及阴道分泌物情况；男性应检查前列腺。

7. 脊柱与四肢　检查脊柱有无畸形、四肢肌肉、骨骼有无挛缩变形、活动受限等。

8. 神经系统　评估有无灵活性及动作协调能力下降及对外界反应迟钝。有无记忆力和智力减退、注意力不集中、睡眠不佳、性格改变、动作迟缓等。

（三）功能状态评估

功能状态主要是指老年人处理日常生活的能力，其完好与否影响着老年人的生活质量。定期对老年人的功能状态进行客观评估，有利于及时判断老年人的功能缺失及其程度，并以此为依据制订治疗和康复方案，对维持和促进老年人的独立生活能力、提高老年生活质量具有重要意义。老年人功能状态的评估包括日常生活活动能力、功能性日常生活活动能力、高级日常生活活动能力三个层次。

1. 日常生活活动能力（activity of daily living，ADL）是指满足个体每日必需的日常生活活动的能力，包括更衣、进食、行走、如厕、控制大小便等，是老年人最基本的自理能力。这一层次的功能受限，将影响老年人基本生活需要的满足。ADL不仅是评估老年人功能状态的指标，也是评估老年人是否需要补偿服务的指标。

2. 工能性日常生活活动能力（instrumental activities of daily living，IADL）是指老年人进行自我照顾、自我护理活动的能力，包括购物、做家务、使用电话、付账单、做饭、洗衣、旅游等，这一层次的功能提示老年人是否能独立生活并具备良好的日常生活活动能力。

3. 高级日常生活活动能力（advanced activities of daily living，AADL）是指老年人的智能能动性和社会角色功能，包括社会活动、娱乐、职业活动等。随着老化和疾病的困扰，这一功能可能会逐渐丧失。高级日常生活活动能力的缺失，要比日常生活活动能力和功能性日常生活活动能力的缺失出现得早，一旦出现，则预示着更严重的功能下降。因此，一旦发现就需要进行进一步的功能状态评估。

目前有多种标准化的量表用来评估老年人的功能状态，使用较为广泛的工具包括Katz ADL（日常生活功能指数评价）量表、Lawton（功能性日常生活活动能力）量表、Barthel（日常生活自理能力）量表等。

五、老年人的心理健康评估

进入老年期，常常会出现一些特殊的心理特征。做好老年人的心理评估，对维护和促进老年人的健康是必不可少的。老年人的心理健康状况包括情绪和情感、认知状态、压力与应对等方面。

（一）情绪和情感评估

情绪和情感作为一种独特的心理体验，直接反应人们的需求是否得到满足，是身心健康的重要标志。老年人的情绪纷繁复杂，其中焦虑和抑郁是最常见也是最需要进行干预的情绪状态。

1. 焦虑　焦虑（anxiety）是个体感受到威胁时的一种紧强的、不愉快的情绪状态。其主要表现为紧张、不安、急躁、失眠等，但无法说出明确的焦虑对象。通常采用访谈与观察、心理测试、焦虑可视化标尺等进行评估，常用的评估量表有汉密尔顿焦虑评比量表、焦虑自评量表等。

2. 抑郁　抑郁（depression）是个体失去某种其重视或追求的东西时产生的情绪体验，其显著特征是情绪低落，甚至出现失眠、悲哀、自责、性欲减退等表现，严重者可出现自杀行为。通常采用访谈与观察、心理测试、抑郁可视化标尺等进行评估，常用的评估量表有汉密尔顿抑郁评估量表、抑郁自评量表、老年抑郁量表、抑郁可视化标尺等。

（二）认知评估

认知是人们认识、理解、判断、推理事物的过程，通过行为、语言表现出来，反映了个体的思维能力。认知功能对老年人是否能够独立生活以及生活质量起着重要的影响作用。老年人认知的评估包括思维能力、语言能力以及定向力的评估三个方面。常用认知功能评估工具有简易智力状态检查（mini-mental state examination，MMSE）和简易操作智力状态问卷（short portable mental status questionnaire，SPMSQ）。

（三）压力与应对评估

老年人常常需要面对退休、丧偶、社会角色变更、亲朋好友离世、疾病折磨、经济状况改变等，若应对不当，会对老年人的身心造成影响。因此，应客观评估老年人的应对能力、应对方式，帮助老年人采取积极的应对方式，有效地减轻压力反应，促进身心健康。对老年人进行评估时可采用交谈、观察、心理测验等相结合的综合评估方法进行。常用的评估量表有生活事件问卷、社会再适应量表、调试方式问卷等。

六、老年人社会状况评估

社会状况评估应对老年人的社会健康状况及社会功能进行评估，具体包括角色功能、环境、家庭、文化等方面。

（一）角色功能评估

1. 角色的内涵　角色，又称社会角色，是社会对个体或群体在特定场合下职能的划分，代表了个体或群体在社会中的地位以及社会期望表现出的符合其地位的行为。角色功能是从事正常角色活动的能力。老年人常常面临者社会角色功能的下降。

2. 角色功能的评估　老年人角色功能的评估，可以通过交谈、观察两种方法收集资料。评估的内容包括：①角色的承担：如过去从事什么职业及职务，现在有无工作，离退休的时间，目前在家庭及社会所承担的角色。②角色的认知：让老年人自己描述对角色的感知和别人对其所承担角色的期望及其对自己生活方式、人际关系的影响以及是否认同别人对他的角色的期望。③角色满意度：请老年人自己描述对所承担的角色是否满意，并观察有无角色适应不良和身心行为反应。

（二）环境评估

1. 物理环境　物理环境是指一切存在于机体外环境的物理因素的综合。包括：①安静整洁程度：居住环境空气的洁净程度，有无吸烟者，引用水有无污染，有无噪音及光污染等。②温湿度：居住环境的温湿度是否适宜，有无安全的取暖和降温设备，有无过于干燥或潮湿。③居家安全性：有无不安全的因素，如地面是否平坦，有无台阶、管线等障碍，电器煤气是否安全，浴室是否有防滑措施，厕所是否有扶手等。

2. 社会环境　社会环境包括经济、文化、教育、风俗习惯、法律、政治、宗教和社会交往等：①经济状况：对老年人的健康以及社会适应影响最大的是经济状况。评估者可通过以下问题来了解老年人的经济状况：经济来源有哪些，原单位的工资和福利如何，对低收入的老年人，要询问收入是否足够支付食品、生活用品和部分医疗费用；家庭有无经济困难，有无失业、待业人员；医疗费用的支付形式。②生活方式：评估老年人的饮食、睡眠、排泄、活动、娱乐等方面的习惯以及有无吸烟、酗酒等不良嗜好。若有不良生活方式，应进一步了解其对老年人带来的影响。③社会关系和社会支持：主要评估老年人是否有支持性的社会关系网络，如家庭关系是否稳定，家庭成员是否相互尊重，家庭成员向老年人提供帮助的能力以及对老年人的态度；与邻里、老同事之间相处是否和谐，需要时能否得到帮助；参与社区团体情况；可联系的专业人员以及可获得的支持性的服务等。

（三）家庭评估

家庭评估的目的是了解老年人家庭对其健康的影响，以便制订有益于老年人疾病恢复和健康促进的护理措施。家庭评估的内容主要包括家庭成员基本资料、家庭类型与结构、家庭功能与资源、家庭成员的关系以及家庭压力等方面。家庭评估一般采用问询或问卷的方式进行，常用的量表有APGAR家庭功能评估表、Procidano和Heller的家庭支持量表等。

（四）文化评估

文化是在某一地域内大多数社会成员所必须遵循的社会规范，老年护理评估主要是从狭义的文化角度出发，主要评估价值观、信念、宗教信仰和风俗习惯等内容，这些因素影响着人们对健康、疾病、老化和死亡的看法及信念，与健康密切相关。文化评估一般采用询问的方法进行。询问的内容主要包括：①价值观：主要了解老年人对自身疾病及健康的认识。②信念：主要了解老年人关于疾病、健康的信念以及老年人所处的文化背景对其健康信念的影响。③信仰：主要了解有无宗教信仰及依赖程度。④风俗习惯：主要了解与健康相关的各种习俗，包括饮食、礼节、家庭习惯等。

（罗迎春）

第二章　跌倒护理与风险防范

随着人口老龄化进程加速，跌倒已成为威胁老年人健康、生命和生活质量的重要卫生保健问题。据报道，跌倒是老年人群常见的伤害，是威胁老年人生命和健康的重要原因，是老年人群伤残、失能和死亡的主要原因。

第一节　跌倒的定义和跌倒发生的现状

跌倒严重威胁着老年人生命和健康，是老年人伤残、失能和死亡的重要原因之一。老年人跌倒具有高发生率、高疾病负担和可预防性，随着人们对生活质量的要求越来越高，老年跌倒带来的健康危害和疾病负担已越来越受到政府和公众的重视。

一、跌倒的定义

1987年Kellogg国际老年跌倒预防工作组（International Work Group On The Prevention Of Falls By The Elderly）将跌倒定义为：无意图的摔倒在地上或一些更低的平面上，但不包括暴力、意识丧失、偏瘫或是癫痫发作所致跌倒。按照国际疾病分类（ICD-10）对跌倒的分类，总的来说跌倒包括以下两类：从一个平面至另一个平面的跌落，以及在同一平面的跌倒。

虽然每个人都经历过跌倒，但是对于老年人来讲，跌倒发生的几率更大，对身体带来的损伤也远远高于年轻人。老年跌倒不仅是老年人的一种突发事件，而且是一种健康问题并发症或疾病，它是机体功能下降和机体老化过程的反映，是一些急慢性疾病的非特异性表现，是"衰老"造成意外伤害和导致老年人致残或致死的主要原因。

目前，人们还普遍认为跌倒是一种意外，不可能预防它的发生。但现在国内外的许多学者已逐渐认识到跌倒可以预防和控制。大量的研究结果表明，跌倒是生理、病理、环境和心理等因素综合作用的结果，采用综合性的预防措施可以减少30%跌倒的发生。

二、跌倒发生的现状

（一）国外老年跌倒发生情况

1. 2002年世界卫生组织报告，全球有39.1万人死于跌倒，其中60岁以上的人≥50%，70岁以上的人占40%；全社会人口的跌倒死亡率为4.7/10万，其中60～69岁、

70~79岁及80岁以上的跌倒死亡率分别为9.1/10万、21.7/10万和107.8/10万。根据2008年美国疾控中心的数据显示，每18秒就有一个老年人因为跌倒而进入急救室。

2. 在发达国家，65岁以上的老年人每年有28%~35%发生过跌倒，75岁以上为32%~42%，80岁以上高达50%。在跌倒的老人中，40%~70%会引起伤害，10%~11%有严重伤害，5%可造成骨折。在住院的老年人中，跌倒患者比遭受其他伤害的患者高出5倍之多，已经成为老年人伤害死亡的第一原因。

3. 跌倒损伤康复后，有20%~30%老年人身体机能下降，独立生活能力降低，甚至过早死亡。在美国，跌倒为老年人死因的第6位，占老年人意外死亡人数的2/3，75岁以上老年人意外死亡中跌倒占70%，跌倒医疗总费用每年超过200亿美元。

（二）国内老年跌倒发生情况

在我国，≥65岁社区老年居民中，有跌倒史的男性为21%~23%，女性为43%~44%。据研究资料显示，各地区跌倒发生率不尽相同，但都随年龄增加而增加，老年女性发生率高于男性。2010年，上海市户籍人口中因跌倒致死1983人，其中87.1%为65岁以上的老年人，粗死亡率达77.9/10万，相当于每天有4.7个老年人因跌倒而死亡。除此之外，根据医院统计的老年人因外伤前来就诊的病例中，跌倒病例已超过50%；伤情严重需要住院的病例中80%为跌倒病例。据另一项调查显示，每年有30%的65岁以上的老年人和40%~50%的80岁以上老年人会发生跌倒。

第二节 跌倒的高危因素与高危人群

跌倒的原因是多方面的，在因跌倒而住院的老年人中，内在原因占45%，外在原因占39%，原因不明者为16%。人体的姿势稳定性取决于感觉器官、神经系统和骨骼肌肉系统功能的协调一致，任何一个系统功能的内在损害都可降低机体的稳定性，导致跌倒的发生。老年人由于各种功能衰退，对于外在环境因素的变化不能像中青年人那样能作出及时和足够的反应。因此，环境等外在因素在老年人跌倒发生中起一定作用，约有1/3跌倒者与此因素有关。70%以上的跌倒发生在家中，10%左右发生在楼梯上，下楼比上楼更多见。

一、内在因素

（一）年龄

研究发现，65岁以上住院老人跌倒危险性增加，且跌倒危险是伴随着年龄的增长而增长，80岁以上的住院老人呈高度跌倒危险。老年人年纪较大，感官系统退化，肌力降低，视力不佳，平衡较差，步态不稳等均会增加老年人意外跌倒的风险。我国把老年人的年龄下限界定为60周岁，同世界上大多数国家的界定标准是一致的，而一些发达的西方国家将老年人的年龄下限界定为65岁。大多数的研究都表明，年龄是患者跌倒危险的显著因素。

（二）疾病

急慢性病均可造成生理异常改变，如影响感觉输入，引起中枢系统和肌肉的不协调等，使患者身体和精神的变化功能储备下降而更易跌倒。如患有关节炎，脑卒中、痴呆症、脑血管意外、心房纤颤、高血压、心肌梗死、心源性晕厥、糖尿病引起的低血压、帕金森氏病、内耳眩晕症、体位性低血压，眼科疾病如白内障、青光眼，还有骨骼关节肌肉疾病等都易发生跌倒。

（三）药物

很多药物会影响神志、精神、视觉、步态、平衡、血压等，增加了跌倒的发生率，如镇静催眠药、抗精神病药、抗癫痫药和麻醉镇痛药等，被公认是跌倒的显著危险因素。其他药物如抗高血压药、强心药、抗组胺药、降血糖药、泻药、血管扩张剂，以及任何影响平衡的药物均可引起跌倒。

（四）跌倒病史

曾经发生过跌倒的患者，其再次发生跌倒的概率增加。不同研究显示，再次跌倒发生率最低为16%，最高可达52%。另外，跌倒患者其跌倒的方式与场所也惊人的相似。因此对这些有跌倒史的患者，入院时应充分重视。

（五）心理社会因素

由于患者怕麻烦别人，尤其是男性患者，过高地估计自己的体能，故常在不愿让人帮助的情况下发生意外跌倒。另外，沮丧和焦虑的情绪削减了老年人对自己、环境和他人的注意力认为不易发生危险情况，因而忽略了跌倒的防范，也可能增加跌倒的机会。

二、外在因素

外在因素即环境因素，如光线不佳、地面湿滑、台阶倾斜，病室、走廊障碍物过多，地面积水，病床过高，床腿刹车未固定，鞋底或地面滑，高的门槛，灯光亮度过强或不足，缺乏夜灯，厕所内马桶较低蹲下起身不便，没有扶手的楼梯等。有研究显示，跌倒最易发生的地方是患者床旁，其次是患者的房间、卫生间、走廊。

（一）一般家庭设施

包括灯光过暗、过于刺眼、不柔和，光滑的地板表面，松散易滑动的地毯，翘起的地毯边缘，过高的门槛，通道堵塞，穿过通道的绳索，地面洒落的液体，宠物突然出现带来伤害等等。

（二）家具

低矮的凳子，过低或过高的床面，架子和橱柜过高或过低，可晃动的家具，使用直梯或人字形折梯等等。

（三）浴室、厕所和洗衣间

淋浴间、浴缸和洗手间缺少扶手，淋浴间墙壁上的架子，坐便器高度过低，湿滑的地面等。

（四）楼梯

没有扶手或者扶手不合适，楼梯界限模糊、没有对比，台阶面太窄，楼梯过陡，楼梯不能很好地使用，令人注意力分散的周围环境等等。

（五）室外的危险因素

包括泥泞、过滑、过陡、阻塞或不平的路、坡道和阶梯通道；台阶和人行道缺乏修缮，不平有裂缝；交通信号循环周期过短；拥挤；某些天气因素如落叶、积雪、结冰和下雨；缺乏休息和活动的场所；使用不安全的垃圾桶等等。

三、高危人群

（一）患有某些疾病的老年人

凡是能导致步态不稳、肌肉功能减弱（如脑血管疾病、帕金森病、小脑综合征、神经疾病、肌病、骨关节炎等）或晕厥前期状态、晕厥的急慢性疾病（如主动脉供血不足、心律失常、体位性低血压、血管迷走神经性晕厥、败血症、代谢紊乱、肿瘤等）都可能导致跌倒的发生。痴呆或精神病患者尤其容易发生跌倒。

（二）尚有一定活动能力的残疾老年人

跌倒常发生于有一定活动能力的残疾老人，残疾较重、活动能力严重受损或残疾较轻活动能力受损较小者跌倒发生率明显降低。这是因为残疾较重者活动受限而独立活动相对较少，残疾较轻者跌倒风险本身较低，相比较之下，他们跌倒发生的概率自然就降低了。

（三）活动时比较急躁的老年人

绝大多数跌倒都是在活动过程中发生的，大多数跌倒是发生在经常经历的、危险性相对小的日常生活活动中，如站立、行走、穿衣、上下床椅、如厕、做饭、沐浴等；只有少数跌倒是发生在有危险的活动中，如爬梯子、搬重物、参加竞技活动等。从事日常生活活动时，由于驾轻就熟，完成时往往凭借惯性思维，较少注意活动过程中的细节改变，而就是这些细节上的变动很可能是跌倒的罪魁祸首。活动时精力不集中、焦虑或抑郁情绪改变活动节奏，出现变故时容易手忙脚乱是常见的原因。

（四）看护不周的老年人

适当的看护能有效降低跌倒的发生。除了看护人员的直接帮助可以避免跌倒的发生、减轻跌倒的损害外，在有人看护的条件下，老年人的活动更有信心，避免担心、恐惧、慌乱等导致的跌倒。另外，看护人员对跌倒及其防范知识的了解程度直接影响到防跌倒的作用。有经验的看护人员能让老人在相对安全的环境下活动，并且在必要时给予身体、心理上的支持，有效减少跌倒的发生。

第三节　跌倒的不良后果

老年人一旦发生跌倒，常常带来严重的不良后果，造成身心伤害甚至死亡，同时也给家庭、社会带来负担。

（一）躯体器质性伤害

22% ~ 60%的老年人曾因跌倒而受伤，其中引起躯体严重器质性损伤的占10% ~ 15%，重度软组织损伤占5%，包括关节积血、脱位、扭伤及血肿；骨折占5%，主要是髋部、肱骨外科颈及桡骨远端的骨折，还有脊柱的压缩性骨折等。损伤最严重的是髋部骨折，成为老年人首位伤害死因，髋部骨折的后果如下：6个月内死亡率为20% ~ 25%；50%丧失独立生活能力；30%能恢复先前的移动水平；有1/10的髋部骨折是第二次；跌倒导致的髋部骨折需要昂贵的医疗费用。另外，跌倒所致的颅脑损伤，可直接导致死亡。老年人跌倒骨折的发生随增龄而急剧上升，据统计，80 ~ 84岁跌倒者髋部骨折发生率是60 ~ 64岁年龄组的100倍，而且后果严重。老年跌倒严重威胁着老年人的身心健康、日常生活及独立活动能力，给社会及家庭带来沉重的负担。

（二）功能减退

俗话说，伤筋动骨100天。老年人跌倒后通常卧床或者伤残肢体制动很长一段时间，会因为失用等因素导致肌肉萎缩、骨质疏松，甚至关节挛缩等，将严重影响肢体功能，降低恢复后老人的活动能力，甚至过早死亡。

（三）心理障碍

虽然一部分跌倒的老人并不引起躯体损伤，但跌倒给老年人带来极大的心理创伤。约有50%跌倒者对再次跌倒产生惧怕心理，因这种恐惧而避免活动者占跌倒的25%。因此，对跌倒的恐惧可以造成"跌倒—丧失信心—不敢活动—衰弱—更易跌倒"的恶性循环，甚至卧床不起。因此，要充分认识这种心理创伤的严重后果。

（四）继发损害

如前所述，肌肉萎缩、骨质疏松、关节挛缩等将导致功能减退；而常见的还有压力性损伤、肺炎、泌尿道感染等，可能导致死亡。髋部骨折后3个月病死率为20%，死因常为长期卧床所致的肺部感染等并发症。即使渡过难关，很多患者将终生残疾。老年人跌倒总病死率比无跌倒的老年人高5倍，如跌倒后1小时仍不能站起来者，其病死率还要高1倍。85岁以上老年人死于跌倒的人数（147/10万）明显高于65岁以下者

（1.5/10万）。有统计表明，跌倒造成的意外损伤是老年人死亡的第6位原因。

长期卧床并发症：压力性损伤、骨脱钙、骨质疏松症、直立性低血压、肺部感染、血栓性静脉炎和栓塞、尿失禁、便秘和大便干燥、肌萎缩和关节挛缩。

（五）经济负担

目前，我国有老年人1.3亿，每年至少有2000万人发生2500万次跌倒，直接医疗费用在50亿元以上，社会代价为160～180亿元。每次跌倒的直接经济负担为741.82元，其中直接医疗费用为650.77元/次，个人负担的直接费用为244.76元/次。

第四节　跌倒的护理风险评估

选择适合老年人的跌倒风险评估工具，筛选跌倒风险人群，对于减少跌倒预防及干预措施的盲目性，降低跌倒的发生率具有重要的实际意义。

一、Morse跌倒评估量表

Morse跌倒评估量表（Morse Fall Scale，MFS），由美国宾夕法尼亚大学Morse等于1989年研制，并在多个国家及地区医院使用。Morse跌倒评估量表的使用有助于临床辨别跌倒高风险患者，启动防跌倒干预措施，为护士防跌倒工作提供依据。

该量表是一个专门用于预测跌倒可能性的量表，量表由6个条目组成，包括跌倒史（无=0分，有=25分）、超过1个医学诊断（无=0分，有=15分）、行走辅助（卧床休息、由护士照顾活动或不需要使用=0分，使用拐杖、手杖、助行器=15分，扶靠家具行走=30分）、静脉治疗/肝素锁（无=0分，有=20分）、步态（正常、卧床休息不能活动=0分，双下肢虚弱乏力=10分，残疾或功能障碍=20分）、认知状态（量力而行=0分，高估自己或忘记自己受限制=15分）。总分125分，评分>45分确定为跌倒高风险，25～45分为中度风险，<25分为低风险，得分越高表示跌倒风险越大（见表2-1）。

表2-1　Morse跌倒评估量表（Morse Fall Scale，MFS）

项目	评估内容	评分	得分
1	跌倒史		
	无	0	
	有	25	
2	超过1个医学诊断		
	无	0	
	有	15	

续表

项目	评估内容	评分	得分
3	行走辅助		
	卧床休息，由护士照顾活动或不需要使用	0	
	用拐杖、手杖、助行器	15	
	扶靠家具行走	30	
4	静脉治疗／肝素锁		
	无	0	
	有	20	
5	步态		
	正常/卧床休息不能活动	0	
	双下肢虚弱乏力	10	
	残疾或功能障碍	20	
6	认知状态		
	量力而行	0	
	高估自己或忘记自己受限制	15	
		总分	

结果评定：评分<25分为低风险，25~45分为中度风险，>45分确定为跌倒高风险。

二、Hendrich跌倒评估工具

Hendrich跌倒评估工具（Hendrich II Fall Risk Assessment Model，HFRM）是Ann Hendrich等人在2003年研制，是专门为住院患者研制的跌倒风险评估量表。2010年张聪聪、吴欣娟等进行了汉化，并测试了其信度、效度及在中国住院老年患者的适用性。整个量表的评分仅需3~5分钟即可完成，简便、实用。Hendrich跌倒风险评估量表共包括8个条目：（1）意识模糊／定向力障碍／行为冲动4分；（2）抑郁状态2分；（3）排泄方式改变1分；（4）头晕／眩晕1分；（5）男性1分；（6）服用抗癫痫药物2分；（7）服用苯二氮䓬类药物1分；（8）起立—行走测试0—4分。HFRM最高分16分，5分及以上认为是具有跌倒风险的，提示护理人员应给予预防干预措施，提早预防跌倒的发生（表3-2）。

表3-2 Hendrich跌倒评估工具

项目	评分
意识模糊/定向力障碍/行为冲动	4
抑郁状态	2
排泄方式改变	1
头晕/眩晕	1
男性	1
服用抗癫痫药物	2
服用苯二氮䓬类药物	1
站起和行走测试	
不需撑扶可自行站起——步态平稳	0
撑扶一次即能站起	1
尝试多次才能站起	3
在测试中需他人辅助才能站起或者医嘱要求他人辅助和/或绝对卧床,如果不能评估,在病历上注明日期时间	4
总分	

结果评定:得分为5或更高为高风险

第五节 跌倒的风险防范措施

跌倒具有可预防性,医疗机构应当做好跌倒的风险防范措施,最大限度的降低跌倒的发生率,减少跌倒给老年人带来的伤害。

一、居家期间风险防患措施

(一)陪伴

有跌倒危险的老年人,身边必须有照顾者陪伴。单身老年人出门活动时,可随身携带个人信息卡,记录姓名、年龄、家庭住址、联系方式、血型、自身疾病等信息。以便联络家人,同时有利于急救人员对病情做出准确判断。

(二)居家环境

1. 室温适当 老年人的居住处室温不低于24℃。老年人因为体温较低身体活动度降低,容易产生跌倒危险。

2. 空间无障碍　地面高低无落差、无门槛、无障碍物，铺防滑地砖或地板。楼梯设计双向扶手，能够抓牢。台阶面宽度合适踩得稳、阶梯高度一致、适宜，边缘标志醒目、防滑。楼梯口不紧邻房门，不放杂物。室内家具的摆设位置固定，不经常变动。电线固定墙面。

3. 照明设施适当　老年人的视力退化，对于光线的调节适应能力差。活动范围内保持光线自然、强度适中，太强或太弱都会使人感到眩晕或者看不清物品。灯的开关明显，夜间保留地灯，床头灯为触摸模式，墙壁开关有荧光显示。

4. 家具物品使用方便，高度适宜，座椅、沙发、床软硬适宜，有扶手，高度适中，最好与膝盖平齐；衣柜用物放置易取，无需上梯、垫高等，家具的锐角处加上防撞条或者海绵。

5. 卫生间、浴室增添设备　使用坐式马桶、两旁安装适当高度的扶手，地面铺防滑砖或具有吸水性强的防滑垫，避免地垫滑动。浴室不用浴缸，使用淋浴、防滑座椅，宽大浴盆能容纳2人扶助，增加保温设施。

（三）衣着合身、鞋子合适

太长或者太宽的衣服裤子、鞋子老旧或者磨损严重、鞋子不防滑，都可能成为老人跌倒的风险。所以衣裤不可过长或者过宽，裤管的长度，应以至脚踝为宜。应购买合脚的鞋子或拖鞋，鞋底要粗糙、防滑，且鞋内不要垫太厚的鞋垫，以免影响脚底的感觉。

（四）使用辅助器具

如拐杖、助步器及轮椅等，并将其放置于床边。

（五）安全用药

有些药物可能会引起头晕眼花、肢体无力、体位性低血压等不良反应，增加跌倒的风险。如降血压药、镇静药、安眠药、肌松药、利尿药、感冒药、抗组胺药等。服用上述药物时，健康教育时提醒老年人及陪护，多注意跌倒的危险隐患，24小时有人看护。

（六）对症治疗

对骨质疏松、心脑血管疾病、低血压、贫血等的治疗。

（七）饮食

多食富含钙质和多种维生素的食物。

（八）运动

尽量适当运动，多晒太阳。

二、住院期间风险防范措施

（一）病房环境、设施

病房环境光线充足，地面平坦、干燥、完好，特殊情况有防滑警示牌。定期检查病房设施，保持设施完好，杜绝安全隐患。

（二）动态评估

对住院患者的认知、感觉、活动能力进行动态评估，识别跌倒的高危患者并予以重点防范。做好健康宣教，增强患者及家属的防范意识。

（三）提高认识

向患者详细介绍病室环境、在易引起跌倒的危险场所，如厕所、浴室、楼梯间放置明显防跌倒的标识，引起患者重视。

（四）用药护理

服用镇静、安眠药的患者未完全清醒时，不要下床活动；服用降糖、降压等药物的患者，注意观察用药后的反应，预防跌倒。

（五）手术后护理

手术后第1次小便应鼓励患者在床上小便，确实需要起床小便时，应有人在床旁守护，防止因直立性低血压或体质虚弱而致跌倒。

（六）久卧下床指导

长期卧床、骨折、截肢等患者初次下床行走时，应有人守护，并告知拐杖等助行器的使用方法。

（七）鞋子防滑

交代患者穿合适的防滑鞋。

第六节　跌倒的护理应急预案

老年人一旦发生跌倒，老年人本人、身边的看护人员或医院的工作人员都应当立即给与处理，尽量减少对老年人的伤害，避免再次伤害。制定应急预案，规范处理流程有利于对跌倒的及时、科学的处理。

一、居家期间发生跌倒的应急预案

（一）处理措施

1. 如果是背部着地，那么就弯曲双腿，挪动臀部到放有毯子或垫子的椅子或床铺旁，然后使自己较舒适地平卧，盖好毯子保持体温，如有可能向他人寻求帮助。

2. 休息一会，体力恢复后尽力使自己向椅子或床铺的方向翻转身体，使自己变成俯卧位。

3. 仰头，双手支撑地面，抬起臀部，弯曲膝关节，然后尽力使自己面向椅子或床铺跪立，双手扶住椅面或床面。

4. 以椅子或床为支撑，尽力站起来。

5. 休息片刻使体力部分恢复后，拨打电话或手机寻求帮助，报告跌倒的时间、地点与大致情况。

6. 发现老年人跌倒时，不要急于扶起老人，而应根据具体情况采取相应措施或拨打急救电话，尽量避免跌倒后的继发损伤。

（二）应急处理程序

跌倒→不要惊慌，保持冷静→做出决定是否能尝试站起来→寻求牢固的家具协助站立起来→不能站立起来时尝试爬行及向他人寻求帮助。

二、住院期间发生跌倒的应急预案

（一）处理措施

1. 患者突然跌倒，护士应迅速赶到患者身边，同时立即报告医师，协助评估患者的意识、受伤部位与伤情、全身状况等，初步判断跌伤原因和认定伤情。

2. 疑有骨折或肌肉、韧带损伤的患者，根据跌伤的部位和伤情采取相应的搬运方法，协助医生对患者进行和处理。

3. 患者头部跌伤，出现意识障碍等严重情况时，遵医嘱迅速采取相应的急救措施，严密观察病情变化。

4. 受伤程度较轻者，嘱其卧床休息，安慰患者，酌情进行检查和治疗。

5. 对于皮肤出现瘀斑者进行局部冷敷；皮肤擦伤渗血者用聚维酮碘清洗伤口后，以无菌敷料包扎；出血较多者先用无菌敷料压迫止血，再由医生酌情进行伤口清创缝合，并遵医嘱注射破伤风抗毒素。

6. 了解患者跌倒时的情况，分析跌倒的原因，加强巡视，向患者及家属做好宣传教育，提高防范意识。

7. 将事件上报主管部门。

（二）应急处理程序

患者跌倒→护士立即赶到现场，同时报告医师→进行必要检查，伤情认定→对症处理→严密观察病情变化，做好伤情及病情记录→详细交班→强化健康教育→填写事件报告表，上报护理部。

第七节 案例分析

跌倒是老年人最常见的安全事件之一，针对发生的每一起跌倒事件，应当进行深入分析原因，提出防范措施，改善工作环境，改进工作流程，最大限度的减少跌倒的发生。

一、事件经过

患者张某某，女，80岁，因左膝红、肿、热、痛1天入院治疗，入院诊断为：左膝关节退行性骨关节炎。入院时护士给予Morse跌倒评估量表评分，患者评分为50分，属跌倒高风险，日常生活自理能力评估为中度依赖，向患者及家属指导预防跌倒注意事项，并发放住院告知书及预防跌倒告知书。患者于某日夜间4：00起床，在无陪护陪伴也未告知护士的情况下自行下床上厕所，病房地灯未打开，病人未开病室日光灯，在出厕所门时不慎跌倒在地板上，值班护士立即到病房查看患者，测量各项生命体征无异常，扶助患者归返病床，患者诉右髋部及右侧头部疼痛，稍头晕，立即报告值班医生并给以完善相关检查。同时安抚患者，嘱其卧床休息，联系其家属来院。右股骨正侧位片及骨盆前后位片示：右股骨颈骨折。患者后行股骨颈骨折手术治疗，恢复良好。

二、分析与防范提示

患者具有跌倒的多个危险因素，如年龄、疾病、心理社会因素等，住院后护理人员根据跌倒的评估量表给予科学的评估，显示其为跌倒高风险人群，并给予了相关的健康指导。但是，患者仍然发生了跌倒事件。在夜间，因为疾病、光线、环境等原因，在最易发生跌倒的洗手间跌倒。发生跌倒后护理人员立即给与紧急处理并协助医生进行进一步处理。跌倒导致了该患者股骨颈骨折，是老年人常见的一类跌倒导致的损伤，给患者带来了身心的痛苦，增加了经济负担，幸运的是患者无生命危险，经手术治疗后恢复良好。

（一）原因分析

结合该患者实际情况，分析跌倒存在的原因有：

1. 人员方面

（1）患者因素：患者为80岁高龄，由于生理功能减退、反应能力降低、行动迟缓、疾病等个体因素容易发生跌倒。其本身存在左膝关节退行性骨关节炎，左膝关节有疼痛，行动不便，增加跌倒风险。此类患者一般服用止痛药物，且老年人常伴有心血管疾病需要服用多种药物，很多药物可以对人的意识、精神、视觉、步态、平衡等方面产生影响，增加跌倒风险。患者年龄大，记忆力减退，对跌倒以及住院期间的健康宣教知识掌握不够，老年人常存在不愿麻烦他人的心理，对自身跌倒的风险认识不足，高估个人能力，遵医行为差。患者基本日常生活活动能力为中度依赖，研究表明，生活部分能够自理的患者主观能动性比较大，反而增加了跌倒的危险性。

（2）护士因素：该例跌倒发生在夜间患者上洗手间时，夜间是跌倒的高发时间段，对于住院的患者，夜班护理人力相对不足，且夜间治疗少，患者自行活动时间较多，容易发生跌倒。

（3）陪护因素：陪护安全意识不强，知识缺乏，对健康宣教认识不足，也是增加跌倒风险的重要因素之一。该患者原本由女儿陪护，但是当天晚上其女儿因事离开未陪护，也未告知值班人员，认为将患者安置好就不会有问题。

2. 环境方面

值班护士未打开病房地灯，夜间患者上洗手间不愿打开病房日光灯，存在照明不足。洗手间缺乏明显的警示标志或警示标志不显眼也会增加跌倒风险。此例跌倒发生在比较寒冷的初春时节，患者一般穿着厚重的裤子和鞋，影响老年人的行动和移位，这些因素均会增加跌倒的风险。

3. 设备方面

洗手间内无呼叫器、无座椅、出门有阶梯或无扶手，给患者如厕带来不便，都是增加跌倒的高危因素，此案例的洗手间内无呼叫器，患者有不适不能及时呼叫，可能是跌倒的原因之一。

4. 方法方面

不同的医院存在管理经验、人员资质的不同，医院基础设施配备不足，疏于管理及年轻护士工作经验相对不足、风险识别能力差，都会增加患者跌倒的风险。

（二）防范提示

本案例提示，对存在跌倒风险的患者需特别加以防护，加强对患者及陪护人员的健康指导。病区要保持光线充足，厕所、走廊、浴室、洗手间灯光不能太暗，转角位置必须亮照明灯，夜间病房应常规打开地灯，行动不便的老年患者上洗手间时建议打开日光灯，地面要保持清洁干燥，平整防滑，破烂或不平的地面要及时修补，地面湿滑时要放置防滑标识，洗手间设施配备要齐全。医疗机构加强管理，提高服务水平，提高防范能力也是必不可少的。

（唐广良、王秀华）

第三章 压力性损伤护理与风险防范

压力性损伤是活动障碍、慢性病及老年患者常见的严重并发症之一，可能导致患者疾病康复的延期、严重感染甚至死亡。除了与老年患者生理上发生退行性改变、活动受限和自理能力下降、大小便容易失禁等原因外，很多慢性疾病也是促使压力性损伤发生和发展的伴随疾病。目前研究结果显示，充血性心力衰竭、慢性阻塞性肺病、心血管疾病、糖尿病、肥胖症等慢性疾病，或使用糖皮质激素等都可能促进压力性损伤的发生和发展。压力性损伤是一个全球性的健康保健问题，需要多学科团队的治疗和管理。所有临床医务人员都有责任预防和治疗压力性损伤。

第一节 压力性损伤的定义与分期

一、压力性损伤的定义

压力性损伤曾被称为褥疮、压力性坏死、压力性溃疡（压疮），2016年4月13日美国国家压疮咨询委员会（National Pressure Ulcer Advisory Panel，NPUAP）公布了一项术语更改声明：将"压力性溃疡"（Pressure ulcer）更改为"压力性损伤"（pressure injury），并且更新了压力性损伤的分期系统。

压力性损伤定义：压力性损伤是指位于骨隆突处、医疗或其他器械下的皮肤和（或）软组织的局部损伤。压力性损伤可表现为完整皮肤或开放性溃疡，可能会伴疼痛感。损伤是由于强烈和（或）长期存在的压力或压力联合剪切力所致。软组织对压力和剪切力的耐受性可能会受到微环境、营养、灌注、合并症以及软组织条件的影响。

二、压力性损伤的分期

（一）1期压力性损伤

1期压力性损伤是指手指压迫皮肤不变白的红斑，皮肤完整，局部皮肤完好，出现压之不变白的红斑，深色皮肤表现可能不同；局部出现的红斑或者感觉、皮温、硬度的改变可能会优于视觉的变化。此期的颜色改变不包括紫色或褐红色变化，因为这些颜色变化提示可能存在深部组织损伤（图3-1）。

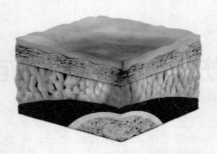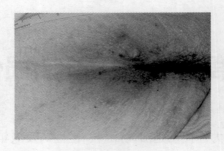

图3-1　1期压力性损伤（见彩图1）

（二）2期压力性损伤

2期压力性损伤是指皮肤部分皮层缺失伴真皮层暴露，伤口创面组织有活性，呈粉色或红色，湿润，也可表现为完整的或破损的浆液性水疱。脂肪及深部组织未暴露。无肉芽组织、腐肉、焦痂。该分期不能用于描述潮湿相关性皮肤损伤，比如尿失禁性皮炎，皱褶处皮炎，以及医疗黏胶相关性皮肤损伤或者创伤伤口（皮肤撕脱伤，烧伤，擦伤）（图3-2）。

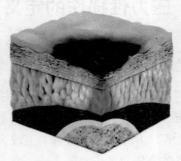

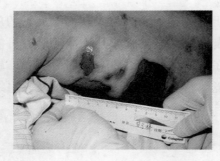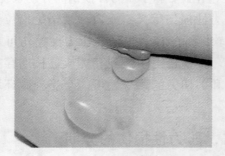

图3-2　2期压力性损伤（见彩图2）

（三）3期压力性损伤

3期压力性损伤是指全层皮肤缺失，常常可见脂肪、肉芽组织和边缘内卷。可见腐肉和（或）焦痂。不同解剖位置组织损伤的深度存在差异；脂肪丰富的区域会发展成深部伤口，可能会出现潜行或窦道，无筋膜、肌肉、肌腱、韧带、软骨和（或）骨暴露。如果腐肉或焦痂掩盖组织缺损的深度，则为不可分期压力性损伤（图3-3）。

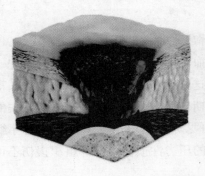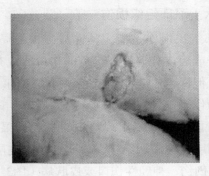

图3-3　3期压力性损伤（见彩图3）

（四）4期压力性损伤

4期压力性损伤是全层皮肤和组织缺失，可见或可直接触及到筋膜、肌肉、肌腱、韧带、软骨或骨骼。可见腐肉和（或）焦痂。常常会出现边缘内卷，窦道和（或）潜行。不同解剖位置的组织损伤的深度存在差异，如果腐肉或焦痂掩盖组织缺损的深度，则为不可分期压力性损伤（图3-4）。

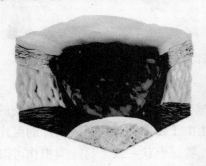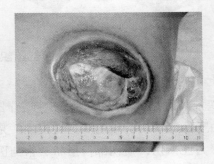

图3-4　4期压力性损伤（见彩图4）

（五）不可分期压力性损伤

不可分期压力性损伤是全层皮肤和组织的缺损，因腐肉或焦痂掩盖了组织损伤的程度，一旦腐肉和坏死组织去除后，将会呈现3期或4期压力性损伤（图3-5）。

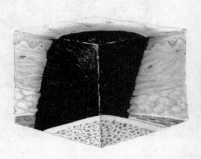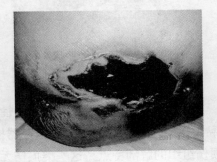

图3-5　不可分期压力性损伤（见彩图5）

（六）深部组织损伤

深部组织损伤是指完整性或破损的局部出现持续的指压不变白呈深红色，栗色或紫色，或表皮分离呈现黑色的伤口床或充血水疱。疼痛和温度变化通常先于颜色改变出现，但深色皮肤的颜色表现可能不同。这种损伤是由于强烈和（或）长期的压力和剪切力作用于骨骼和肌肉交界面导致。该期伤口可迅速发展暴露组织缺失的实际程度，也可能溶解而不出现组织缺失，如果可见坏死组织、皮下组织、肉芽组织、筋膜、肌肉或其他深层结构，说明这是全皮层的压力性损伤。深部组织损伤不可用于描述血管、创伤、神经性伤口或皮肤病（图3-6）。

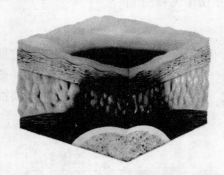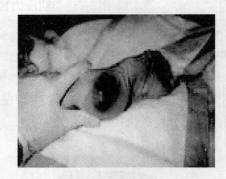

图3-6　深部组织损伤（见彩图6）

（七）附加的压力性损伤

1. 医疗器械相关性压力性损伤　医疗器械相关性压力性损伤描述了损伤的原因，主要是由于医疗器械所致的压力性损伤。是指由于使用用于诊断或治疗的医疗器械而导致的压力性损伤，损伤部位形状通常与医疗器械形状一致。这一类损伤可以根据上述分期系统进行分期（图3-7）。

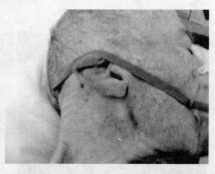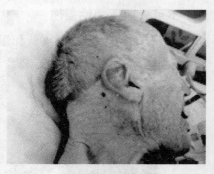

图3-7　医疗器械相关性压力性损伤（见彩图7）

2. 黏膜压力性损伤　由于使用医疗器械导致相应部位黏膜出现的压力性损伤。由于这些损伤组织的解剖特点，这一类损伤无法进行分期。

三、压力性损伤的现状

（一）国外老年人发生压力性损伤的流行病学

从全球范围来看，随着社会人口的不断增长和日益严重的老龄化趋势，压力性损伤的发生率并没有因医疗技术的快速发展而下降，近10年压力性损伤的发生率仍呈上升趋势。有资料表明，美国的压力性损伤发生率为2.7%～29.5%，每年大约有6万人死于压力性损伤并发症，其病死率是没有压力性损伤并发症患者的4倍。压力性损伤发生率在急性病区为0.4%～38%，慢性病区为2.2%～23.9%，居家护理为0～17%，压力性损伤最易发生于医院的ICU病房及居家或者机构养老的老年人群。

2009年，Kottner等报道了2001—2007年德国225所医院，40247例住院患者的压力性损伤发生率，结果显示7年间压力性损伤的平均发生率为10.2%，加强预防措施后压力性损伤发生率从2001年的13.9%下降至2007年的7.3%，高发年龄为65岁以上的老年人群，可见压力性损伤现患率居高不下仍然是一个难点问题。

Barrois等对某医院12050例住院患者进行了为期1年的压力性损伤流行病学调查，发现70岁以上的老年人压力性损伤发生率为71%，压力性损伤患者的平均年龄为76.4岁。

2011年，Gunningberg等对1192名患者的调查发现，高龄人群是发生医院获得性压力性损伤的危险因素。

研究数据显示，随着老年人生活不能自理者的增加，这些老年人都需要依靠外部资源提供长期照护服务，以满足生理及生存需要，降低压力性损伤发生率，提高生存率，提高生存质量。

（二）国内老年人发生压力性损伤的流行病学

目前，我国还没有关于压力性损伤发生率与患病率的全国性调研，大样本调查亦不多。

吴容和唐瑞强对338例院外带入压力性损伤患者与69例压力性损伤患者的危险因素进行分析，结果显示13项危险因素中排前三位的是体位受限（92.14%）、年龄大于70岁（82.8%）和大小便失禁（80.84%）。

王彩凤和巫向前对某三级甲等医院神经内科、神经外科、普通外科、心胸外科和骨科的271例老年住院患者压力性损伤状况进行研究，结果发现，老年患者压力性损伤发生率为23.2%，2期以上的压力性损伤占7%。

第二节　压力性损伤的高危因素与高危人群

一、压力性损伤的原因

压力性损伤的发生是多种因素引起的复杂病理过程，主要包括外在因素、内在因素和诱导因素。1987年，Braden和Bergstrom将"组织耐受性"这个名词引入一个新理论模式框架（图3-8），提出压力作用与组织耐受性改变是压力性损伤发生的重要因素，该模式也是Braden量表的理论基础，提出压力性损伤是压力和机体组织耐受性这两大因素共同作用下的结果（图3-8）。

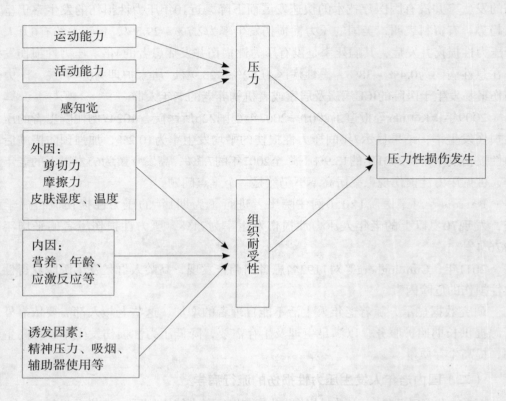

图3-8　压力性损伤的发生

（一）外在因素

形成压力性损伤的外在因素主要有压力、剪切力、摩擦力与潮湿刺激。

1. 压力　压力为来自身体自身的体重和附加于身体的压力，是压力性损伤的第一位原因，且与持续的时间长短有关。当压力超过毛细血管均压4.27kp时，会使皮肤血流停顿。压力经皮肤由浅入深扩散，而肌肉和皮肤是最敏感的部位，因此最早出现缺血和坏死，出现压力性损伤。老年体弱患者活动和移动能力下降，长期保持某一体位，使肌肉和脂肪长期受压，易缺血和坏死。

2. 剪切力　剪切力是压力性损伤的第二位原因。剪切力是施加于相邻物体表面引起相反方向的进行性平行滑动的力量。剪切力往往作用于深部组织，在引起组织相对移位时能阻断相应部位较大区域的血液供应。因此，剪切力比垂直压力更具危害性。剪切力常常发生于半卧位，当患者的床头摇高30°以上时，骶尾部向下滑行，患者骶尾部皮肤与骶骨错位，血管扭曲受压，而产生局部血液循环障碍。而老年人常常患有心肺疾病，往往采取半卧位来增加舒适度。

3. 摩擦力　摩擦力是当两个物体接触时发生向不同方向的移动或相对移动时所形成的力。摩擦力作用于皮肤时容易损伤皮肤的角质层。老年患者随着年龄增加和自理能力下降，影响其活动能力，常常需要护理人员或患者亲属帮助才能变换体位和清洗皮肤。摩擦力常发生于搬运动作不规范而拖拉时，床铺皱褶不平、存在渣屑，产生的摩擦力增大，皮肤发热增加耗氧量，在压力使皮肤持续缺血情况下，摩擦力更容易使皮肤受损伤，从而发生压力性损伤。

4. 失禁　老年患者出现生理性退变，尿道括约肌、肛门括约肌松弛以及盆腔内肌肉韧带力量减退、膀胱容量缩小、雌激素水平下降等生理因素；神经精神系统疾病、尿路梗阻、活动能力受限等病理因素；药物作用等外界因素均容易出现压力性和急迫性尿失禁及排便失控，造成局部皮肤潮湿。正常皮肤偏酸性，pH4.0~5.5，尿液为碱性，皮肤受尿液等潮湿刺激后，皮肤表面弱酸性遭到破坏，削弱角质层的屏障保护作用，导致皮肤保护力下降，局部皮肤易于受损，引起压力性损伤的发生。潮湿是压力性损伤危险因素评估中一个不可缺少的项目，潮湿皮肤比干燥皮肤发生压力性损伤概率高5倍。

（二）内在因素

压力性损伤内在因素包括年龄因素、运动性因素、营养因素、组织灌注因素等。

1. 年龄因素　压力性损伤的发生率与年龄呈正相关，40岁以上患者较40岁以下患者发生率高出6~7倍。因为随着年龄的增加，皮肤表皮变得菲薄、皮肤相对干燥、皮下组织减少、组织血供减少、毛细血管更脆弱及感觉迟钝等生理性因素的改变，老年人更易受压力、剪切力和摩擦力的作用，发生压力性损伤的风险增大。此外，随着年龄的增加，老年人的活动能力下降、认知功能减退、保护性反射迟钝等因素亦使老年人成为压力性损伤的易患人群。

2. 营养因素　当机体因各种原因发生营养不良时，常常会发生负氮平衡、严重贫血、低蛋白血症、肌肉萎缩和皮下脂肪减少，皮肤对外来性压力的感受性减弱。因此，当身体局部皮肤受压时，更易发生压力性损伤。研究证实，营养不良与压力性损伤的发生密切相关，血白蛋白低于35g/L的人中75%发生压力性损伤，而血白蛋白高于35g/L的人中只有16.6%发生压力性损伤。临床上，老年患者的营养不良较为常见。如生理因素包括：老年人牙齿脱落导致咀嚼功能下降而限制其饮食摄取量；胃内消化液减少，肠蠕动功能减弱，使肠道吸收功能受影响；由于肢体活动能力受限导致获取食物减少。

3. 社会因素　经济来源不足导致食物购买能力下降，缺乏营养知识造成偏食或者食品种类太少。

4. 服药因素　老年患者服用的药物，如帕金森病的多巴胺受体活性药物（美多巴、左旋多巴）容易与食物中的蛋白质结合而影响吸收；老年患者的慢性消耗性疾病或代谢亢进性疾病等原因，导致吸收不良、消耗过多。

5. 运动性因素　活动能力和移动能力的减退与丧失是导致压力性损伤的重要原因之一。临床上，老年体弱等活动和移动受限的患者是压力性损伤的高发群体。

6. 组织灌注因素　因疾病的原因如动脉粥样硬化造成的血流动力学改变，使舒张压下降至8KPa以下致组织灌注不足，可使皮肤及皮下组织处于缺血缺氧状态而使压力性损伤发生的危险性增大。动脉粥样硬化（简称ASO）在我国60岁以上人群中发病率高达79.9%，在美国每年约有10万人次接受治疗，已成为中老年人最常见的疾病。特别是在足跟发生动脉硬化时这种压力性损伤发生的可能性会更大。因为动脉粥样硬化将使进入足跟内组织的氧大大减少，从而导致压力性损伤的发生。

7. 其他因素

（1）精神压力：心理应激状态下的心理反应，特别是较严重的消极反应，如心理压抑、情绪打击可引起机体的应激反应，诱发和加重现有疾病，造成身体脆弱易感状态。尤其老年人独居、慢性疾病、经济困难等使老年人易产生悲观、失望、恐惧、忧虑甚至抑郁等，这些负性心理会影响老年人食欲、睡眠、生活方式及免疫功能，会降低预防压力性损伤发生的能力及减慢已发生的压力性损伤愈合速度。

（2）全身性因素：如心肺功能、外周血管性疾病、糖尿病合并存在的疾病可增加压力性损伤的危险性或影响愈合。

二、高危人群

1. 年龄大于70岁　美国随机调查各州具有代表性医院的住院患者51842名，结果显示全美医院内获得性压力性损伤发生率为4.5%，现患率为5.8%，并且大多数发生压力性损伤的患者年龄为75～84岁。国内第一个压力性损伤多中心研究对全国范围内12所军队医院和地方三级综合性医院治疗中≥18岁的住院患者实施横断面调查，结果发现压力性损伤发生率前三位年龄分别为＞89岁、80～89岁、70～79岁、70岁以上的压力性损伤患者占59.746%。多元回归分析发现≥70岁患者发生医院内获得性压力性损伤的危险是＜70岁患者的1.093倍，由此可见，年龄＞70岁的老年人是压力性损伤预防的高危人群。

2. 长期卧床或坐轮椅的老年人　长期卧床的老年人因疾病导致失去活动能力或者失去自主变换体位能力，会导致骶尾部、足跟部、内外踝部、肩胛部、左右股骨大转子等骨性突起部位持续受压而发生压力性损伤。老年患者因为年老体弱或失去活动能力，除卧床外的其他活动方式也被轮椅取代，因此，坐位时坐骨结节处发生压力性损伤的概率也增加。

第三节　压力性损伤的不良后果

一、继发性损害

压力性损伤可能引起的并发症包括蜂窝织炎、骨髓炎、骨质破坏、菌血症、败血症，甚至死亡。败血症是压力性损伤最严重的并发症之一，在每10000例压力性损伤患者中，有3.5%发生败血症及其相关的健康问题。有调查显示，若压力性损伤并发败血症，住院病死率接近60%。在美国每年有约60000人因压力性损伤所引起的并发症而死亡。因此，压力性损伤所引起的病死率增高已成为全球医疗界关注的问题。

二、心理障碍

压力性损伤既损伤了局部皮肤功能结构，也影响了患者心理活动，使患者产生悲观、失望、恐惧等不良情绪。尤其是3期、4期压力性损伤，因愈合时间长，容易导致患者及亲属产生心理应激反应如紧张、焦虑、甚至抑郁等，这些负性心理会影响患者对治疗护理措施的依从性，也会影响患者的食欲、睡眠、生活方式和免疫功能。

三、经济负担

压力性损伤不仅加重病情，影响患者生活质量，还增加疾病的严重性和死亡风险。同时，压力性损伤的治疗使医疗费用大大增加，给老年人和亲属带来沉重的经济和照顾负担，甚至增加了医疗诉讼的来源，对医疗卫生系统以及整个社会都产生了严重的影响和巨大的危害。

据Bennettt等研究表明英国每年用近20亿英镑来预防、治疗和监测压力性损伤（根据英国国家卫生事业局2000年数据），其中绝大部分支出用于护理人员对压力性损伤患者的伤口护理、翻身及危险因素的评估；美国有关部门统计表明老年患者以治疗压力性损伤为主的住院日占到了532000个，每年可因压力性损伤并发症导致6000例患者死亡，美国每年用于压力性损伤的医疗费用大约85亿美元。在荷兰，压力性损伤是排在癌症、心血管疾病之后的第3位耗费最多的疾病。我国尚无确切数据报道压力性损伤发生率与压力性损伤治疗护理相关的医疗费用。

第四节　压力性损伤护理风险评估

一、评估时间及频次

患者入院8小时以内进行压力性损伤的风险评估，高度危险患者在入院2小时内完成首次评估。手术、病情变化随时再评估，高度危险患者入院后3天再次评估，病情稳定后一周评估一次。长期护理的患者第一次评估后，4周内每周评估一次，之后每月评估1次。

二、评估工具

常采用压力性损伤风险评估量表进行评估。目前国内临床上最常用的压力性损伤风险评估量表有三种：Braden评估表、Norton评估表、Waterlow评估表。

1. Braden评估表　适用于普通内外科患者，国内使用较为广泛，对压力性损伤的高危人群具有较好的预测效果，评估表总分23分，15～18分表示轻度风险，13～14分表示中度风险，10～12分表示高风险（见表3-1）。

表3-1　Braden量表

评分 因素	1分	2分	3分	4分	得分
1. 知觉感觉 对于压力相关的不适做有意义反应的能力	完全受限 当接收到疼痛刺激时，个案无法做出呻吟、退缩或抓握的反应（也可能是由于使用镇定药物或意识改变）绝大部分体表无法知觉到疼痛刺激	非常受限 当接受到疼痛时，只能以呻吟或躁动不安表示全身有1/2以上的体表无法知觉到不适或疼痛刺激	轻微受限 对言语指令有反应，但总是无法在感受到不适时，表达其不适或须由他人协助翻身、1至2个肢体无法知觉到不适或疼痛刺激	无受限 对言语指令有反应，对不适与疼痛刺激的知觉能力正常	
2. 潮湿 皮肤暴露在潮湿环境中的程度	持续潮湿 皮肤几乎一直处于潮湿状态，每次移动个案时，个案的皮肤都是潮湿的	潮湿 皮肤时常是潮湿的，每班至少更换床单一次	有时潮湿 大约每天需换床单两次	很少潮湿 皮肤通常是干燥的，依照常规更换床单即可	
3. 活动度 身体活动的程度	限制卧床 活动范围限制在床上	可以坐椅子 无行走能力或行走能力严重受损，无法承受自己的体重，或须协助才能坐进椅子或轮椅	偶尔行走 每个班的大多数时间是在床上或椅上，但在白天偶尔可在协助下，或不需要协助自行走动	时常行走 每天至少走出病室两次，醒着时至少每两小时会在房内走动	
4. 可动性 改变及控制体位的能力	完全无法移动 无法凭自己的能力，对自己或肢体位置做调整，即使是轻微的调整	非常受限 偶尔能轻微的调整身体或肢体位置，无法凭自己的能力做经常或大幅度的调整	轻微受限 时常凭自己的能力小幅度的自由调整身体或肢体位置	未受限 能凭自己的能力时常改变及做大幅度的体位调整	

续表

因素＼评分	1分	2分	3分	4分	得分
5. 营养	非常差	可能不足够	足够	非常好	
通常的进食形态	从未吃完送来的正餐，很少吃超过送来食物的1/3，水份摄取差，并未食用液态营养补充品，如太空饮食，每天吃两份或以下蛋白质（肉、豆、奶制品等），不论个案是否接受静脉输液补充，持续以下任一情况五天以上；禁食或进食清流质饮食	很少吃完送来的正餐，一般而言，只能吃完送来食物的1/2，偶尔食用液态营养补充品，每天吃三份蛋白质（肉或豆、奶制品）等，所摄取的液态食物或管灌未达理想需要量，如每日管灌进食量不少于1500千卡	能吃超过大部分送来正餐的1/2，偶尔不能吃正餐，但若予营养补充品，通常会食用，每天吃四份蛋白质（肉、豆、奶制品等），接受的管灌或TPN疗法，可能符合个案大部分的需求，如每日管灌进食量大于1500千卡	每顿正餐都吃掉大半，从不拒绝用餐，在两餐间偶尔还吃点心，不需要营养补充品，通常食用四份或以上的蛋白质（肉或豆、奶制品）	
6. 摩擦力和剪切力	有问题	潜在的问题	无明显的问题		
	须中度到极大地协助，才能移动身体，且无法将身体完全抬起，在床单上不滑动。卧床或坐轮椅上，时常会向下滑，须极大的协助以时常调整姿势。痉挛或躁动不安，使个案皮表几乎持续受到摩擦	不能有效移动，或只需些协助，在移动过程中，皮肤可能在床单、椅子、约束带等设备上出现一些滑动。大多数的时候，能在床或椅子上维持相当好的姿势，但偶尔会滑下来	能凭自己的能力在床上或椅上移动。在移动时，可将自己完全抬起，总是能在床上或椅上维持良好的姿势。		

　　2. Norton评估表　特别适用于老年患者压力性损伤危险因素预测的工具。评估表总分20分，得分12～14分表示中度风险，小于12分表示高度风险。Norton评估表欠缺营养的评估，在临床使用时，必须另外增加营养评估。

续表

表3-3 Norton评估表及评估指引

身体状况	精神状况	活动能力	移动能力	失禁
良好 4	灵活 4	能走动 4	完全自主 4	无 4
尚好 3	冷漠 3	需协助 3	有些限制 3	偶尔 3
瘦弱 2	混乱 2	坐轮椅 2	非常受限 2	经常 2
非常差 1	麻木 1	卧床 1	难以动弹 1	双重失禁 1

身体状况：
良好　身体状况稳定，看起来很健康，营养状况很好
尚好　身体一般状况稳定，看起来健康
瘦弱　身体状况不稳定，看起来还算健康
非常差　身体状况很差，看起来真的生病了

精神状况：
灵活　对人、事、地点方向感非常清楚，对周围事物敏感
冷漠　对人、事、地点认知只有2～3项清楚，反应迟钝、被动
混乱　语言反应接近消失，不理解别人语言，无法遵嘱睁眼与伸舌，感觉反应存在，偶尔有烦躁或
　　　喊叫，与环境失去接触能力，思维活动缺失
麻木　意识丧失，无自主运动，对周围事物及声光刺激无反应

活动能力：
能走动　户外和室内行走自如
需帮助　行走短距离需要帮助
坐轮椅　行走严重受限或无法站立，不能承受身体重量或必须依赖轮椅
卧床　不能下床

移动能力：
完全自主　不需要协助就能完成较大的和经常的体位改变
有些限制　能经常独立地做微小的四肢或身体移动
非常受限　能做微小身体或肢体位置的改变，但不能经常或独立做明显的移动
难以动弹　如果没有协助，身体或四肢不能做任何甚至微小的位置改变

失禁：
无　指大小便完全自控或小便失禁已留置尿管
偶尔　在过去24小时内有1～2次大小便失禁之后使用尿套或尿管
经常　在过去24小时内有3～6次小便失禁或腹泻
双重失禁　无法控制大小便，24小时内有7～10次失禁发生

　　3. Waterlow评估表　此表临床应用比较困难，但敏感度高，特别适用于ICU危重患者及手术患者的压力性损伤危险因素预测。此表评估得分越高，表示发生压力

性损伤的危险性越高。得分10～14分轻度危险，15～19分高度危险，超过19分为极度危险。

表3-4　Waterlow评估表及评估指引

体型、体重与身高	危险区域的皮肤类型	性别和年龄	组织营养不良
中等　0	健康　0	男　1	恶病质　8
超过中等　1	Tissue paper　1	女　2	心衰　5
肥胖　2	干燥　1	14～49　1	外周血管病　5
低于中等　3	水肿　1	50～64　2	贫血　2
（参照亚洲人	潮湿　1	65～74　3	抽烟　1
标准体重）	颜色差　2	75～80　4	
	裂开/红斑　3	81+　5	

控便能力	运动能力	饮食	神经性障碍
完全自控　0	完全　0	中等　0	糖尿病/多发性硬化/脑血管意外/运动/
偶失禁　1	烦躁不安　1	差　1	感觉神经障碍　4～6
尿/大便失禁　2	冷漠的　2	鼻饲　2	大手术/创伤
大小便失禁　3	限制的　3	流质　2	
	迟钝　4	禁食　3	腰以下/脊椎的
	固定　5	厌食　3	大手术或创伤　5
			手术时间≥2小时　5
			药物治疗
			使用类固醇、细胞毒性药、大剂量消炎药　4

Waterlow评估指引			
体型体重与身高	中等　体重在标准体重的+10%范围内 超过中等　体重超过标准体重的10%～20% 肥胖　体重超过标准体重的20% 低于中等　体重低于标准体重10%～20%为消瘦、低于20%以上为明显消瘦		
皮肤类型	健康　皮肤颜色、湿度、弹性等正常 菲薄　皮肤紧张发亮，或由于皮下脂肪减少、肌肉萎缩，皮肤变薄 干燥　无汗时皮肤异常干燥 水肿　皮下组织的细胞内及组织间隙内液体积聚过多		
控便能力	完全自控　指大小便完全自控，或尿失禁已留置导尿 偶失禁　指大小便基本自控，偶尔有尿或/和大便失禁 尿/大便失禁　指尿或大便失禁或有腹泻 大小便失禁　大小便混合失禁		

续表

组织营养不良	恶病质　极度消瘦 心衰　指伴有临床症状的心功能不全，通常伴有肺循环和/或体循环淤血 外周血管病　指心脏以外的血管病变 贫血　外周血血红蛋白低于正常值下限，成年男性<120g/L，女性<110g/L 抽烟　定义为每天吸烟一支且持续1年以上
运动能力	完全　意识清楚，身体活动自如，自主体位 烦躁不安　意识模糊，躁动，不自主活动增加 冷漠的　意识淡漠，活动减少 限制的　患者不能随意调整或变换体位 迟钝　存在感觉/运动功能障碍，自主变换体位能力减弱或医疗限制 固定　由于强迫体位或被动体位等不会自主变换体位或者要求变换体位
饮食食欲	中等　消化功能、进食次数、用餐时间、进食方式、摄入食物种类和量正常 差　食欲差，摄入食物种类和数量减少 鼻饲　将导管经鼻腔插入胃内，从管内注入流质食物、营养液、水和药物 流质　一切食物呈流体，易吞咽、消化、无刺激 禁食　长期禁食超过2天以上 厌食　无食欲或其他原因患者不愿（拒绝）进食
神经性障碍	糖尿病　一种常见的代谢内分泌病，分为原发性或者继发性两类 多发性硬化　一种青壮年发病的中枢性神经系统炎性脱髓鞘病，引起肢体无力 　　　　　　或瘫痪 脑血管意外　各种原因引起的脑血管病变，导致脑功能缺损的一组疾病总称 运动障碍　可分为瘫痪、僵硬、不随意运动及共济失调等 感觉障碍　指机体对各种形式的刺激无感知、感知减退或异常的一组综合征
大手术/创伤	所有外科/腰以下/脊椎手术时间大于2小时，评估有效时间为术后24小时内
药物治疗	大剂量类固醇　包括糖皮质激素、盐皮质激素、性激素 细胞毒性药　在细胞分裂时能够选择性杀死细胞的药物，如环磷酰胺、甲氨 蝶呤

第五节　压力性损伤风险防范措施

一、居家期间风险防范措施

（一）患者亲属或者照顾者的培训指导

对于活动能力下降的老年患者居家照顾者或者其亲属应进行预防压力性损伤护理

知识宣教，如压力性损伤发生的原因及风险因素、不良后果、皮肤护理（包括失禁管理、营养支持、体位转换技巧）等。

（二）居家护理

1. 选择适用的减压装置（又称支撑面）　选择交替式充气床垫，正确指导家属使用，可适当延长翻身时间，提高照顾者护理的依从性。双足跟用软枕架空，侧卧位时双下肢之间用软枕隔开。

2. 保持室内适当的温度和湿度　室内温度过高或者过低都会影响机体皮肤的血液中的氧含量，从而导致局部受压皮肤的损害。皮肤过度干燥易发生皲裂导致皮肤损害。皮肤过湿将增加皮肤与床单之间的摩擦力，削弱皮肤角质层的屏障作用，导致皮肤保护力下降，局部皮肤易破损。

3. 卧床床面整理　保持床单平整，无渣屑及硬物，穿着棉质衣物并宽松易穿脱。

4. 翻身护理　指导患者及亲属或照顾者定时改变体位。翻身时左、平、右侧卧位交替进行，避免拖、拉、拽等动作。移动患者时需抬离支撑面进行翻身。侧卧位时与床面成30°，背部放置软枕或者R型垫。翻身间隔时间为2小时，在有减压装置的情况下，翻身间隔时间可以2～4小时，出现皮肤发红则应缩短间隔时间。指导坐轮椅患者或者照顾者隔30分钟臀部抬离轮椅约30秒。

5. 皮肤护理　避免皮肤局部盲目按摩，尤其水肿、红肿部位。每日清洁皮肤，保持皮肤干净、清洁。及时收集大小便，清洁时不可用力擦洗，用柔软的布类蘸洗。指导使用失禁护理收集用品，避免皮肤受粪水刺激。

6. 营养支持　让患者和其亲属理解营养对于预防压力性损伤的重要性。指导亲属对患者进食合适的热量食物如米饭、面食及蛋白质饮食，应少油和低脂类饮食。指导需长期鼻饲患者亲属进行鼻饲操作，交待注入食物的注意事项，直到患者亲属操作正确。

7. 居家期间，一旦皮肤发生问题，及时咨询和就诊。

二、住院期间风险防范措施

（一）减轻局部压力和剪切力

1. 翻身（体位变换）　建立翻身记录表，一般患者翻身间隔时间为2小时，使用弹性泡沫床垫可4小时一次翻身。按照一定顺序进行体位变换，为了促进老年患者血液循环并增加肺活量和肌肉活动，应鼓励老年患者自主翻身，或者在护士的协助下翻身。轮椅活动时指导和协助老年患者在轮椅上作前倾、后仰身体的体位改变，以减轻坐骨结节的压力。

2. 体位摆放：提倡侧卧位时30°。如果病情需要采取半坐卧位时，应该在腿部垫支持物，防止下滑过程中产生的摩擦力和剪切力（图3-9）。

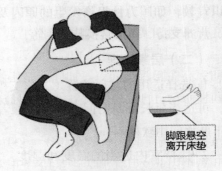

图3-9 体位摆放

3. 使用减压装置

局部减压装置 泡沫减压贴、海绵减压垫（图3-10）、啫喱垫等用于枕部、足跟部、骶尾部、肘部等局部减压。值得注意的是以往临床常用的气垫圈已经不再提倡使用，因为在使用中会加重局部血液循环障碍（图3-11）。

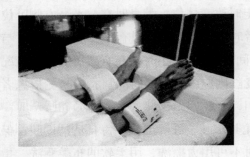

图3-10 海绵减压垫

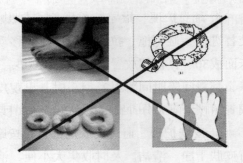

图3-11 气垫圈

全身减压装置 主要有气垫床（图3-12）和水床，包括各种柔软的静压垫和动压垫。

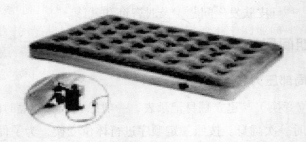

图3-12 气垫床

（二）皮肤护理

1. 每天定时检查全身的皮肤情况，尤其检查压力性损伤高发部位（图3-13）如：

足跟、骶尾部、坐骨、股骨大转子、肘部、后枕部及医疗器械接触处。

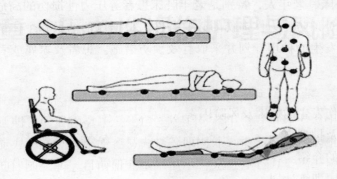

图3-13 压力性损伤的高发部位

2. 根据不同患者的情况，确定皮肤清洁的频率。选择弱酸性的清洗剂清洁，条件受限的可以使用清水或者温和清洁剂，皮肤有破损的患者清洁皮肤应使用生理盐水清洁。清洁动作轻柔，最好使用较柔软的清洁布料或者湿纸巾。根据患者皮肤的干湿度使用润肤霜或者护肤粉，避免使用爽身粉。

3. 老年人沐浴时水温不宜过高，以40℃温水为佳。沐浴时防止老年人滑倒。老年人应选择方便快速穿脱的棉质睡衣，及时更换汗湿的衣服与床单、清洁皮肤，保持皮肤清洁干爽。

4. 有研究表明按摩无助于防止压力性损伤的发生。有研究者提出对应用局部制剂受压皮肤进行压力性损伤的预防，欧盟压疮委员会、法国压疮委员会对此进行了多中心的对照临床研究，发现赛肤润能降低皮肤压力性损伤的发生率。

（三）失禁管理

1. 对失禁患者制定排便及排尿计划。及时清理排泄物，保持皮肤局部干燥清洁。必要时使用隔离剂或者皮肤保护剂，杜绝对皮肤的刺激。

2. 选择大小合适的、吸收性能好的收集护理用品。

（四）营养支持

1. 识别并纠正各种影响患者蛋白及热量摄入的因素。

2. 联合营养师、临床医生共同制定营养支持方案，对营养失衡患者提供营养补充。

3. 对压力性损伤危险人群，根据营养指南给予合适的水分摄入[0.24ml/（kJ·d）]，热量[125.5～146.4kJ/（kg·d）]，蛋白质[1.25～1.5g/（kg·d）]，提供高蛋白食物或者鼻饲饮食补充营养。

4. 按照医嘱定期监测患者营养指标如血清白蛋白、总蛋白、血红蛋白等，每周测体重一次，每日评估患者的摄入与排出，以保证患者机体的营养动态平衡。

（四）健康教育

1. 对长期卧床、老年人，特别是老年卧床患者等压力性损伤的高危人群，进行及时、准确的评估是预防压力性损伤的必要条件。根据评估结果和个体情况制定合理的预防压力性损伤发生的护理计划并采取有效预防措施。患者及家属或者照顾者的参与非常重要。

2. 教育内容

①压力性损伤发生的病因及风险因素。

②皮肤检查及护理方法。

③减压装置的介绍。

④排便及排尿训练计划。

⑤示范正确的体位变换技巧。

第六节　压力性损伤的护理措施

压力性损伤发生发展过程中的影响因素众多，因此压力性损伤的处理是一个系统工程，需要根据患者的具体情况实施个体化的身心整体干预，在评估与处理中特别要遵循循证护理理念，将专业人员的经验、循证依据和患者自身的愿望相结合，全身需要整体干预，局部根据不同分期采用不同的处理方法，以获得良好的效果。

一、1期压力性损伤

（一）减压和预防剪切力。

（二）局部保护：透明膜或者薄型水胶体或液体敷料赛肤润、泡沫敷料。

（三）3～5天更换和观察评价1次。

（四）管理好大小便失禁。

二、2期压力性损伤

（一）水泡

直径<2cm的小水泡，可以让其自行吸收，局部黏贴透明薄膜保护皮肤。直径>2cm的水泡，局部消毒后用针头在水泡最下端5号针头穿刺并吸出液体，表面覆盖透明薄膜，观察渗液情况，如泡内再次出现较多液体，可在薄膜外消毒后直接穿刺抽液，薄膜3～7天更换一次。

（二）浅层溃疡

由于2期压力性损伤通常是无腐肉的红色或粉红色基底的开放性浅层溃疡，可根据渗液情况使用合适的敷料。渗液较少时，可用薄的水胶体敷料，根据渗液3～7天更换一次。渗液中等或较多时，可用厚的水胶体敷料或泡沫敷料，3～7天换一次。

三、3期、4期压力性损伤

（一）清除坏死组织

3期、4期压力性损伤的创面通常覆盖较多的坏死组织，因此，首先要进行伤口创面清创处理。

1. 当伤口坏死组织松软时可行外科清创。

2. 当伤口坏死组织比较致密且与正常组织混合时，或者伤口被黑色焦痂覆盖时先自溶性清创，再根据情况行外科清创。

（二）控制感染

先行伤口分泌物或组织的细菌培养和药敏试验。感染性伤口可选择合适的消毒液清洗伤口，再用生理盐水清洁，伤口可用银离子抗菌敷料。

（三）渗液管理

恰当的敷料和负压治疗。当黑色焦痂覆盖伤口时，用水凝胶等水分较多的敷料；当黄色坏死组织覆盖伤口时，用水胶体、藻酸盐、高渗盐等具有吸收和清创能力的敷料；当伤口有较多肉芽组织生长时，用藻酸盐、亲水纤维，泡沫敷料等；当伤口肉芽组织填满有上皮组织爬行时，用水胶体、藻泡沫敷料促进伤口愈合。

（四）潜行和窦道处理

当伤口评估发现有潜行或窦道，如在肛门附近还需要注意有无瘘管存在。根据潜行的范围和窦道的深度及渗出液的情况选择合适的敷料填充和引流。引流的敷料要接触基底部，但是不可太紧。可使用优拓、美盐、爱康肤、藻酸盐等。

（五）关节处伤口处理

由于关节处皮下线织比较少，关节的伤口往往是全皮层损伤，经常可见关节面暴露，保护关节面，保持湿润是关键，必要时予以手术治疗。

（六）足跟部伤口处理

足跟部稳定的焦痂干燥，附着紧密，完整且无红肿或波动感，相当于机体天然的生物覆盖物，应减压，避免清创，清洁干燥为主。

第七节　案例分析

一、事情经过

患者刘某，女性，86岁，因"纳差1周，意识模糊1天"入院。

入院评估：患者牙齿脱落咀嚼能力差，以糊状食物为主，食量减少。卧床、尿失禁多年，使用成人纸尿裤。患者脑梗死病史3年，近1年长期卧床，记忆力逐渐减退。

查：BP140/80mmHg，神志模糊，精神差，消瘦，全身皮肤干燥，脱屑，瘙痒，弹性差，骨突部位明显，骶尾部有一8cm×7cm的不可分期压力性损伤，表面呈黑色焦痂，触之有波动感。Braden评分11分，患病后卧床一直在养老院。

治疗及护理经过：患者入院后立即予以卧气垫床，留置导尿，以免尿液浸渍伤口敷料，影响伤口愈合。遵医嘱予以安素粉口服加强营养，2小时翻身一次，避免平卧位。骶尾部的压力性损伤予以水凝胶自溶性清创后出现黄色坏死组织后改用藻酸盐敷料和棉垫进行吸收渗液，溶解黄色组织，根据渗液情况隔天换药。一周后因家属要求转养老院继续治疗。出院时伤口大小为8cm×7cm×1.3cm，伤口基底>75%红色组织，无异味。出院后随访指导，养老院护理3个月后患者骶尾部压力性损伤伤口缩小为4cm×3cm×0.6cm。

二、 分析与防范提示

患者具有发生压力性损伤的多个危险因素，如机体活动能力，移动能力，感觉，摩擦力和剪切力，营养等。根据患者压力性损伤的程度，属于不可分期压力性损伤。后经专科护士会诊自溶清创后确定为4期压力性损伤，予以湿性愈合方法，采取保守锐器清创方法，促进肉芽组织生长，最后好转出院。

（一）原因分析

结合该患者实际情况，分析患者压力性损伤存在的原因有：

1. 人员方面

（1）患者因素

患者为86岁高龄患者，由于急病原因及身体机能减退，患者卧床不起，自己无法主动改变体位，受压部位皮肤完整性容易受损。患者神志模糊，进食量和次数不正常，无法满足机体营养需要导致机体消瘦，骨突部位缺乏肌肉组织的保护。

（2）陪护原因　患者家属年龄偏大，无法尽心照顾，一直在养老院居住。由养老院的陪护人员照顾，陪护缺乏相关知识，不能正确采取预防措施。

2. 设备方面

患者居住在养老院，压力性预防的设施不全面，没有符合要求的减压装置。

3. 健康知识

由于养老院的工作人员及陪护缺乏预防和处理压力性损伤发生的技能，不能准确评估患者的活动能力及压力性损伤发生的风险程度，未采取正确的护理措施，如气垫床，翻身，加强营养等。一旦患者有压力性损伤发生的危险不能及时采取措施，压力性损伤发生的程度将非常严重。

（二）防范提示

本案例提示，对存在压力性损伤患者有风险的患者，家庭或者养老机构应配备一定的设施设备预防压力性损伤发生；加强家属或者陪护人员预防压力性损伤的措施指导，及时评估发生压力性损伤的风险程度，从减轻压力，改善营养，保护皮肤等方面干预，科学规范避免压力性损伤的发生，避免给患者造成痛苦和增加住院医疗费用。

（张翠娥）

第四章 走失护理与风险防范

走失是指住院患者在完成住院手续后到病房至完成出院手续前，在住院期间未经医护人员的同意，因各种原因发生的走出、失踪事件。走失会导致患者不能及时得到有效的治疗及护理，在走失期间还容易发生各种事故，使病情加重甚至威胁生命。有研究表明，在美国，阿尔茨海默病患者一旦走失超过24小时以上，其生还的可能性只有50%。同时，走失也会扰乱医院正常的工作秩序，加重医护人员的负担，也会给患者家属带来巨大的压力及思想负担。

第一节 走失的行为机制

老年痴呆患者走失的后果往往是严重的，这些不良后果主要包括跌倒、车祸、受伤、住院甚至死亡等。

（一）走失的现状

老年痴呆患者走失行为的发生率呈上升趋势，可能与老龄化人口增加和对老年痴呆疾病认知度的提高有关。一项历时5年的研究指出，40%的社区老年痴呆患者发生过走失，并需要第三方来帮助他们安全回家。Bowen等报道，其研究样本的走失发生率为0.65人/年。在中国台湾，约71%的轻重度老年痴呆患者发生过走失行为，60%的照顾者声称他们所照顾的痴呆患者有寻路困难。我国大陆地区的研究者对这一行为的报道较少，仅限于一些精神疾病患者的观察性研究，但据权威专家保守估计，近年来每年走失的老年人不低于30万名。

（二）走失的行为机制

关于老年痴呆患者走失行为的机制尚未完全清楚，普遍认为，大脑功能损害导致了老年痴呆患者空间记忆、视空间定向、导航能力以及其他执行性行为功能的衰退，这些功能障碍可能造成其走失。目前，老年痴呆患者走失行为的机制主要存在两种观点，一是视空间定向和导航障碍，二是寻路能力障碍。许多研究认为，老年痴呆患者的视空间定向和导航障碍与海马受损有关。海马是空间学习和储存空间信息的定位器官，为个体在大脑中画了一张关于环境参照的认知地图，使个体在熟悉或者陌生的环境中能够精确定位，此外海马还可以整合来自视皮层背侧和腹侧的对象和空间位置的信息。海马和海马旁回等大脑组织的变性则导致上述功能受损，致使患者视空间认知、路标记忆、定向和导航以及路径学习等功能障碍，不能辨别外界环境中的目的地，从而导致痴呆患者走失。然而，有研究指出，有些海马受损的患者在熟悉的环境中仍能保持他们的认知地图，这部分患者的失定向不能用海马的功能障碍来解释。一些神经生理学的研究认为，大脑后皮质、舌回、后顶叶皮质等病变与痴呆患者的空间失定向和视空间信息处理的过程受损有关。大脑后皮质区域是自我参照、视觉运动处理和光流分析的重要区域，光流是人类在环境的导航过程中所获取的一种关于空间和自身移动的信息，老年痴呆患者大脑后皮质区域的萎缩、代谢减退和神经病理改变导致了视空间定向障碍。寻路是一种复杂并且依赖多种认知过程的行为，涉及海马认知地图的应用，主要包括认知和体能两方面，具体包括感知信息的能力、对空间和感觉信息处理的认知能力、决策和决策执行能力，以及在空间组织中的走动与感知感官信息的身体能力。老年痴呆患者由于感觉能力和认知能力的障碍，会导致上述功能受限，不能成功寻路。寻路的效能与多种因素有关，如执行性行为功能、注意力、判断力、目标的定位和识别能力、问题解决能力以及感知器官的损害等。路标的失认会影响老年痴呆患者的寻路效能，轻度老年痴呆患者在驾驶时存在路标和交通标志识别困难。注意力障碍间接影响了对路标的识别，老年痴呆患者的注意力障碍影响了他们的寻路能力。老年痴呆患者的注意力障碍状态能预测他们在熟悉或者陌生环境中的寻路效能。

走失的危害是严重的，对患者而言，因为离开医院造成延误治疗致使病情加重。在走失的过程中可能发生的不良事件（跌倒、车祸、撞伤）危及生命。对家属而言，影响正常工作而花大量的时间寻找，造成老年伴侣或家属因焦虑突发疾病。对医院而言打乱了正常的医务秩序，加重医务人员的工作负担，甚至可能承担赔偿责任，造成医疗费用的损失。对护理人员而言加重了工作量，加重了心理负担，干扰了正常工作，还有可能承担应有的法律责任，造成了护理人员的流失。如何预防老年住院患者走失后迷路及意外发生，成了护理人员急需解决的问题。

（三）走失地点和发现场所

国外已做过为数不多的有关老年痴呆患者走失发生地点和发现场所的调查研究，尽管这些研究的样本量不够大，甚至不是单纯的老年痴呆患者，但为找寻走失的老年痴呆患者提供了非常重要的信息。研究发现，大多数老年痴呆及其相关性疾病的走失患者的最后发现场所既不是自己的住宅也不是护理院。有研究分别对生存和死亡的老年痴呆走失患者的发现场所进行了统计，生存患者的发现场所多是公共区域，而死亡患者的发现场所多是偏僻地区，如生存患者发现场所依次为：住宅庭院、街道、商业区、医院/护理机构、公共通道场所、购物中心、人行道、公路、便利店、饭馆等。走失死亡患者发现场所依次为：各种自然区域（小河、沟渠、野外等）、林木区域、市区、湖泊/池塘、浅水区、小溪和河流附近、公园/避难所、弃置车辆。通过电话访谈香港社区老年痴呆患者照顾者，并对有走失行为的患者的走失地点进行统计，其走失地点依次为街道、家中、购物中心、交通工具、诊所/医院、社区中心、公园等。

第二节　走失的高危因素与高危人群

全面观察患者，判断其是否存在高危因素，是否为高危人群，可为其护理措施提供有效依据。

一、高危因素

（一）护理人员

家属在把患者送至医院治疗的同时，医护人员在与易走失患者交谈中未发现异常且未能更深层次的对患者所回答的问题进行辨别，因此未能及时发现患者存在记忆力减退、定向力障碍等情况。评估识别误差是发生住院患者走失的重要原因。因为综合医院管理治愈后的智障患者护士人力明显不足。护理巡视工作不能及时到位也易发生走失的事件。医护人员在与患者交流过程没有及时发现异常，对其记忆力、定向力、情绪等评估不到位，没有及时落实预防走失的措施。此外，患者家属及陪护人员多缺乏相关的培训，不具备安全护理知识，照看不当，也会导致患者走失。

（二）环境因素

医院各病区设置相似、楼层密集，楼梯、电梯及各种通道繁多。老年人由于记忆力减退，很难熟悉医院环境，身在其中常容易迷失方向。

病室对患者而言是个相对陌生的环境，老年人定向能力障碍极易迷路、走失。对医院环境的安全因素进行评估发现，病区有多个通道，均处于敞开的状态，患者可自由出入，尤其夜间护士人力相对较少，是管理上存在的不安全因素。

（三）时间因素

上午7：00～8：00患者进食、洗漱，病区人员杂乱，护士工作项目多，容易发生患者走失。

（四）患者因素

认知障碍是脑损伤后患者的重要功能障碍之一，据报道，由脑炎、肝性脑病、老年性痴呆等各种原因导致的精神异常，脑神经异常而发生的意外事件中，走失是最常见的现象。患者因不同疾病原因，均存在严重的认知障碍、定向能力障碍。其中老年痴呆患者等有认知障碍的患者是高危走失人群。患者在身份识别的手腕带佩戴中不予配合，多数患者会自行摘取手腕带，所以在患者走失的时候更多无法识别患者的身份。老年人对于自身疾病缺乏正确的认识，容易出现抑郁情绪，某些老年人长期受到一些慢性疾病的折磨也容易对治疗失去信心从而出现走失情况。

（五）药物因素

老年人药物代谢减缓，机体耐受性降低，对于某些药物的副反应尤为敏感，从而使药物不良反应几率增加。某些药物会导致患者出现定向力障碍，老年人常用的镇静安眠药、抗抑郁药、降压药、降糖药常会导致老年人出现走失的几率增加。

二、高危人群

（一）既往有走失史的患者

阿尔茨海默病的患者常有多次走失的经历。患者入院后医护人员应了解老年人既往发生走失的次数及当时的相关情况，以便及时发现走失高风险的患者。

（二）既往急慢性病史老年人

这类患者多受身体疾病的折磨。

（三）使用了以下药物的患者

使用了抗焦虑、抗抑郁药、镇静药、降压药、降糖药等药物，尤其是出现不良反应者。

（四）社会交往较少的患者

独自居住、缺乏家庭关怀与社会联系较少的老年人。

第三节　走失的不良后果与风险评估

尽管大多数走失患者会被照顾者或路人及时发现而安全返回。然而，走失也给这些患者带来一系列严重的后果，不仅造成患者受凉、跌倒、受伤、交通事故、脱水、溺亡，甚至影响患者的自主性、自尊乃至生活质量。弗吉尼亚州87例10年以上的走失患者的数据，27.0%的走失患者死亡。30.0%的老年痴呆患者经历了29起事故，其中26起跌倒，38.0%的患者因走失导致住院。走失造成死亡的最主要原因是暴露于户外（占68.0%），其次是溺死（占23.0%），其他死亡原因如受伤和跌倒占4.0%，车祸占3.0%，窒息占1.0%，男性和居住在机构里的老年痴呆患者更容易死亡。多角度评估患者，判定有无走失可能，制定有效护理措施。

一、认知功能评估

（一）简易精神状态检查量表（mini-metal status examination，MMSE）

此类量表是应用最广泛的筛查工具之一，也是评价其他量表时最常用的参照。主要检测定向力、注意力与计算力、记忆力、语言能力及视觉空间能力等。MMSE总分30分，初中以上文化得分≤24分、小学文化≤20分、文盲≤17分时，提示认知功能损害。其主要局限性在于：

1. 受年龄和文化程度的影响较大。高智商或受过高等教育的人可出现假阴性情况，而高龄、教育水平低、感官障碍者可出现假阳性结果；

2. 强调语言功能，非语言条目偏少，对右半球和额叶功能障碍不够敏感；

3. 不能用于痴呆的鉴别诊断，作为认知功能减退的随访工具也不够敏感（表4-1）

表4-1　简易精神状态检查量表（MMSE）

指导语：现在我要问您一些问题，来检查您的注意力和记忆力。大多数问题很容易回答。年级大了，记忆力和注意力会差一些，我尽量减慢一点，请您努力正确回答问题。

1. 今年的年份？ _____年	2. 现在是什么季节？季节 _____
3. 现在是几月？ _____月	4. 今天是几号？ _____日
5. 今天是星期几？ _____	6. 现在我们在哪个省、市？ _____
7. 你住在什么区（县）？ 区（县）_____	8. 住在什么街道？ 街道（乡）_____
9. 我们现在是第几层楼？楼层_____	
10. 这儿是什么地方？ 地址（名称）_____ （共10分）	

11. 现在我要说三样东西的名称，在我讲完之后，请你重复说一遍，请你记住这三样东西，因为等一下要再问你的："皮球、国旗、树木"。（以第一次答案记分）。
皮球_____ 　国旗_____ 　树木_____ 　（共3分）

12. 现在请你从100减去7，然后从所得的数目再减去7，如此一直计算下去，把每一个答案都告诉我，直到我说"停"为止。（若错了，但下一个答案是对的，那么只记一次错误）
_____86_____79_____72_____65_____ 　（共5分）

13. 现在请你告诉我，刚才我要你记住的三样东西是什么？
皮球_____ 　国旗_____ 　树_____ 　（共3分）

14. （测试人员拿出手表） 请问这是什么？手表_____
（拿出铅笔）请问这是什么？ 笔_____ （共2分）

15. 现在我要说一句话，请清楚地重复一遍，这句话是："四十四只石狮子"
（只说一遍，只有正确、咬字清楚的才记1分）

续表

16. （测试人员把写有"闭上你的眼睛" 大字的卡片交给受试者） 请照着这张卡片所写的去做。 （如果他闭上眼睛，记1分）	
17. （测试人员说下面一段话，并给他一张空白纸，不要重复说明，也不要示范） 用右手拿这张纸_____再用双手把纸对折_____将纸放在大腿上_____ （共3分）	
18. 请你说一句完整的、有意义的句子（句子必须有主语、动词） 记下句子_____（共1分）	
19. 请你按样子画图。（共1分）	

MMSE≥27分为正常，21~26分为轻度，10~20分为中度，<10分为重度。按照教育程度设立不同的痴呆界定值：文盲≤17分，小学≤20分，中学≤22分，大学≤23分，即提示有认知功能缺损。

（二）简易智能问卷（short portable mental status questionnaire，SPMSQ）

此问卷比MMSE简单、易记、使用方便，且不需辅助器具。检查内容包括定向力、个人史、记忆力及计算力等。答错2题以上视为认知损害，小学及以下文化程度，允许错误数再多1个，高中以上文化程度，允许的错误数要少1个。有问题的需要进行更广泛认知功能的检查。此问卷中文版在台湾应用较广（表4-2）。

表4-2 简易智能评估问卷（SPMSQ）

依下表所列的问题，询问个案并将结果记录下来（如果个案家中没有电话，可将4题改为4A题），答错的问题请记录下来。

对	错	问题	注意事项
		1. 今天是几年几月几日？ 年 月 日	年月日都答对才算正确
		2. 今天是星期几？	星期对才算正确
		3. 这是什么地方？	对所在地的任何描述都对算正确；说"我家"或正确说出城镇等都可以接受
		4. 你的电话号码是多少？	证实电话号码无误即算正确；或在会谈时，能在两次间隔较长的时间内重复相同的号码即算正确。
		4A. 你住在什么地方？	当个案没有电话才问
		5. 你多大年纪了？	年龄与出生年月日复核才算正确
		6. 你的生日是哪一天？	年月日都对才算正确
		7. 现任主席是谁？	姓氏正确即可

续表

8. 前任主席是谁？		姓氏正确即可	
9. 你妈妈叫什么名字？		不需要特别证实，只需个案说出一个与他不同的女性姓名即可	
10. 从20减3开始算，一直减3减下去		期间如出现任何错误或无法继续进行即算错误	

错误题数：　　　　　题

（请依照错误题数及个案教育程度，于下表勾选认知功能程度）

	认知功能完好	轻度智力缺损	中度智力缺损	严重智力缺损
小学	0~3题错误	4~5题错误	6~8题错误	9~10题错误
初中	0~2题错误	3~4题错误	5~7题错误	8~10题错误
高中及以上	0~1题错误	2~3题错误	4~6题错误	7~10题错误

（三）画钟试验（clock drawing test，CDT）

要求受试者画一个所在时点的钟面，然后标出一个具体时间（如8：20，11：10）。此试验主要检测组织能力和视觉空间能力，可反映额叶、颞顶叶的功能，而这两方面是MMSE涉及较少的。评分方法有多种，常用四分法。画一个封闭的圆圈记1分，12个数字正确记1分，数字位置正确记1分，指针的位置正确记1分。4分为正常，0~3分说明有认知功能下降。

研究表明，联合运用CDT和MMSE筛查痴呆，其敏感性和特异性显著优于单用CDT或MMSE，尤其在认知功能下降早期，还可将画钟试验和复述3个名词共同组成为痴呆简易认知评价，近年来已被证实为筛查痴呆的有效工具，且对文化程度低的人群也具有很高的敏感性和特异性，若受试者画钟试验有误，且3个名词复述有问题，应怀疑痴呆可能。

二、情绪和情感状态评估

（一）抑郁的评估

老年人抑郁很常见，社区老年人患病率为10%~32%。老年人抑郁症表现不典型，可能被认知损害、帕金森等所掩盖，诊断有一定的难度。可先用一句简单的询问作为筛查手段，如"您是否经常觉得悲伤或压抑？"，回答"是"者，需进一步做情感状态的评估。常用的老年抑郁自评量表如老年抑郁量表（geriatric depression scale，GDS-15）（详见第十八章第五节）。

（二）焦虑的评估

焦虑是一种老年人常见的情感障碍，表现为与现实处境不相称的、没有明确对象和具体内容的担心和焦虑，并伴有明显的自主神经症状、坐立不安和肌肉紧张。患者常被误诊为高血压、冠心病、胃肠功能紊乱等，需要临床医务人员提高对其的敏感性，及时识别并予以适当干预。可先用一句简单的询问作为筛查手段，如"您是否常感到非常紧张、担心或提心吊胆？"回答"是"者，需进一步以相关量表评估。其中，焦虑评估量表（self-rating anxiety scale，SAA）在国内广泛应用，主要用于评定焦虑患者的主观感受，它包含20个条目。按照中国常模结果，标准分分界值为50分；50～59分为轻度焦虑，60～69分中度焦虑；69分以上为重度焦虑（表4-3）。

表4-3 焦虑自评量表（SAS）

指导语：下面有20条文字，请根据您最近一周的实际感觉，在适当的方格里划一个勾。每一条文字后有四个方格，分别提示：1. 没有或很少时间；2. 少部分时间；3. 相当多时间；4. 绝大部分或全部时间。

项目	1	2	3	4
1. 我觉得比平常容易紧张或着急	☐	☐	☐	☐
2. 我无缘无故地感到害怕	☐	☐	☐	☐
3. 我容易心里烦乱或觉得恐慌	☐	☐	☐	☐
4. 我觉得我可能将要发疯	☐	☐	☐	☐
*5. 我觉得一切都很好，也不会发生什么不幸	☐	☐	☐	☐
6. 我手脚发抖打颤	☐	☐	☐	☐
7. 我因为头痛、颈痛和背痛而苦恼	☐	☐	☐	☐
8. 我感觉容易衰弱和疲乏	☐	☐	☐	☐
*9. 我觉得心平气和，并且容易安静坐着	☐	☐	☐	☐
10. 我觉得心跳得很快	☐	☐	☐	☐
11. 我因为一阵阵头晕而烦恼	☐	☐	☐	☐
12. 我有晕倒发作，或觉得要晕倒似的	☐	☐	☐	☐
*13. 我吸气呼气都感到很容易	☐	☐	☐	☐
14. 我的手脚麻木和刺痛	☐	☐	☐	☐
15. 我因为胃痛和消化不良而苦恼	☐	☐	☐	☐
16. 我常常要小便	☐	☐	☐	☐
*17. 我的手常常是干燥温暖的	☐	☐	☐	☐
18. 我脸红发热	☐	☐	☐	☐
*19. 我容易入睡并且一夜睡得很好	☐	☐	☐	☐

续表

项目	1	2	3	4
20. 我做噩梦	☐	☐	☐	☐

注：*为反向计分，其余为正向计分。

第四节　走失护理风险防范措施与应急预案

对有走失高风险的老年人有必要加强相关的预防及护理，提高警惕，严防走失。

一、提高医护人员对老年住院患者身体综合评估能力

医护人员要全面关注与老年人健康和功能状况相关的所有问题，从疾病、体能、认知、心理、社会和环境等多层面对老年患者进行全面的评估，在确定其医疗、康复和护理目标的基础上去发现问题、解决问题，施以针对性的干预措施，促进康复，提高老年患者生存质量。随时强调护理安全的重要性，护士长对影响护理安全的因素及时、反复提醒，对已经发生的走失案例进行分析讨论，强化护士的安全意识。

二、提升护士对老年患者痴呆病情的识别能力

受工作能力、知识、经验的制约，临床工作中常出现评估不准确，不能识别出高危患者的情况。加强护士专科知识能力培训，及早发现存在问题，准确识别高危患者，是防范患者走失的有效方法。特别是低年资护士，对专科疾病缺乏足够认识。护士长必须通过每日查房，教会每一位护士应用简易智力状态检查量表（MMSE）评估患者病情，识别患者存在的高危风险因素。要求护士每班进行认真交接，并提出安全管理措施来保障患者安全，提升老年病房护士自身工作能力。

三、改善住院环境管理

患者走失易发生在周末和晚间，与值班工作人员少和住院环境没有专人守候管理有关。目前，医院医护人员已通过对入院老年患者进行正确评估，与患者家属明确病情，落实患者需要的24小时专人照顾，医院病区和大门口有监控，并有专人关注出入大门患者的陪伴和具体时间。一旦发生有患者走失可疑，立即调出监控和询问出入医院大门患者情况，第一时间把握好信息，为及时找到患者提供最好依据。

四、加强患者的腕带管理

腕带的使用除查对制度工作落实外，也是帮助医院、派出所和社会人士，在最短的时间内找回患者的最好标识。护士必须每班检查患者手腕带，最大限度降低走失患

者的意外风险，确保患者安全，严防医疗纠纷发生。腕带上注明科室、床号、姓名、住院号、科室联系电话），在有条件的病房可以经过家属同意后佩戴追踪器。

五、注重有效的宣教与沟通

对新入院患者，护士应耐心介绍周围环境和同室病友，使患者尽快适应医院生活。平时多与患者沟通，及时了解患者的心态，发现心理问题及时疏导。对走失高风险患者，反复宣教，告知患者如有自己无法解决的问题时，及时告诉家属或医护人员。应告知家属如有事离开要提前告知护士，不要让患者单独留在病房或单独活动，也可以告知同病室病友，请其一起关注，发现离开及时通知工作人员。

六、环境和特殊时段的管理

充分发挥监控录像功能，多方位锁定患者的位置。严格执行夜间锁门制度，加强特殊时间段的人员力量。

七、加强应急预案学习及演练

组织护士学习患者走失应急预案，提高对不良事件的预见性和发生意外情况的处理能力，减少不良事件的发生，减轻不良事件的后果。

八、走失护理应急预案

（一）确定患者走失病区，主管医师和或护士发现患者未经请假离开病区，电话及时联系患者本人及家人，如果患者回家让家属护送患者返回病房。

（二）如果确认患者走失，立即报告值班医生、护士长和保卫科，夜间通知医院总值班，共同寻找。

（三）发动病区人员在病区及其周围寻找，由保卫科组织人员在全院区范围搜寻（特别对重点区域如水塘、隐秘点等），充分利用监控系统，寻找患者去向，确定患者走失，立即报警，请求警方帮助。告知警方患者的外貌特点，及时和家属沟通患者可能出走的地方，积极寻找。

（四）了解患者走失前有无异常表现，查看患者有无留言、留信。两名医务人员共同清点患者用物，贵重物品、钱款登记并交由保卫科保存。

（五）分析患者走失原因，进行相关处理，走失应急处理流程见图4-1。

（六）即时记录走失经过及寻找过程，上报护理不良事件。

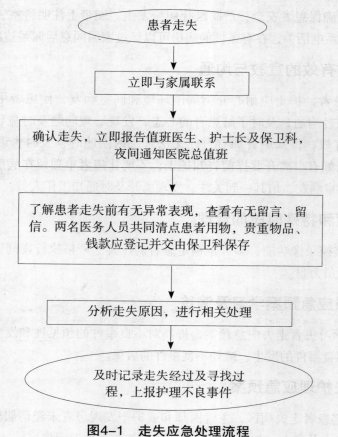

图4-1 走失应急处理流程

第五节 案例分析

一、案例经过

患者黄某某，男，88岁，因认知障碍半年入院治疗，入院诊断为：老年痴呆。入院时护士给予MMSE简易精神状态评估量表评分，患者为9分，画钟测验为0分，提示重度痴呆，日常生活自理能力评估为重度依赖，向患者及家属指导预防走失注意事项，并发放住院告知书，再次嘱家属24小时陪伴。患者于某日早上6：30起床，在家属外出买早餐未告知护士，也无其他陪人的情况下走失，7：00值班护士巡视病房时发现患者不在病房，立即拨打其家属电话，家属告知没有带其下楼，护士立即上报值班医生、总值班、科主任和护士长，随后立即到医院各处寻找，同时调查监控，安抚患者家属勿着急，于9：00将患者找到，患者安全无损伤。

二、分析与防范提示

患者具有走失的多个危险因素，如年龄、疾病、心理社会因素等，住院后护理人员根据走失的评估量表给与科学的评估，显示其为走失高风险人群，并给与了相关的健康指导。但是，患者仍然发生了走失事件。发生时段为最易发生走失的时间。发生走失后护理人员立即给与紧急处理并协助医生进行进一步处理。走失给该患者带来了发生意外的风险，增加了家属的担心，幸运的是患者安全找到。

（一）原因分析

结合该患者实际情况，分析走失存在的原因有：

1. 人员方面

（1）患者因素　患者为88岁高龄，由于认知功能障碍、生理功能减退、反应能力降低、行动迟缓、疾病等个体因素容易发生走失。患者年龄大，重症痴呆，不能正确认识自身行为所带来的后果。患者基本日常生活活动能力为重度依赖，走失容易造成严重后果。

（2）护士因素　该例走失发生在患者家属外出和护士集中进行各种治疗时，夜班通常护士值班人员少，该时间段是高发时间段，对于住院的患者，患者自行活动时间较多，容易发生走失。入院时对患者心理状态评估不足，未第一时间引起重视。对分级护理制度执行时间较呆板，未对特殊患者增加巡视次数。

（3）陪护因素　陪护安全意识不强，知识缺乏，对健康宣教认识不足，也是增加走失风险的重要因素之一。该患者原本由女儿陪护，但是当天6：30其女儿因买早餐离开未陪护，也未告知值班人员，认为将患者安置好就不会有问题。

2. 环境方面

病区环境设置不合理，能离开病区的楼梯通道有3个，电梯有9部，而且无人管理，患者可随意、随时出入病区。此例患者走失与病区环境的不安全有关。

3. 方法方面

不同的医院存在管理经验、人员资质的不同，医院基础设施配备不足，疏于管理及年轻护士工作经验相对不足、风险识别能力差，都会增加患者走失的风险。

（二）防范提示

本案例提示，对存在走失风险的患者需特别加以防护，加强对患者及陪护人员的健康指导。

1. 加强入院宣教

入院宣教至少以两种形式传播给患者或家属，（口述及书面材料，并有患者或家属签字），在住院期间要反复进行住院制度及疾病相关知识的宣教，以体现宣教的连续性。

2.加强护患沟通

加强与患者及家属的沟通，能及时了解与掌握患者的心理动态。护理人员也是患者与家属之间联系的最好纽带，有目标性的利用好进病房的零星时间做宣教指导，帮助建立和谐的医患关系，有突发状况发生的时候，同病室的患者或家属可以在第一时间告知医务人员，给医护人员提供第一时间或第一线索去处理突发状况，把对住院患者的危险系数降至最低。

3.落实分级护理制度

在制度上按规定时间巡视是正确的，但在执行的过程中，要灵活机动，善于变通，因为护理服务对象的整体性与特殊性。

4.完善病区硬件设施，加强安全措施保障

夜间工作人员少，是老年痴呆患者走失等突发意外的高峰期。改善病区环境、减少病区通道，有条件的可安装智能锁，门锁由医生及护士管理，或者有保安值班，可防止患者在医务人员不知情或家属不留意的情况下走出病区。老年痴呆患者，其认知及定向力障碍，部分患者可产生幻觉，失去正常人的思维及定向力，一旦走出病区，极易发生走失。

5.全面了解患者

加强医护沟通，对患者要有全方位的了解，对患者的治疗护理达成共识。家属充分了解走失的危险因素及危害，与医护人员一起做好防范措施，保证患者安全。

（王小芳、陈彩芳）

第五章 药物误服护理与风险防范

许多老人患有多种慢性疾病，而慢性病严重威胁老年人的身心健康，据老年两周患病调查显示，慢性病比例达79.2%。我国老年人患多种疾病的比率呈逐年上升趋势，高达64.3%的老年人正接受药物治疗。但受用药种类多、用药安全认识度不高等因素影响，老年人易发生药物不良事件。随着人口老龄化程度的加深，老年人的养老问题、健康及心理问题日益引起社会的高度重视，但与健康相关的用药问题尚处于注意盲区，老年人未经医师或药师指导，自行盲目用药和使用保健品现象广泛存在。基于自身的各种原因，比如感官功能、认知功能、心理、记忆力、理解力等减退，给老年人用药安全造成隐患，容易导致药物漏服、误服、错服等。

第一节 老年人服药存在的安全隐患

在我国大部分65岁以上的老年人至少服用了一种以上的药物，而他们当中很多人都需要规律服用处方药，有一半老年人在服用保健药物；而75岁以上的老年人服用药物则更多。但是，药物能治病，也能致病，如果吃错了药或者将外用药当口服药服和，都可能引起急性中毒，若能得到及时正确的处理，往往可以得救，若处理不及时或者处理不当，不仅患者痛苦，还可留有后遗症，甚至危机生命。像吃错药物或服药自杀这种情况，如果药物性能平和，可能不会有大的反应；但如果毒性较强则可出现昏迷、抽搐等；对胃肠有刺激性的药物还可引起腹痛、腹胀、呕吐等；具有腐蚀性的药物可引起胃穿孔；过量服用砷、苯巴比妥或冬眠灵等药物可导致中毒性肝炎，过量服用磺胺药可出现肾损害、热痛等并有可能损害造血系统。由于老年人药物代谢过程降低，药物消除半衰期延长，某一些药物的不良反应对于老年人来说甚至可以危及生命。

一、药物误服的定义

指由各种原因导致的服用了错误名称或者剂型的药物、服用过期药物，或者各种药物交叉使用，出现了药物不良反应。由于老年人机体的特殊性，药物误服不仅会影响药物治疗效果，严重者还会导致一系列的并发症。目前在老年人安全问题的评估量表中，药物误服的相关危险性评估还缺乏相关的研究。

口服给药是老年人最常用的给药途径，有些老年患者往往一天需要服用的药物达十种以上，由于需要服用的药物种类多，各种药物服用的方法方式不同，而老年人受自身因素的影响，如胃部肌肉萎缩、蠕动减慢，使胃排空减慢，因此药物的吸收延迟，达到有效血药浓度时间延迟，尤其是在小肠远端吸收的药物及肠溶片；老年人肠道蠕动减慢，肠道内的药物与肠道接触时间延长，使药物吸收增加；老年人常需要联合用药，药物之间的相互作用也会影响其吸收。

二、老年人服药存在的安全隐患

（一）用药安全现状

老年人随着年龄的增加，生理功能的逐渐减退，容易多病共存，因此患者服用多种药物的几率特别高，由此老年人用药安全的问题显著突出，有研究报道：老年人平均用药量是年轻人的5倍以上；50%以上的老年患者同时使用3种以上药物，25%以上的患者同时使用4~6种药物；老年人药物不良反应的发生率比年轻人高2~7倍，60岁者为16.6%，80岁者为25%。然而我国大部分老年人文化水平偏低、用药认知缺乏，容易轻信电视、广告上的信息等，易导致误服药物。药物的误服不仅给老年人自身带来严重的损害，间接增加了其和家人的经济负担，甚至会影响病情的判断，延误病情等。姜娅等对210名老年人用药安全认知结果指出，仍有13.33%的老年人认为药品使用越多、剂量越大效果越好，错误的用药态度导致用药风险增加。研究还表明，其中61.9%的老年人认为大部分中药很安全，不会伤害身体，因而认为中药没有毒副作用，吃中药调理身体比较随意。60%的老年人认为剩下的药物可以在以后出现同样的感觉和症状时继续使用。60%的老年人认为身体轻度不适，不一定去看医生，可服用亲朋好友推荐的药物。50%的老年人不了解处方药和非处方药标识的区别。

（二）用药安全的相关因素

1. 用药种类多　老年人常合并多种疾病，需联合用药，使用药种类增多。Tolson等对30个国家老年人的用药情况进行调查，发现60%国家的老年人服用6~10种药物，22%服用11~15种。在我国，老年人平均服药3~4种。

2. 用药依从性差　依从性是指患者遵守医嘱用药的程度。按医嘱用药是获得成功治疗的关键。老年人用药依从性差表现在多个方面。经常更改服药时间、间隔或漏服药物的老年人数占调查总人数的63.4%。多重用药、药物不良反应、治疗方案复杂、自认为药不对症、医患沟通不足等均可影响老年人的用药依从性。

3. 自我药疗　普遍自我药疗指个体在没有医师处方的情况下，选择并使用药品来处理自我认识到的症状和疾病，包括首次经医师诊断后的慢性病和常见病的控制与治疗。Jerez-Roig等对老年人自我药疗进行系统评价，发现大多数的研究报道自我药疗的发生率为20%~60%，平均38%。蒋华等对328例老年人进行调查，显示61.89%的老年人曾在无医生诊断的情况下自行上药房购药。

4. 用药知识缺乏　用药知识是指患者了解药物的名称、目的、服药时间、不良反应或副作用及特殊药物的管理方法。老年人缺乏用药知识是国内外共存现象。Sino等研究发现高达40%的老年人即使在服药单的帮助下也不能说出其使用药物名称。Chan等研究表明，老年人缺乏用药知识会影响其服药依从性及用药安全。

第二节　药物误服的高危因素与高危人群

药物的误服是多方面的，不仅包括老年人本身的生理、心理，环境等因素，还包括药品本身、医护人员和照看人员。

一、高危因素

（一）生理因素

老年人的感官功能、认知功能减退，给老年人用药安全造成隐患。记忆力、视力、听力、专注力减退使老年人不能正确理解用药目的和用药方法，不能正确掌握用药时间、药物剂量，严重影响药物的服用，容易导致药物漏服、误服或者多服。

（二）心理因素

老年人由于社会地位的转变，常发生心理上的变化，孤独、抑郁、消极多有发生。尤其有一些空巢老人，长期缺乏沟通交流、无人陪伴，处于孤独寂寞的环境，极易产生抑郁、悲观等负面情绪，很容易出现主动误服药的现象；此外，很多老年人常听信广告或某些非医务人员的推荐服用一些保健品，有的患病后多处求医，重复用药都会造成药物误服现象。

（三）环境因素

药物摆放不当，与食物、保健品同放容易造成药物误服；老年人由于常需要服用多种药物，然很多老年人习惯丢弃药物的包装盒，方便携带，这极易造成各类药物的混淆，老年人本身的机体功能下降，记忆力减退等都可能导致药物的误服；往往老年人家里存放很多药物，如果药物未及时定期清理，也易造成药物的误服。

（四）药品因素

药品包装设计不合理、字体过小、包装或名称相似、药物本身性状相似、包装盒上无中文说明等极易造成老年人对药物的混淆，当老年人需要服药时，有时往往凭印象服用，这也是造成老年人药物误服的原因之一。

（五）医护人员因素

医生未仔细询问患者的用药史、目前所用药物及药物状况、未根据患者本身的疾病适当地给药等都会加重老年药物的误服；护士掌握知识不全，未了解、熟悉患者所用药物及其疾病，盲目执行医嘱；发放药物时没有一一告知患者药物使用的作用、不良反应、注意事项和用法，执行给药时未严格遵循查对制度，没有看服到口等都有导致老年人错服、漏服或重复服药的可能。

（六）照顾者因素

老年人随着年龄增大，生活自理能力下降，患有精神类疾病，患病在床等常需要人照顾，如果照顾人员并未学习相关知识，不了解老年人的用药，给老年人给药时没有看清药物剂量、名称或听错医嘱也会造成老年人误服药物。

二、高危人群

（一）老年人

在我国，绝大部分老年人常伴有一种甚至多种慢性疾病。慢性病带给老年人的伤害，不仅是影响老年人的生活质量，而且致使老年人的身体不同程度的损害，为了能够拥有较好的生活质量，大部分老年人需要服用不同的药物来降低、减轻疾病给身体带来的损害。然而老年人因自身生理、心理等因素的原因，如感官功能、认知功能减退记忆力、视力、听力、专注力减退等，易导致老年人药物滥用的发生率高，主要表现为四种行为：一是多服和乱服药物；二是服用时间不当，比如，早上忘了吃药，晚上随便补服；三是骤然停药或擅自加大剂量；四是误吃假冒伪劣药物。

（二）神志、意识不清及认知障碍者

由于意外或者脑血管疾病、高血压未及时控制等因素易导致病人不同程度的损害，在意识不清及认知障碍等因素的影响下，在用药安全等方面存在很多安全隐患，而用药知识的掌握程度是决定安全用药水平的关键，然而在我国老年人是高发人群，大部分的老年患者均在家中由家庭照顾者进行陪护照料，目前这些家庭照顾者未受过正规的培训，缺乏该疾病的相关知识和对患者的护理照顾常识，致使老年用药安全隐患增加。

（三）低学历者

现阶段我国的老年人大多没有接受过高等教育，老年患者由于自身文化程度有限，识字少，易轻信网络、电视、广告、熟人推荐等信息，所以低学历者亦是药物误服的高危人群。

（四）患有精神疾病者

精神疾病治愈率低、复发率高，患者需要长期服药，它作为一种慢性非传染性疾病严重威胁居民的健康，精神疾病的发病通常与患者的家庭环境及社会环境等外在因素有关。很多精神疾病患者自身的行为意识不受控制，如果药物由患者自身管理会存在患者不按时服药、拒绝服药、错误服药等行为。精神疾病的服药问题一直存在很大

的安全隐患，不仅与患者本人有关，而且与患者的监护人有很大关系，所以好的监护人至关重要。老年人是该病的多发人群。近年来，随着我国人口老龄化进程的加快，老年精神疾病的发病率也随之升高。目前，临床上一般使用抗精神病药物进行治疗。此外，老年精神疾病患者常合并高血压、糖尿病等基础疾病，故临床上常需要联用抗精神病药物和降血压、降血糖的药物对其进行治疗，老年精神疾病患者用药安全隐患尤为突出，给家庭和社会造成了巨大的负担。

第三节　药物误服的不良后果

老年人多病共存致使老年人多重用药，而多重用药可能增加老年人不良反应的发生率，这也正是老年人不良反应发生率较成年人高的重要原因之一；多种药物共同作用于机体，相互作用会更加复杂，故多重用药可能使药物与药物之间的不良反应相互作用增加，可能降低患者的用药依从性，增加药品错服、漏服的发生率，也可能增加老年患者发生其他疾病的风险；老年人不合理用药问题愈加严重，老年患者药物不良反应比成年人高出3倍，减少用药健康隐患，倡导老年人合理用药，成为当务之急。药物误服对患者本身的身体和心理、家庭、医院、社会都有不同程度的影响。

一、对患者身心的影响

当患者发生药物误服时，有时不仅会造成患者身体上的损害，如功能障碍，组织、器官的损伤等，还可能会影响医务人员的诊断，从而延误病情，增加了休克、中毒等药物不良反应的风险，损伤肝脏和肾脏功能，甚至导致死亡。身体的损害更加加重了患者心理不安。

二、对家庭的影响

家里有人出现因药物误服导致住院治疗及抢救等均会产生巨额的医疗费用，这无疑会给家庭的经济造成重大冲击，加重家庭的经济负担，有时还需要派人专门陪同患者。老年人如果因为药物误服导致休克、脏器功能受损，影响其生活质量，如果最终导致死亡，无疑是给家庭的致命一击。

三、对医院的影响

很多老年患者患有多种慢性疾病，比如绝大多数的高血压、心脑血管疾病患者需要终身服药，但是一些患者经常"自我诊断"，认为自己没有高血压的症状，或者症状缓解就擅自停药，然而再次感觉血压上升时就自行服药或服用以往的过期降压药等，结果导致耐药、出现不良反应，甚至发生心衰危及生命，来医院就诊时生命已岌岌可危。药物的误服不仅加大了诊治难度、影响医生对患者病情的判断等，最终因抢救无效死亡的也不在少数，这更增加了医疗纠纷。在医院内由医护人员导致的患者被动药物误服，不仅给患者带来了各方面不同程度的伤害，也加重了医护的医疗纠纷，影响了医院的品牌形象。

四、对社会的影响

从全球范围来看，老人错误用药问题都很突出。随着老龄化的加剧，老人错误用药成为欧美发达国家乃至全世界公认的一个社会问题。由于我国医药知识普及程度不够，国民医药知识相对匮乏，易受药商促销广告宣传的影响，对处方药和非处方药的概念不清。加上去医院找大夫开药，费时费钱，不如直接到药店买药，这就更加重了用药的安全隐患。

因此，我们应该了解一些日常用药的规范，比如长期服用止痛片会产生不良反应，还有可能错过诊治疾病的最佳时间；每次服用止疼药物最好不要超过3天，若出现不良反应，应立即前往医院治疗。一些感冒药、抗过敏药、镇静催眠药、抗偏头痛药会引起嗜睡；有的镇咳药、解热镇痛药、抗病毒药会出现眩晕或幻觉；还有些扩张血管药、抗心绞痛药、抗癫痫药会引起视力模糊等等。此外，服用一般药片可整片吞咽，不需要嚼碎。但有一些特殊的药物需要嚼碎，如酵母片等应嚼碎服用；胶囊剂应口服，如果将胶囊中的药粉倒出来服用，有些刺激性的药物还会灼伤口腔与食道等。日常用药我们应避免"经验主义"，要详看药品说明书中的适用证、禁忌症、用法用量、不良反应等，严格遵循医嘱，破除药物迷信。

第四节　药物误服风险防范措施

误服药物有主动和被动两种情况。由于各种原因导致的老年人在自身不知情的情况下发生的药物误服为被动型；自身出于某种原因而主动误服药物为主动型。某些药的毒副作用小，即使吃错了一般也无大碍，如维生素类药。而有的药物毒副作用大且用时有一定极限量，如安眠药，吃多了则会引起严重后果。另外，有些药品具有毒性及腐蚀性，误服后应尽快处理。因此针对不同的原因，我们应采取不同的预防措施。

一、居家期间风险防范措施

（一）加强老年人的服药知识的宣教，因老年人常有随意用药或根据自身感受随意停药、加药、减药的现象，所以要加强对他们用药知识的宣教，反复耐心地和他们讲解，强调其自行停药、加药、减药等不良后果，应严格按医嘱服药；加强与专业人员沟通，据实反映自身情况，协调用药的剂量、方法、时间等。

（二）对于认知清醒的老年人，应告知药物的种类、作用、服用注意事项以及不良反应等。

（三）对于认知不清醒的老年人，生活自理能力差，需要依赖家属、陪护的照顾，有抑郁或有其他不良情绪的老年人，用药更应严密观察，做好对其家属、陪护的用药知识宣教，也可以和陪护人员一起制定适合老年人的用药方法，做到用药看服到口，避免意外的发生。

（四）可以为老年人设置不同的药盒颜色，以便于区分，使用药袋时注明其药物名称、用法、时间、剂量等。

二、住院期间风险防范措施

（一）严格执行药品管理制度，患者用药一律从医院药房领取。

（二）各科室备常用急救用药，妥善保管药物，药物的放置符合药物储存要求，专柜分类（如内服用和外服药分开放置）、原包装存放（在使用完前不能去掉包装和标签）；特殊物品单独存放，有醒目标识。

（三）各科室派专人管理本科室用药，领回的基数药品要及时补充，定期检查。如发现过期药品，及时与药房沟通并更换处理；领回药品时及时查看药品的批号、生产日期等。

（四）杜绝过期药物，坚持"先进先出、推陈出新"原则，定期清理，将近效药品作好醒目标识。

（五）杜绝不规范处方和口授处方（除紧急情况外），及时识别和纠正有问题的医嘱，从源头杜绝或减少用药错误的发生。

（六）正确地执行医嘱，做到正确的时间，正确的患者，正确的剂量，正确的途径和正确的给药方式，认真观察患者用药后的反应。

（七）严格执行查对制度，坚持"三查八对"，严格检查药品质量。

（八）用药前再次核对床号、姓名及药物，询问患者用药史和药物过敏史，倾听患者主诉，如果有疑问，停止用药，再次查对无误，方可执行。

（九）加强学习与培训，不断提高和更新临床用药知识，提高用药水平。

第五节 药物误服的护理风险评估

住院老人用药安全的评估是多方面的，除了对患者自身进行身心评估外，对医护人员的评估也尤为重要。

一、患者评估

老年人记忆力、视力、听力、专注力的减退容易导致药物漏服、误服、多服；部分患者依从性差也会影响用药安全。为保障用药安全，老年人住院时须对以下情况进行评估。

（一）既往史：了解老年人既往用药史、药物过敏史、药物不良反应经历对指导老年人安全用药有重要作用。

（二）认知功能：评估老年人认知功能，评估其视力、听力、记忆力、理解能力，以了解老年人正确服药的能力及发现药物不良反应的能力。

（三）心理状况：对老年人的心理状态评估也非常重要，发现有抑郁的老人应及早干预，避免因不良情绪出现药物误服。

（四）社会状况：了解老年人的居住状况、家庭照顾情况及老年人与社会联系情况。

（五）文化背景：通过了解老年人的文化程度、家庭状况、饮食习惯等判断老年人服药依从性。

二、医护人员评估

医护人员参与住院老年人用药的全过程，其理论水平、责任心、安全意识等都直接影响患者的用药安全。医疗机构应制定严格的管理制定、查对制定，不断完善流程；定期对医护人员的理论水平、操作规范进行评估，确保患者住院期间的用药安全。

三、药品评估

目前，市场上药品种类繁多，一药多名，一药多剂型，包装类似作用不同的现象多见；同一厂家的多种包装类似；药品更换包装过于频繁等都易导致老年人发生药物误服。因而，对于老年人常用药品应及时评估，避免漏服、误服。

四、临床多重用药评估表

多重用药目前还没有公认的科学的定义，通常指患者服用多种药物。多重用药又分为适当多重用药和不适当多重用药，两者之间有很大差异。前者是指患者因多病共存、具备接受多种药物治疗的必然性，这样可以改善治疗效果，降低发病率和死亡率，后者是指患者的多重用药存在着过度或不适当的处方用药风险，有可能导致在常规药物治疗初期发生不易发现的药源性疾病，造成一些潜在的不良临床后果，包括药物不良反应，药物与药物间的相互作用等。

在具体操作过程中，首先应通过检查明确患者使用的所有药物，明确所有药物的适应证，明确每一种药物任何潜在的不良反应，去除一切没有明确疗效、目的及适应证的药物，避免使用一种药物来治疗另一种药物引起的不良反应。简化给药方案，尽量从最低剂量开始。定期审查药物使用情况，患者定期就医尤其是发生药物不良反应时，鼓励患者养成记录用药清单的习惯，并在就医时提供给医生（表5-1）。

表5-1 多重用药评估表

项目	评估内容	是	否
1	具有明确的用药指征		
2	运用了与治疗手段等效的药物来治疗相同疾病		
3	所用药物之间存在有害的药物相互作用		
4	药物剂量恰当		
5	存在使用其他药物治疗某种药物引起的不良反应		

五、不适当用药评估

指使用的药物较容易造成药物的不良反应，而严重的药物不良反应是造成老年人住院甚至死亡的重要因素。我国医学和药学专家集合了其他国家和地区的有代表性的潜在不适当用药判断标准和目录，结合近年来我国老年人严重不良反应报告数据，研制了我国老年人潜在不适当用药目录，用以规范我国老年人用药不适当行为和降低老年人的用药风险。潜在不适当用药初级判断标准（表5-2）。

表5-2 老年人疾病状态下潜在不适当用药初级判断标准（节选）

药物分类及名称	异常状态或疾病	用药风险点	建议
		A级判断标准	
		镇静催眠药	
	谵妄	诱发或加重谵妄	避免用于有谵妄高风险者，停药须缓慢
	痴呆及认知功能受损	中枢神经系统不良影响	避免使用
苯二氮䓬类	慢性阻塞性肺疾病	呼吸抑制	……
	睡眠呼吸暂停综合征	呼吸抑制	……
	跌倒或骨折	精神运动功能受损，跌倒	避免使用，除非其他可选药不可用
扎来普隆	跌倒或骨折史	精神运动功能受损，跌倒	
		抗精神病药	
抗精神病药	痴呆及认知功能受损	增加痴呆患者的脑血管意外（卒中）及死亡风险	避免用于治疗痴呆患者行为异常，除非药物治疗失败或患者对自己及他人造成威胁
	跌倒或骨折史	共济失调、精神运动功能损伤、晕厥及跌倒	避免使用
	帕金森病	加重帕金森症状	避免使用

· 81 ·

续表

药物分类及名称	异常状态或疾病	用药风险点	建议
	慢性便秘	加重便秘	避免使用，除非无其他选择
	癫痫或癫痫发作	降低癫痫发作阈值	……
氯丙嗪	晕厥	体位性低血压或心动过缓	避免使用
	谵妄	诱发或加重谵妄	避免用于有谵妄高风险者，停药须缓慢
	体位性低血压	增加体位性低血压和摔倒风险	换用强效抗精神病药如氟哌啶醇，并连续监测血压
奥氮平	晕厥	体位性低血压或心动过缓	避免使用
氟哌啶醇	帕金森病	锥体外系反应	……
抗抑郁药			
三环类抗抑郁药	跌倒或骨折史	共济失调、精神运动功能损伤、晕厥及跌倒	……
	谵妄	诱发或加重谵妄	避免用于有谵妄高风险者，停药须缓慢
	体位性低血压	加重体位性低血压和摔倒风险	换用选择性5-羟色胺再摄取抑制剂，密切监测血压
	青光眼	加重青光眼	换用选择性5-羟色胺再摄取抑制剂
	慢性便秘	加重便秘	避免使用，除非无其他选择
非甾体抗炎药	心力衰竭	液体储留，加重心力衰竭	避免使用
	消化性溃疡	加剧原消化性溃疡，导致新溃疡发生	避免长期使用，仅在其他药物疗效不佳且同时服用胃黏膜保护剂时才可用
	肾功能不全	水钠储留，加重心力衰竭	避免使用
	凝血障碍或接受抗凝治疗	延长凝血时间或抑制血小板聚集，增加潜在出血风险	采用非药物治疗，换用对乙酰氨基酚，与胃黏膜保护剂联合使用
非甾体抗炎药	高血压	水钠储留，导致高血压	换用对乙酰氨基酚或阿司匹林，密切监测血压
抗高血压药			
非选择性β受体阻断剂	哮喘（史）或慢性阻塞性肺疾病（史）	加剧或引起呼吸抑制	换用钙通道受体阻制剂
地尔硫䓬	心力衰竭	液体储留，加重心力衰竭	避免使用
维拉帕米	心力衰竭	液体储留，加重心力衰竭	避免使用
哌唑嗪	压力性或混合性尿失禁	加重尿失禁	女性避免使用

续表

药物分类及名称	异常状态或疾病	用药风险点	建议
特拉唑嗪	晕厥	体位性低血压或心动过缓	避免使用
	压力性或混合性尿失禁	加重尿失禁	女性避免使用
多沙唑嗪	晕厥	体位性低血压或心动过缓	避免使用
	压力性或混合性尿失禁	加重尿失禁	女性避免使用
血管活性药			
去氧肾上腺素	失眠	中枢兴奋作用	避免使用
抗血小板药			
氯吡格雷	凝血障碍或接受抗凝治疗	增加出血风险	……
噻氯匹定	凝血障碍或接受抗凝治疗	增加出血风险	……
西洛他唑	心力衰竭	液体储留，加重心力衰竭	避免使用
消化系统用药			
甲氧氯普胺	帕金森病	加重帕金森症状	避免使用
溴丙胺太林	慢性便秘	加重便秘	避免使用，除非无其他选择
抗过敏药			
氯苯那敏	慢性便秘	加重便秘	短期使用
氯马斯汀	慢性便秘	加重便秘	短期使用
苯海拉明	慢性便秘	加重便秘	短期使用
异丙嗪	帕金森病	加重帕金森病症状	避免使用
激素类药物			
糖皮质激素	谵妄	诱发或加重谵妄	避免用于有谵妄高风险者，停药须缓慢
	骨质疏松	加速骨流失	……
	消化性溃疡	加重消化性溃疡	……
糖皮质激素	糖尿病	加重糖尿病	采用吸入糖皮质激素或支气管扩张剂，密切监测血糖
雌激素（除外阴道用药）	尿失禁（女性）	加重尿失禁	女性避免使用
降血糖药			

续表

药物分类及名称	异常状态或疾病	用药风险点	建议
吡格列酮	心力衰竭	液体储留，加重心力衰竭	避免使用
罗格列酮	心力衰竭	液体储留，加重心力衰竭	避免使用

六、Beers标准（2015版）解读

比尔斯（Beers）标准是保障老年人患者用药安全的有效工具之一，对医师及药师选择用药物方面具有重要指导意义，能调整药物剂量。美国老年医学会（AGS）于2015年10月8日再次发布对Beers标准的更新。2015年修订版Beers标准增加了考虑到药物的相互作用所致的潜在药物不良反应，老年人应避免的联合用药表，其中主要是警惕血管紧张素转换酶抑制剂（ACEI）类药物引起高钾血症，以及抗抑郁药物、抗精神药物、苯二氮䓬类药物所引起跌倒等高分险（见表5-3）。

表5-3　老年人应避免合用的药物

药物/分类	相互作用药物/种类	理由	推荐	循证级别	推荐强度
ACEI类药物	阿米洛利、氨苯蝶啶	增加高钾血症风险	避免常规使用，仅用于使用ACEI药物合并低钾血症症患者	中	强
抗胆碱能药物	抗胆碱药物	增加认知功能下降风险	避免使用，最少种类使用	中	强
抗抑郁药物	≥2种中枢神经系统药物	增加跌倒风险	避免3种及以上中枢神经系统药物使用，最少种类使用	中	强
抗精神药物	≥2种其他中枢神经系统药物	增加跌倒风险	避免3种及以上中枢神经系统药物使用，最少种类使用	中	强
苯二氮䓬类药物及苯二氮䓬类受本激动剂	≥2种其他中枢神经系统药物	增加跌倒/骨折风险	避免3种及以上中枢神经系统药物使用，最少种类使用	高	强
糖皮质激素	NSAID	增加消化性溃疡/消化性出血风险	避免使用，不能避免使用时，加用消化道保护药	中	强
锂盐	ACEI类药物，祥利尿剂	毒性药物	避免使用，监测锂浓度	中	强
阿片受体激动剂类镇痛药	≥2种中枢神经系统活性药物	增加老年女性尿失禁风险	除非情况允许，避免用于老年女性	高	强

续表

药物/分类	相互作用药物/种类	理由	推荐	循证级别	推荐强度
周围型 α-1受体阻滞剂	袢利尿剂	增加老年女性失禁风险	除非情况允许，避免用于老年女性	中	强
茶碱	西咪替丁	增加茶碱中毒风险	避免使用	中	强
华法林	胺碘酮	增加出血风险	尽可能避免，密切监测INR	中	强
华法林	NSAID	增加出血风险	尽可能避免，合理时密切监测出血情况	高	强

第六节　药物误服护理应急预案

药物误服，损害健康危及生命，我国每年数以百万计的人因为药物误服而损害健康，甚至有相当一部分人死亡，我国很多居民对于用药存在很大的误区，用药虽然便捷，但是药物误服对身体的危害是不堪设想的。

一、居家期间发生的药物误服应急预案

（一）处理措施

1. 由于忙乱、粗心等原因导致吃错药、过量服药甚至误服毒物时，不要过分紧张，保持冷静，无论是患者本人还是救助者，首先要弄清楚吃的是什么药或毒物，如果不清楚，就要将装药品、说明书或毒物的瓶子及患者的呕吐物，一同带往医院检查。然后根据误服药物或毒物的不同而采用相应的措施，积极进行自救与互救。

2. 如果是过量服用了维生素、健胃药、消炎药等、通常问题不大，只要大量饮水使之大部分从尿中排出或将其呕吐出来即可。

3. 若是大量服用了安眠药、降压药、降糖药等，原则上应立即去就近医院抢救。若医院离家较远的，在呼叫救护车的同时进行现场急救。现场急救的主要是立即催吐，催吐的目的是尽量排出胃内的毒物，尽量减少吸收的毒物。如果不知道催吐方法，不应盲目进行，可以边电话求救医护人员边实施。

4. 误服药物后，原则上都应该帮助患者催吐。但以下情况以不宜催吐：患者失去意识时，因这容易引起呕吐物堵塞气道而导致窒息；患者有抽搐时；

（二）应急处理程序

误服药物→不要过分紧张，保持冷静→查看和弄清所服药物→予以相对应的处理→不清楚时将患者及药品、说明书或患者的呕吐物，一同带往医院检查，及时就医。

二、住院期间发生的药物误服应急预案

（一）处理措施

1. 发现用药错误或用药对象错误后，立即停止药物的使用，必要时将剩余药品封存，报告医生和护士长，迅速采取相应的补救措施。

2. 密切观察患者的病情变化，监测生命体征，必要时行心电监护，稳定患者及家属的情绪。

3. 如果患者服用假药、劣药或调剂错误药品，查看患者一般情况，询问患者感觉。

4. 弄清楚患者错服药品的药名、剂量、时间和性质，观察患者服药后变化。

5. 根据患者情况采取催吐、洗胃、导泻等方式，尽快排出体内的有害物质，减少药物的继续吸收，减轻药物的毒副反应；催吐、洗胃时注意患者体位，防止窒息；观察排泄物性质、量，必要时送检；必要时遵医嘱使用相应的解毒剂；情况严重者就地抢救，将患者的损害降到最低。

6. 向患者及其家属给予必要的解释，稳定其情绪，积极配合治疗。

7. 密切观察患者的病情变化，及时与医生沟通；完善相关记录。

8. 上报护理安全不良事件。

（二）应急处理程序

发现患者药物误服→密切观察生命体征→立即上报医生、护士长→调查误服药物（种类、剂量、性质、服用时间）→遵医嘱处理和救治（催吐、洗胃、导泻、使用解毒剂）→安抚患者及家属→完善各项记录→上报护理安全不良事件。

第七节　案例分析

一、案例经过

患者张某某，女，64岁，21床，入院诊断：脑梗塞、糖尿病，经10天的住院治疗病情得已好转，医嘱予以10月16日出院，并开有出院带药。15日上午患者张某做完治疗后就已收拾东西回家，告知当日病房值班的一位护士于明日上午再来病房取出院带药。10月15日下午王某某，女，84岁，因"发热3小时"入院治疗，入院诊断：肺部感染、高血压、冠心病，因当时患者发热，又考虑患者年龄较大，生活自理能力重度依赖，病情急，病房床位紧张，于是护士安排王某入住了21床，然并未及时更换床头信息。发药护士小张下午给21床发药，核对患者床号、姓名信息时，因患者年龄大，听力减退，发热等不适未回应，于是护士小张核对了床头卡信息后把应发给患者张某的降糖药发放给了患者王某家里新请的陪护，并告诉了其药物的用法、时间、剂量、

作用等。第二天张某来病房拿药，当班护士并未找到张某的出院带药，于是去21床查看，但王某已经将药服了两粒。护士马上报告了护士长和管床医生，密切观察患者王某的生命体征，血糖值等。患者无不适，生命体征平稳。

二、分析与防范提示

（一）原因分析

结合事件的实际情况，分析药物误服存在的原因有以下几种。

1. 护士因素

（1）护士在执行医嘱时，未严格执行三查八对，未使用二种以上的身份核对方式，没有查看患者的腕带，凭印象发放了药物。

（2）交接制度落实不到位，出院带药没有发放到位的患者，相关医护人员没有进行相应交接。

（3）管床护士未及时对新入院患者更换床头信息等，入出院处置没有到位，从而造成了患者被动的药物误服。

（4）年轻护士工作经验不足、风险识别能力差，责任心不强等。

（5）管理者疏于管理，平时警示教育不够，重点环节管理有所欠缺等都会加重患者药物误服这种不良事件的发生。

2. 患者因素　患者为84岁高龄，由于生理功能，生活自理能力下降、反应能力、听力降低、疾病等个体因素未能及时回应护士。

3. 陪护因素　陪护人员责任心、安全意识不强，未经过专业的培训，对新照顾的患者未了解其详细信息，增加了药物误服的几率。

（二）防范提示

1. 病区需及时做好出院终末处置。

2. 责任护士需按流程接待新入院患者。

3. 护士本身应加强自身的学习，提高责任感，在执行医嘱的时候，严格执行三查八对，使用二种对上身体识别办法进行核对，如姓名、住院号、年龄、出生年月有、性别、床号等（禁止仅以床号作为唯一的识别依据）。

4. 对于听力下降的患者，应大声进行询问，只到患者听清为止，对于听力严重下降的患者，可以手写字进行交流，或者劝其佩戴助听器。

5. 落实好交接班制度，患者的出院带药，当院当天没有发放到位的进行特殊交班。

（杨胜男、张孟喜）

第六章　静脉输液护理与风险防范

静脉输液治疗作为临床治疗与营养支持的重要手段，在患者的治疗和抢救中发挥着不可替代的作用，也成为临床治疗护理日常工作的重要内容。随着我国人口老龄化进程的加快，老年住院患者也将随之增多，给老年患者实施静脉输液治疗必不可少，由于静脉输液治疗是侵入性操作且药物直接进入患者的循环系统，任何环节处理不当，不但会给患者造成创伤引起一系列的并发症，导致严重的后果，甚至危及生命，同时，如若医护人员操作不当也可造成自身伤害。因此，有效防范静脉输液安全风险尤为重要。

第一节　静脉输液护理存在的安全隐患

临床护理工作中，每静脉输液对患者来说均存在安全风险，护理工作者应该了解输液护理中存在的安全隐患，防范于未然。以下为常见的输液护理安全隐患。

一、循环负荷过重（急性肺水肿）

老年患者各脏器功能衰退，尤其是心肺功能较年轻人差，往往会因心肺功能不良或输液速度过快，短时间内输入过多液体，使循环血容量急剧增加，心脏负荷过重引起急性左心衰。患者表现为突发呼吸困难、胸闷、咳嗽、咳粉红色泡沫样痰，肺部听诊有大量湿啰音，心率快且节律不齐。

二、发热反应

常因输入致热源所引起。多发生于输液后数分钟至1小时。患者表现为发冷、寒战、发热。轻者体温在38℃左右，停止输液后数小时内可自行恢复正常；严重者初起寒战，继之高热，体温可达40℃以上，并伴有头痛、恶心、呕吐、脉速等全身症状。

三、过敏反应

过敏反应因患者对药物成分过敏或输液器材致敏所致，部分老年患者为过敏性体质以及输注了中成药容易引起。由于中药成分复杂，种类繁多，本身多为大分子物质，这些大分子如蛋白质、多肽、多糖等既具有免疫原性，又具有免疫反应性；另外，中药制剂成分较多，易引起交叉反应。常见的症状为皮肤瘙痒、皮疹，少数患者出现头晕、心悸和呕吐症状，严重者会出现过敏性休克。

四、空气栓塞

因护理人员进行静脉输液操作时输液导管内空气未排尽；导管连接不紧密，有漏气；加压输液无人守护，液体输完未及时更换药液或拔针。患者突然出现烦躁不安，感到胸部异常不适或有胸骨后疼痛，随即发生呼吸困难和严重发绀，并伴有濒死感；听诊心前区可闻及响亮的、持续的"水泡声"；心电图呈心肌缺血和急性肺心病的改变。

五、静脉炎

老年人血管脆性增加，机体的恢复功能下降，长期输注高浓度、刺激性较强的药液使局部静脉壁发生化学炎性反应或因输液过程中未能严格执行无菌操作，导致局部静脉感染。表现为沿静脉走向出现条索状红线，局部组织发红、肿胀、灼热、疼痛，有时伴有畏寒、发热等全身症状。

六、渗出、外渗

渗出是指静脉输液过程中，非腐蚀性药液进入静脉管腔以外的周围组织。表现为肿胀、疼痛等。渗出液不具有腐蚀性或细胞毒性，很少造成组织坏死或溃烂，渗出液也可逐渐吸收，组织肿胀、疼痛等症状可逐渐缓解。

外渗是指静脉输液过程中腐蚀性药液进入静脉管腔以外的周围组织。因外渗药物具有较强腐蚀性或细胞毒性，可能造成皮肤、脂肪甚至肌肉坏死，严重者需要手术清创或植皮。

七、导管相关性血流感染

留置血管内导管是救治危重患者、实施特殊用药和治疗的医疗护理操作技术。置管后的患者存在发生感染的危险。带有血管内导管或者拔除血管内导管48h内的患者出现菌血症或真菌血症，并伴有发热（体温＞38℃）、寒战或低血压等感染表现，除血管导管外没有其他明确的感染源为导管相关性血流感染。外周静脉血培养细菌或真菌阳性；或者从导管段和外周血培养出相同种类、相同药敏结果的致病菌。据报道，有一半以上的院内菌血症或念珠菌血症与血管通路有关。1/3～1/2的院内心内膜炎与导管感有关。有12%～18%的死亡与导管相关的血行感染有关。

八、静脉置入输液导管血栓形成

静脉置管过程中，导管针及导管损伤静脉血管内膜，导管和导丝可激活凝血系统，使血小板沉积，形成血栓。长期留置的导管是一种异物，对静脉有机械性损伤，加之长时间输注药液对血管壁的化学性刺激也会损伤血管内膜，导致局部血流缓慢，周围血栓形成。静脉置入输液导管相关性静脉血栓的形成不仅可导致导管功能丧失，严重的是血栓栓子脱落导致栓塞症。国内外研究发现中心静脉置管后导管堵塞的发生率可达21.3%，并且随导管留置时间的延长导管堵塞的发生率也会增高；初次PICC置管静脉血栓发生率为23.3%，多次PICC置管静脉血栓的发生率为38%。

九、PICC导管断裂

如导管质量差，置管后，患者躁动或留置导管过程中活动过度而导致导管根部断裂；外露导管（软）与延长管（硬），连接部位因软硬摩擦，导致导管断裂；护理人员操作不当导致导管断裂。

十、微粒污染

常因消毒不严，输液器具污染，溶液瓶、橡胶塞不洁净，药液生产制作工艺不完善，切割安瓿，开瓶塞、加药时反复穿刺橡胶塞导致橡胶塞撕裂，配液时间过长等原因，致微粒进入血管后阻塞血管引起供血不足，局部缺血、缺氧，甚至坏死。常表现为静脉炎症以及机体过敏反应症状，严重者还可致肉芽肿的产生甚至出现肿瘤样反应。

第二节 静脉输液安全事件的高危因素

随着静脉输液治疗的广泛应用，尤其是老年患者静脉输液的不断增多，输液安全不良事件与日俱增，客观分析输液治疗的高危因素，确保安全输液刻不容缓。常见静脉输液不良事件的高危因素主要有以下几方面的来源。

一、患者及家属方面的因素

随着法律法规的健全和完善，增强了患者及家属采用法律途径解决医疗护理问题的意识。护理工作是一项护患双方共同参与的管理活动，护理活动的正常开展有赖于患者及家属的密切支持和配合，在静脉输液治疗过程中，可能出现患者及家属不遵守静脉输液治疗的相关要求，例如随意调节输液速度而造成意外事件。

二、疾病方面的因素

（一）患者所患疾病的不可预见性及复杂性是护理风险的客观因素。因疾病的自然过程和疾病发展而导致不幸的情况时有发生，实施治疗并不都能治愈疾病，治疗成功率也会因人而异。

（二）老年患者随着年龄的增长，体力活动相对减少，卧床时间相对延长以及一些心脏疾患的发生，心动能受损，心搏出量减少，纤维蛋白溶解活性降低和血小板聚集力增强等使血液流动缓慢，血液粘滞度高，回血缓慢，凝血较快，其皮肤老化，皮下脂肪减少，皮下组织疏松，皱纹增加，皮肤干燥，表皮菲薄；静脉血管内膜增厚、变硬，管腔狭窄，血流速度减慢；中膜纤维化、脂肪化、钙沉积；外膜弹性纤维磨损，血管弹性降低均导致老年人血管脆性增加，硬化，易滑动不易固定。加之老年患者往往有多种慢性疾病共存，住院次数多、时间长，经常静脉输液对血管的损伤未及时修复；消瘦、衰竭、肥胖、水肿等因素都可导致血管穿刺难度增大。其二，老年患者感觉障碍，疼痛阈值高，疼痛不敏感，常有输液外渗肢体肿胀的情况发生而未及时发现。其三，老年患者心理承受能力较差，患病后在精神和情绪上缺乏控制，对静脉输液产生焦虑、排斥心理，害怕疼痛，一次穿刺失败后会产生紧张、恐惧心理，反复询问护士给穿刺护士造成一定的心理压力。最后，部分老年患者有不服老，不认老的心理，对自身疾病不了解，不听从医护人员劝导，自行调节滴速等是引发输液护理不良事件的危险因素。

（三）某些不同程度的痴呆老年患者出现依从性障碍，是引发输液护理不良事件的高危人群。

（四）静脉输液其本身存在的安全隐患是引发输液护理不良事件的高危因素，如：急性肺水肿；过敏性休克；空气栓塞；深静脉置管时引起神经损伤或反射性迷走神经兴奋导致心脏骤停；导管断裂滑入心脏，导致肺动脉栓塞；药物外渗致组织坏死等。

三、护理人员方面的因素

（一）自身素质

安全意识和法律意识淡薄，责任心不强，未认真执行查对制度，导致不良事件的发生。缺乏慎独精神，简化操作流程，未严格执行无菌技术操作规范，引起医源性感染。护理人员心理素质差，技术水平参差不齐，应急处理问题能力欠缺，尤其是年轻护士及新入职护士，临床经验不足，血管选择不当、穿刺不当、拔针止血方法不当、健康教育不到位、没有及时巡视以及责任护士对患者整体情况缺乏了解等造成血管不同程度的损伤，发生静脉炎、出血等不良事件。

（二）护理人力资源不足

护理人力资源不足是发生输液不良事件的客观原因。实际工作中，加床现象普遍存在，部分医疗机构护理人力资源严重不足，护士只重视完成治疗任务而轻视细节管理，缺乏输液过程中的巡视观察与有效沟通。

（三）护生管理不到位

没有在老师的监管下实施静脉输液操作引发输液不良事件。

（四）健康教育与沟通交流

静脉穿刺前未合理评估患者全身情况、心理情况及血管局部情况，与患者及家属缺乏有效沟通，患者及家属不能理解护理行为未能配合；因输液速度过快、过慢，未根据医嘱调节输液速度，输液后未发现输液异常情况，造成患者及其家属误误解，引发护患纠纷。对有安全风险的患者护理人员没有履行谈话告知与签约制度。

四、治疗方面的因素

（一）药物因素

近年来，临床新药不断增多，联合用药增加，新药的配伍禁忌难以查找，部分中药制剂成分复杂，不良反应不明，均是造成输液不良事件重要原因。

（二）不溶性微粒

在临床上，虽然每种药物的不溶性微粒均符合规定，但由于药物本身的pH、浓度等不同，混合后药物相互作用导致液体中不溶性微粒增加而超标，配伍药物越多，微粒增加越明显，尤其是中草药制剂，配伍后容易发生氧化、聚合反应使配伍液中不溶性微粒明显增加，可引起肉芽肿、肺栓塞，热原样反应甚至直接形成血栓引起血管闭塞等不良后果。

（三）感染因素

静脉输液操作中，药物直接进入患者的循环系统，因此要求输注药物及输液管路绝对无菌、安全，操作人员严格执行消毒隔离制度，如若违反将引发输液不良事件。

（四）医疗设备器械因素

因医疗器械、设备因素影响护理技术的有效发挥而延误患者的治疗与护理，例如输液设备器材不全、输液泵及输液加温装置性能不良、输液器质量差、物资供应不及时等均可降低护理操作技术能力，引起输液不良事件。

五、管理方面的因素

输液安全管理不严或失控是引起输液不良事件的重要因素，有研究究表明，约有75%的医疗事故来自医院运作系统的错误或规章制度的欠缺，25%是来自医护人员的疏忽或训练不足。如工作制度、流程不完善，护理管理制度不健全，护理安全制度缺乏，未严格执行药品管理尤其是高危药品管理制度，缺乏相关培训制度及规划。

第三节　静脉输液不良后果与风险防范

静脉输液治疗过程中发生任何输液不良事件对患者、护理人员及其家庭均会造成伤害，对医院以及社会也会造成不同程度的负面影响。

每一次发热反应、过敏反应等输液不良事件均将对老年患者虚弱的身体造成不同程度的伤害。输液过程中发生急性左心衰可导致患者死亡。输液外渗可使患者肢体肿胀疼痛不适，严重者造成局部皮肤坏死，需长时间换药甚至需外科手术治疗才能康复。深静脉置管患者有血栓发生的可能，血栓栓子脱落可导致栓塞症。不良事件也将对老年患者心理造成伤害，个别老年患者从此害怕输液，拒绝输液，需不断地进行心理疏导。静脉输液不良事件可使患者住院时间延长，住院费用增多，加重患者家庭经济负担，增大看护压力，浪费国家医疗资源，对医院声誉造成不良影响。

静脉输液护理中，往往因不良事件导致护理纠纷、护理赔偿的发生，也可因职业暴露对护理人员造成不同程度的伤害。因此，应加强静脉输液过程中不良事件风险的防范，其具体措施有：

一、建立不良事件护理风险管理的组织结构，完善输液管理制度

建立静脉输液质量专业管理组织，选拔熟悉临床输液管理工作、具备良好质控能力和专业奉献精神强的护理人员，致力于医院的静脉输液安全管理工作。从静脉输液操作的规范化、药物配制、输液速度监控、管道管理、输液反应及并发症监控等多个方面进行全程管理，实行督查、反馈及持续改进。通过对输液流程的分析及患者意见的调查，找出静脉输液护理过程中存在的安全隐患环节，并完善相应的管理制度，以预防不良事件的发生。常见的管理制度包括：药物皮试结果管理制度、特殊患者、特殊治疗同意书、谈话与签字制度、相关护理文件管理规范、药物不良反应监测报告及药品现场封存管理制度、特殊药物使用警示制度、输液反应处理规范、输液不良事件应急处理预案、用药宣教制度等。

二、完善证据系统管理及不良事件分析与报告

重视护理证据的收集与管理，要求护理文书书写客观、真实、清晰、及时、完整、准确。与静脉输液相关的证据包括护理记录、各类知情同意书、各类护士签名的治疗执行单等，应认真记录并妥善保存。建立静脉输液护理不良事件上报制度及上报系统，对给药错误、药物不良反应、非计划性拔管、外周静脉炎、药物外渗等不良事件及时上报。报告必须客观报告事件，报告发生事件的种类必须有记录，报告应当包括对患者在事件发生前后的情况评估，医院护理质量安全组织应对上报的不良事件进行讨论分析，提出整改措施，减少和避免输液不良事件的发生。

三、严格依法执业，加强专业教育与培训，落实静脉治疗护理技术操作规范

护理活动是护士与患者在特定的环境和条件下互动的高风险活动，由于服务对象

的特殊性和服务内容的复杂性，决定了护理人员必须严格遵守规范，包括护理服务的程序、标准和常规以及国家和地方的法律法规。护理活动只有在法律法规和行业规范允许的范围内进行，才能有效规避各种现有的或潜在的护理风险，减少或杜绝不良事件的发生。医院及科室应加强安全警示教育，培养静脉输液专科护士，院内成立静脉治疗小组，由静脉输液专科护士承担并解决全院静脉治疗疑难护理问题，落实静脉输液理论和操作技能培训，不断提高护理人员的静脉输液服务能力。通过培训使护理人员时刻绷紧安全之弦，严格遵守操作规程及工作制度，并能将传统的输液方式转变为专业化血管评估的程序化输液模式，从而保障输液安全。

四、根据老年患者的病理生理及心理特点做好个性化的输液护理

操作前护士应充分评估了解患者，认真与患者及家属沟通交流，耐心倾听，理解和同情患者，不厌其烦地回答患者及家属提出的问题，有效地减轻患者的焦虑情绪，建立良好的护患关系。通过交谈观察评估患者焦虑的原因及程度，给予针对性心理疏导，取得患者及家属的信任。PICC置换等操作应签署知情同意书。每次输液前向患者说明输液的目的、药名、药物的主要作用和不良反应、输液总量、用药次序，大约需要多长时间，每一种药物的滴速以及输液过快、过慢将引起的不良后果等，协助患者做好输液前准备，如厕、取舒适体位，摆放好呼叫器，同时告之患者输液中可能遇到的问题，如何取得帮助，解除其顾虑。

选择合适的血管穿刺，对于血管不暴露的患者，可用热水袋局部热敷或将手浸泡在温水中10分钟，使局部组织温度升高，血管扩张，提高成功率。对于血管硬化，血管弹性差，脆性大的患者，可以在穿刺前局部涂血管保护剂和血管扩张剂，如复方利多卡因软膏，1%硝酸甘油，阿托品等，迅速扩张浅表小静脉，促进血液循环，提高穿刺成功率。肥胖的老年患者，血管位置深而固定，可用左手拇指触摸定位后取稍大角度穿刺进针，同时用左手拇指压住所选择的血管下端向下将血管拉直，食指向上方耐用力绷紧手背皮肤，避免血管滑动，穿刺成功后松开的力度一定要轻，避免血管破裂。瘦弱的老年患者嘱其握杯状手形，用左手将其手部皮肤绷紧并固定或嘱患者手部放松，手腕下弯，操作者握其并拢的手指把指缝的血管顶出来然后在血管上方直接进针。如针头进入皮下后穿刺血管未成功，应拔出针头重新选择血管穿刺，不宜将针头在皮下反复穿刺，以防引起皮下血肿。输液过程中加强巡视，加压输液时应专人守护，及时更换液体或拔针，对于腐蚀性药液，要确认针头在静脉内才能输入。使用微量注射泵、输液泵输液患者妥善、正确安装好仪器，准确调节参数，快速排除仪器故障及报警，详细交待注意事项。

输液完毕后，关闭输液器，轻揭胶布，用无菌干棉签或无菌小纱布轻压穿刺点上方，快速拔针，用拇指顺血管方向同时按压进皮肤的针眼和进血管处5分钟以上，切记不要揉擦局部，凝血功能差的老年患者还需延长按压时间，直至无出血为止。协助老年患者取舒适体位，适当活动输液肢体，不宜用力活动以免造成皮下淤血。对于输注

抗生素及其他有致敏作用的药物，输液完毕30分钟内应加强观察，不宜外出。输注扩血管药物的老年患者，应密切关注血压变化，起床速度要缓慢，以防引起体位性低血压、头晕等不适而导致跌倒、坠床等意外发生。

　　PICC拔管方法：操作者戴无菌手套，轻轻去除胶布及透明敷贴，用5ml注射器回抽1～2ml血（避免导管尖端附着的纤维蛋白鞘脱落，形成血栓），缓慢抽出导管（拔管时不能在穿刺点上用棉签加压），导管全部拔出后再用无菌棉签加压止血，碘伏消毒穿刺点，拔除导管时应注意预防空气栓塞，可用食指、中指压迫穿刺点至出血停止，用无菌敷贴（无菌纱布）覆盖并按压5～10分钟。导管拔出后，评估穿刺部位皮肤、血管、导管长度、导管状况，必要时采取护理措施，并做好记录。拔管时如遇阻力，嘱患者放松、深呼吸、休息、湿热敷手臂，手臂变换位置。无菌敷贴（无菌纱布）24小时后去除。

五、尊重患者权益

　　尊重患者的知情同意权是最有效、最积极的风险防范措施。第一，护理人员在操作前应为患者提供必要的充分的信息，例如操作的目的、注意事项、可能出现的风险以及需要患者配合的方法等，以确保患者能合理决定治疗方案。第二，要尊重患者拒绝治疗的权利。当患者拒绝治疗应告知其可能出现的后果，并在告知书上签字以确认决定。第三，尊重患者要求提供出院指导的权利。当患者没有医疗需求时，应告知其出院并准备出院资料。第四，尊重患者的隐私权。对患者信息必须保密，在没有取得患者同意时不得私自传播。第五，以上内容再告知患者的同时应告知患者的监护人并取得其配合，签署好各种知情同意书。

六、建立良好的护患关系，与患者及家属有效沟通

　　当患者认为护士是不友好的、对其漠不关心时，如果发生伤害或意外事件，患者容易采取法律行为。相反，如果护士与患者之间的沟通渠道是通畅的，患者有生气或不满的事件可能很快被护士发现并及时解决，一些纠纷也就容易避免。因此在输液过程，护士要加强与患者及家属沟通，取得理解与配合。

七、加强职业防护，减少静脉输液护理中的职业暴露造成的伤害

　　建立切实可行的职业暴露管理体系，制定严格的职业暴露处理流程，设立意外伤害或损伤登记报告系统，建立医务人员意外损伤个人档案，形成一套完善的感染监测、登记、报告、控制制度。医院管理部门应将职业暴露后紧急处理流程发给每一个临床科室，使护理人员在发生职业暴露后能立即汇报、咨询，作出及时有效的预防和治疗，并能定期查询和长期随访。制订护理职业安全培训计划，落实培训课程，包括：职业防护法规、医院感染预防和控制、标准预防概念和方法、安全注射、手卫生知识、锐器伤的原因和防护措施、肿瘤药物的毒性反应及职业保护、医务人员艾滋病病毒职业暴露防护

指导等。为医务人员创造安全、整洁的工作环境，加大职业安全用品的投入。护理人员规范自身行为，遵守操作标准。护理操作时，保证室内光线充足，防止针刺伤。执行侵入性操作时应戴手套。禁止双手回套针帽。避免用手直接分离污染的针头和注射器。护士在注射完毕后应将针头或锐器直接放入锐器桶以免刺伤自己或他人。给不合作的患者进行注射时，为避免针刺伤，应取得他人的协助。开启药物安瓿时，应用纱布包裹，避免用力过猛掰碎安瓿自伤。护理人员在操作结束后，应正确处理医疗废物，不可徒手处理针头。配备的锐器桶，应防渗透、防刺破、带盖密封。

第四节　静脉输液的护理风险评估

输液治疗前后对患者、操作者，药物及输液用具进行全面、有效的风险评估，可减少或杜绝静脉输液安全不良事件的发生。

一、患者评估

评估老年患者是否有以下情况：长期卧床者，血管萎缩变硬；糖尿病继发周围神经病变；外周血管硬化；伴有心衰；抵抗力低下；患有痴呆等疾病不配合等。评估静脉情况，老年人血管弹性差，血管壁修复慢且住院时间较长，反复静脉输液治疗血管循环不良，血管脆性大。应选择舒适位置、适宜粗细以及良好弹性的血管，避开瘢痕、硬结、色素沉着明显部位以及静脉窦，远离关节部位，尽量不选择下肢静脉输液给药。评估患者输液后如厕的次数、能否在协助下顺利如厕、能否保持输液肢体平行移动或轻微活动、能否真实叙述输液部位反应、能否遵医嘱完成输液、是否会因情绪原因自行拔掉液体以及是否具有良好的依从性等。

二、操作者评估

护士熟练掌握静脉输液标准流程，严格查对制度，遵循无菌操作原则。掌握药物相关知识及静脉输液安全知识，有安全防范意识及能力。

三、药物评估

评估药物对血管的刺激性，是否为强酸强碱类药物、高渗性药物、含钾等对血管刺激大的药物，血管收缩药，高危药物，药物名字及外观相近似的药物以及是否存在药物配伍禁忌等。

四、输液工具及输液附加装置评估

主要包括输液器、注射器、外周静脉留置针、肝素帽、无针接头、消毒用物、输液泵等。检查是否处在有效期内，包装是否符合要求，性能是否良好等；根据药物输入要求、滴速及患者年龄选择输液泵和不同种类输液工具。

五、静脉炎评估量表

常见静脉炎评估量表（见表6-1）和视觉输液静脉炎量表（见表6-2）。

表6-1　静脉炎量表

等级	临床标准
0	无症状
1	脓肿部位红斑，不一定疼痛
2	脓肿部位疼痛，有红斑和/或水肿
	脓肿部位疼痛，有红斑
3	条状物形成
	可触及静脉条索
	脓肿部位疼痛，有红斑
	条状物形成
4	可触及静脉条索长度＞1英寸
	脓性渗出物

表6-2　视觉输液静脉炎量表

等级	观察
0	没有症状
1	出现以下一种症状：静脉输液部位轻微疼痛或静脉输液部位周围轻微发红
2	出现以下两种症状：静脉输液部位疼痛、红斑、硬化
3	所有下列症状均是明显的：沿着套管路径发生疼痛、硬化
4	出现以下所有症状且范围较大：沿着套管路径发生疼痛、红斑、硬化，可触及静脉条索
5	出现以下所有症状且范围较大：沿着套管路径发生疼痛、红斑、硬化，可触及静脉条索，发热

第五节　静脉输液护理应急预案

静脉输液治疗护理过程中，熟悉静脉输液护理应急预案，可在发生不良事件时及时规范处置，将对患者及医护人员的伤害降到最低。

一、循环负荷过重（急性肺水肿）

（一）应急预案

1. 出现症状，立即停止输液并通知医生，进行紧急处理。

2. 予高流量（6~8L/min）吸氧，不推荐给予酒精湿化，因为可能导致支气管和肺泡壁损伤。严重缺氧者可用面罩加压给氧，如PaO_2低于60mmHg或$PaCO_2$进行性升高可采用气管内插管机械通气。

3. 减轻心脏负荷，病情允许时协助患者取被迫端坐位，双腿下垂，不推荐进行四肢轮扎。患者意思丧失，大动脉搏动不明显甚至消失时立即予复苏体位，做好复苏抢救。

4. 遵医嘱给予镇静剂，平喘、强心、利尿和扩血管药物，应用微量泵，根据患者血压及中心静脉压匀速泵入。

（1）镇静：常用吗啡或哌替啶。有呼吸抑制、休克者或原有慢性阻塞性肺疾病的肺水肿患者禁用，神经性肺水肿患者应慎用。

（2）平喘：使用肾上腺皮质激素改善心肌细胞代谢，减轻肺毛细血管的通透性，从而达到抗休克、解毒、抗炎及促进症状缓解的目的。

（3）强心：近期未用过洋地黄类药物者，可静脉注射快速作用的洋地黄类制剂，如西地兰等。

（4）利尿：呋塞米是首选的利尿剂。通过利尿可以减少血容量，使毛细血管楔压下降，从而改善肺水肿症状。

（5）血管扩张剂：静脉滴注硝普钠或酚妥拉明以降低肺循环压力，但应严密监测血压变化，也可舌下含服硝酸甘油以降低肺循环静脉压。

5. 严密监测生命体征，予以心电监护，准确记录出入水量。

6. 做好心理疏导，及时安慰患者及家属，平复患者心情，帮助患者消除恐惧感和紧张情绪。

7. 认真记录病情变化及抢救经过。

（二）处理流程（图6-1）

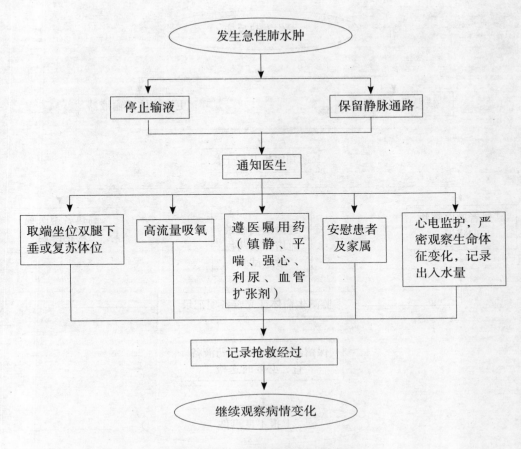

图6-1　急性肺水肿处理流程

二、发热反应

（一）应急预案

1. 减慢或停止输液，更换液体和输液器。

2. 报告医生及护士长。

3. 遵医嘱给药，对高热患者予物理降温或遵医嘱使用药物降温等对症处理。

4. 遵医嘱抽血做血培养及药物敏感试验。

5. 监测生命体征和观察病情变化，完善各项记录。

6. 保留输液器和药液备查，必要时封存药液并送检。

7. 按不良事件处理及报告流程及时报告。

（二）处理流程（图6-2）

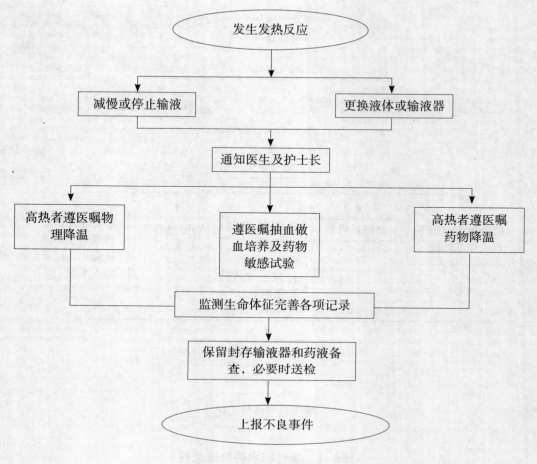

图6-2 发热反应处理流程

三、过敏反应

（一）应急预案

1. 发生过敏反应，立即停药，保留输液通道，更换输液器，报告医生，出现过敏性休克就地平卧抢救。

2. 立即皮下注射0.1%盐酸肾上腺素0.5～1mg（小儿酌减）。如症状不缓解，可每隔30分钟皮下或静脉注射该药0.5ml，直至脱离危险。

3. 给予氧气吸入，必要时行气管插管或气管切开及人工呼吸。

4. 迅速建立静脉双通道，补充血容量，遵医嘱应用升压药、呼吸兴奋剂、抗组胺及皮质激素类药物以维持血压、呼吸，解除支气管痉挛。

5. 发生心脏骤停，立即进行CPR等抢救措施。

6. 密切观察患者的意识、体温、脉搏、呼吸、血压、尿量及病情变化，做好抢救记录。

（二）处理流程（图6-3）

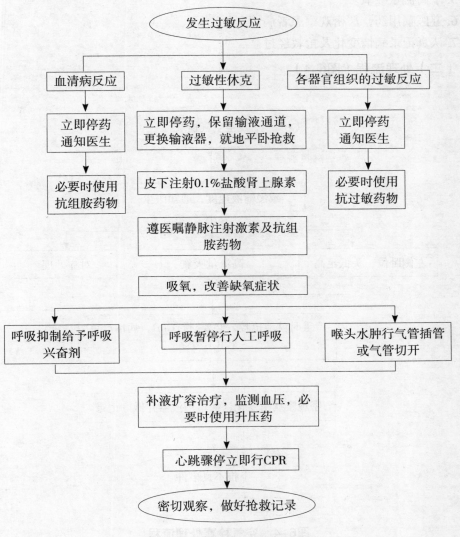

图6-3 过敏反应处理流程

四、空气栓塞

（一）应急预案

1. 输液前认真检查输液器的质量，排尽输液导管内的空气。

2. 输液过程中加强巡视，及时更换输液瓶；输液完毕及时拔针；加压输液时应有专人守护。

3. 发现输液器内出现气体或患者出现空气栓塞症状时，立即停止输液，更换输液器或排空输液器残余空气。

4. 发生栓塞立即让患者取头低足高左侧卧位，通知医生进行抢救。

5. 予高流量吸氧。

6. 遵医嘱用药，严密观察患者病情变化。

7. 认真记录病情变化及抢救经过。

（二）处理流程（图6-4）

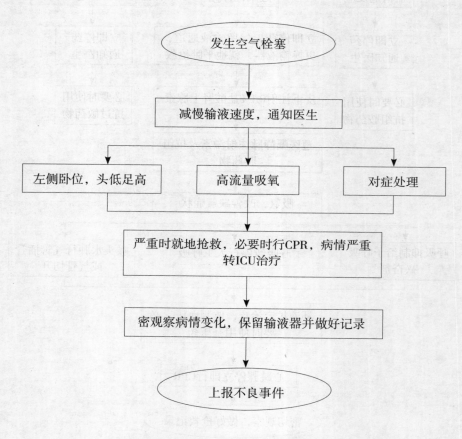

图6-4 空气栓塞处理流程

五、静脉炎

（一）应急预案

1. 沿着静脉血管走向可以看到红色的条痕或伴有压痛，穿刺肢体肿胀，穿刺处周围的皮肤颜色改变，皮温高或体温增高均提示静脉炎，应立即拔除穿刺针，并选择其他部位重新穿刺。

2. 出现红肿的穿刺处或静脉可行硫酸镁、雷夫奴尔、2%利多卡因湿敷，使平滑肌松弛，解除血管痉挛，扩张毛细血管，改善微循环，减轻疼痛，严重者可选用封闭疗法。

3. 患肢可缠扎弹力绷带或穿医用弹力袜，可以活动、行走，不需卧床休息。

4. 若病变比较严重，可卧床休息，抬高患肢。

5. 必要时理疗。

6. 严密观察，班班交接，做好记录。

（二）处理流程（图6-5）

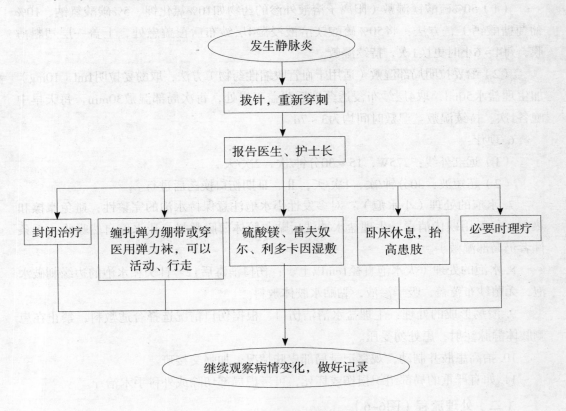

图6-5　静脉炎处理流程

六、药物外渗

（一）应急预案

1. 一旦发现或者怀疑刺激性药物外渗，须立即停止注射，利用原针头接无菌注射器进行多方向强力抽吸，尽可能将针头及皮下药液吸出，拔针后用干棉球按压5~10min。

2. 报告医生、护士长，遵医嘱给予环形封闭：生理盐水5ml＋地塞米松2.5mg或2%利多卡因10ml，皮下注射，范围大于发生渗漏的区域以减轻局部缺血缺氧坏死。

3. 局部冷敷，加压包扎，严密观察，防止冻伤。适用于蒽环类药物如柔红霉素、阿霉素、表阿霉素，紫杉醇、多西紫杉醇、多西他赛等药物外渗。

4. 局部热敷（72小时内禁用），防止烫伤。适用于植物碱类抗癌药物如长春新碱、长春花碱、异长春花碱，长春瑞滨，草酸铂等药物外渗后。糖尿病患者慎用热敷。

5. 药物湿敷：50%硫酸镁湿敷、酚妥拉明、喜疗妥、利白素、湿润烫伤膏、仙人掌肉捣碎＋冰片、生土豆片。

（1）50%硫酸镁湿敷（阳离子溶液外渗的药物如10%氯化钾、5%碳酸氢钠、10%葡萄糖酸钙），方法：将50%硫酸镁溶液浸湿4层纱布后覆盖患处，上盖一层塑料薄膜，每4～6小时更换1次，持续湿敷。

（2）酚妥拉明局部湿敷（适用于血管收缩性药物）方法：取酚妥拉明1ml（10mg）加生理盐水50ml，取4层纱布浸透药液后覆盖于患处，每次局部湿敷30min，每天早中晚各1次，持续湿敷。湿敷时间均为3～7d。

6. 理疗：

（1）远红外线：275W，15～30分钟/次，2次/天。

（2）超短波：30分钟/次，1次/天，Ⅱ、Ⅲ期伤口换药后进行。

7. 水疱的处理（小水疱）：对多发性小水疱注意保持水泡的完整性；避免摩擦和热敷；每天用碘伏消毒、生理盐水冲洗后贴水胶体薄膜敷料，让水疱自然吸收（无条件者仍局部湿敷）。

8. 水泡的处理（大水泡直径1cm以上）：伤口消毒后12号针头在水泡的边缘刺破水泡，无菌纱布覆盖，吸干渗液，黏贴水胶体敷料。

9. 溃疡形成的处理：生理盐水清洁伤口，根据伤口情况选择合适敷料，禁止在患侧肢体静脉注射，患处勿受压。

10. 抬高患肢并制动，观察记录局部皮肤情况，加强交接班。

11. 如有严重的局部组织损伤或坏死，可考虑局部切除或外科手术治疗。

（二）处理流程（图6-6）

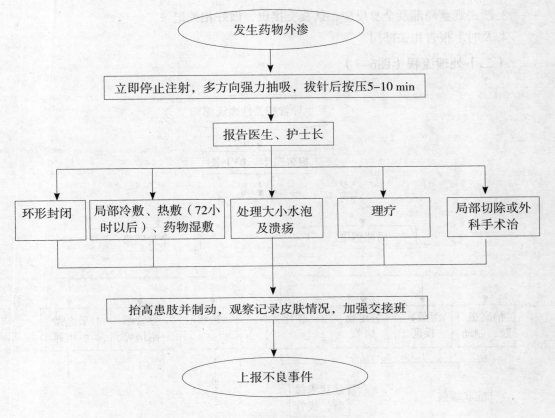

图6-6 药物外渗处理流程

七、导管相关性血流感染

（一）应急预案

1. 导管相关性局部感染 通常发生在穿刺位置，表现为穿刺处红肿硬结，范围在2cm以内，可有少量分泌物流出。如出现穿刺处或穿刺上方红、肿、热、痛，首先要抬高患肢并制动，同时报告医生及护士长，立即用50%硫酸镁湿热敷，每日6次，每次20～30分钟，湿热敷间歇可涂擦利白素凝胶；或用六合丹中药湿敷，每日1次，连续3～5日致症状缓解。如穿刺处出现分泌物增多或脓性分泌物时，应对分泌物进行细菌培养，同时可用红外线局部照射，每日2～3次，每次20～30分钟，同时用庆大霉素8万U加地塞米松5mg换药，每日1次，或用百多邦涂擦穿刺点及周围炎症部位皮肤，每日2～3次。若处理后2～3日症状不缓解或加重，应立即拔管。

2. 导管相关性全身感染 如患者突然出现不明原因的发热、寒战，临床上又查不出其他的原因，应考虑导管血行感染，应果断拔管，用无菌剪刀剪下导管前端1～2cm做细菌培养，同时从对侧肢体抽取静脉血8～10ml做血培养，外周血培养及对导管半定量和定量培养可分离出相同的病原体，为抗生素的选择提供依据。

3. 严密观察局部及全身反应，认真交接班，做好相关记录。

4. 及时上报告相关部门。

（二）处理流程（图6-7）

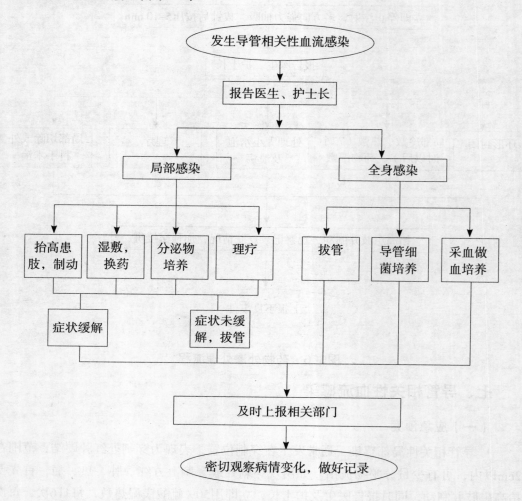

图6-7 导管相关性血流感染处理流程

八、PICC导管断裂

（一）应急预案

1. PICC导管体外部分断裂 可以使用厂家的配件修复导管，如果不能修复立即拔管。

2. PICC导管体内部分断裂

（1）怀疑PICC导管断裂，立即在置管稍靠上的位置扎止血带，止血带松紧适宜，以能阻止静脉回流的同时不影响动脉血供为宜。

（2）报告医生、护士长及静脉治疗小组，协助处理。

（3）随时检查桡动脉搏动，限制患者活动。

（4）立即联系放射影像科，拍摄X光片确认导管断端的位置。

（5）协助医生或静脉治疗小组成员在导管室取出断裂的导管，必要时行开胸手术取出断裂的导管。

（6）观察病情变化并记录经过。

（7）及时上报相关部门。

（二）处理流程（图6-8）

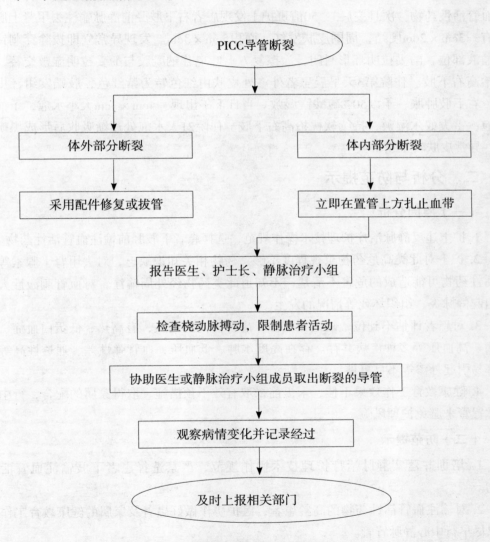

图6-8　PICC导管断裂处理流程

第六节 案例分析

一、事件经过

患者林某某，男，83岁，因发热、意识不清1周于中午1时入院。入院诊断：肺部感染、冠心病、高血压病、老年性痴呆、低蛋白血症、T12压缩性骨折、腔隙性脑梗死。查：意识模糊，偶有躁动，不能配合治疗护理，极度消瘦，全身浮肿，血压低，医嘱予以退热、抗炎、补液、改善循环、抗心衰等治疗，持续静脉输注去甲肾上腺素等血管活性药物。次日凌晨3：50值班护士发现患者右下肢胫前静脉输注去甲肾上腺素处有一3cm×2cm硬结，周围皮肤发红，面积5cm×3cm。发现异常立即拔除穿刺针更换输液部位，酚妥拉明环形封闭，涂擦复方七叶皂苷钠凝胶与酚妥拉明湿敷交替，软枕抬高右下肢。住院第3天早晨患者外渗处皮肤由红色转为紫红色，肢端发绀，皮温低，右下肢肿胀，予以50%硫酸镁湿敷。当日下午出现一4cm×3cm大小水疱，予抽吸水疱，雷夫奴尔湿敷，持续软枕抬高右下肢。住院21天水疱处逐渐吸收后形成黑痂脱落，异常皮肤转至正常。

二、分析与防范提示

（一）原因分析

1. 护士违反静脉治疗护理技术操作规范，选择患者下肢胫前输注血管活性药物。

2. 护士对此类高危药物重视程度不够，药物相关知识缺乏，对去甲肾上腺素等血管活性药物可能造成的危害不清楚，不知道此类药物经外周输注，对血管刺激性大，易引起静脉炎，组织坏死等情况的发生。

3. 对患者评估不到位，缺乏预见性。患者为高龄老人，有高热、低蛋白血症、冠心病、高血压等多种疾病共存。存在高度水肿、低血压，血管弹性差、通透性高等情况都易引起外渗等不良事件。

4. 健康教育工作效果不佳，未提前采取有效干预措施，取得家属的配合，行中心静脉置管来避免护理风险。

（二）防范提示

1. 培训并落实静脉治疗护理技术操作规范，严禁选择患者下肢输注血管活性药物。

2. 对输注血管活性药物的高龄患者，医护协作做好患者及家属的健康教育工作，争取尽早行中心静脉置管。

3. 护士应加强药物知识的学习，掌握药物的常见不良反应，输注特殊药物前详细告知其可能出现的不良反应并签署知情同意书，争取患者和家属的理解与配合。

4. 责任护士应加强巡视，对输注特殊药物尤应注意观察其局部情况及用药后反应。出现异常，及时报告，及时采取有效应对措施。

5. 严格交接班，对各类存在护理风险高危患者、特殊患者及危重患者重点交接，每班评估上一班采取的措施是否正确有效，及时报告，及时改进。

6. 对存在纠纷隐患的病例应及时向上级部门汇报，利用拍照、录音等方式及时留取证据，及时完善相关记录。

7. 认真组织讨论不良事件，做好安全警示教育，提醒所有护士输液外渗的后果。

（周　晗）

第七章 非计划性拔管护理与风险防范

老年患者病情复杂，常合并多种疾病，治疗中可能有多种管道，如：静脉输液管、导尿管、胃管、引流管、PICC管等，非计划性拔管不仅增加患者痛苦，可能影响治疗结果，同时增加了护士工作负担，例如：由于自拔胃管可能造成患者呛咳窒息风险性较增加，自拔导尿管可能损伤尿道等。因此，通过分析老年患者的特点和护理风险事件，能够帮助我们更好地防止或减少非计划性拔管的发生，保证护理安全。

第一节 非计划性拔管的定义

非计划性拔管又称意外拔（脱）管（Unplanned Extubation UEX），是指导管意外脱落或未经医护人员同意，患者将导管拔除，也包括医护人员操作不当所致拔管，是医院内发生率较高的护理不良事件。据文献统计，非计划性拔管的发生率在0.3%~14%之间。

UEX的发生率是指统计周期内，住院患者发生的某导管非计划拔管例次数与同期该导管留置总日数的比例，或者是占同期该导管置管总例数的比例。

$$某导管UEX发生率 = \frac{同期该导管UEX例次数}{统计周期内某导管的留置总日数} \times 1000‰$$

某导管UEX发生率＝同期该导管UEX例次数/统计周期内某导管的留置总日数×1000‰，患者发生非计划性拔管，轻者增加其痛苦及医疗费用，延长住院时间，耽误治疗，重者会引起死亡，留下医疗纠纷的隐患，同时也增加感染机会。总之，作为一名护理人员，除了掌握精湛、高超的护理技术外，更应对患者身心护理加以重视。为防止意外拔管给患者带来致命的严重后果，在护理操作中，应加强责任心，做好各种留置导管患者的护理和监护工作。应针对非计划拔管的危险因素采取有效预防措施和健康教育，提高护理质量，确保患者生命安全。同时鼓励护理人员，并为其创造机会，不断更新护理新知识、新技能，扩展知识面，运用所学的知识结合患者病情，为医生提供可靠的依据，在护理工作中防微杜渐，提高护理人员的预见性护理意识，保证医疗护理安全。

第二节　非计划性拔管的高危因素与高危人群

临床上非计划性拔管的问题是全球关注的问题，它不仅危及患者的生命，延长患者的住院天数，增加住院费用，还增加医护人员不必要的工作。护理人员要加强对高危人群的重视，分析非计划性拔管的高危因素，从而有效地降低非计划性拔管的发生率，提高患者的安全性。

一、非计划性拔管的高危因素

影响非计划性拔管的关键因素与患者的诊断、病情的危重程度、患者意识状态、年龄、医护人员的操作等多项因素相关。

（一）患者方面

1. 年龄因素

从自行拔管的年龄分布看，多见于高龄患者。由于老年患者的情绪不稳定，固执和缺乏适应性等，对留置管路不理解，易发生非计划拔管。老年患者循环功能差，呼吸频率在药物作用下降低，大脑缺氧，在醒-睡交替期间出现恍惚状态，对异物刺激敏感性高，产生一过性认识混乱而发生不稳定行为。

2. 躁动与意识不清

（1）谵妄是引起患者自行拔管的重要因素，原因是在于谵妄状态的患者清醒期与谵妄交替出现，昼轻夜重，易导致患者自行拔管；

（2）意识障碍与患者的自行拔管密切相关；昏迷指数越高，患者自行拔管的风险就越高，因患者病情严重，容易发生意识混乱，导致认知功能障碍而发生拔管行为；

（3）疼痛引起焦虑和躁动是导致意外拔管的重要原因；

（4）夜间意外拔管多于白天，夜间迷走神经兴奋，心率、呼吸频率降低、肺泡通气不足、二氧化碳（CO_2）潴留、血氧饱和度（$SpO2$）较清醒时低，易出现头痛、烦躁、幻觉等精神障碍，大部分患者在睡眠状态拔管。

3. 患者对留置导管的重要性认识不足，患者由于日常活动如吃饭、如厕、自主翻身等活动幅度过大也是非计划性拔管事件发生的重要原因。

4. 患者无法说话或吞咽、无法与医护人员沟通、感觉不适、对插管极不耐受等这些都是潜在的有意或无意拔管的危险因素。

5. 与患者相关的其他因素，ICU的特殊医院环境、限制探视、麻醉未醒、都可能使患者产生紧张、烦躁、悲观、绝望等情绪，其结果是不配合治疗和护理，都有可能造成意外拔管。

（二）医护方面

1. 缺乏有效的导管固定。胃管、经口气管插管的导管固定贴或胶布易被患者的汗液、口腔分泌物污染而失去粘性，引起固定不牢。气管插管气囊漏气、充气不足等易在外力作用下致导管脱落。深静脉置管缝线、敷料脱落，未及时予以重新缝合固定，导致置管脱出。

2. 护士未能按要求逐一确认各导管的位置、刻度、固定情况等，从而未及时发现潜在的问题。

3. 护士在进行护理操作时，未妥善固定好导管；如为气管插管患者进行口腔护理时，未妥善固定导管，使操作过程中导管被过度牵拉而脱出；未按照操作规范移动、固定导管，使其意外脱出。

4. 对于高龄患者听力、语言、思维等方面均存在不同程度的功能减退等，护士往往只重视护理操作而忽视了对患者的健康教育，导致患者对全身各种管道的重要性认识不足，缺乏对其所置管道的自我保护意识，从而出现意外拔管或意外脱管。

5. 对烦躁不安或意识不清的患者未使用镇静剂或不能合理运用镇静剂也可引起患者拔管、脱管。

6. 缺乏有效的肢体约束，由于躁动患者未实施约束或约束不当而出现自行拔管。

7. 护士缺乏对非计划性拔管的风险评估，对患者意识状态、病情、生理心理状况缺乏评估技巧，未能清楚地鉴别出非计划性拔管高风险的患者，预告医护人员密切监护，加强防范，而出现意外拔管。

8. 巡视不到位，非计划拔管多发生在中午或晚上，此时值班人员相对较少，护士忙于其它工作不能及时巡视或对睡眠状态下的患者不注意巡视观察，导致非计划性拔管。

9. 欠缺有效的护患沟通，护士往往只注重患者生命体征的监测与治疗，而忽视提供有效的心理支持，不能对患者的需求、情绪反应做出正确的判断，不能及时满足患者的需求，使患者对全身各种管道的意义认识不足。加上医务人员忙于抢救及其它工作，忽略了患者的需要，尤其是对一些治疗和护理操作缺乏应有和及时的解释，或表现不耐烦，使患者失望和无助，导致自行拔管。

（三）其他方面

患者因各种插管持续束缚，产生种种不适，如气管插管患者口、鼻、咽喉胀痛不适，有堵塞和异物感；胃管致咽部肿痛、恶心；留置尿管时存在尿路刺激症状等留置导管引起的不舒适感以及导管和固定导管的材质对非计划性拔管的发生均有一定的影响。

二、非计划性拔管的高危人群

意识模糊、烦躁患者、病情严重及管道较多的患者，老人以及小儿，护理不良事件的风险相对较高，被认为是非计划性拔管的高危人群。这与此类患者病情严重，容易发生意识混乱，导致认知功能障碍而发生拔管行为，其次意识不清，特别是躁动的患者发生非计划性拔管的危险增加有关。因此要降低非计划性拔管率，不但要早期识别非计划性拔管的高危人群，加强高危人群的管理，对不同类别的患者予以分类管理，尤其对危重、小儿、老年患者及意识障碍的患者应纳入非计划性拔管护理不良事件发生的高危人群，需要采取针对性的护理和看护措施。同时管理者应系统性地对护理人员进行安全文化及导管维护的培训，提高护士整体的风险意识水平和综合素质，采取科学的安全措施。其次对于存在焦虑的或依从性差的清醒患者也应加强管理，关注患者对置管的感受并加强沟通以防管道的意外拔除。

第三节　非计划性拔管的不良后果

管道维系着患者生命，一旦发生非计划性拔管，轻则造成患者局部损伤，增加患者痛苦，延长住院天数，增加住院费用，如果发现不及时或处理不当重则会引起病情恶化，危及患者生命甚至导致死亡，是临床护理安全管理的重要问题之一。因此工作在临床一线的护理人员，应充分认识到非计划性拔管的危害性及其对医疗护理质量的影响，采取有效的护理干预，竭尽所能地做到防患于未然，以确保患者生命安全。具体不良后果主要包括：

（一）患者不良后果

1. 增加患者痛苦、病情加重、如果发现不及时或处理不当可能成为患者的致死原因。

2. 使重插管率增加，增加院内感染的机会。延长患者住院时间，增加患者医疗费用。

3. 造成患者心理影响。患者会认为自行拔管后自己的行为会加重疾病，难以治愈，造成心理阴影。

（二）医护人员不良后果

1. 当班护士懊悔自己未能及时阻止意外的拔管、脱管，怕造成严重医疗纠纷，担心被处分，产生了心理压力。

2. 容易造成医患纠纷等意外医疗事件。

第四节　非计划性拔管的风险防范措施

建立和完善护理安全管理体系，探讨非计划性拔管的风险及采取正确有效的防范措施，是保障护理安全的必备条件。

一、准确的评估

患者的机体状况、有无意外拔管的危险因素，如意识状态、情绪心理状态、既往病史等，对高危患者应进行连续动态监测。加强对高危患者（如意识障碍、躁动、有拔管史、依从性差的患者）的观察，作为重点交接班内容详细交接。

二、妥善固定

随着临床技术革新，各种导管固定材料不断涌现，针对不同患者具体情况使用适宜的、有针对性的固定方法已成为必然，做到既牢固、美观、方便快捷又安全舒适。如：经外周静脉穿刺置入中心静脉导管（PICC、CVC）、静脉留置针穿刺，先用3M透明敷料覆盖贴紧后再用胶布常规固定；需同时气管插管与插胃管者，胃管采用鼻腔插入至胃，用粘性和韧性较好的胶布作交叉固定，固定的胶布每天更换，胶布松脱、污染潮湿时及时更换；各种较长的引流管和导管固定时应留有适当余地，避免过紧或过长扭曲、折叠；定时检查导管连接是否紧密、必要时采取预防性加固措施，如可以在留出一段供患者活动的长度后使用曲别针固定在床单上，防止人为的拽脱。

三、加强宣教，提高防范意识及患者自护能力

（一）关注情感体验，制定专门的管道自我护理宣教单，对于意识清楚的患者，应加强宣教，讲解其所置导管的意义、脱管的危害及床上活动的注意事项。对于气管插管或气管切开的患者，可通过点头、写字、体语等方式进行交流，护士可以使用辅助工具，如图片、画板和手势与患者交流情感，允许对方表达情感需求。

（二）鼓励家属多安抚患者，使患者主动配合医护工作。向清醒患者解释病情，表达对患者痛苦的理解，解释插管的目的、作用和意义，帮助患者树立战胜疾病的信心和勇气，提高其防范意识及管道自护能力。

（三）意识不清者，在意识转清的第一时间告知患者各管道的重要性和注意事项。

四、优化约束流程

规范约束管理虽然对于肢体约束的观点仍存在争议，但是随着护士对身体约束知识、态度和实践的正确认知，以及身体约束工具的不断改进和身体约束替代措施的应用，并根据患者烦躁及肌力情况选择约束方法，已使身体约束不断精细化。

（一）护理人员在进行约束之前首先应该明确有效约束的方法、约束固定和放松的指征。保证在放松约束前充分评估拔管的可能性，并采取适当的替代措施。

（二）已有约束患者应每2小时检查约束的松紧情况，定时放松约束带，帮助患者被动活动，以减轻由于约束具的使用带来的不适感。当翻身或特殊情况需解开约束带时应扶持其双手，防止意外拔管。

（三）护理人员应意识到约束可能造成患者身心疲惫，产生愤怒情绪，从而行为失去理智，躁动不安而拔管。所以对于高危拔管患者，不仅要评估患者是否符合约束的条件，还应加强与患者及其陪护人员的沟通，告知约束的必要性和重要性，得到患者及陪护人员的支持与理解，及时评估并向医生汇报患者的意识和精神状态，以便及

时适当采取药物性约束或其他替代方法。

（四）约束带捆扎松紧度及部位要适宜，并在约束过程中评价约束效果，及时调整约束方案。

（五）保证在解除约束前充分评估拔管的可能性，并采取适当的替代措施。

五、规范护理操作

（一）由置管者做好标记，详细记录管道名称、留置时间、部位、长度，观察和记录引流液的性质、量，发现异常，及时处理。

（二）严格遵守操作规程和注意事项，治疗、护理中动作轻柔，注意保护导管，防止导管脱落。行各项护理操作如翻身、搬动等过程中，应先整理好患者的各种导管，妥善固定，避免意外拔管。

（三）加强巡视，严密观察，在患者易拔管的高危时段（23：00～02：00，06：00～08：00），增加巡视次数，及时发现拔管倾向。

（四）值班护士应有目的、有重点地观察并评估患者意识状态、心理状况、镇静指数、约束情况，定时观察导管深度、固定情况、约束的可靠性等，以便及时发现，阻止患者的拔管行为或因固定不牢发生的脱管现象，确保患者安全。

（五）要求每班护士在进行床旁交接时必须确认管道的位置、深度、固定情况，并将交接所见记录在危重患者护理记录单上。规范护士的行为，使其充分了解所留置导管的情况，做到防患于未然。

六、适度使用镇静剂

对于躁动、意识障碍等高危拔管患者，应每隔2小时及时评估并向医生汇报患者的意识和躁动程度，必要时使用镇静药物，注意观察用药后的反应，若效果不佳必须及时与医生沟通。同时根据患者疼痛情况制订出个性化的镇痛方案（药物治疗和非药物治疗）。

七、加强业务培训与质控管理

通过培训提高护理人员的个人能力以降低非计划性拔管的发生率。让护士掌握意外拔管的概念、常见原因、危害性，使其从思想上加以重视。培训的内容包括：高危患者的识别、各种导管的固定方法、护患沟通技巧、意外拔管后的紧急处理、护理干预措施及不断更新标准化程序，使每位护士掌握非计划性拔管风险评估技巧、导管固定技巧、护理操作技巧等。制定非计划性拔管应急处理方案，完善意外事故报告的流程，一旦发生认真填写意外事故报告单，逐级上报。运用计划（Plan）、执行（Do）、检查（Check）、处理（Action）即PDCA循环方法进行分析讨论，并提出改进措施付诸实施。

八、其他

改进管道材料，管道固定材料和固定方法，提高固定的正确率，制订管道分类标志与管理制度，降低重要管道非计划性拔管的发生率。

九、常见导管的具体防范措施

（一）气管插管脱落防范措施

1. 有效地沟通。

2. 适当使用镇静剂。

3. 保护与约束有自拔管倾向的患者。

4. 确定气管内插管在正确位置，有效地固定气管内插管。

5. 严格交接班，随时观察并听诊双肺呼吸音。

6. 对活动度大的患者在气管内插管处加强连接。

7. 为气管插管患者做口腔护理时应双人合作，一人固定气管插管，一人实施口腔护理，以免操作时误将气管插管脱出。

8. 适当支托呼吸器软管，随时排除沉积于呼吸器软管的水。

9. 呼吸器的软管随患者体位进行调节，即"人动管动"。

10. 观察非计划拔管的倾向，及时处理意外拔管脱管的原因分析，总结非计划性拔管的原因及护理对策。

（二）胸腔引流管脱落防范措施

1. 妥善固定，保持胸腔闭式引流管各连接处衔接牢固。卧床患者引流管妥善固定在床旁。运送患者时，双钳夹闭引流管，并将水封瓶置于患者双下肢之间予以固定，下床活动时，引流瓶应低于膝关节。

2. 观察并记录生命体征及胸腔闭式引流情况（包括引流液的量、性状、水柱波动范围及引流装置各处连接的情况）

3. 严格执行交接班制度，加强对高危患者（如意识障碍、躁动、依从性差）的观察，做好重点时段（中、晚夜班和交接班时段）的交接。

4. 做好患者及其家属的健康宣教，让其了解引流的目的及重要性，提高其防范意识及导管的自护能力。

（三）腹腔引流管脱落防范措施

1. 认真评估患者是否存在导管滑脱危险因素并做好交接班。

2. 妥善固定好引流管并做好标记，及时倾倒引流液。

3. 遵守操作规程，治疗护理中动作轻柔，注意保护导管，防止导管脱落。

（四）导尿管脱落防范措施

1. 导管必须妥善固定，做好标记。

2. 严守操作规程，治疗护理中动作轻柔，注意保护导管，防止导管脱落。

3. 做好患者及其家属的健康宣教，提高其防范意识及对管道的自护能力。

4. 严格执行交接班制度，加强对高危患者（如意识障碍、躁动、有拔管史、依从性差等患者）的观察，做好重点时段（中、晚夜班和交接班时段）的交接。

（五）胃管脱落防范措施

1. 置胃管后，常规方法妥善固定。

2. 记录胃管插入深度。

3. 移动患者时，同时移动胃管及引流袋，将胃管固定于衣领或枕头上。

4. 妥善固定好外接引流袋，及时倾倒引流液。

5. 更换引流袋、鼻饲、注药时，避免操作用力过大或过度牵拉胃管，防止脱出。

（六）动静脉置管脱落防范措施

1. 动静脉置管前，应评估置管部位，尽量避免在关节处穿刺，酌情使用夹板或约束带。

2. 妥善固定置管，使用缝线固定穿刺部位，外加透明敷贴固定。

3. 无延长管的置管尽量避免直接用三通管，可使用螺口延长管后再接三通管。

4. 需要使用三通管时，需谨慎连接紧密，防止脱落。

5. 指导患者正确摆放体位，翻身、过床等操作时动作应轻柔，避免牵拉。

6. 对小儿、有精神症状、意识障碍的患者使用约束带约束双手，以防止自行拔管。

7. 注意观察穿刺部位，及时发现置管移位。

8. 必要时严密监测动脉波形及数据变化，及时发现置管脱出。

十、常见导管的固定流程

（一）工字法固定导尿管流程

1. 取一条5×7cm的加压固定胶带（图7-1）。

2. 先对折胶带两边各剪2cm（图7-2）。

3. 垂直方向各剪1cm的开口（图7-3）。

4. 撕除一侧的离型纸（图7-4）。

5. 固定于皮肤上，高举平台法固定导管（图7-5）。

6. 再撕除另一侧离型纸，交叉固定于皮肤上（图7-6）。

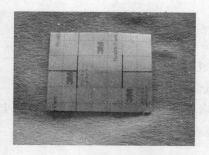

图7-1　加压固定胶带

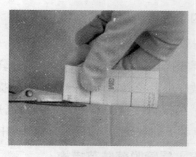

图7-2　先对折胶带两边各剪

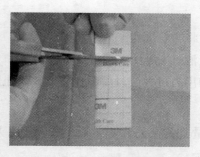

图7-3　垂直方向各剪1cm的开口

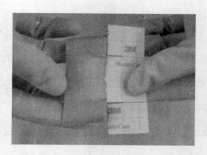

图7-4　撕除一侧的离型纸

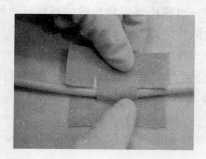

图7-5　固定于皮肤上，高举平台法固定导管

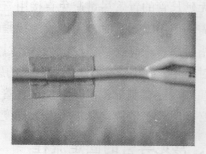

图7-6　再撕除另一则离型纸，交叉固定于皮肤上

（二）加压固定胶带–鼻胃管固定流程

1. 剪一条5×8cm的加压固定胶带，从中间剪成两条各2.5×8cm（图7-7）。

2. 一条剪成人字型固定导管出口，另一条固定延长管（图7-8）。

3. 取一条从中间剪至3cm处（图7-9）。

4. 把离型纸从未剪的3cm处撕开（图7-10）。

5. 未剪部分先固定鼻翼，一边胶带环形固定导管，末端反折便于撕除（图7-11）。

6. 另一边胶带相反方向环形固定于导管上，再取另一条高举平台法固定延长管（图7-12）。

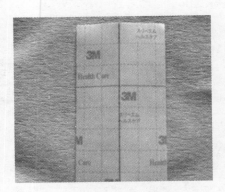

图7-7 5×8cm的加压固定胶带,从中间剪成两条2.5×8cm

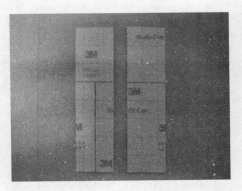

图7-8 剪成人字型,一条固定导管出口,一条固定延长管

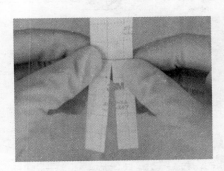

图7-9 取一条从中间剪至3cm处

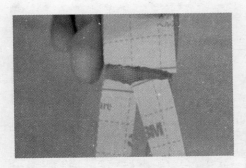

图7-10 把离型纸从未剪的3cm处撕开

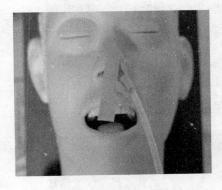

图7-11 先固定鼻翼,胶带环形固定导管

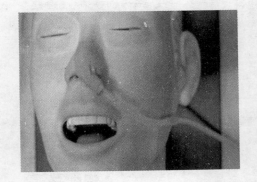

图7-12 一条环形固定,另一条高举平台法固定延长管

（三）CVC固定流程

1. 消毒剂待干后,敷料中心对准穿刺点,无张力粘帖（图7-13）。

2. 捏导管突起（图7-14）。

3. 人中间往两边抚平整块敷料（图7-15）。

4. 边撕边框边按压（图7-16）。

5. 剪一条5×8cm的加压固定胶带（图7-17）。

6. 从中间4cm处剪一个Y型口（图7-18）。

7. 撕除上半部分离型纸（图7-19）。

8. 固定外露导管（图7-20）。

9. 依次撕除两边离型纸，交叉固定（图7-21）。

10. 固定记录胶带（图7-22）。

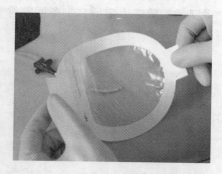

图7-13　对准穿刺点，无张力粘帖

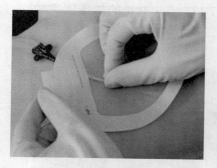

图7-14　捏导管突起

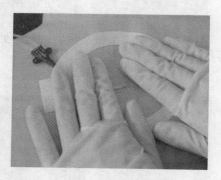

图7-15　中间往两边抚平整块敷料

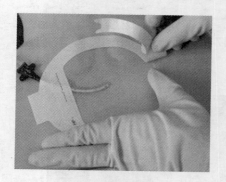

图7-16　边撕边框边按压

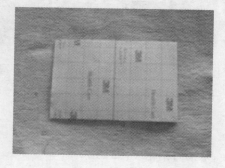

图7-17　剪一条5×8cm的加压固定胶带

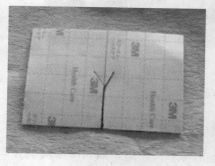

图7-18　从中间4cm处剪一个Y型口

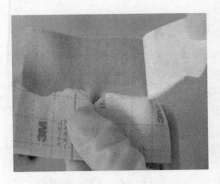

图7-19　撕除上半部分离型纸

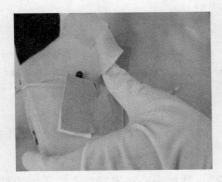

图7-20　固定外露导管

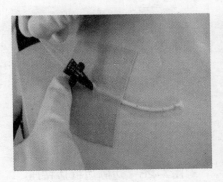

图7-21　撕除两边离型纸，交叉固定

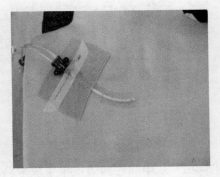

图7-22　固定记录胶带

（四）PICC固定流程

1. 消毒剂待干后，敷料中心对准穿刺点，无张力粘帖（图7-23）。

2. 捏导管突起（图7-24）。

3. 从中间往两边抚平整块敷料（图7-25）。

4. 边撕边框边按压（图7-26）。

5. 剪一条5×9cm的加压固定胶带（图7-27）。

6. 3cm处剪一个Y型口（图7-28）。

7. 撕除Y型口上半部分离型纸（图7-29）。

8. 固定外露导管（图7-30）。

9. 依次撕除两边离型纸（图7-31）。

10. 交叉固定（图7-32）。

11. 撕除另一侧离型纸，U型固定（图7-33）。

12. 固定记录胶带（图7-34）。

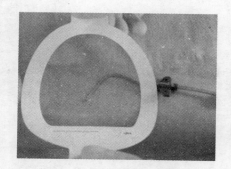

图7-23 敷料中心对准穿刺点，无张力粘帖

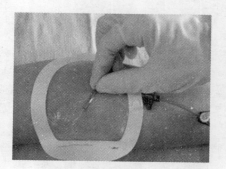

图7-24 捏导管突起

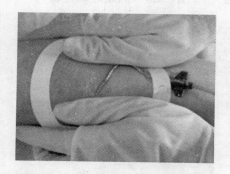

图7-25 从中间往两边抚平整块敷料

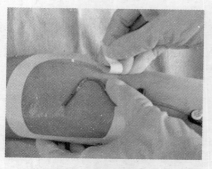

图7-26 边撕边框边按压

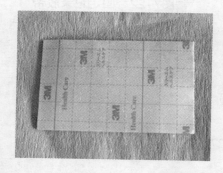

图7-27 剪一条5×9cm的加压固定胶带

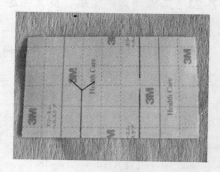

图7-28 3cm处剪一个Y型口

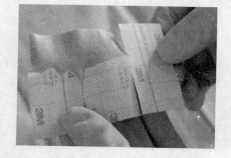

图7-29 撕除Y型口上半部分离型纸

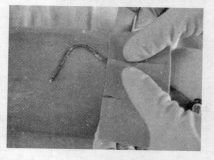

图7-30 固定外露导管

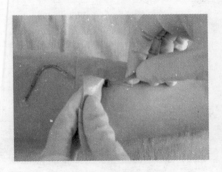
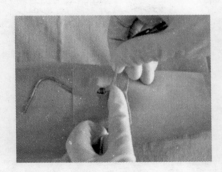

图7-31　依次撕除两型纸　　　图7-32　交叉固定

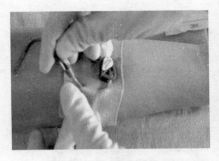
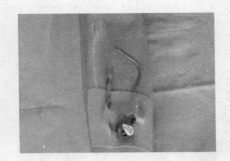

图7-33　U型固定图　　　　图7-34　固定记录胶带

（五）Y型气管口插管固定流程

1. 取一条5×20cm的加压固定胶带（图7-35）。

2. 从中间剪成两条2.5×20cm的胶带（图7-36）。

3. 取一条从中间剪开至5cm，分叉的一条剪剩5cm，另一条相同的方法剪开，分叉的一条相对的方向剪剩5cm（图7-37）。

4. 从未剪处撕开离型纸（图7-38）。

5. 开口处距唇角1cm，短的一条固定上唇，长的一条环形固定导管（图7-39）。

6. 相同的方法固定对侧（图7-40）。

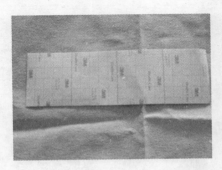
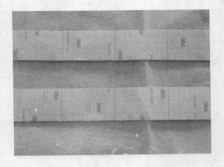

图7-35　5×20cm的加压固定胶带　　　图7-36　剪成两条2.5×20cm的胶带

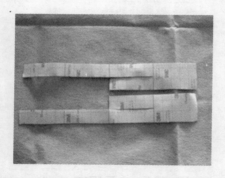

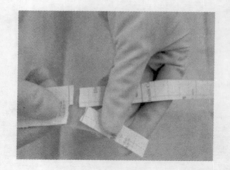

图7-37　中间剪开5cm，分叉一条剪剩5cm　图7-38　从未剪处撕开离型纸

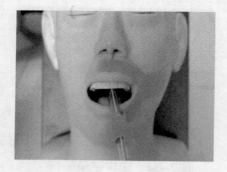

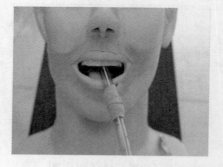

图7-39　短的一条固定上唇，
长的一条环形固定导管

图7-40　相同的方法固定对侧

（六）螺旋法固定引流管出口流程

1. 用3M引流管专用敷料固定导管出口（图7-41）。

2. 剪两条5×15cm的加压固定胶带，按图剪开三条分叉至5cm处（图7-42）。

3. 从未剪部分撕开离型纸（图7-43）。

4. 上下两条固定敷料，中间一条环形固定导管（图7-44）。

5. 末端反折便于撕除（图7-45）。

6. 同样方法固定对侧（图7-46）。

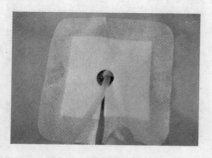

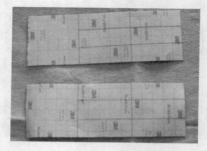

图7-41　3M引流管专用敷料固定导管出口　图7-42　两条5×15cm的加压固定胶带，
剪开三条分叉至5cm处

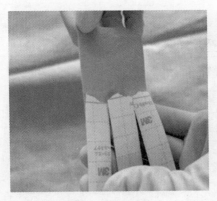
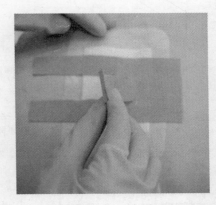

图7-43　未剪部分撕开离型纸　　　图7-44　两条固定敷料，一条环形固定导管

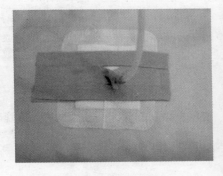
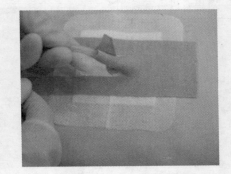

图7-45　末端反折便于撕除　　　　图7-46　固定对侧

第五节　非计划性拔管护理风险评估

　　对非计划性拔管高危患者，重点监护可有效降低非计划性拔管的发生率。非计划性拔管风险识别工具可用来识别高危患者，提高护理人员警惕性。构建住院患者非计划性拔管风险评估表，为提供科学有效的护理干预措施，提供依据充分认识非计划性拔管的风险因素，提炼有价值的风险评估指标，采取预见性医疗护理措施，是保证患者置管安全、降低拔管发生的有效手段。

一、管道评估流程

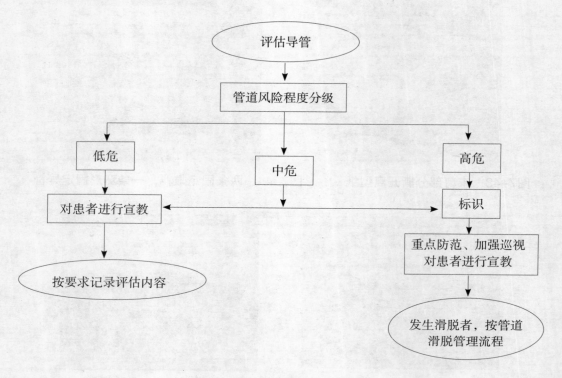

图7-47　管道评估流程图

二、住院患者导管滑脱风险评估表

该量表是针对住院患者的留置导管护理风险因素评估，根据各类导管的风险等级对其进行详细的分类，将导管划分为Ⅰ、Ⅱ、Ⅲ三类。Ⅰ类标准为留置导管滑脱后直接威胁到患者的生命安全的导管，需要立刻进行处理，在处理的过程中会对患者造成较大的创伤；Ⅱ类标准为滑脱后果较为严重，但是不会对患者的生命安全造成严重的威胁，需要立刻进行处理，对患者的创伤较大；Ⅲ类标准为滑脱后需要立刻进行处理，对患者造成的创伤较小，不存在太大风险。根据患者意识状态进行评分，当患者处于躁动状态时，风险值最高，为3分；当患者处于嗜睡、意识模糊状态时，为2分；当患者清醒状态或者昏迷状态时，风险相对较低，为1分。评估分数越高，导管滑落风险越高。评分≤5分，患者存在导管脱落的轻度风险，有管道脱落的可能，但风险较低；评分5～8分为中度危险，存在导管滑落的中度风险；评分≥9分的患者存在管道脱落重度风险，随时可能发生导管脱落，应重点关注。（见表7-1）

表7-1　留置导管护理风险评估与预防措施表

危险因素			评估日期
住院患者管道滑落危险因素评估			
导管风险评分			
分类	管道种类	分值	
Ⅰ类	胸腔引流管、T管、脑室引流管、口鼻插管、气管套管、动静脉插管	3分	
Ⅱ类	负压球、深静脉导管、骨髓冲洗引流管、造瘘管、感染伤口冲洗引流管、腹腔引流管、伤口引流管、空肠引流管、其他	2分	
Ⅲ类	导尿管、胃管	1分	
意识评分			
	谵妄、痴呆	3分	
	嗜睡、意识模糊、昏睡	2分	
	清醒、昏迷	1分	
其他			
	幼儿、不配合者	2分	
		得分	

预防措施（评分≥5分者确定为重点护理、监控对象，必须采取以下有效措施，其他患者酌情选择，并在相应选项后打勾）

1. 告知患者及家属留置导管的必要性，脱管的危害性及预防措施

2. 床头有"防导管脱落"标识，班班交接

3. 各种管道固定妥当

4. 各种管道标识清楚，引起医务人员的足够重视

5. 高危患者进行适当约束

6. 不能耐受置管的患者正确使用镇静剂

7. 建立人工气道者，注意非语言沟通

8. 及时满足患者需求，如饮水、进食、排泄等

9. 加强巡视，及时发现脱管隐患，增加患者安全感，及时满足患者需求

护士签名

（一）轻度危险预防措施：主要做好健康教育

1. 总分＜5分为轻度危险，采取一般预防措施，各类导管标识清楚（除吸氧管、输液管外），须注明置管名称、穿刺时间、姓名。

2. 每天早晨固定更换胶布，并做好固定部位的皮肤护理，使皮肤清洁、易于固定。

3. 护士应树立管路安全的观念，掌握管路固定的有效方法，护理常规、观察要点、及进行操作时避免管路异常滑脱的措施。

4. 标志分明　各种管道应标志分清，分别记录，不可混淆。

5. 指导患者正确带管活动，以免不慎管路滑脱。

6. 向患者解释呼叫器的使用，保持呼叫器的完好，护士随叫随到。

（二）中度危险预防措施

1. 总分5～8分为中度危险，密切观察病情，加强巡视，牢固固定各种导管，各部分连接紧密。对管路异常滑脱的患者进行正确的评估，能够采取紧急的处理措施。

2. 对于意识清楚的患者置管前向其解释操作的目的、作用、所带来的不适及自行拔管的危害性。告知其拔管时机，消除紧张恐惧心理，取得患者的配合。

3. 对于无法言语的患者，正确灵活地运用非语言沟通，建立文字、图标、手势等沟通形式。

4. 做好健康宣教。昏迷躁动、神志不清患者、幼儿或不配合者防止自行拔出导管，必要时使用约束带固定。要详细向家属及患者解释约束的目的，以取得理解和配合。

5. 进行导管护理、更换引流装置或局部换药时，翻身或搬动患者前，妥善固定好各导管动作应轻稳，以防导管脱出。

6. 消除患者恐惧心理，并积极配合治疗，各科根据实际情况备好急救用物，如有导管脱落情况发生，及时告知医生迅速处理，防止并发症发生。

（三）重度危险预防措施

1. 总分≥9分为重度危险，需在住院患者风险登记本中记录，采取高危预防措施，应立即启动导管脱落的应急预案及处理程序。

2. 加强交班及巡视，病情变化随时进行评估，对存在管路滑脱危险因素的患者，根据情况安排家属陪伴及签字。

3. 固定牢靠，维持其良好的固定，妥善安全放置。患者翻身、排便、下床时，患者搬移，因卧位改变时，应注意保护各管道，防止滑脱、折断或受污染。

4. 脱落时需在特殊情况栏记录再次置管名称、穿刺时间、姓名及评估，每周由护士再次评估，直至高危因素解除、出院、转科、死亡。

5. 当发生患者管路滑脱时，医务人员要本着患者安全第一的原则，迅速采取补救措施，避免或减轻对患者身体的损害或将损害降至最低。

6.一旦发生导管脱落，护士应将脱管经过、病情变化及处理过程，在特殊情况中记录，做好交接班。及时填写患者护理不良事件报告表，上报科护士长及护理部，立即采取补救措施，事后认真分析总结，提出防范整治措施。

第六节 非计划性拔管的护理应急预案

非计划性拔管发生后，应报告医生立即根据脱落导管的类别采取相应的措施，密切观察病情变化，必要时重新置管，查找原因，做好记录和交接班，防止再次脱落。

一、导管脱落应急处理

（一）伤口引流管脱落

立即报告医生，将脱出的引流管交医生查看是否完整，如有管道断裂在体内，须进一步处理；观察伤口渗出情况，需要再次置管时，协助医师做好相关准备。

（二）胸腔闭式引流管脱落

引流管与引流瓶连接处脱落或引流瓶损坏，立即夹闭引流管并更换引流装置；引流管从胸腔滑脱，立即用手捏闭伤口处皮肤，通知医生并协助处理。

（三）"T"管脱落

立即报告医生，密切观察腹痛情况，告知患者暂禁饮禁食，必要时协助医生重新插管。

（四）胃管脱落

观察患者有无窒息表现，是否腹胀；如病情需要，遵医嘱重新置管。

（五）导尿管脱落

观察患者有无尿道损伤征象，是否存在尿急、尿痛、血尿等现象；评估患者膀胱充盈度、是否能自行排尿，必要时遵医嘱重新置管。

（六）气管导管脱落

对气管切开患者立即用止血钳撑开气管切开处，确保呼吸道通畅，同时报告医师，给予紧急处理。

（七）PICC置管/深静脉置管脱落

1.导管部分脱出 观察导管脱出的长度，用无菌注射器抽回血，如无回血，报告医师，遵医嘱用肝素钠液或尿激酶通管，如导管不通畅则拔管；如有回血，用生理盐水冲管保持通畅，重新固定，严禁将脱出的导管回送。

2.导管完全脱出 测量导管长度，观察导管有无损伤或断裂；评估穿刺部位是否有血肿及渗血，用无菌棉签压迫穿刺部位，直到完全止血；消毒穿刺点，用无菌敷贴覆盖；评估渗出液性状、量；根据需要重新置管。

3. 导管断裂　如为体外部分断裂，可修复导管或拔管。如为体内部分断裂立即报告医生并用止血带扎于上臂；如导管尖端已漂移至心室，应制动患者，协助医生在X线透视下确定导管位置，以介入手术取出导管。

（八）自控镇痛泵（PCA）导管脱落

立即检查导管末端是否完整，报告医生及麻醉师进行处理，密切观察病情及生命体征变化。

二、常见导管脱落应急预案

（一）气管插管脱管应急预案

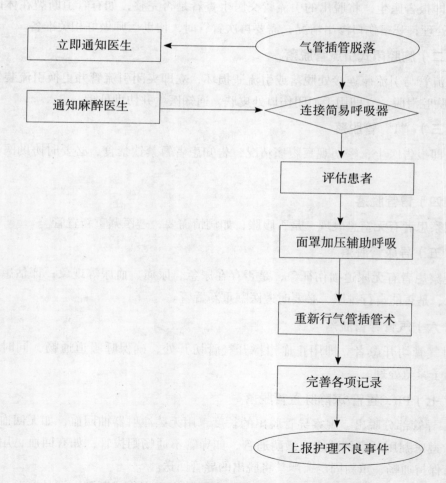

图7-48　气管插管脱管应急处理流程图

（二）胸腔引流管脱管应急预案

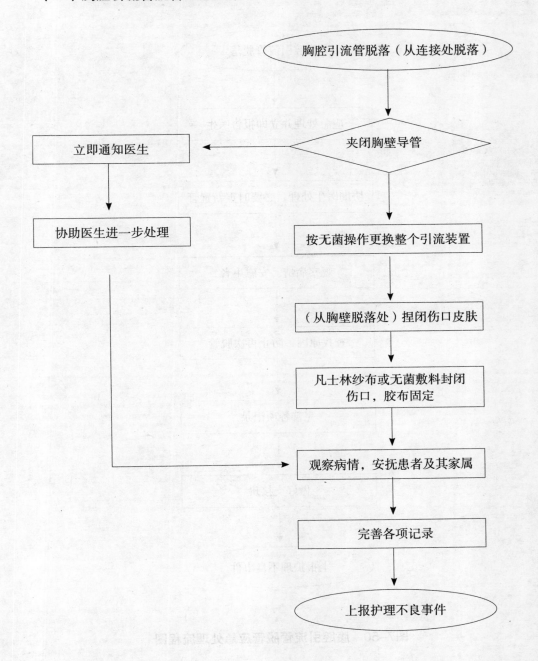

图7-49 胸腔引流管脱管应急处理流程图

（三）腹腔引流管脱管应急预案

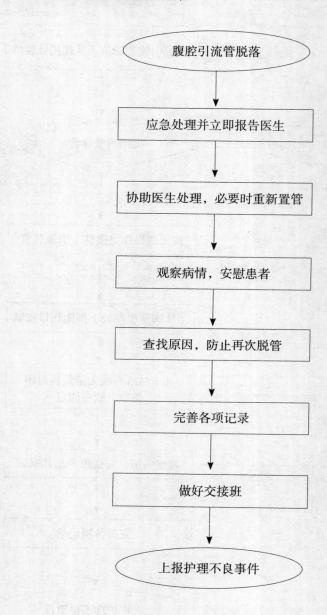

图7-50 腹腔引流管脱管应急处理流程图

（四）导尿管脱管应急预案

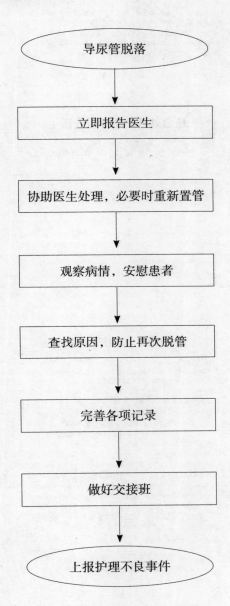

图7-51　导尿管脱管应急处理流程图

（五）胃管脱管应急预案

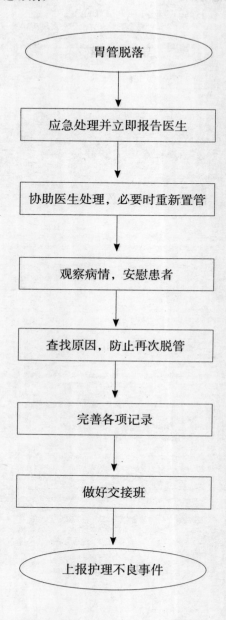

胃管脱落

↓

应急处理并立即报告医生

↓

协助医生处理，必要时重新置管

↓

观察病情，安慰患者

↓

查找原因，防止再次脱管

↓

完善各项记录

↓

做好交接班

↓

上报护理不良事件

图7-52　胃管脱管应急处理流程图

（六）动静脉置管脱落应急预案

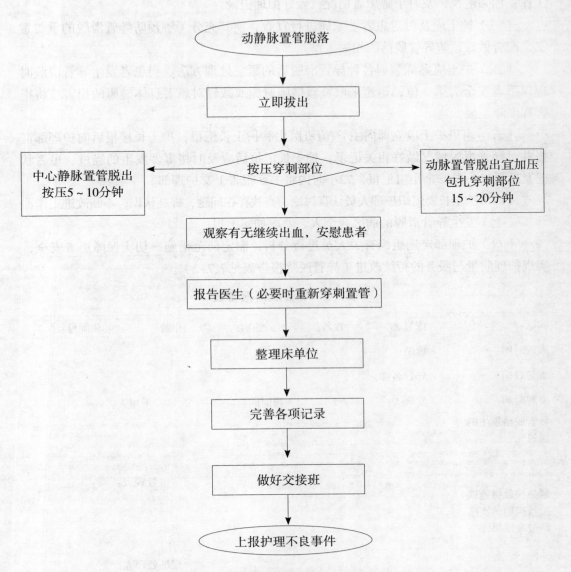

图7-53 动静脉置管脱管应急处理流程图

三、导管脱落上报流程

（一）对于留置脑室引流管、胃十二指肠管、经口或经鼻气管插管、气管切开套管、动静脉置管、颈部引流管、胸腔闭式引流管、心包引流管、腹腔引流管、支架引流管、胃肠道造瘘管、尿管、肛管、膀胱造瘘管、关节引流管、椎管引流管、PICC置管等管道的患者，护理人员应本着预防为主的原则，全面评估患者是否存在导管滑脱危险因素。

（二）如存在滑管的相关危险因素，应及时制订防范计划实施预防，做好交接班工作；加强巡视，及时了解患者情况，做好护理记录。

（三）护士应及时对患者、家属进行宣教，使其充分了解预防导管滑脱的重要意义，配合做好预防导管脱落的相关工作。

（四）护士应熟练掌握各种导管滑脱后的紧急处理方法。当患者发生导管滑脱时应以患者安全为第一位，迅速采取补救措施避免或减轻对患者身体健康的损害或将损害程度降至最低。

（五）当班护士应立即向主管/值班医生、护士长汇报，护士长接报后向护理部汇报并对导管滑脱情况做好相关记录，护士长汇报后应及时将事件发生的经过、患者状况及后果口头向安全小组汇报，72小时内将书面报告上交护理部。

（六）护士长要组织护理人员认真讨论，查找存在问题，提高认识，不断改进工作。

（七）发生导管滑脱的病区或个人，要求如实上报。

（八）护理部定期组织有关人员进行分析，制定防范措施，切实保障患者安全，实现护理质量与服务的持续改进（导管脱落报告表见表7-2）。

表7-2　导管脱落报告表

病区：	床号	姓名：	性别：	年龄：	住院号：
入院时间：	诊断：				
置管日期·	导管名称：				
发现时间：	发现人：		上报时间：		上报人：

导管脱落发生的经过

发现人：

紧急挽救措施或抢救措施的实施经过及结果

现场处理人：

当事人对事件的经过、原因、后果、分析

当事人：

病区讨论意见及改进措施

病区护士长：

续表

护理质量管理与持续 改进委员会整改意见	
	签名:
	日期:

第七节　案例分析

一、案例经过

　　患者李某某，男性，68岁，诊断为慢性阻塞性肺气肿、呼吸衰竭入院。患者因呼吸衰竭行气管插管，经有创通气后患者意识转清，躁动不安，大汗淋漓，经常用力扭动双上肢、身体和头部，试图拔除气管插管，被护士及时制止。有创通气治疗后第6天，患者双上肢肌力进一步改善，可握笔写字。约13：00管床护士为患者翻身，再次检查、约束患者双上肢后离开病床，13：45患者挣扎、扭曲身体和头部，导致气管插管脱出约15cm，护士听到呼吸机报警后立即到达患者床旁，发现后立即给予气囊抽气后拔出气管插管，予简易呼吸气囊辅助呼吸，同时通知医生，按医嘱静脉注射力月西2mg，协助医生重新更换气管插管接呼吸机辅助呼吸，按医嘱执行抢救用药，留取各种标本送检，继续观察病情、书写抢救记录。经紧急处理后患者意识清醒，生命体征稳定，四肢肌力Ⅴ⁻级。

二、分析与防范提示

　　患者具有非计划性拔管的多个危险因素，如导管、疾病、意识等，住院后护理人员根据留置导管护理风险的评估量表给与科学的评估，显示其为导管高风险人群，并给与了相关的处理。但是，患者仍然发生了非计划性拔管事件。发生非计划性拔管后护理人员立即给与紧急处理并协助医生进行进一步处理。非计划性拔管导致了该患者重新置管，给患者带来了身心的痛苦，增加了经济负担，幸运的是患者无生命危险，经重新置管后恢复良好。

（一）原因分析

　　结合该患者实际情况，分析拔管存在的原因有：

　　1.人员方面

　　（1）患者因素　患者意识清晰，四肢有力，长时间张口放置牙垫使口腔疲劳不适且不能说话，烦躁且不能耐受经口气管插管对咽喉黏膜的刺激和局部压迫，导致患者出现拔除气管插管的行为。

（2）护士因素　护士对使用约束带患者的评估欠详细，缺乏有效的导管固定及肢体约束，对约束患者的巡视欠到位，未及时了解患者需求，做好基础护理，如定时翻身改变体位，及时吸痰等。

2. 环境方面

患者病房仪器设备多，仪器声音及光照的刺激，影响患者休息，患者容易烦躁也会增加非计划性拔管的风险。

3. 设备方面

未使用或设计合适的约束用具，患者出现不适，可能是非计划性拔管的原因之一。

4. 方法方面

不同的医院存在管理经验、人员资质的不同，医院基础设施配备不足，疏于管理及年轻护士工作经验相对不足、风险识别能力差，都会增加患者非计划性拔管的风险。

（二）防范提示

1. 患者住院期间，管床护士应认真评估患者的烦躁情况，向患者及家属说明进行保护性约束的必要性和可能发生的后果，签署知情同意书，予手套式约束带约束患者双上肢，包括腕部及手指。

2. 有效固定管道，每次巡视患者时观察气管插管刻度，及时更换固定胶带，避免固定胶布松脱。

3. 反复解释约束及留置各种管道的重要性，使用手势和辅助工具，如图片、画板与患者交流情感，让患者表达内心情感和需求，每班交接患者的特殊信息。

4. 加强巡视，及时观察病情变化，监测生命体征，及时满足需求，做好基础护理，如定时翻身改变体位、及时吸痰、更换湿被服等。

5. 由于该患者意识清醒，不能耐受气管插管，多次试图自行拔管，住院期间需进行全面的系统分析，采取预见性的医疗护理措施，如床边备好气管插管及切开等急救用品，建议医生尽早为患者进行气管切开，按医嘱有效使用镇静药，并观察镇静效果及不良反应。

（鲁林秀）

第八章　身体约束护理及风险防范

　　身体约束缘起于精神科用以保护患者安全的一种措施，借已控制其行为。在伦理和法律方面，对精神科患者应用保护性约束一直存有争议，既要保护精神科患者的合法权益又要将精神科患者对自身和他人的危险降到最低。保护性约束在患者的生命健康权、知情同意权、人身自由权、人格受尊重的权利方面存在法律问题，并可能存在过失、渎职行为及违反法律法规的行为。我国于2013年5月1日起施行的《中华人民共和国精神卫生法》中对精神障碍患者使用约束做出了明确的规定。

　　但是，在普通病房及ICU对于身体约束的使用并没有作出法律、法规及政策上的明确规定。目前我国大部分医疗机构及养老院等机构内，身体约束常常作为一项保护性医疗措施，用于意识不清、机械通气或精神烦躁等具有潜在安全隐患的患者，以维护患者安全及避免非计划性拔管、跌倒、坠床、自伤或伤人等意外事件发生。然而身体约束的使用会给患者带来生理、心理及社会等一系列的不良影响，与使用身体约束的初衷背道而驰。虽然照护人员是在没有其他可替代措施的情况下，已经征求有自主能力患者的同意，或者是当患者无自主能力时已经征求患者亲属或监护人的意见，获取了使用身体约束的知情同意，但是照护人员作为第一线照护者，对患者使用身体约束经常面临与患者个案自主的伦理冲突，常常让照护者经受两难的选择。

　　为此，国外许多国家都已经制定了指南规范身体约束的使用，而且使用最少的约束已经成为各国的共识。然而迄今为止，我国尚未出台身体约束的相关指南和规范。本章旨在探讨身体约束的使用指征，建立使用身体约束以及解除约束的细则和程序，尽可能的减少身体约束带来的不良后果，为患者提供人性化的护理。同时通过规范身体约束的使用，达到尽可能的减少约束时间，降低身体约束使用率，积极构建无约束或减少约束的照护环境。

第一节　身体约束的概念

　　目前，国际上对身体约束没有一个通用的定义，且在相关研究中的定义也不一致。

一、身体约束的定义

　　身体约束在美国医疗保险和医疗补助服务中心（Centers for Medicare and Medicaid Services，CMS）中被定义为"任何采用机械或徒手的、物理的设备、材料，或者使用患者附近不易移动的设施，以限制患者活动或正常运用身体的自由"。澳大利亚循证卫生保健中心（Joanna Briggs Institute，JBI）于2013年7月公布的身体约束标准中把身体约束定义为"干预患者作出某种决定或限制其身体自由活动的行为，是由于各种原因，通过物理或药物方法对患者的约束"。在我国，身体约束通常指物理性约束手段，《护理敏感指标使用手册》中定义身体约束为"住院患者在医疗机构的任何场所，任何徒手或采用物理的、机械的设备、材料，或者使用患者不易移除的设施，来限制患者活动或正常运用身体的自由"。

二、身体约束的使用现状

不同国家的身体约束使用率有所差异，在北欧国家，身体约束一直不被提倡，并对其使用有严格的限制，即使在重症监护室，身体约束使用也较少。但在美国、澳大利亚和南欧的部分国家身体约束曾在重症监护室作为常规使用。据国际医疗质量指标体系统计住院患者中身体约束率为6%～17%，内科重症监护病房（MICU）为37%，外科重症监护病房（SICU）则为28%，而长期护理机构中约束率高达25%～84.6%。我国尚缺乏对于住院患者身体约束使用率的大样本调查，但有文献显示，身体约束在重症监护室使用较为普遍，尤其是对于意识不清，烦躁和进行机械通气的患者均预防性应用身体约束。

三、身体约束的目的

限制患者特定肢体活动，避免自伤或伤人，预防意外发生。

（一）预防跌倒以及与跌倒有关的伤害。

（二）预防患者拔出医疗设备，减少非计划性拔管和再插管(如气管内插管、胃管、引流管、静脉输液管等）。

（三）控制痴呆患者的行为症状(如激越行为、攻击性行为、破坏行为、坐立不安以及游走、躁动与谵妄等)，防止患者伤害自己、其他患者或员工等。

四、实施保护性约束原则

（一）医护人员尊重每个患者自主选择治疗方案的权利，其中包括不受约束的自由，除非有明确的指征，当患者自主选择的自由和医疗安全的需要发生冲突时，应考虑两者之间的平衡，找到最佳解决方案，以便提供最优质的服务。

（二）身体约束不能作为常规手段，只有在患者临床必须使用约束时才能实行。

（三）进行身体约束必须是对患者最少伤害，安全又能达到最好效果。

（四）必须由医生或护士对患者进行反复评估后，才能对患者使用约束具，以后至少由责任护士每8小时评估患者。

第二节　身体约束的不良后果

使用规范的身体约束能控制患者行为，防止患者跌倒、走失、意外拔管、干扰治疗，减少患者约束不良事件的发生率。但有研究发现，身体约束的使用没有被证实能够预防跌倒或伤害的发生，相反可能增加跌倒的风险。身体约束的使用可能给患者、患者家属、医护人员带来严重的伤害。

一、对患者生理上的影响

（一）机械损伤　烦躁或意识模糊的患者在身体约束时挣扎或躁动，以及约束时操作不够规范、用力不当或者患者约束时间过长都可能会增加损伤的风险，如皮肤、血管、神经、肌肉骨骼的损伤，严重时发生骨折、胃及胸部挤压伤以及窒息、神经损伤特别是臂丛神经麻痹、肌力丧失、关节挛缩等。

（二）感染　患者长期约束，活动受限或者身体素质较差同样会增加院内感染的风险，如皮肤软组织、泌尿道及呼吸道感染。

（三）其他长期约束的患者可出现如下并发症，如压疮、应激性溃疡、深静脉血栓、平衡障碍、认知功能减退、定向障碍、大小便失禁、便秘等。

二、对患者心理上的影响

（一）身体约束限制了患者的自主性，剥夺了其自由活动的权利，患者感觉人格尊严和自主性丧失，可能经历诸如沮丧和激动、罪恶感、恐惧、抑郁等消极的情绪。

（二）身体约束也被认为是ICU患者不适感的主要来源，ICU患者处在陌生的环境，若同时被约束，极有可能发生意识状态及精神心理因素的改变，Shehabi的一项大样本研究表明身体约束增加ICU谵妄的发生率，Tugay等报导身体约束的患者可能遭受一系列不良的心理后果，从淡漠和拒绝到认知行为异常。

3. 身体约束可能引发烦躁、屈辱、害怕等创伤性体验，患者在解除约束后脑海里经常浮现约束时的情景。

三、对患者家属的影响

患者家属有可能会对保护性约束的心理准备和理解不足而引发家属的愤怒和难过，造成对医务人员的不满和误会，不配合甚至干扰治疗，影响治疗效果，造成医患关系紧张。

四、对医护人员的影响

在保护性约束实施过程中，患者往往会带有强烈的敌对情绪，可能会采取激烈的反抗措施，工作人员在参与约束的过程中有可能受到伤害。

第三节　身体约束的风险防范

身体约束是一个强制性和有创伤性的医疗过程，使用身体约束有一定的风险，规范的身体约束能减少约束带来的不良后果，维护患者的安全，降低身体约束的使用率。

一、充分评估身体约束使用的必要性，科学决策

在使用身体约束前全面评估患者的状况，包括其生理、心理状况及社会文化背景等，了解其发生行为异常的原因，确定并评估危险因素，确认患者是否符合身体约束使用指征。

（一）2002年，美国重症医学会提出了重症监护病房安全实施身体约束的九条实用指南

1. 为保证患者尊严，又不能牺牲患者医学上的需要，机构与医务人员应致力于最少的约束患者，保障患者安全。

2. 身体约束不应作为常规手段，只有在患者临床必须约束时，经再三权衡。

3. 反复评估以确认存在的问题是否必须通过身体约束解决。

4. 选择身体约束时必须是对患者最少侵犯，而又能达到最好的患者安全保证。

5. 必须在病史中记录下身体约束的使用原因，身体约束医嘱有效时限在24小时内，而且必须每8小时重新评估停止约束或减少约束的可能性。

6. 必须每4小时观察1次身体约束可能出现的并发症，并且要求记录在病史中，如果是烦躁患者必须增加观察的频率。

7. 使用身体约束时，患者和家属应该接受有关身体约束的性质、该患者需要身体约束的病情缘由的解释和指导。

8. 镇痛、镇静和精神安定类药物被用来治疗监护室患者的疼痛、焦虑和神经精神系统紊乱时，应作为减少身体约束需求的治疗之一，而不能作为化学约束被过度使用。

9. 接受神经肌肉阻滞剂治疗的患者，应该保持其镇静、镇痛和麻醉状态，并频繁观察患者情况，以降低药物所致的长期偏瘫后遗症的发生，同时重申，不能将神经肌肉阻滞剂作为化学约束的手段。

（二）2004年，英国重症监护护士协会发表关于身体约束的声明

1. 身体约束必须被充分证明是正当的、适当的，只有在其他方法都无效的情况下才能使用。

2. 必须在不同专业队伍对患者进行详细评估后，才能做出是否运用身体约束的决定。

3. 约束要有患者及家属的知情同意。

4. 使用过程中要对患者进行持续的评估。

5. 必须对 ICU 医务人员进行相关的药物约束、身体约束、心理约束的教育、培训及资格认证。

（三）2006年加拿大学者根据ICU危重患者临床特征，提出了"ICU约束决策轮及等级"的工具"

该工具分别从患者的"行为等级""设施等级""独立等级"三个维度来评估患者所需要的"约束水平"，最后得出"使用身体约束""选择替代措施"和"不约束"三种决策结果。

1. 行为等级包括三级，Ⅰ级指病理生理性的或治疗性的无意识、瘫痪、清醒且定向力正常，由医务人员或其他重要人员不间断的陪护；Ⅱ级指意识模糊、定向力障碍、单纯烦躁；Ⅲ级指烦躁或攻击性。

2. 设施等级包括两级，Ⅰ级是指非威胁生命的治疗，包括外周静脉输液、鼻胃管、导尿管、监护导联、氧气面罩或鼻导管、单纯引流、单一的敷料、氧饱和度探头、血压袖带、直肠造瘘袋或导管、胃造口引流、动脉导管；Ⅱ级是指威胁生命的治疗，包括颅内压监测或脑室引流管、肺动脉导管、中心静脉导管、主动脉球囊反搏、机械通气、胸腔导管、临时起搏器、三腔两囊管、耻骨导管、静脉滴注维持血流动力学稳定的药物。

3. 独立等级包括三级，Ⅰ级指独立，包括能坐在椅子上、能负重、能平稳行走；Ⅱ级指不完全独立，包括坐在椅子上会滑动、依靠辅助负重、步态不稳或不熟悉辅助装置、心动过缓、头晕目眩；Ⅲ级指依赖，包括不能负重、不稳定性骨折、神经肌肉无力、生命体征不平稳。

约束等级分为约束、不约束、其他替代疗法。仅当患者行为等级、设施等级、独立等级3方面评估均对应"约束区间"，才实施约束，否则不约束或采用其他替代措施。

（四）美国医疗机构评审国际联合委员会（Joint Commission on Accreditation of Health-care Organizations， JCAHO）在2003年制定了"约束必要性等级技术评估"的临床指南，该指南提出身体约束的适应证

1. 各种原因引起的谵妄状态，一时不能用药控制其症状者。

2. 癫痫、酒精中毒所致精神障碍，一时不能控制者。

3. 治疗需要时如输液、肌注或其他治疗不合作者。

4. 其他特殊情况，如老年患者，药物副反应引起患者步态不稳，防跌伤等确需暂时保护者。

5. 极度兴奋、躁动，伴有身躯体疾患，用药一时难以控制其躁动者。

6. 有自伤、自杀、伤人、毁物、外逃等冲动行为者。为防范患者的暴力性行为，保护患者的安全，在万不得已的情况下，方可暂时实行保护性约束。

（五）国内 2012 版《基础护理学》提到保护具的护理

保护具是用来限制患者身体某部位的活动，以达到维护患者安全与治疗效果的各种器具。保护具适用范围为：

1. 小儿患者　因为认知及自我保护能力尚未发育完善，尤其是未满6岁的儿童，易发生坠床、撞伤、抓伤等意外或不配合治疗等行为。

2. 坠床发生机率高者如麻醉后未清醒者、意识不清、躁动不安、失明、痉挛或年老体弱者。

3. 实施某些眼科特殊手术者如白内障摘除术后患者。

4. 精神病患者如躁狂症、自我伤害者。

5. 易发生压疮者　如长期卧床、极度消瘦、虚弱者。

6. 皮肤瘙痒者　包括全身或局部瘙痒难忍者。

（六）老年人身体约束使用指征

老年人活动能力下降，认知逐渐降低，身体约束作为一种保护性措施在老年人护理工作中使用比较多，鉴于约束的不良影响，目前国际上普遍提倡对老年人减少身体约束的使用，尽量为老年人创造最少的约束环境。

1. 德国要求约束仅允许用来保证由于老年人／患者的行为或心理状态而不能进行的但确是必要的医学治疗或干预(如具有拔除输液针或尿导管的风险)等措施的实施。

2. 澳大利亚循证卫生保健中心建议老年护理中使用身体约束仅仅是：

（1）只有潜在利益大于潜在伤害时，才能使用约束。

（2）应该使用限制性最小的约束从而保证老年人的安全。

（3）对于是否需要约束应定期审查。

（4）实施约束期间应该做好观察。

（5）为护士或其他约束实施者提供如何正确约束的教育。

（6）不能将约束作为护理的常规措施。同时要求对老年人使用身体约束时，应保证他们在护士可以看到的地方，以确保他们的安全。

3. 美国老年病学会提出身体约束的指征为：身体的约束适用于有严重的认知障碍或（和）有身体功能障碍的患者，或使用了医疗仪器设备如监护仪、血管内留置针等存在认知障碍的患者，以及有跌倒危险患者或诊断为精神障碍的患者。提出对于应用身体约束的指征应有评估工具来衡量，如使用谵妄评估量表、认知功能评估量表、跌倒危险评估量表等评估工具，评估老人是否存在谵妄、认知功能低下以及具有跌倒风险等使用身体约束的因素。

二、正确选择及使用身体约束用具

（一）约束部位的选择

根据患者的病情选择合适的约束部位，约束的部位常为人体大的关节处，如腕部、踝部、肩关节等以及躯干，如胸腹部。

（二）约束工具的选择

国内使用最多的约束工具是宽绷带约束带、尼龙搭扣约束带、加强型约束手套、胸腹约束带及磁扣约束带、约束衣等。

1. 约束工具的材质宜选用柔软透气的材料。定期检测约束工具的清洁与功能，已破损或材料变形时应淘汰更换。

2. 约束工具不能造成患者皮肤擦伤或身体受损，且必须为患者正确穿戴及扣好约束带以在紧急情况发生时可迅速解除为准，如急救、火警。

（三）约束工具操作要点

1. 肢体约束法　暴露患者腕部或者踝部，用棉垫包裹腕部或者踝部，将保护带打成双套结套在棉垫外，稍拉紧，使之不松脱，将保护带系于两侧床缘，为患者盖好被整理床单位及用物。

2. 肩部约束法　暴露患者双肩，将患者双侧腋下垫棉垫，将保护带置于患者双肩下，双侧分别穿过患者腋下，在背部交叉后分别固定于床头，为患者盖好被子，整理床单位及用物。

3. 双膝约束带　暴露患者双侧膝部，用棉垫包裹两膝，将约束带横放两膝上，宽带下的两头带固定一侧膝关节，然后将宽带两端系于床缘上，也可以用大单代替。

4. 全身约束法　多用于患儿的约束。具体方法是：将大单折成自患儿肩部至踝部的长度，将患儿放于中间，用靠近护士一侧的大单紧紧包裹同侧患儿的手足至对侧，自患儿腋窝下掖于身下，再将大单的另一侧包裹手臂及身体后，紧掖于靠护士一侧身下，如患儿过度活动，可用绷带系好。

三、规范身体约束护理流程

（一）全面评估患者

1. 评估患者病情、意识状态、心理、社会及安全的需求和相关的约束史、肢体活动度、约束部位皮肤色泽、温度及完整性等。注意充分尊重服务对象的尊严、隐私、文化背景和个人权利。

2. 评估需要使用保护具的种类、频率和时间。

3. 限制范围最小的约束类型。

（二）知情同意

1. 约束如同医疗机构的其他侵袭性诊断和治疗手段一样，需执行知情同意程序。

2. 向患者和家属解释身体约束的原因、必要性，保护具作用及实施方法、并发症、护理及停用指征等，获得其理解和支持，并采用书面签字的形式履行必要法律程序。

3. 在紧急情况下，如患者存在因认知紊乱、行为失控而导致的跌倒、自伤、拔管和拒绝治疗等可能性时，其亲属尚未出现或无法联系等特殊情况时，按照各国法律规定的紧急避险原则，可以先实施身体约束以应对紧急情况，知情同意程序在之后补上。

（三）身体约束的开具及停止

医生或护士发现有需要采取措施约束患者行为的情况时，医护之间要及时相互沟通，由医生下达临时医嘱，医嘱注明限制患者行为持续时间，最长时间不得超过24小时。若身体约束的持续时间超过24小时，医生必须对限制患者行为的必要性进行评估，并记录在病程记录中。护士遵医嘱在采取约束患者行为前，主管医生或值班医生要向患者或家属说明约束患者的必要性，约束患者的方法、开始时间和可能持续的时间、约束患者后可能出现的意外情况、拒绝约束患者可能造成的后果、家属如何配合等，并征得患者家属的同意。病情稳定，评估可以解除约束时，护士要通知医生检查患者，由医生决定是否解除约束。

（四）加强身体约束的过程管理

1. 身体约束注意事项

（1）约束时应注意患者身体功能位置及安全，特别是各关节的功能位置。保持被约束肢体处于功能位，而又不能触及重要导管及治疗仪器的位置。

（2）约束手腕及足踝骨突处，应先以棉垫或柔软布罩保护好再绑上约束带。

（3）四肢约束松紧度以能伸入1~2根手指为原则；躯干约束以不影响呼吸且不会牵扯胸腹管路为原则。过松容易挣脱起不到保护作用，过紧会影响血液循环。

（4）避免压迫识别腕带、动静脉瘘管、静脉注射处及引流管，以免不方便识别，导致压痕和破损及影响治疗等。

（5）约束带不可系于床挡上，而应将约束带打结后系于床栏以下床体部位。

（6）每2h给患者翻身拍背，解除约束2~5min，活动肢体，观察末梢循环情况及肢体活动情况，并对约束部位进行按摩，促进血液循环。

（7）进行护理照护、处置或移动患者前，应先解除约束带，以免牵扯患者肢体造成脱臼或拉伤。

（8）约束期间采取一定的方法分散患者的注意力，如果可能可以采取一些替代方法，以减少其对约束的敌对情绪。

2. 约束过程中的观察及评估

（1）约束期间应定时检查约束部位之松紧度，并观察患者皮肤完整性、血液循环、脉搏及知觉变化，有无约束并发症如皮肤损伤、水肿以及患者舒适度、各管道位置，疼痛控制情况等。

（2）重视患者及家属的感受和反应，做好生活护理和基础护理，及时满足患者需如喝水、进食、排泄等，注意观察患者的心理变化，加强心理疏导和护理。

（3）对情绪平稳者1~2h观察1次，如果是烦躁患者必须增加观察的频率，必要时每 15～30 min 观察 1 次并记录，动态评估患者病情、约束指征和约束效果，观察患者使用约束的耐受性和适用性。病情允许时及时解除约束。

（4）记录使用保护具的原因、时间、每次观察结果、相应的护理措施、解除约束时间。

3. 患者家属健康教育

（1）教导家属若患者觉得不舒适，想变换姿势时或是约束带太紧时，请通知护理人员协助。

（2）告知家属为维护患者安全，请勿自行松开约束带；若患者自行解开约束或松开约束做关节活动后需再次约束，请通知护理人员协助。

四、身体约束并发症的预防与处理措施

身体约束过程中由于患者或家属不理解，或者约束不规范有可能会出现一些并发症。

（一）患者及家属焦虑、紧张、恐惧

1. 临床表现

（1）患者极不配合，吵闹反抗，挣扎抗拒约束。

（2）家属表示不理解，责备工作人员，甚至自行松解约束。

2. 预防措施

（1）约束前向患者和家属做好知情同意及解释工作，告知患者及家属约束的目的是为了保护患者，取得患者及家属的配合。

（2）严格执行约束的相关制度，如严禁采用约束法惩罚患者；对于不合作及有危险行为的精神病患者要先予以警示，无效者再予以约束；实施约束时应态度和蔼。

3. 处理措施

（1）评估患者及家属的心理状态与合作程度，及时予以解释，尽量争取患者及家属的理解与配合。

（2）患者约束后要及时做好患者及家属的安抚工作，评估患者病情，及时松解约束。

（3）必要时由医生协助解释工作或遵医嘱使用药物稳定患者情绪。

（二）皮肤擦伤

1. 临床表现

约束部位(尤其是手腕、脚踝、腋下等部位)皮肤出现刮擦、发红、皮肤破损。

2. 预防措施

（1）约束前尽量做好患者的解释工作，争取患者的配合，避免其挣扎。

（2）在约束部位垫一定厚度的软棉布。

（3）注意约束的松紧度，尽量减少被约束肢体的活动度。

3. 处理措施

（1）根据患者病情，尽早松解约束。

（2）交待患者勿抓、挠。对于皮肤擦伤部位，用0.5%聚维酮碘溶液外涂，保持局部的清洁干燥。

（3）若发生溃烂、破损，则换药处理。

（三）关节脱位或骨折

1. 临床表现

受伤关节或肢体疼痛、肿胀、活动障碍。

2. 预防措施

（1）评估患者的合作程度，对情绪特别激动、反抗强烈者可暂缓执行约束，并邀请患者信赖的人给患者解释，尽量稳定患者情绪，争取患者的配合。

（2）掌握正确的约束方法，避免用力过猛。

（3）及时评估约束部位的关节及肢体活动。

3. 处理措施

（1）一旦发现异常，充分评估约束部位的关节及肢体活动，立即报告医生。

（2）交待患者及家属受伤部位制动。

（3）配合医生完成相关检查，请相关科室会诊处理。

（四）肢体血液回流障碍

1. 临床表现

约束部位以下皮肤青紫、肿胀，感觉麻木、疼痛，严重者发生坏死。

2. 预防措施

（1）约束时用多层软棉布衬垫。

（2）约束后多巡视患者约束的松紧情况，避免因患者过度挣扎而致约束过紧。

（3）评估患者病情，及时松解约束，尽量避免长时间约束患者。

（4）需长时间约束者，定期松解、活动肢体。

3. 处理措施

（1）立即松解约束，活动肢体，以促进血液回流。

（2）用50%硫酸镁溶液湿热敷肿胀部位。

（3）局部按摩、理疗等。

（4）发生局部组织坏死者请外科医生协助处理。

（5）密切观察，记录病变部位情况。

（6）定期评价治疗与护理的效果，为进一步处置提供依据。

（五）压力性损伤

1. 临床表现

受压部位皮肤红肿、疼痛、水疱甚至坏死。

2. 预防措施

（1）约束时用多层软棉布衬垫并保持平整。

（2）评估患者病情，及时松解约束，尽量避免长时间约束患者。

（3）需长时间约束者，定期松解、活动肢体，定时变换约束体位。

4. 保持皮肤及床单位清洁干燥，加强观察受压部位皮肤。

（六）处理措施

1. 松解约束或更换约束部位与方法。

2. 皮肤未破损的受压部位予以局部皮肤保护，如涂抹赛肤润。

3. 皮肤破损者换药处理。

（七）疼痛

1. 临床表现

患者自觉约束部位或制动肢体疼痛，甚至感觉全身疼痛，松解后不能活动自如。

2. 预防措施

（1）做好解释与安抚工作，使患者从心理上接受约束这一保护性的干预措施。

（2）避免长时间约束患者。

（3）避免约束过紧。

3. 处理措施

（1）评估疼痛程度及是否存在关节脱位或骨折等严重并发症。如有关节脱位或骨折，及时请外科会诊。

（2）松解约束后，在工作人员保护下逐步活动肢体，以免产生剧烈疼痛。

第四节　减少老年人身体约束的策略

身体约束在保护老年人安全的同时，也对老年躯体、心理以及社会功能产生一定的负面影响，国际文献倡议寻求合适的身体约束替代措施以降低身体约束使用率，提倡对老年人减少身体约束的使用，尽量为老年人创造最少的约束环境。

一、加强对身体约束的评估及管理

（一）明确身体约束指征

对老年人实施身体约束之前，应明确身体约束指征，只有潜在利益大于潜在伤害时，才能使用约束。

（二）提高身体约束使用的规范性

包括定期对患者的意识、行为和身体状况进行评估；正确使用约束工具并采取限制性最小的约束；实施约束期间做好观察及记录；预防身体约束并发症以及及时解除约束等。

二、提供以患者为中心的替代方法

在对老年人使用身体约束之前，评估老年人未满足的需求，通过提供替代方法，满足老年人的基本需求。

（一）矫正患者生理问题

如缺氧、药物毒性、电解质不平衡、疼痛等。

（二）增强患者的人物、时间、地点定向感

如提供家庭化、熟悉的环境，房间内布置家庭照片，摆放老年人喜欢的纪念品，以及提供一些家庭成员的录音带，鼓励家庭成员参与到护理照顾中，帮助维持患者的定向力，从而给患者提供安慰和安全感。

（三）加强与患者的语言或非语言沟通

鼓励他们参与护理计划，安抚患者情绪，倾听及回应患者的问题。

（四）分散患者的注意力以缓解患者的躁动

如音乐、杂志、书籍、电视、按摩、推拿等。

（五）及时评估患者的需要

满足患者的基本需求。解决饮食、淋浴、如厕等生理需求。

（六）采取其他的方法降低跌倒及拔管

1. 保持安全安静的环境，改善照明，地面防滑，穿舒适的防滑鞋。

2. 在获得老年人或家属的知情同意之后，使用电子设备，如信号传送器和警报器，在老年人发生异常情况时第一时间向护士发出报警，降低老年人跌倒发生的危险性。

3. 将管道等设备移到患者的直接视野之外或将管道包裹或遮盖以脱离患者视野；指导患者触摸管道所在的位置提高患者对管道的认知和维护意识，提供让患者抓在手里的物品等防止患者自行拔管。

（七）提供足够的照护人力

随着人口老龄化程度的日益上升，人口老化带来的老年照护问题也日益突出，很多老年人尤其是失能失智老人的照护需求与照护机构以及人力不足的矛盾已经成为一个亟待解决的社会问题。一些学者认为，护患比低造成护理人力资源短缺，且护理工作本身的繁杂性使得护士工作量相对较大，护士分配给每例患者的照护时间较少；而实行约束则减少了护士的照护负担，有助于护士集中精力处理其他事务。Voigtlinder等在科室原有护理人员的基础上增加了22%的护士和42%的助理护士，身体约束率由19%

下降至8%，约束时间由原来的3162 h将至781 h，取得了显著效果。充足合理的人力资源配置是保证患者得到高质量护理的重要条件。因此，为减少不合理的约束、避免给患者带来不必要的伤害，需要科学合理的配置护理人力。

（八）照护人员有足够的身体约束知识及技巧

护士及照护人员的态度及信念是约束使用的重要因素，制定合理使用约束的决策时应考虑环境和护士等因素。吴清等选取3所三级医院186名护士作为研究对象，调查临床护士对患者身体约束的认知水平、态度及行为表现，结果表明护士对患者身体约束的认知与态度、态度与行为之间呈正相关（r=0.343，p≤0.01；r=0.196，p≤0.01）。国外开展的针对医务人员约束知识的培训表明，护士实施减少约束的实践能为患者带来积极的影响，而消极的态度、缺乏知识导致约束的使用增加，护士约束知识越丰富，约束的使用率越低。

为达到尽量减少约束或无约束的目标，教育与培训项目应包括与约束相关的法律法规、约束的类型、使用情况、原因与不良后果，减少约束的干预措施，临床决策和评估方法，相关指南的使用及相关文件书写等。

教育与培训项目需要多学科的共同参与和执行，还需要管理层的支持与监督。培训的对象应该不限于医护人员，还应该包括其他相关专业人员、医疗机构的领导层、护工或照顾着和家属。

（九）制定政策和法律法规

许多国家和地区制定了政策和指南指导身体约束的实施，减少约束使用。如荷兰2009年在老年护理院实施了通过多种干预（不使用约束带、进行员工教育、咨询护理专家、提供替代方法等）减少约束带使用的项目，通过4年的努力有效减少了入院患者约束带的使用，马斯特里赫特大学评定委员会专家称赞其为"具有社会效应的典型案例"。

在我国，2002年上海正式出台《上海市精神卫生条例》，对保护性约束作了明确规定。浙江省《护理管理与临床护理技术规范》中对精神科病房使用保护性约束提出相应意见。2006年《北京市三级甲等医院评审标准实施细则》中明确规定，身体约束要通过医生进行评估诊断，根据医嘱实施。于2012年10月26日通过，2013年5月1日起施行的《中华人民共和国精神卫生法》中对于约束的使用规定：精神障碍患者在医疗机构内发生或者将要发生伤害自身、危害他人安全、扰乱医疗秩序的行为，医疗机构在没有其他可替代措施的情况下，可以实施约束、隔离等保护性医疗措施。实施保护性医疗措施应遵循诊断标准和治疗规范，并在实施后告知患者的监护人。禁止利用约束、隔离等保护性医疗措施对精神障碍患者进行惩罚。

总之，实现老年人身体约束最小化实践已经成为许多国家共同努力的目标。医护人员对老年人使用身体约束之前应该先进行准确的评估，然后再决定是否使用身体约束以及是否使用替代方法，而不是凭借自己的意愿对老年人使用约束，这样才有可能从源头减少约束的过度使用。

第五节　案例分析

一、案例经过

患者王某某，女性，89岁，因反复活动后胸闷、气促10余年，再发加重3天入院治疗，入院诊断为：呼衰、心衰、肾衰，经过在普通病房治疗1天后病情无好转，气促加重，SpO2下降，尿少转入重症监护室治疗。入科时患者神志清醒，有老年痴呆，不合作，T：36℃，P：78次/分，R：39次/分，BP：199/80mmHg，SpO2：87%，立即予以无创呼吸机辅助呼吸，留置中心静脉导管输液及监测中心静脉压，右股静脉置入血滤管行床旁血液滤过治疗。入科后护士对患者进行留置导管护理风险评估，评估患者为导管脱落高危，日常生活自理能力评估为重度依赖，向患者及家属指导预防导管脱落注意事项。由于患者躁动不安，不配合治疗，与家属进行沟通并签署身体约束知情同意书，建立约束安全核查表，予以患者双手腕约束。经过四天的的治疗及两次床旁血滤后，患者心衰症状好转，并每天有500～700ml小便，请肾内科医生会诊后，建议暂不行血滤治疗，予以利尿治疗后观察病情再决定是否拔管。15：00一名护士为患者翻身后，右手腕重新约束过松，患者自行挣脱约束带将血滤管拔出，穿刺部位出血约100ml。15：10另一名护士发现后立即以无菌纱布加压包扎止血，报告医生。当时BP125/67mmHg，遵医嘱处理后血压回升至161/82mmHg，患者未诉其它不适，立即请肾内科会诊，会诊意见为消毒穿刺部位并包扎，继续观察患者尿量及血红蛋白变化。经治疗后病情好转，未再置管。

二、分析与防范提示

患者具有导管脱落的多个危险因素，如年龄、疾病、心理社会因素等，住院后护理人员根据导管脱落的评估量表给与科学的评估，显示其为导管脱落的高风险人群。患者高龄，痴呆状，不能配合治疗和护理，根据约束适应证的评估，可以在患者躁动期间予以保护性约束以预防拔管、坠床等意外事件的发生，但是，患者仍然发生了导管的非计划性拔管。此案例提示，对于处于躁动期间的患者，因为疾病、环境、心理上的抗拒、焦虑紧张等原因，往往在约束时容易发生约束并发症，不规范的约束往往不仅不能起到预防非计划性拔管的发生，有时甚至可能导致拔管的发生。在此案例中，非计划性拔管导致了该患者局部出血及血压下降，给患者带来了身心的痛苦，幸运的是患者无生命危险，经处理后恢复良好。

（一）原因分析

结合该患者实际情况，分析患者发生非计划性拔管与约束的关系有：

1. 人员方面

（1）患者因素

患者为89岁高龄，本身存在生理功能减退，认知功能下降。患者在患有急性呼衰、急性心衰、慢性肾衰等疾病的情况下，心、肺、肾等重要脏器功能障碍，认知能力进一步下降。患者在疾病治疗过程中使用多种药物，很多药物都可能影响人的意识、精神、感觉等方面。患者在上述生理、病理、精神等多因素的综合影响下，躁动不安，不配合治疗及护理，存在非计划性拔管的高风险。在此案例中使用身体约束作为预防非计划性拔管的预防措施之一，同样应该考虑到患者的个体情况，进行全面的评估及规范的约束及护理，以避免发生身体约束的并发症和无效约束。

（2）护士因素

该例非计划性拔管发生在护士为患者进行翻身操作后，对于约束患者，松解约束及进行翻身、更换衣服、擦浴等护理操作过程中或操作后约束不当是发生非计划性拔管的高发时间段，容易因为约束不到位导致非计划性拔管的发生。另外该护士为工作一年以内的年轻护士，经验不足，工作不细心，对患者脱管的预见性不足，对意外脱管带来的严重后果认识不足，安全意识不强。

2. 环境方面

ICU内各种仪器设备的声音、长明灯、工作人员之间的交谈以及与工作人员与其它患者的谈话等声光的刺激，以及不熟悉的环境，与家属的隔离等这些因素均会增加患者的焦虑抗拒心理，容易发生挣脱约束带的行为，导致非计划性拔管的发生。

3. 设备方面

身体约束的工具应用的是手腕海绵布约束带，对于此案例中的躁动型患者可根据情况适当应用加强型约束手套予以加强。

4. 方法方面

在约束方法及流程方面，护士在为患者翻身后未检查约束的松紧度，约束过松容易挣脱。护士将约束带系于床挡上，患者手部活动范围较大。护士给患者翻身后，直接予以重新约束，未常规解除约束 2~5 min，活动肢体，观察末梢循环情况及肢体活动情况，并对约束部位进行按摩，促进血液循环。

（二）防范提示

本案例提示，对于使用身体约束来预防非计划性拔管等意外的发生，必须严格把握身体约束使用指征，根据患者的行为等级、设施等级、独立等级划分，当患者出现烦躁或攻击性行为、实施干预威胁生命的治疗才能使用身体约束。在患者使用身体约束期间规范化执行约束的流程，加强观察及心理安慰，约束期间减少刺激，避免患者躁动，关闭不必要灯光；合理设置监护仪、呼吸机等报警参数，必要时给患者应用耳塞、眼罩或听轻音乐等促进休息与睡眠，若抢救影响到邻床患者，应及时安慰患者并采取隔音、床位调整等措施。科室及医院管理人员有必要适当增加ICU护理人力资源的配置，增加对于护士身体约束相关知识和技能的培训及对患者的人文关怀，提高医护人员对正确使用身体约束的认知，明确工作标准，降低或改变导致身体约束的相关因素，从而真正有效发挥身体约束的作用，并最终降低患者身体约束率。

（吴俊琪、彭雄英）

第九章　烫伤护理与风险防范

烫伤是日常生活中最常见的意外伤害之一，系指由于热液（沸水、沸油、沸汤）、蒸汽等所引起的组织损伤，是热力烧伤的一种。烫伤很容易引起局部皮肤组织急性损伤，其治疗护理的好坏严重影响着患者的身心健康，而且皮肤破坏后，机体的屏障功能受损，机体的抵抗力降低，很容易引发全身性的感染，甚至致残、致死。随着老龄化社会的到来，老年群体的烫伤应引起医护人员的关注。

第一节　烫伤的常见原因

（一）热水袋使用不当引起烫伤

1. 老年人使用热水袋前未检查热水袋是否破损，未测量热水袋中的水温就投入使用。

2. 将热水袋装得太满、未排尽袋内空气、塞子未塞牢固、未倒提热水袋，检查是否漏水或热水袋未用布袋、布套或毛巾包裹。

3. 老年人使用热水袋时没有检查自己用热部位的皮肤情况，直接将热水袋置于所需部位，而且未注意用热时间。

（二）热水瓶爆炸、底座脱落、被绊倒等引起烫伤

1. 老年人在日常使用热水瓶的时候，未检查热水瓶是否老化，内胆是否松动、底座是否松脱、铁皮是否掉漆等情况，影响安全使用。

2. 在装开水时，应先用少量热水涮一下进行预热，特别在冬季温差很大的时候，瓶胆骤冷骤热易发生爆炸引起烫伤。

3. 未将热水瓶放置于安全位置，因自己摔倒导致热水瓶破裂引起烫伤。

（三）接触热源引起烫伤

1. 开水房、锅炉处未粘贴防烫伤警示标识或警示标识不醒目。

2. 老年人自理能力下降，步态不稳，平衡力下降，容易不慎触碰锅炉等热源发生烫伤。

3. 使用取暖器时，发生接触部位烫伤。

（四）老年人在使用微波、红外线照射等理疗过程中容易意外烫伤

1. 老年人在使用微波、红外线照射理疗前未仔细检查仪器性能是否良好，灯泡是

否连接牢固。

2. 使用微波、红外线照射等治疗时未熟知注意事项、使用目的。

3. 对理疗半知半解，进行理疗的时间过长。

4. 由于年纪较大，感觉及皮肤敏感性不强，自己及照顾者未引起高度重视。

5. 在理疗时，未采取舒适体位、最佳的照射距离，此时容易引起烫伤。

6. 在理疗过程中，因疏忽大意，未及时观察局部皮肤、未随时评估仪器设备是否在正常状态下应用。

（五）瘫痪肢体血液循环障碍，感觉减退，在使用保温措施、日常的清洁、中药浴足的过程中，易发生烫伤

1. 瘫痪的老年人应注意保暖，防止受凉，应用热水袋或洗浴时未正确调节水温。

2. 在使用保暖物品时，未深入了解其注意事项。

3. 肢体瘫痪者的家属或保姆经验不足。

（六）温度感觉能力下降者

糖尿病患者、卒中瘫痪者、老年痴呆者，对温度感觉能力下降和缺乏躲避危害的能力外，还无法及时正确表达自己的感受，导致老人与照顾者之间沟通不够，常常无法及时发现老人的局部皮肤情况。

（七）老年人群及其照顾者缺乏防烫伤安全知识

照顾高龄、糖尿病、老年痴呆者、脑卒中等高危人群时，因家属或保姆缺乏经验，相关知识也不足，对这类特殊人群未详细制定保护性预防措施，导致其烫伤风险极大。

（八）独居老人

独居老人生活上缺乏照顾，在炒菜时或进食热汤等食物时容易出现烫伤。

第二节　烫伤的高危因素与高危人群

在日常生活中，稍有不慎极易造成烫伤，烫伤的原因多种多样，其中内在原因占46%，外在原因占38%，其他原因不明者占16%。各种原因造成的老年患者皮肤烫伤，不仅给患者带来极大痛苦，增加其经济负担，且烫伤后恢复较慢，严重时甚至危及生命。

一、内在因素

（一）年龄

老年人年纪较大，行动也不方便，由于身体各器官生理功能逐渐衰退，身体各感官系统逐渐退化，皮肤感觉功能随之下降，感觉及反应相对迟钝，对温度的敏感性明显降低，对不良刺激的反应和免疫功能下降，缺乏躲避危害的能力，导致皮肤损伤和疾病的发生率明显增高。在热疗时，即使正常的温度、时间、距离，仍可能造成烫伤。

（二）疾病及病理因素

1. 糖尿病足　糖尿病足是指糖尿病患者足部由于神经病变使下肢保护功能减退，大血管和微血管病变使动脉灌注不足致微循环障碍而发生溃疡和坏疽的疾病状态，对温度刺激不敏感。

2. 腓总神经损伤　腓部神经由L4、L5、S1、S2神经组成。该神经在股部支配股二头肌短头，在小腿支配胫前肌、长伸肌、趾长伸肌、腓骨长肌、第3腓骨肌、趾短伸肌，感觉支分布在小腿外侧，足背及足外侧。腓总神经易在腘窝部及腓骨小头处损伤，导致小腿前外侧伸肌麻痹，出现足背屈、外翻功能障碍，呈内翻下垂畸形。以及伸拇、伸趾功能丧失，呈屈曲状态，和小腿前外侧和足背前、内侧感觉障碍。

3. 阿尔茨海默病　又称老年性痴呆，是一种中枢神经系统变性病，起病隐袭，病程呈慢性进行性，是老年期痴呆最常见的一种类型。主要表现为渐进性记忆障碍、认知功能障碍、人格改变及语言障碍等神经精神症状，严重影响社交、职业与生活功能，因此其生活自理能力严重下降，容易发生意外烫伤。

4. 下肢动脉闭塞　是一种退行性病变，是大中动脉的基本病理过程，病变动脉增厚、变硬伴有粥样斑块和钙化并可继发血栓形成致使动脉管腔狭窄或闭塞，肢体出现缺血症状。患肢有发冷、麻木、疼痛、间歇性跛行和趾或足发生溃疡或坏死等临床表现，发生烫伤的几率大大升高。

5. 其他病理改变　如昏迷、截瘫、肢体感觉功能障碍，长期卧床、视力障碍、生活自理能力缺陷，麻醉后24小时内有感觉障碍，危重患者，有感觉功能减退的患者也极易发生烫伤。

（三）心理社会因素

1. 老年人通常身体罹患多种疾病，日常生活中吃药的种类比较多，为了不增加身体负担，提高生活质量，开始排斥药物治疗，因此有头痛、头晕、腹胀、消化不良、腰酸背痛等身体不适时，大都比较倾向于用中医方法治疗，其中中医的温针灸、拔火罐、烤神灯这些理疗方法由于成本相对较低，方法简单易学，成为老年人喜好的治疗手段。同时老年人期望疾病康复的心情比较迫切，在家里做治疗时，经常主观认为治疗的时间越长效果越好，恢复的越快，因此每次拔罐、艾灸都会超时，最后常常导致皮肤烫伤。

2. 老年人阅历丰富，一般有两种心理状态可能会危及老年人的安全，一是不服老、自尊心强；二是不愿意麻烦他人。尤其是个人生活上的小事，愿意自己动手，不要别人帮助，有的老年人想自己倒开水，但是提起暖瓶后，却没有能力控制好暖瓶而导致烫伤等。

二、外在因素

（一）进行理疗热疗时引起烫伤

1. 操作方法不当，拔罐时罐口温度过高，烤灯距离皮肤太近，做超短波时身体内有金属异物，一旦感觉皮肤疼痛或有烧灼感时，往往已经造成皮肤烫伤了。

2. 患者在做治疗过程中入睡了，以致治疗超时烫伤或无意识的改变体位导致正在进行的艾灸不慎脱落烫伤。

3. 中药熏洗治疗时烫伤，行中药熏洗治疗时出现熏洗部位的皮肤红、痛、水泡等，艾灸治疗时操作的不当或者体位的变动导致燃烧的艾柱掉落引发烫伤。

4. 老年人对自行购买的理疗仪器不熟练，相关操作规程没有掌握，对烫伤的预见性不够。

5. 物理治疗（如光疗、热疗、电疗等）作用时间过长，距离和功率设置不当、电极板接触到皮肤等。

6. 冬季天气比较寒冷，频繁使用热水袋、电热毯、电护手宝等物品。

7. 煮饭时突然揭开锅盖或用高压锅煮食物，易被蒸汽烫伤。炒菜时身体距离油锅太近，油炸时没有及时躲避喷溅的热油，易造成脸部、手臂等处的烫伤。

8. 开水或热水烫伤。

（1）热水瓶的瓶底滑脱、水瓶爆破或被打翻，或误冲开水时不慎被烫伤。

（2）吃火锅、进食比较烫的食物、喝热水或热汤时不慎烫伤。

（3）沐浴时没有先注入冷水，再注入热水，没试过水温就开始洗澡。

9. 乘坐摩托车时，双腿离油箱太近，易被逐渐变热的油箱烫伤。

三、高危人群

（一）患有某些疾病的老年人

该类人群由于身患疾病，身体感觉功能减弱，如心脑血管病的患者、糖尿病足、阿尔茨海默病、下肢动脉闭塞、其他肢体功能障碍、麻醉后24小时内有感觉障碍、昏迷、截瘫及有视力障碍者等。

（二）尚有一定活动能力的残疾老人

有一定活动能力的残疾老人往往发生烫伤的情况也不少，由于此类人群能够活动，往往会去完成相当一部分的家务活动，高估自己能力，但是活动能力又较正常老年人差，所以烫伤的发生率相对较高。

（三）性情急躁的老年人

绝大多数的意外烫伤都是在活动过程中发生的，而且大部分烫伤都是发生在非常熟悉的日常生活活动中，如炒菜、煮饭、倒开水、进食、饮水、喝汤、使用热水袋保暖、沐浴等。从事日常生活活动时，由于得心应手，完成时往往凭借惯性思维，高估自己的能力，很少注意活动过程中的细节改变就开始贸然进行，容易发生意外。活动中注意力不集中、焦虑、抑郁或情绪不稳定打乱了活动节奏，出现变故时容易手忙脚乱是常见的原因。

（四）照护不周的老年人

适当的看护能有效降低意外烫伤的发生。除了看护人员的直接帮助可以避免烫伤的发生，减少烫伤的伤害外，在有人看护的条件下，老年人的生活更有保障，避免疾病、年龄、体力等因素导致的意外烫伤。另外，看护人员对烫伤及其防范知识的了解程度可直接起到预防烫伤的作用。反复更换看护者也有发生意外烫伤的风险，经验丰富的看护人员能让老年人在相对安全的环境下生活，并且在必要时给予身体、心灵上的支持，能有效减少烫伤的发生。

（五）独居的老年人

独居老人由于年老体弱、慢性疾病患病率高、自理能力减退及单身独居状态，发生意外伤害的危险增加。除此之外，意外伤害的发生与预防知识的欠缺、身体机能的状况和不安全的行为密切相关。

第三节　烫伤的不良后果

烫伤将对皮肤造成不同程度的损伤，如果烫伤严重的话可能会造成局部和全身严重伤害。

一、对患者的身心的影响

（一）严重烫伤可累及全身各器官组织

出现一系列病理生理过程，如水电解质紊乱、酸碱平衡失调、休克、DIC、免疫平衡失调、继发感染、心功能不全、呼吸功能不全等，尤其是呼吸功能受损，是死亡的重要原因之一。

（二）烫伤使皮肤对细菌的屏障作用发生缺陷

较重的患者还有白细胞功能和免疫功能的减弱，如果延误治疗时机，容易发生感染。致病菌为皮肤的常存菌（如金黄色葡萄球菌等）或外源性致病菌（如绿脓杆菌等）。感染还可能发展成为脓毒血症、脓毒性休克，这样的情况下就会危及生命。此外，在使用广谱抗生素后，尤其在全身衰弱的患者，可继发真菌感染，经久不愈，给患者带来极大的痛苦。

（三）严重烫伤后的卧床治疗会增加压疮发生的可能性

另外还有的患者因为不能正常活动，造成心肺功能下降，引发肺炎。

（四）影响身体器官的正常功能

如果烫伤疤痕出现在人的手指、腿、嘴、胳膊等活动量大的部位，特别是烫伤形成的挛缩类疤痕更容易影响肢体的活动，如嘴角的疤痕会使上下嘴唇不能正常活动，由此出现说话迟缓或笑容僵硬等，手指部位的烫伤疤痕会使整个手指不灵活。

（五）易引起皮肤病

对于疤痕体质患者来说，如果有了疤痕不能及时祛除疤痕的话，患者很容易出现皮肤问题，而有的疤痕由于一直难以愈合使得皮肤出现溃烂等问题。

（六）烫伤给人造成的危害

不止是皮肤表面的疤痕，烫伤后皮肤受损形成的疤痕一般很难去掉，所以会给患者的心灵造成一定的创伤，这也就是烫伤给患者带来的双重困扰，一方面是疤痕的痛苦，一方面是心理的伤害，所以心理阴影是烫伤造成的危害中比较关键的另一面。

二、对家庭、医院、社会的影响

（一）对家庭的影响

1. 严重烫伤者，需要立即住院救治，且老年人身体比较虚弱，恢复时间相对较长，往往会增加家庭的经济负担。

2. 由于老人烫伤，需要家庭成员的照顾，对家庭成员的生活、工作造成一定程度的影响。

（二）对医院的影响

1. 在医院住院人群中，老年患者的比例不断增高，而老年人住院期间易发生坠床、跌倒等多种意外伤害，增加了医院护理难度。

2. 老年人住院期间发生的烫伤，可能会出现一系列医疗纠纷。

三、对社会的影响

1. 老年人烫伤往往意味着监护人在经济和精力上需要花费更多。

2. 空巢、独居老人逐渐增多，亲情缺失，缺少亲人的照顾，然而老年人生活自理能力逐渐下降，体弱多病，往往容易发生意外烫伤，可能引发相关的社会问题。

第四节　烫伤的风险防范措施

预防烫伤是医务人员、老年患者及照顾者共同的责任，建立预防烫伤的防范措施，可降低烫伤对老年人的伤害与合并症。

一、居家期间风险防范措施

（一）居家预防措施

1. 在家中使用热水袋时，每次装水不要超过热水袋容量的3/4，并赶尽热水袋内的空气，装水后，热水袋的盖子要拧紧，必须装入布套（袋）或毛巾内使用，使用前还需仔细检查有无破损、漏水现象，确保安全后再使用。

2. 厨房内移动开水壶、热油锅、热器皿时，应该戴上手套或布衬垫，防止直接烫伤，打开热锅盖时要小心，以免被蒸汽烫伤。

3. 厨房的地面不得摆放热水瓶及其它热的炊具，避免繁忙时烫伤脚，搅拌熟烫食物时，要使用长柄勺或搅拌器，手不要离食物太近，以免烫伤。

4. 油炸食物时，先要沥干水分，避免水油飞溅；食物应沿锅边或近临油面轻轻滑下，不可猛力投放，以防高温油溅出，烫伤手或前臂。

5. 不使用不合格的电器产品，家里电吹风、烘干机、电熨斗等电器的使用时，用完后要及时切断电源，以免烫伤。

6. 在购置新型的电炊具、电热器时应完全掌握使用方法后方可投入使用。对记忆力明显减退的老年人，应尽量选择带有明显温度标志、控温或过热/超时断电保护或鸣叫提醒功能的电器，减少因遗忘而发生意外。

7. 老年人居室内的陈设应尽量简洁，家庭日常生活用品及炊具之类最好不要存放在老年人的居室内，以免老年人摔倒时不慎发生烫伤。

8. 沐浴时，要先放冷水，后加热水来调节水温，以免烫伤。老年人最好由家人协助调节水温。

9. 加强自身安全知识的学习，提高安全意识，并了解烫伤后应急处理方法。老年人需正确认识自身的健康状况和能力，乐于接受别人的帮助。

10. 老年人的生活环境方面，要注意尽量去除妨碍日常生活行动的因素，或调整环境使其能补偿机体缺损的功能，促进生活质量的提高。应注意室内温度、湿度、采光、通风等方面，让老年人的生活更安全与舒适，老年人视力下降，因此应注意室内采光适当，尤其要注意老年人的暗适应力低下，一定要保持适当的夜间照明。

二、住院期间风险防范措施

（一）重点评估

护理人员应提高安全防范意识对新入院患者进行全面的护理安全评估，对于高危的人群如：老年人、糖尿病、昏迷、截瘫、麻醉后有肢体感觉功能障碍等患者应特别强调预防烫伤的重要性，并落实相关预防措施。

（二）病房设施

加强对病房各种设施的检查，使其处于完好无损状态，加强开水房的管理，在醒目的位置粘贴防烫伤的标志（如开水、热水、微波炉等），防止住院患者烫伤，杜绝护理安全隐患。

（三）健康宣教

做好患者住院期间各阶段性健康教育，及时发现烫伤高风险患者，报告科室护士长及主管医生，耐心与患者及家属沟通，采取口头、书面等方式进行烫伤危害性的健康教育，强化患者及家属的防范意识。

（四）动态观察

老年患者使用热水袋时水温不超过50℃，套好热水袋、暖手器外套的同时，还需再包一块毛巾，不直接放于肢体处，每30min巡视一次，观察患者皮肤情况，并做好交接班工作。对需要做局部热疗的患者，护理人员应严格遵守操作规范，治疗过程不离开患者，并严密观察局部皮肤颜色、温度等反应，以防烫伤。

（五）生活护理

指导患者及其家属正确使用各类生活设施，患者洗浴时应由护士或家属协助调好水温，水温应在40℃左右为宜；妥善放置开水、热食物等热源物质，避免烫伤。对于生活自理能力欠缺的患者应主动帮助取用热水瓶、开水等，并将热水瓶放置在固定位置且不易触碰到的地方，以防止不慎打翻热水瓶烫伤患者。

（六）加强巡视

护士应该熟悉老年人的生活规律和习惯，及时给予指导和帮助以满足其生活所需，并特别注意给予足够的尊重以减少其因需要他人照顾而带来的无用、无助感。

（七）提高认识

加强护理安全监督，及时发现日常护理工作中的安全隐患，完善入院评估内容，制定相关护理安全管理制定，定期培训、考核护理人员安全防范的掌握情况，有烫伤风险、使用热水袋习惯的患者，应纳入重点交班对象，合理安排护理人力，指导、协助、做好患者的基础护理。一旦发生烫伤，当班人员应及时报告医生，妥善做好烫伤后局部皮肤的处理。

第五节　烫伤的护理应急预案

烫伤作为特殊的创伤之一，预防的重要性远远大于治疗。烫伤发生后，做好积极的应对处理，可以减少烫伤对人体产生的危害。

一、居家期间发生烫伤的应急预案

（一）处理措施

1. 发生烫伤，根据现场情况，迅速采取有效的措施脱离热源，移至安全地带，并判断伤情，根据烫伤的部位采取相应措施，如有可能应向别人寻求帮助。

2. 烫伤处要立即用大量流动的冷水冲洗，降低皮肤的局部温度，以免热伤害继续深入皮肤深层。如果穿着衣服或鞋袜的部位被烫伤，千万不要着急脱去被烫部位的鞋袜或衣裤，否则会使表皮随同鞋袜、衣裤一起脱落，这样不但疼痛，而且容易感染，以致延误病情。最好的方法就是马上用冷水隔着衣裤或鞋袜浇到伤处及周围，然后才脱去鞋袜或衣裤，必要时用剪刀剪开覆盖在烫伤处的衣物，以免身上衣物与伤面粘结揭掉表皮，造成随后医生处理上的困难。

3. 持续在冷水中浸泡30分钟，如果烫伤部位不是手或足，不能将伤处浸泡在水中进行"冷却治疗"时，则可将受伤部位用毛巾包好，再在毛巾上浇水，无法浸泡的部位给予冰水毛巾湿敷。

4. 如家中有备用的药膏，创面涂一些治疗烫伤的药膏如：湿润烧伤膏等，涂完药后，伤处盖上一消毒纱布或毛巾，以免感染。

5. 烫伤严重者立即拨打急救电话，尽早去医院做进一步治疗，途中避免创面受污染，应在创面上盖一层干净的衣物或床单。

（二）应急处理程序

发生烫伤→尽快脱离被烫源→移至安全地带，并判断伤情→用冷水冲洗并在水中脱去烫伤处的衣物→冷水浸泡烫伤处或冷敷约30分钟→涂抹药膏→经现场急救处理后，应尽快前往附近的医院尽早进行正规的治疗与处理。

二、住院期间发生烫伤的应急预案

（一）处理措施

1. 患者发生烫伤，护士立即赶到现场，同时报告值班医生、护士长，协助医师评估患者的受伤部位与伤情、全身状况等，初步判断患者的烫伤原因和认定伤情，安慰患者，稳定情绪，使其积极配合治疗。

2. 若使用热水袋等物品取暖时发生烫伤，应立即拿走导致烫伤的物品（热水袋、暖宝宝等），必要时为患者剪、脱伤侧衣服，注意保护受伤部位的皮肤，尽量避免皮肤脱落，立即用自来水冲洗或浸泡在清水中或用浸湿的毛巾冷湿敷，以减轻患者的疼痛感。

3. 根据烫伤的程度、面积给予相应的处理。

（1）Ⅰ度烫伤：属于表皮烫伤，皮肤有发红、疼痛的现象。

处理措施：冷敷，可用水胶体敷料（如透明贴）或湿润烧伤膏等。

（2）Ⅱ度烫伤：浅Ⅱ度烫伤伤及表皮和真皮浅层，产生水泡，色素沉着。深Ⅱ度烫伤伤及表皮下方的真皮层。

处理措施：正确处理水泡，避免小水泡破损，尽量不要自行戳破；大水泡可在无菌操作下用注射器针头低位刺破并抽尽其内液体，但不要去除表皮，局部涂抹烫伤膏或保持清洁干燥；已破的水泡或污染较严重者，应彻底消毒、清洗创面，外敷水胶体敷料或湿润烧伤膏。

（3）Ⅲ度烫伤：烫伤直达皮下组织，皮肤有发硬、发白或发黑的现象，虽然疼痛感并不明显，但却是非常严重的烫伤。

处理措施：立即请烧烫伤科室会诊，进行清创处理，指导治疗，必要时转科治疗。

4. 头、面、颈部的轻度烫伤，经过清洁创面涂药后，不必包扎，以使创面暴露，与空气接触，可使创面保持干燥，并能加快创面复原。

5. 严密观察病情变化，加强巡视，做好详细护理记录。

6. 加强相关知识的健康宣教，提高患者的防范意识，并做好交接班。

7. 及时填写不良事件上报表与上报。

8. 组织全科讨论分析原因，提出防范措施，组织学习并严格遵守护理安全管理中预防烫伤的监控措施，预防类似事件再次发生。

（二）应急处理程序

发生烫伤→护士立即赶到现场，同时报告值班医生、护士长→进行必要检查，进行伤情认定→采取相应对症治疗措施→及时请相关科室会诊，遵医嘱用药→严密观察病情变化，做好相关记录→强化健康宣教→详细交接班→填写不良事件上报表及上报→分析讨论。

第六节　案例分析

一、案例经过

患者黄某某，女性，74岁，因4小时前意外摔倒打翻热水瓶，导致开水烫伤左手前臂及颈胸部，并感左肩部疼痛且不能活动，遂立即拨打医院急救电话入院治疗。入院诊断为：左前臂、颈胸部烫伤浅Ⅱ度4%、左锁骨骨折，患者既往有高血压、糖尿病史，长期服用硝苯地平、瑞格列奈等药物。入院后评估其生活自理能力为55分，属于中度依赖。

二、分析与防范提示

患者具有意外烫伤的多个危险因素如：年龄、心理社会因素、疾病因素、独居状态等。住院后护理人员针对烫伤的创面给予涂湿润烧伤膏、换药、预防感染等处理，对患者的个人情况给予相关的健康宣教。

（一）原因分析

1. 人群方面　患者74岁高龄，为独居老人，在家无人照顾，日常生活不愿意麻烦他人，对自身生活能力认识不足，其本身有糖尿病、高血压病史，老人长期服用降压、降糖药物，很多药物可以影响人的意识、精神、视觉、平衡等方面，由于生理功能减退，行动迟缓、疾病等个体因素发生意外烫伤。

2. 环境方面　根据调查，患者居室内物品较多，热水瓶又放置在居室内，室内采光不够，患者在家发生头昏时，摔倒导致烫伤。

3. 社会方面　患者丧偶、独居，不愿意与子女一起生活，也不愿意进入养老机构，随着日渐衰老，加上老年疾病的增加，老人的生活自理能力下降，生活中的不安全因素增加。

（二）防范提示

本案例提示，加强家庭与社会对老年人的关心帮助，对于老年保健的重点人群如：高龄、独居、丧偶、患病、精神障碍、新近出院的老年人，存在意外伤害风险的老年人需特别加以防护，多做健康指导，对于生活环境所造成的不安全因素，应采取有效防范措施，保证老年人的安全。

（何　敏、李　红）

第十章　糖尿病足护理与风险防范

糖尿病足（diabetic foot，DF）是糖尿病严重的并发症之一，是糖尿病患者致残、致死的重要原因。文献报道DF患者需截肢的人数比无糖尿病者高15倍，国内报道糖尿病并发肢端坏疽者约0.9%～1.7%，老年糖尿病患者则高达2.8%～14.5%。下肢截肢在老年患者更为常见，尤其是2型糖尿病患者。糖尿病足不但导致糖尿病患者生活质量下降，还给患者的身心健康带来极大危害。让医护人员、患者乃至家属充分认识DF发生的高危因素，重视足部护理十分必要。

第一节　糖尿病足的定义与分级分类

糖尿病是一种多病因的代谢疾病，特点是慢性高血糖，伴随因胰岛分泌或利用缺陷引起的糖、脂肪和蛋白质代谢紊乱。糖尿病足是其严重并发症之一。

一、糖尿病足的定义

国际糖尿病工作组将糖尿病足定义为：发生于糖尿病患者的与局部神经异常和下肢远端外周血管病变相关的足部感染、溃疡和（或）深层组织破坏。患者从皮肤到骨与关节的各层组织均可受累，严重者可以发生局部或全足的坏疽，需要截肢。糖尿病足处理不当会导致病情急剧恶化，严重者会致残，甚至死亡。

二、糖尿病足的现状

（一）国外糖尿病足现状

西方国家5%～10%的糖尿病患者有不同程度的足溃疡，大约1%的糖尿病患者被截肢，糖尿病是许多国家截肢的首要原因。他们消耗了12%～15%的卫生资源，发达国家糖尿病足溃疡的治疗费用平均为16000～27000美元，截肢医疗费用更高，美国平均为25000美元。有关足病心理负担的研究甚少。

（二）国内糖尿病足现状

为了解我国糖尿病足的患病情况及相关因素，我国糖尿病专家们进行了调查，其中第一次多中心合作发表的有关糖尿病足现状数据表说明：

1. 我国糖尿病足病常见于老年人，尤其是文化程度低、经济条件差者。

2. 足病患者的糖尿病并发症多且严重，往往合并多种心脑血管危险因素。

3. 足病的医疗费用高，平均住院费用14906.35±7071.72元。

4. 尽管70%的足病患者合并感染，但大多数足病并不严重，多数为Wagner1-2级，溃疡多数为1～2处，即只要治疗得当，患者的溃疡能够痊愈，截肢可以避免。

5. 平均住院天数为25.7±19.67天。

三、糖尿病足分级分类

（一）糖尿病足的分级方法较多，目前国内一直沿用瓦格纳（Wagner）系统进行评估，其主要是根据溃疡深浅度分类（见表10-1）。

表10-1　糖尿病足分级（Wagner分级）

等级	病情描述
0级	皮肤完整，无开放性损伤，可有骨骼畸形
1级	表皮损伤未涉及皮下组织
2级	全层皮肤损害涉及皮下组织、可有骨骼、肌肉暴露
3级	全层皮肤损害、伴有脓肿或骨髓炎
4级	足部分坏疽
5级	全足坏疽

（二）美国德州大学的分级分期系统（Texas 分类法（UT法））也会使用，它以足溃疡是否存在、深度为基本条件（见表10-2）。

表10-2　Texas分类法（UT法）

等级	病情描述
0级	有溃疡史，无溃疡存在
1级	表浅溃表
2级	溃疡深及肌腱
3级	溃疡深及骨和关节

分期的标准涉及缺血和感染，A期无感染和缺血，B期合并感染，C期存在缺血，D期感染和缺血并存。

（三）糖尿病足根据局部表现常分为湿性、干性和混合性坏疽3种类型（见表10-3）。

表10-3　糖尿病足的分类

分类	局部表现
湿性	常见于肢端水肿，分泌物和坏死组织较多，皮温下降，多发生在足底，足背、小腿动脉搏动减弱
干性	无水肿、肢端干枯或变黑，病变组织与健康组织界限常比较清楚，分泌物不多，皮温下降，多发生在脚趾末端，动脉搏动多减弱或消失
混合性	湿性和干性坏死的临床表现同时存在，动脉搏动多减弱或消失

第二节　糖尿病足的易发因素

糖尿病足是糖尿病患者临床最常见的下肢并发症之一，也是能引起下肢截肢最常见的前驱病变之一，所有糖尿病下肢截肢的患者85%是由溃疡引起的。糖尿病足溃疡愈合困难，病程长，这给细菌的侵入提供了门户，如果患者存在着周围神经病变、血管病变、足部畸形、足部异常压力，使溃疡的愈合和治疗愈发困难和复杂化。目前已被公认的导致糖尿病足溃疡的因素包括两类，即全身危险因素和局部危险因素。

一、全身危险因素

（一）糖尿病病史和年龄

国内外资料显示年龄、病程是糖尿病足的独立危险因素。随着年龄的增大、病程的延长，激素水平发生改变，动脉硬化发生率增高，且老年人组织代谢率修复能力下降，导致足病变的发生。

（二）糖尿病患者各项指标控制不良

糖尿病患者长期处于高血糖状态不仅可以导致周围神经病变、周围血管病变及足部关节等组织遭受损伤，还可以使皮肤变薄，抗张力、压力的能力降低，导致皮肤组织容易受到损伤。如果存在周围感觉神经病变，那么这种损伤更容易发生。Shen等研究发现身体质量指数（BMI）与足底压力呈正相关，长时间的足底压力过高，导致足底局部缺血和组织分解，产生炎症及自溶酶，形成足溃疡。常宝成等研究显示收缩压升高是糖尿病足的独立危险因素。收缩压升高可引起末梢组织内毛细血管内压增高，导致毛细血管内皮细胞增生、基底膜增厚及血管内皮细胞自身调节功能受损，使足部皮肤的血液供应受损，导致组织缺血、缺氧，最终足部溃疡形成。空腹血糖（FPG）、餐后2小时血糖（2hPG）、糖化血红蛋白（HbA1c）升高，总胆固醇（TC）、高密度脂蛋白胆固醇（HDL-C）降低也是糖尿病足发生的危险因素。糖尿病足患者体内存在代谢紊乱，长期持续的高血糖使机体处于消耗状态，加速神经和血管的损害，引发感染且不易控制，使已发生的溃疡不易愈合。Shahbazian等研究发现，糖化血红蛋白（HbA1c）浓度与足溃疡病变程度呈正相关，原因可能是糖尿病高糖毒性作用促进血管内皮细胞凋亡、抑制细胞生长，导致溃疡局部营养成分缺乏，溃疡难以愈合。在临床工作中，这些危险因素的检测对糖尿病足的早期预防具有重要意义。

（三）其他

既往有足病史（复发的足溃疡很常见）、糖尿病导致患者对感染的抵抗力下降、吸烟、合并有其他的糖尿病并发症（尤其是合并严重肾病、低白蛋白血症、浮肿）、糖尿病护理知识缺乏，独居，依从性差，这些均是糖尿病足溃疡的危险因素。

二、局部因素

糖尿病足局部因素包括感觉运动和自主神经病变、周围血管病变、关节活动受限和局部压力增加。其他的慢性并发症也影响着糖尿病足的发生和发展。糖尿病足患者的平均年龄超过60岁。2型糖尿病老年患者合并周围血管病变和神经病变均很常见，加上老年人本身检查和保护足的困难，老年糖尿病患者就更容易发生足部问题。近年来，糖尿病患者合并足溃疡和周围缺血明显增加。

（一）周围感觉运动神经病变

这是90%的糖尿病足溃疡的主要原因。糖尿病周围感觉运动神经病变随着糖尿病病程的延长而增加。神经病变最常见的症状是麻木、针刺样疼痛、烧灼感和感觉过敏，典型的表现为夜间加重。临床体征是手套袜套样的感觉缺失。痛觉、精细的触觉和温度觉缺失是与小的（常常是无髓鞘的）神经纤维受损有关。震动觉和定位感觉的缺失是与大的（通常是有髓鞘的）纤维受损有关。所有的糖尿病患者中大约有11%的患者有疼痛的症状，可以是非常严重的疼痛。一些患者仅以糖尿病足作为周围神经病变甚至糖尿病本身的特点。患者由于足部出现脓性分泌物的气味才发现有神经病变和糖尿病，这种情况并不少见。缺乏症状绝不等同于没有糖尿病足的危险因素。患者可能对其足很不注意，其原因是感觉缺失。

运动纤维缺失是周围神经病变的另一种后果，导致足部小肌肉的萎缩，引起曲肌与伸肌的失衡，造成鹰爪趾，跖骨头突起和跖骨脚垫前移。足的这些部位的压力增加，可以发生溃疡。糖尿病神经病变患者的步态明显改变，造成足压力分布异常，更容易发生溃疡。神经病变患者的步态问题和足损伤的危险性都明显增加，在老年患者尤为突出。有视力障碍者，足溃疡的危险性更加恶化。

（二）自主神经病变

足的汗腺去神经化导致干裂、皮肤萎缩和胼胝形成。这种情况下可以发生严重的皮肤开裂，容易感染。小血管的交感神经张力降低也引起小血管阻力下降，动静脉短路增加。在神经病变的足，静脉内的氧分压增加至接近动脉的水平。因此，无血管疾病的糖尿病自主神经病变患者，休息时的血流是增加的，足背静脉膨胀。初期整个血流增加引起毛细血管压力增加。然而，一段时期后，可导致微血管硬化，再加上糖尿病神经病变的动静脉短路，造成局部的营养缺乏和缺血，使足病的危险性增加。自主神经病变和大血管病变的同时存在可以进一步恶化组织的供氧。

（三）周围血管病变

糖尿病患者常伴有大血管病变。据估计，糖尿病患者周围血管病变患病率是非糖尿病患者的20倍。血脂紊乱、血小板功能障碍、血凝增加和内皮功能损害均在动脉硬化的发病中起着作用。糖尿病周围血管病变的表现与非糖尿病患者相同，间歇性跛行、休息时疼痛、溃疡和坏疽是主要的临床表现。但是，并存的周围神经病变可以掩盖血管病变的症状，严重的缺血发生时，患者可以没有疼痛。

与非糖尿病患者相比较，糖尿病患者膝以下的较小的血管如胫、腓血管更严重地被累及，病变程度严重。这意味着，整个血管病变均可被累及，更容易引起截肢。并存的心脑血管病变使得糖尿病患者血管手术后的长期存活时间缩短。中层动脉钙化是糖尿病患者常见的血管问题，可以在X线片上被观察到。中层动脉钙化与糖尿病周围感觉神经和自主神经病变有关。中层动脉钙化与增加的心血管死亡率明显相关，与糖尿病肾病有关，是糖尿病患者死亡的一个独立危险因素。有神经病变的糖尿病足病患者中层动脉钙化的程度则明显加重。足部血管的脉搏仍然是是否存在周围血管病变最好的临床指标。有神经病变的患者可以有严重的血管病变而无疼痛发生，这是由于痛觉阈值消失的原因。足背动脉搏动的缺失说明有血管疾病，即使腓动脉搏动是正常的且没有进行性跛行或休息时疼痛。任何部位的紫绀和周围坏死都说明动脉供血不足。如果行走的距离下降，糖尿病间歇性跛行患者的血管重建外科手术应该予以考虑，即使还没有出现坏疽。间歇性跛行距离的下降是标志着糖尿病患者早期的进展急速的动脉血管病变。与非糖尿病患者相比，在同等程度的血管病变，糖尿病患者有更高的截肢率。有效干预的延误会造成严重后果。提倡在出现坏疽征象之前或一旦明确缺血性足溃疡时就进行干预。糖尿病患者常有广泛的胶原异常，其主要的病理机制是胶原的糖化。糖化引起胶原束的增厚和铰链。这种改变造成的临床表现之一是增厚、发紧和蜡状的皮肤，导致关节运动受限。足的关节运动受限主要影响了距关节。该关节可以为行走时的冲击力提供缓冲作用。该关节运动受限增加了足底的压力，是发生足溃疡的危险因素。大足趾的伸展障碍，所谓的"榔头样僵硬"，可以损害足趾的适应性伸展而容易发生溃疡。

（四）关节活动受限和局部压力增加

运动神经病变和关节运动受限与足部压力增加有关。胼胝形成也引起足压力增加和皮肤干燥，可以进一步增加这种压力异常。患者的年龄和体重并不明显影响压力增加，这或许是因为足的相对面积随体重增加而增加。长期的过多压力间歇性地作用于足底，就如过度行走时异常压力作用于足底一样，可以导致组织炎症和最终形成溃疡。糖尿病足的动静脉短路增加和充血性受损时的反应障碍也在溃疡形成中起着作用。在非糖尿病患者，炎症性疼痛往往迫使患者在发生足溃疡前让足休息。感觉缺失的患者即使发生溃疡后还在继续行走。

　　因此，单独的压力增加，在没有感觉性神经病变时，不会引起足溃疡。在大多数的糖尿病专科，足压力测定并不作为常规。仔细地观察和用手触诊可以发现压力增加的区域，然后采用合适的鞋垫来使足底压力重新分配，这并不需要昂贵的压力测定系统。

第三节　糖尿病足的不良后果

　　根据目前的现状，我国糖尿病足的预防任重道远，但糖尿病足病一旦发生，糖尿病患者除生活质量下降，还给自身的身心健康带来极大危害，也给家庭、社会、医疗带来不小冲击。

一、对患者身心造成影响

　　随着医学模式的转变，人们的生活质量越来越得到重视。生活质量是指不同文化和价值体系中个体对与他们的目标、期望、标准及所关心事情有关的生命状态的体验。通过生活质量的评估，可以综合评价疾病及治疗对患者生理功能、心理健康、社会关系及治疗满意度的影响。研究结果显示，糖尿病足患者生活质量差，特别是生理职能维度的得分较低，可能与糖尿病足患者需卧床休息、减少活动，且行走能力、日常生活能力、户外活动能力受限或失业以及长期病假等有关。由于溃疡位于足部，疾病的特殊性使患者活动受限，不能工作或进行其他日常活动，从而在生理和心理健康两方面都给患者的生活质量造成了负面影响。

二、对家庭、医院、社会的影响

　　解放军306医院全军糖尿病足治疗中心做了一项小样本的研究，结果显示，糖尿病足病患者家属与非足病的糖尿病患者家属相比，心理负担更重；另外，也会给这些家庭带来一定的、甚至难以承受的经济负担。在发展中国家糖尿病足病治疗，卫生资源的消耗高达40%。由于综合性伤口诊疗中心或创面修复科的建设在我国起步较晚，糖尿病足患者通常难以找寻到合适的就医场所。辗转的就医经历很可能造成病情延误，加重患者的负担，甚至造成医疗纠纷。

第四节　糖尿病足的护理风险防范措施

一、糖尿病足保护教育的基本原则

（一）没有足病危险性的患者仅仅需要一般的有关足卫生和鞋袜的知识。

（二）评估患者足保护的知识。如果患者理解能力有限，可以邀请其配偶或其他有关人员参加。

（三）鼓励患者积极参与足保护教育。

（四）检查足，有问题立即报告医务人员。

（五）每次穿新鞋后都要检查足，购买足趾头有足够空间的鞋子，每天在穿鞋前，检查鞋子里有否异物。

（六）定期看足医。

（七）修剪趾甲时应该水平地剪足趾甲。

（八）避免烫伤。

（九）绝不要赤足行走。

（十）加强随访和足保护教育，将足保护要点告诉患者家庭成员和其他有关医务人员。

二、居家期间风险防范措施

（一）每日做好足部检查

糖尿病足患者每日睡觉前，必须要检查足部，看有没有损伤，必要时使用小镜子仔细检查。如果患者为独居，则准备一面镜子，每日照看，包括脚背、脚底、脚趾，都要检查清楚，同时仔细观察皮肤的颜色、温度、湿度，检查是否水肿等，这对及时掌握病情非常重要。一旦出现水泡、破损、感染等，一定要找专科医生。

（二）坚持每日温水泡脚

糖尿病足患者应坚持每日洗脚。泡脚前先检查足部及足趾间是否有损伤，洗脚时温度不超过40℃为宜，避免烫伤。大部分患者会用手或脚去试温度，但实际上手脚的感觉往往因糖尿病神经病变而下降，不能正确感觉温度，建议常规用温度计来试温。另外泡脚时间不宜过长，以10~20分钟为宜。洗脚后，用柔软、吸水性好、浅色毛巾轻轻擦干，不可用力过猛，便于及时发现是否有血渍或脓液等。

（三）定期修剪趾甲

糖尿病足患者需要定期修剪脚趾甲。视力或手指功能欠佳的患者最好不要自己修剪，防止损伤皮肤，最好家属代劳；修剪趾甲要平直修剪，轻轻磨平磨光，不要剪得太短、不要斜剪，避免甲沟炎的发生。

（四）鞋袜要透气性好

糖尿病患者建议首选透气性好、质地柔软、大小合适的鞋袜。不建议患者穿露脚的凉鞋或拖鞋，也不要穿过紧的鞋或高跟鞋，以免给足部增加负担。建议使用专为糖尿病足患者设计的减压鞋。穿鞋前要仔细检查鞋内有无异物。切忌赤脚走路。

（五）切忌使用电热毯、热水袋、烤火、拔火罐、艾灸

每到冬天，病程较长的糖尿病患者由于周围神经病变使得保护性感觉丧失，在使用热水袋、烤火炉等取暖装置时，容易烫伤，病情一旦没控制进而发展成糖尿病足。此外，糖尿病患者免疫力低，皮肤组织糖原含量比正常人高，更易细菌感染，如拔火罐或艾灸时容易出现水泡，如不及时处理，也会导致皮肤皮损、感染等。因此，糖尿病患者一旦发生足部烫伤、背部损伤等，千万不可自行处理，应及时到医院寻求帮助。

（六）注意保持皮肤润滑

糖尿病患者由于自主神经病变，出汗减少，足部皮肤干燥，特别是足跟容易出现皲裂、并进一步形成溃疡，继发感染。患者每天需要涂抹油脂类润滑油，滋润双脚，并轻柔按摩皮肤。患者如果是"汗脚"，建议洗脚时用医用酒精擦拭脚趾缝，还可以在洗脚水中加入少量醋。

（七）积极控制糖尿病

控制血糖是糖尿病足患者护理的最重要工作之一，需要结合自身特点、喜好，结合饮食、运动、用药等，将血糖控制在接近正常水平，有利于足部伤口恢复。

（八）坚持适量运动

糖尿病足患者每日应适当在床上做小腿和足部运动30～60分钟，以促进下肢血液循环。

三、住院期间风险防范措施

（一）医护人员常规检查患者的足部情况

医护人员在接受患者入院时，应及时检查糖尿病患者的足部，做好糖尿病患者足部筛查工作，及时发现识别高危足。

（二）护理人员做好糖尿病患者足部教育工作

如指导患者每日做好足部检查；指导患者坚持每日温水泡脚；指导如何修剪趾甲；如何选择透气性好、质地柔软、大小合适的鞋袜；切忌赤脚走路；切忌使用电热毯、热水袋、烤火、拔火罐、艾灸；如何注意保持皮肤润滑；指导患者床上足部运动等。

（三）关注患者心理变化，做好心理疏通工作

糖尿病患者因足部感染或坏疽，伴有恶臭，常有自卑心理，另外，部分患者因长期住院产生焦虑情绪，这都增加了糖尿病足治疗和护理的难度。护理人员和家属应多安慰、鼓励患者、适时疏导使其心态稳定，配合治疗，防治自杀等意外的发生。

第五节 糖尿病足的护理风险评估与护理

目前糖尿病足风险评估尚无统一的评估量表，但目前评估主要从以下几个方面进行：患者的一般资料（姓名、性别、年龄、糖尿病类型、病程、身高、体重、血糖、血脂、血压等）、治疗方案、病史（溃疡、感染、截肢史、血管重建、吸烟、饮酒等）、查体（针刺感觉、麻木、疼痛、肌力、行走等）、足部情况（完整性、足部皮肤（皮温、颜色、是否水肿等）、神经系统检查（10g尼龙丝试验）、腱反射、血管情况（足背动脉搏动、下肢彩超、CT血管造影、踝肱指数等）等。通过一系列评估后，可以根据评估结果大致分以下几个等级：0：无感觉异常、无周围血管病变、无溃疡；Ⅰ：有周围神经病变，无周围血管病变，无畸形；Ⅱ：周围神经病变和周围血管病变同时存在和或足部畸形；Ⅲ：足部溃疡或截肢。

一旦发生糖尿病足病，要根据患者局部情况、检查情况、细菌培养情况等进行全身积极治疗，如控制代谢指标、抗感染、改善血运、营养神经等，同时进行局部治疗（换药、减压、手术等）。

一、伤口处理及护理措施

（一）伤口评估

通过测量伤口大小、有无窦道或潜行、是否合并感染或骨质破坏、判断糖尿病足分级。根据溃疡的深度、面积大小、渗出以及合并感染情况决定换药方案及次数。

（二）表浅溃疡

多是由于跖骨头或足底的突起处、鞋子过浅、鹰爪样脚趾、趾热水烫伤或修剪脚趾甲不当背受挤压引起。神经病变的糖尿病患者常在足溃疡形成后还无知觉，继续行走、增加皮肤压力和继续穿着紧的鞋子。继续行走导致足的恶化。卧床休息可以使溃疡或创伤愈合。不管溃疡的起因如何，减轻压力是处理足溃疡的一项基本原则，必要时可配以鞋垫或在足趾处放置填充物。老年人经常独居，有的还嗜饮酒或者不穿保护性的鞋，这些患者对治疗的顺从性很差。护理人员应该加强教育及督查。

（三）严重的足溃疡

对于溃疡已经较深或有穿透性创伤病史，表现为足部红肿、超过1个月持续不愈的患者，应该足部X线检查，以及早发现骨髓炎。

压力减轻仍然是主要的治疗。但是，控制和治疗败血症和积极清创的重要性明显增加。如果患者全身情况很好，不存在播散性感染的证据，可以在门诊进行处理。溃疡需要定期清创。出血意味着神经性溃疡的清创已足够。在合并缺血性时，清创不必过于积极。

根据国外的经验，有效的基本的清创和保守治疗可以使60%以上的这类溃疡愈合。如果需要外科清创，这种清创的目的是一次性地清除所有感染的组织。必要时行部分截肢，常见的是跖和有关的足趾（放射状截肢），如果血液循环良好的话，这种截肢愈合良好。清除所有的感染和（或）坏死组织会改善患者代谢状态，在血供良好的神经性溃疡患者，即使存在广泛的坏疽，预后仍然良好。神经缺血性溃疡患者的局部手术会产生较大范围的难愈合的创面，因此，在清创和其他外科手术前，保证周围组织的血液供应是重要的。如果不能触及脉搏，患者有血管疾病，尽管给予足够的处理或外科截肢，溃疡也难以愈合。改善或恢复血供可以避免截肢，至少是明显地改善预后。

临床上，主要是根据经验决定敷料的选择。理论上，应该给予比较潮湿的溃疡愈合环境并有一定的可吸收性来处理创面的渗出。泡沫敷料是首选的或次选的敷料。较新的"活性"敷料已经被提倡使用于慢性静脉性溃疡，但还没有广泛地应用于糖尿病足。潮湿的环境有利于肉芽组织的生长。创面愈合因子和生物合成皮肤的使用以及其他新技术正开始逐渐在临床上应用。有些特殊的敷料主要用于一些难治性溃疡。大多数神经性或神经缺血性溃疡在适当的处理和减轻压力后可以达到外科的创面愈合。溃疡愈合后，患者仍然处于将来发生溃疡的高度危险中，教育、足部护理、足踝外科的治疗、合适鞋袜和仔细的随访对于预防溃疡再发是必要的。

（四）足溃疡合并局限性坏疽

对所有发生局限性坏疽的患者必须进行血管病的评估。在单纯足趾坏疽的患者，临床上可以没有动脉供血不足的表现。如果存在可以治疗的动脉供血不足，纠正这种供血不足将明显地增加组织的保存量。血管成形手术和近端的重建外科对于糖尿病患者和非糖尿病患者一样是有效的。糖尿病患者的下肢血管病变通常是在腘动脉的分叉以下。一般而言，血管成形手术治疗动脉闭塞的成功率与血管狭窄的程度或血栓的长度有关。对于狭窄、范围小的血管重建手术，如果操作者技术娴熟，其成功率可高达90%以上。如果远端流出道不好，尽管手术非常成功，但是临床症状并不能得到良好改善。这种远端血管需要进一步的治疗。

长期的再闭塞仍然是一个问题。即使有好的流出道，技术上获得成功，但内膜可增生或再次发生闭塞。这种再闭塞率约为50%。糖尿病患者的这种再闭塞率与非糖尿病患者是相似的，仍然可以再次行血管成形手术。即使血管再次狭窄或闭塞，也还应给予足够的时间以利创面的愈合。一旦溃疡已经愈合，需要再次手术的可能性要比有溃疡的患者明显为低。肢体的保存率要高于手术后的血管开通率。

糖尿病具全身性病变的性质。这些患者在手术前还往往合并其他糖尿病并发症。老年糖尿病患者更是如此。围手术期的治疗需要多学科的人员来完成，这类患者手术风险很大，需要十分谨慎处理。

二、健康教育

（一）糖尿病足病健康教育

护理人员应该根据患者的具体情况予以相应指导，如低蛋白者，予以多进食高蛋白的食物；不能下床活动的患者予以指导患者床上小腿踩单车的运动；对于手术患者，予以术前、术后的护理指导。

（二）心理指导

糖尿病患者因足部感染或坏疽，伴有恶臭，常有自卑心理；部分患者因长期住院产生焦虑情绪，这都增加了糖尿病足治疗和护理的难度。护理人员和家属应多安慰、鼓励患者，适时疏导使着患者心态稳定，配合治疗。对于截肢的患者，护理人员更应该关心了解患者的情绪变化，多开导，多沟通。

糖尿病足患者护理过程需要护理人员从心理、技术到家庭、社会全方位的护理，从而降低糖尿病足风险。

第六节　案例分析

一、案例经过

患者陈某某，女，72岁，因血糖控制欠佳半月入院治疗。入院诊断为：2型糖尿病、糖尿病周围神经病变、糖尿病周围血管病变。入院时护士与患者交流时发现患者双下肢皮肤呈褐色，检查足部，足部畸形，左足皮温较高，其足底第4跖骨头上有厚胼胝，无渗液，周围质地软，无痛感，提示存在糖尿病足溃疡。经与患者沟通，患者病程15年，子女都在外地，不常在家，平时没有检查足部的习惯，不了解糖尿病足的相关知识，喜欢穿皮鞋，质地硬。当告知患者胼胝下溃疡后，患者同意修剪胼胝，修剪时发现患者第4跖骨头下存在一3㎝×3㎝×0.8㎝Wagner2级的糖尿病足创面，360°潜行，最长为6点方向，长约2㎝，黄色，有臭。予以局部清创、减压、引流等处理，全身抗炎、对症支持治疗后，患者伤口好转。

二、分析与防范提示

患者具有糖尿病足发生的多个危险因素，如年龄大、存在糖尿病周围神经病变痛觉不敏感、家庭支持不够，疾病知识缺乏、鞋子不合适等，住院后护理人员根据糖尿病足的风险评估条目科学地评估，显示其糖尿病足危险性为Ⅱ，并给与了相关的糖尿病足健康指导。发现患者存在糖尿病足后医护人员予以了糖尿病足的相关处理，积极干预，但仍给患者带来了生活上不便，增加了经济负担，降低了其生活质量。好在及时发现，积极处理，得到好转。

（一）原因分析

结合该患者实际情况，分析糖尿病足存在的原因有：

1. 人员方面

（1）患者因素 患者72岁高龄，资料显示，年龄、病程是糖尿病足的独立危险因素。随着年龄的增大、病程的延长，激素水平发生改变，动脉硬化发生率高，且老年人组织代谢率修复能力下降，导致足病变的发生；另外，患者独居，糖尿病护理知识缺乏，家庭不能给予支持与帮助；由于患者存在糖尿病病周围神经病变，存在感觉缺失，没有引起患者注意，但缺乏症状绝不等同于没有糖尿病足的危险因素。

（2）护士因素 该例糖尿病足的发生，与患者以往多次住院，护理人员未重视其糖尿病足的健康知识宣教有关。患者不知晓糖尿病足的自我防护。

（3）陪护因素 患者独居，子女不在身旁，平时没有人协助患者进行足部的自我检查，不能及时发现。

2. 物品方面

患者选鞋时未注意，硬底的鞋子易造成足底摩擦，增加胼胝的形成，为糖尿病足发生充当了一把"保护伞"。

（二）防范提示

本案例提示，对于存在厚胼胝的患者，护理人员在进行糖尿病足评估时更要细心，便于及时发现隐匿性的糖尿病足病。此外，医护人员要加强对糖尿病足相关知识宣传力度，让患者学会如何自我检查足部，如何进行足部的自我防护。对于老年患者应该加强家庭的支持力度，子女应多关心自己父母，及时发现高危足、溃疡足、尽量做到早发现、早就诊、早治疗。

（杨晓娟）

第十一章　尿失禁护理与风险防范

尿失禁是老年人中最为常见的健康问题，不同性别、民族、种族中的尿失禁发生率都随着年龄的增加而增高。据报道，全世界约有2500万人患有尿失禁，其中老年女性的发病率高于男性。我国近年报道，60岁女性尿失禁发生率达55.3%，有调查表明，更年期妇女大约50%有不同程度的尿失禁。

第一节　尿失禁的定义与发生现状

尿失禁已成为医疗、护理急需解决，然而却被人们忽略的问题。约50%患者不能得到正确的诊断和有效的治疗。排尿障碍不仅可使患者丧失正常的生活能力，剥夺了人的尊严，而且还可降低自主活动意识，进而蜕变为老年型痴呆或老年性抑郁症，严重影响患者的生活质量。

一、尿失禁的定义

尿失禁（urinary incontinence）是指由于膀胱括约肌的损伤或神经功能障碍而丧失排尿自控的能力，使尿液不受主观控制而自尿道口溢出或流出的状态。根据原因可分为四类：真性尿失禁（膀胱完全不能储尿，表现为持续滴尿）；充溢性尿失禁也称假性尿失禁（膀胱充盈达一定压力即不自主溢出）；压力性尿失禁（腹压升高，如咳嗽、打喷嚏时，尿即不自主地少量溢出）；急迫性尿失禁（有尿意即迫不及待排出）。

二、尿失禁的发生现状

尿失禁是老年人各种疾病所致尿失禁的总称。60岁以上男性老年性尿失禁的发生率大约为18.9%，女性37.7%。随着人口老龄化，排尿困难、尿频、尿失禁等排尿障碍的发病率随之增加，尤其在危重患者及瘫痪卧床患者中发病率居高不下。

（一）国外尿失禁发生现状

尿失禁的流行病学研究结果各家报道很不一致，美国15~65岁女性中尿失禁的患病率为2%~46%。英国15904例>40岁女性的问卷调查显示，患病率为34%，患病率和严重程度随年龄增加而增加，60岁以上达69%。挪威全国范围的流行病学调查显示，尿失禁的患病率为25%，75岁以上老年人患病率35%。澳大利亚41岁以上女性人群中尿失禁的患病率为61%。意大利其患病率为26%，95岁以上为73%，长期卧床者达82%。

（二）国内尿失禁发生现状

我国有报道，60岁女性尿失禁发生率为46.5%～55.3%，男性为12.1%。我国北京、吉林、佳木斯、新疆和福建等地，成年女性尿失禁的患病率为18.9%～50.9%。

第二节　尿失禁的病因与高发人群

尿失禁是许多疾病引发的常见健康问题，这些疾病虽非致命，但严重影响患者的生活质量和身心健康，如不及时干预，最终形成恶性循环，对患者的身心健康造成严重影响。因此，了解尿失禁的疾病因素，及时采取有针对性的护理干预措施，可以降低护理风险，提高患者的生活质量。

一、尿失禁的疾病因素

根据症状持续时间、临床表现和生理性异常，将尿失禁分为暂时性和长期性尿失禁两类，暂时性尿失禁在老年人中常见，如果不积极治疗可变成持续性尿失禁。

（一）引起老年人暂时性尿失禁的疾病因素

1. 尿道感染　急性尿道感染的发病率随年龄的增长而升高。

2. 萎缩性阴道炎和尿道炎　由于老年期雌激素水平减退，有利于细菌生长繁殖而容易引起阴道炎，80%老年妇女有萎缩性阴道炎，萎缩性阴道炎容易伴尿道炎和膀胱三角炎，使尿道的关闭压力降低而发生尿失禁。

3. 药物　药物是老年人暂时性尿失禁的重要原因，长效安眠药、利尿药如呋塞米、甲基黄嘌呤药如茶碱、平滑肌松弛药、钙通道阻滞药、α-肾上腺受体拮抗药、长春新碱、前列腺E_1类药物和血管紧张素转化酶抑制药等都可引起尿失禁。

4. 尿量过多　尿量过多的原因有摄入过多、利尿药、代谢异常如高糖血症和高钙血症等。

5. 活动受限　尿失禁与不能活动有密切关系，许多老年性疾病包括关节炎、髋部畸形、体力不支、直立性低血压、间歇性跛行、椎管狭窄、心力衰竭、视力不佳、害怕跌倒、卒中、意识模糊等常使老年人运动受限。老年人皮质中枢的抑制作用减弱，一旦膀胱充盈，排尿动作的推迟可能不超过几分钟，加上站立困难的老年人试图站立起来时易于紧张，这样可增加腹内压，使膀胱内压力增加，使尿液溢出。

6. 粪便嵌顿　粪便嵌顿者由于膀胱或尿道的机械性功能紊乱或便秘患者使用阿片类受体激动药，使老年人发生充溢性尿失禁。据统计，在住院的老年尿失禁患者中，10%以上的患者是由于粪便嵌顿所致。

7. 谵妄　在谵妄的患者中，尿失禁只是伴随症状，一旦明确谵妄的原因并得到及时治疗，尿失禁消失。

8. 心理因素　尿失禁的心理因素少见，但也不能忽略。

（二）引起老年人长期性尿失禁的疾病因素

1. 逼尿肌过度活动　老年性尿失禁最常见的尿路原因是逼尿肌过度活动，一般称之为不能抑制的膀胱收缩。它可偶发于正常老年人及急性脑血管疾病、前列腺出口梗阻或压力性尿失禁。

2. 出口关闭不全　在老年妇女中，尿失禁的第二位原因是出口关闭不全。咳嗽、喷嚏、发笑、弯腰和举重等腹内压增加的动作，可使患者发生压力性尿失禁，是由于多次分娩或产伤所致的膀胱支持组织和盆底松弛所致。另一类较少见的原因是由于手术损伤和尿道萎缩所致的内括约肌功能不全。还一个少见的原因是尿道不稳定性，经尿道或根除性前列腺摘除术后括约肌损伤，可使男性发生压力性尿失禁。

3. 出口梗阻　良性前列腺增生、前列腺癌和尿道狭窄可导致出口梗阻，是老年男性尿失禁的第2个最常见原因。脊髓病变时，到达脑桥排尿中枢的通道发生阻断，膀胱收缩和尿道内口松弛之间协同失调，可造成严重的出口梗阻，从而导致尿失禁的发生。

4. 逼尿肌活动过弱　逼尿肌活动过弱可引起尿潴留和充溢性尿失禁，占老年性尿失禁的5%~10%，这是由于膀胱本身或骶髓中枢至较高级皮质中枢的感觉神经纤维被阻断所致。椎间盘退行性病变或肿瘤可累及支配膀胱的神经，糖尿病、多发性硬化、恶性贫血、脊髓结核或乙醇中毒等疾病可引起后神经根或后角细胞破坏，都可使逼尿肌活动过弱。

5. 功能性尿失禁　环境因素、患者智力、活动能力、操作灵巧性及医疗因素也可引起尿失禁，最明显的例子是髋部骨折不能活动导致尿失禁。

二、尿失禁高危人群

无论哪个年龄段，控尿功能不但取决于下尿路功能的完整性，也与个体的意识状态、肢体活动功能或灵巧性等因素有关。如年轻人发生尿失禁的病因很少与泌尿系统以外的因素有关。但泌尿系统以外的因素往往能明显加重老年性尿失禁的症状，如老年人动作迟缓、去卫生间不便、慢性支气管炎等均会明显加重老年性尿失禁的症状。即使无任何疾病，衰老也将影响下尿路功能，如膀胱逼尿肌的收缩力、膀胱容量、延迟排尿的能力等将随着年龄的增长而明显下降，女性尿道的长度和最大尿道闭合压也随着年龄的增长而缩短和降低。老年男性大约50%因前列腺增大而出现膀胱出口梗阻，也会明显影响其控尿功能。

（一）老年女性

在老年人中，老年女性尿失禁发生率更高，这与其生理因素是密不可分的。

1. 女性尿道较男性短，尿道口与肛门、阴道毗邻，大肠埃希菌等胃肠道细菌易移植于尿道导致泌尿系统感染，出现尿急、尿频引发尿失禁。

2. 老年女性雌激素水平下降，导致尿道黏膜下层血管丛充盈不足，难以压迫尿道闭合，而使尿液流出。

3. 分娩及老龄化使尿生殖膈几乎丧失功能，膀胱颈肌力下降造成尿道后角消失，尿道倾斜度变大使尿道阻力不足，难以控制尿液外流。

4. 老年器官功能下降，行动反应迟缓，尤其是伴有脑血管病的患者，感觉回馈功能受损，干扰了大脑的认知功能，使患者不能注意到尿胀的信号而去排空膀胱，不能正确判断感觉输入意识，控制排尿功能，而逼尿肌和尿道括约肌间的协同作用没有改变，出现无意识排尿。

（二）患有某些疾病的老年人

如尿路感染产生膀胱刺激征，致老年人频繁如厕，打乱排尿规律，导致尿失禁发生。心脑血管疾病患者常用的药物如利尿药、降压药、安眠药等可引起患者尿量增多、尿道平滑肌松弛、排尿反射减弱导致尿失禁的发生。脑卒中后遗症患者由于肢体活动障碍、平衡功能受损，导致如厕困难，从而引起尿失禁的发生。

第三节　尿失禁的不良后果

尿失禁对大多数老年人的生命无直接影响，但是它所造成的身体异味、反复尿路感染及皮肤糜烂等，是导致老年人发生孤僻、抑郁等心理问题的原因之一；而且它还对患者及其家庭、卫生保健人员以及社会带来沉重的经济负担和精神负担，严重影响老年患者的生活质量。

一、躯体伤害

（一）失禁性皮炎

尿液是血液经过肾小球和肾小管的滤过而来的成分复杂的液体。其中超过90%的是水分，其余包括尿素、钾、钠、氯和肌酐等物质。尿液的pH为4.8 ~ 8.0。尿液中的很多成分都会对皮肤造成损伤。患者因长期尿失禁而易患失禁性皮炎（Incontinence-associated dermatitis，IAD）。

失禁性皮炎是指皮肤长期或反复暴露于尿液和粪便中所造成的炎症，伴/不伴有水疱或皮肤破损，失禁性皮炎的发生还会造成其他一些损害的发生，如疼痛、感染和压疮。

据报道，在长期的护理单元中，尿失禁患者IAD的发生率约为46%，在社区，尿失禁患者IAD的发生率为10% ~ 35%。通常将失禁性皮炎分为轻、中、重三个等级，轻度失禁性皮炎：皮肤干燥、完整，没有水疱，但呈现边界不清的粉色或发红区。在肤色深暗的患者中很难发现皮肤颜色的变化，触诊将更为有效，触诊会发现皮温升高，患者会抱怨有灼伤感、刺痛或疼痛。中度失禁性皮炎：受损皮肤出现亮红色，肤色深暗的患者会呈现白色或黄色，皮肤局部出现破损、渗液或渗血，患者抱怨有疼痛感。重度失禁性皮炎：受损区域皮肤发红、裸露并且有渗出和渗血，在肤色深暗患者身上，皮肤可能呈现白色或黄色。失禁性皮炎伴有真菌感染时受损区域皮肤出现红色斑点，患者可能有瘙痒主诉。

（二）容易引起感染

患者尿失禁，会阴部潮湿，细菌滋生，容易引起尿路感染，甚至发展为膀胱炎、肾盂肾炎。尿失禁导致的不适使患者频繁如厕、更换衣物，可能导致老年人跌倒发生骨折、扭伤等。

二、增加心理障碍和经济负担

（一）心理障碍

尿失禁患者活动能力受限，同时由于难以避免的尿臭，他们不愿与他人交往，大多数时间限制在家里，与共同居住者之间的关系紧张，因而他们常常感到苦恼、孤独、寂寞、羞耻、抑郁和退缩。

（二）经济负担

尿失禁是社会的重大负担，据统计，在老年病房中约25%的护理费用花在处理尿失禁上，住院或照顾尿失禁患者的费用也很高。

第四节　尿失禁的护理风险防范措施

相关研究表明，患者病情越严重，患者采用的掩饰性措施可能性越大，严重降低生活质量。加之尿失禁患者的漏尿现象，加重患者的羞耻感和恐惧感，因此患者通常有较重的心理负担。患者受长期不良情绪影响，还可能加重病情，出现过激行为。通过对患者实施针对性护理干预，从环境设施、行为护理、心理护理等多方面进行干预，可以使尿失禁症状得到明显改善，降低尿失禁患者的护理风险。

一、居家期间风险防范措施

（一）家人的引导、陪护与支持

1. 对于还能用语言表达需要的老人，要鼓励他们主动提出上卫生间的请求。协助患病老人及时如厕，减少直接排尿的概率。

2. 对于已经失禁的老人，帮助他们力所能及地如厕，维持其尚存的能力。

3. 识别老人已经直接排泄尿便的迹象并及时予以帮助，保持老人会阴和肛门处的清洁，预防皮肤感染和压疮。

4.保护老人的隐私，维护老人的自尊心。

（二）居家环境

1.卫生间　通往卫生间的过道要保持通畅，卫生间要保持充足的照明，尤其是晚上，卫生间要有灯彻夜开着，确保老人起夜上卫生间时，能够寻着光亮走过去。卫生间没有人的时候，门也要一直开着，方便老人能够直接看到马桶，知道这里是上卫生间的地方。

2.马桶　平时要把马桶盖打开，方便老人使用。在马桶的侧边安装扶手，方便老人坐下和站立时能够借力，提供安全的保障。

3.房间　在房间里安装夜灯，方便夜间引导老人如厕。在卧室里放置一个便携式的马桶或马桶椅，以备老人夜间急需时使用。挪走房间里摆放的废纸篓、垃圾桶、花盆等物品，以防老人把这些物品误认为是马桶而就地大小便。

（三）建立良好的生活方式

避免肥胖和过度减肥、纠正便秘、预防和治疗尿路感染、戒烟和治疗肺部疾患等。

二、住院期间风险防范措施

（一）病房环境设施

保持患者所住病房干净整洁，房间带有卫生间，马桶旁和走道应有扶手，光线良好，经常向老年人提醒病房的布局尤其是厕所的位置等。每到新环境时首先了解厕所的位置，有助于减少尿失禁的发生，并为患者及时提供便器，必要时帮助患者穿脱裤子。

（二）动态评估

当老人出现尿意或便意时，护理人员要能够及时予以识别，尽可能地赶在老人发生状况前引导老人上卫生间。随着对老人越来越熟悉，护理人员将会发现和理解老人特定的表达方式。护理人员需要和团队进行分享，帮助团队其他成员也能及时协助老人如厕。一旦发现老人把小便弄在自己身上，护理人员要帮助老人及时进行清洁。

（三）提高认识

护理人员应帮助老年人树立治疗的信心，主动配合，并与家属进行沟通，取得家庭的支持和帮助，如定时给予便器，定时引导老年人如厕，指导老年人进行收缩和放松盆底肌肉的锻炼等，以增强控制排尿的能力。

（四）用药护理

指导老年人遵医嘱正确用药，讲解药物的作用及注意事项，并告知患者不要依赖药物而要配合功能锻炼的重要性。

第五节　尿失禁的护理风险评估

尿失禁风险评估可由尿失禁患者自评、家人评估和医护人员评估来共同完成。

一、患者自评、家人评估

（一）可采用国际尿失禁咨询委员会尿失禁问卷表（ICI-Q-SF），见表11-1。

表11-1　国际尿失禁咨询委员会尿失禁问卷表简表（ICI-Q-SF）

许多患者时常逸尿，该表将用于调查尿失禁的发生率和尿失禁对患者的影响程度。仔细回想近4周来的症状，尽可能回答以下问题。

1. 您的出生日期：□□□□年□□月□□日

2. 性别（在空格处打√）男□ 女□

3. 您逸尿的次数？
（在一空格内打√）

从来不逸尿	□ 0
一星期大约逸尿1次或经常不到1次	□ 1
一星期逸尿2次或3次	□ 2
每天大约逸尿1次	□ 3
一天逸尿数次	□ 4
一直逸尿	□ 5

4. 我们想知道您认为自己逸尿的量是多少？
在通常情况下，您的逸尿量是多少？（不管您是否使用了防护用品）
（在一空格内打√）

不逸尿	□ 0
少量逸尿	□ 2
中等量逸尿	□ 4
大量逸尿	□ 6

5. 总体上看，逸尿对您日常生活影响程度如何？
请在0（表示没有影响）-10（表示有很大影响）之间的某个数字上画圈
0 1 2 3 4 5 6 7 8 9 10
没有影响　　　　　有很大影响

ICI-Q-SF评分（把第3、4、5个问题的分数相加）：□

6. 什么时候发生逸尿？
（请在与您情况相符的那些空格打√）

从不逸尿	□	未能到达厕所就会有尿液漏出	□
在睡着时逸尿	□	在咳嗽或打喷嚏时逸尿	□
在活动或体育运动时逸尿	□	在小便完和穿好衣服时逸尿	□
在没有明显理由的情况下逸尿	□	在所有时间内逸尿	□

ICI-Q-SF评分：

0分：无症状，不需要任何处理；

1~7分：轻度尿失禁，不需要佩戴尿垫，到尿失禁咨询门诊就诊或电话咨询尿失禁咨询康复师进行自控训练；

8~14分：中度尿失禁，需要佩戴尿垫，到尿失禁门诊进行物理治疗或住院手术治疗；

15~21分：重度尿失禁，严重影响正常生活和社交活动，到专科医院或者老年医院治疗。

（二）国际尿控协会推荐ICI-Q-LF问卷用于评估尿失禁，记录尿失禁及其严重程度，对日常生活、性生活和情绪的影响，还需记录其他泌尿外科症状，见表11-2。

表11-2　国际尿失禁咨询委员会尿失禁问卷表（ICI-Q-LF）

第一部分　尿失禁及其严重程度

许多患者时常逸尿，该表将用于调查尿失禁的发生率和尿失禁对患者的影响程度。仔细回想你近1周来的症状，尽可能回答以下问题。

患者姓名　　　　　　　　　　　　性别

填表日期　　　　　　　　　　　　病历号

---

1. 请填写您的出生年月：　　　　　　　　年　　月　　日

当回答以下问题时，请回想近4周来相关症状的平均感受

2a. 您经常逸尿吗？

（请用√标注一最符合的答案）

从来没有	☐
大约每周1次或更少	☐
每周2~3次	☐
大约每天1次	☐
大约每天数次	☐
总是	☐

2b. 对您来说这问题有多严重？

请圈出其中一个数字（0表示无任何问题而10表示问题极为严重）

　0　1　2　3　4　5　6　7　8　9　10

无任何问题　　　　　　　　　　　　问题极为严重

3. 何时出现逸尿？

（请用√标注所有符合情况的答案）

从不，尿液无逸出	☐
在能达到厕所之前	☐
当咳嗽或打喷嚏时	☐
当睡觉之时	☐
当进行体力活动或锻炼之时	☐
当你完成如厕而穿戴之时	☐
无原因	☐
总是在逸尿	☐

续表

有时尿失禁患者不得不垫带一些卫生巾、布片和卫生纸用以保护，如您有这类情况，请回答以下问题：

4a. 在过去的4周内您是否用过任何保护措施？
　　（请用√标注所有符合情况的答案）

从来没有（直接回答问题5）	☐
有些时间	☐
多数时间	☐
总是	☐

4b. 过去的4周内如您曾采取保护措施，请问采用哪一种？
　　（请用√标注所有符合情况的答案）

卫生纸或布片	☐
小卫生巾或内裤衬垫	☐
专业尿失禁裤/专业卫生巾/其他尿垫	☐
其他物品–请表述所用物品	☐

　所用物品为：

4c. 每天需要更换保护护垫多少次？
　　（请用√标注所有符合情况的答案）

从来没有	☐
1～2次	☐
3～5次	☐
6次或以上	☐

　我们需要了解您自己估计的逸尿量

5a. 您通常逸尿量有多少？（无伦是否带有护垫）？
　　（请用√标注所有符合情况的答案）

无	☐
少量	☐
中等量	☐
大量	☐

5b. 近4周内逸尿量最严重的一次有多少？
　　（请用√标注所有符合情况的答案）

无	☐
少量	☐
中等量	☐
大量	☐

第二部分　日常生活

请认真回忆近4周来的症状并回答以下问题

6. 逸尿对您的家务劳动有多大影响（如家务，自理活动，举重物）

无	☐
有点	☐
中等	☐
明显	☐

7. 逸尿对您的户外活动有多大影响（如购物，访友，看电影）

无	☐
有点	☐
中等	☐
明显	☐

续表

8. 逸尿对您的工作有多大影响	
无	☐
有点	☐
中等	☐
明显	☐
9. 逸尿对您的活动有多大影响（如散步，和孩子玩耍，跑步，锻炼）	
无	☐
有点	☐
中等	☐
明显	☐
10. 当您处于一个不熟悉的环境时是否担心厕所位置？	
无	☐
有点	☐
中等	☐
明显	☐
11. 您是否因担心逸尿而减少饮水量？	
从不	☐
偶尔（＜1/3时间）	☐
时常（1/3～2/3时间）	☐
多数时候（＞2/3时间）	☐
总是	☐
12. 您是否因担心逸尿而避免旅游（如乘小车，公交车和长途汽车）？	
无	☐
有时	☐
时常	☐
总是	☐

13. 在近4周内，您感觉逸尿对您的生活有多大的破坏？
请在1（无）-10（极为严重）之间圈出符合您感觉的数字
　0 1 2 3 4 5 6 7 8 9 10
无　　　　　　　　　　　　　　　　　　极为严重

14. 总的来说，逸尿症状对您的日常生活有多大影响？
请在1（无）-10（极为严重）之间圈出符合您感觉的数字
　0 1 2 3 4 5 6 7 8 9 10
无　　　　　　　　　　　　　　　　　　极为严重

15. 在近4周内，您如何评价您的生活质量？
请在0（最差）-10（最佳）之间圈出符合您感觉的数字
　0 1 2 3 4 5 6 7 8 9 10
最差　　　　　　　　　　　　　　　　　最佳

第三部分　性生活问题

请认真回忆近4周来的症状并回答以下问题

续表

---

16. 您是否有阴道疼痛或不适？

　　　　　　　　　　　　　　无　　　☐
　　　　　　　　　　　　　　有点　　☐
　　　　　　　　　　　　　　中等　　☐
　　　　　　　　　　　　　　严重　　☐

---

17. 您目前有性生活吗？

　　　　　　　　　　　　　　有　　　　　　　　　　☐
　　　　　　　　　　　　　　无，因为我有逸尿　　☐
　　　　　　　　　　　　　　无，因为其他原因　　☐

　　若选择"无"，请到问题20

---

18. 您同房时是否感到疼痛？

　　　　　　　　　　　　　　无　　　☐
　　　　　　　　　　　　　　有点　　☐
　　　　　　　　　　　　　　中等　　☐
　　　　　　　　　　　　　　严重　　☐

---

19. 您同房时是否有逸尿？

　　　　　　　　　　　　　　无　　　☐
　　　　　　　　　　　　　　有点　　☐
　　　　　　　　　　　　　　中等　　☐
　　　　　　　　　　　　　　严重　　☐

---

20. 在近4周内，您感觉逸尿对您的性生活破坏有多大？
　　请在0（无）–10（极为严重）之间圈出符合您感觉的数字
　　 0 1 2 3 4 5 6 7 8 9 10
　　无　　　　　　　　　　　　　　　极为严重
　　不适用于我☐

第四部分 情绪方面
请认真回忆近4周来的症状并回答以下问题

---

21. 逸尿症状是否使您感到抑郁？

　　　　　　　　　　　　　　无　　　　　　☐
　　　　　　　　　　　　　　是，有一点　☐
　　　　　　　　　　　　　　是，中等　　☐
　　　　　　　　　　　　　　是，很严重　☐

---

22. 逸尿症状是否使您感到很焦虑或神经紧张？

　　　　　　　　　　　　　　无　　　　　　☐
　　　　　　　　　　　　　　是，有一点　☐
　　　　　　　　　　　　　　是，中等　　☐
　　　　　　　　　　　　　　是，很严重　☐

续表

---

23. 逸尿症状是否使您感到沮丧?

无	☐
是，有一点	☐
是，中等	☐
是，很严重	☐

24. 由于逸尿您曾否感到难堪?

无	☐
是，有一点	☐
是，中等	☐
是，很严重	☐

25. 逸尿症状是否减少了您的生活乐趣?

无	☐
是，有一点	☐
是，中等	☐
是，很多	☐

第五部分　其他泌尿系症状

尿失禁常合并其他泌尿系症状。我们希望尽可能地了解近4周内您所经历其他泌尿系症状。

26a. 每天排尿次数?

每小时1次	☐
每两小时1次	☐
每4小时或更长1次	☐

26b. 这对您来说是多严重的问题?
请在0（无）–10（极为严重）之间圈出符合您感觉的数字
　0　1　2　3　4　5　6　7　8　9　10
无　　　　　　　　　　　　　　　　　极为严重

27a. 在夜间，您平均大约每夜起来如厕多少次?

无	☐
1次	☐
2次	☐
3次	☐
4次或以上	☐

27b. 这对您来说是多严重的问题?
请在0（无）–10（极为严重）之间圈出符合您感觉的数字
　0　1　2　3　4　5　6　7　8　9　10
无　　　　　　　　　　　　　　　　　极为严重

续表

28a. 您是否需要急忙如厕？

从不 ☐
偶尔（＞1/3时间） ☐
时常（1/3～2/3时间） ☐
多数时候（＜2/3时间） ☐
总是 ☐

28b. 这对您来说是多严重的问题？
请在0（无）–10（极为严重）之间圈出符合您感觉的数字
　0 1 2 3 4 5 6 7 8 9 10
无　　　　　　　　　　　　　　　极为严重

29a. 您是否感觉有膀胱疼痛？

从不 ☐
偶尔（＞1/3时间） ☐
时常（1/3～2/3时间） ☐
多数时候（＜2/3时间） ☐
总是 ☐

29b. 这对您来说是多严重的问题？
请在0（无）–10（极为严重）之间圈出符合您感觉的数字
　0 1 2 3 4 5 6 7 8 9 10
无　　　　　　　　　　　　　　　极为严重

30a. 在开始排尿前是否有延迟现象？

从不 ☐
偶尔（＞1/3时间） ☐
时常（1/3～2/3时间） ☐
多数时候（＜2/3时间） ☐
总是 ☐

30b. 这对您来说是多严重的问题？
请在0（无）–10（极为严重）之间圈出符合您感觉的数字
　0 1 2 3 4 5 6 7 8 9 10
无　　　　　　　　　　　　　　　极为严重

31a. 您是否不得不增加腹压以维持持续排尿？

从不 ☐
偶尔（＞1/3时间） ☐
时常（1/3～2/3时间） ☐
多数时候（＜2/3时间） ☐
总是 ☐

31b. 这对您来说是多严重的问题？
请在0（无）–10（极为严重）之间圈出符合您感觉的数字
　0 1 2 3 4 5 6 7 8 9 10
无　　　　　　　　　　　　　　　极为严重

续表

32a. 当排尿时您有无尿断续一次以上现象?	
从不	☐
偶尔（＜1/3时间）	☐
时常（1/3～2/3时间）	☐
多数时候（＞2/3时间）	☐
总是	☐

32b. 这对您来说是多严重的问题?
请在0（无）–10（极为严重）之间圈出符合您感觉的数字
0 1 2 3 4 5 6 7 8 9 10
无　　　　　　　　　　　　　　极为严重

33a. 您认为您的尿线是...	
正常	☐
偶尔减少	☐
时常（1/3～2/3时间）	☐
多数时候（＞2/3时间）	☐
总是	☐

33b. 这对您来说是多严重的问题?
请在0（无）–10（极为严重）之间圈出符合您感觉的数字
0 1 2 3 4 5 6 7 8 9 10
无　　　　　　　　　　　　　　极为严重

（三）排尿日记记录早上6点、中午12点、下午6点和晚上12点排尿的量、颜色和排尿时的情况，如尿急和漏尿等，并记录吃饭的时间和饮食的类型和量。

二、医护人员评估

（一）评估老年人排尿的情况

尿失禁偶发还是经常、全天发生或某个特殊时间发生，持续时间，是夜间加重还是白天加重，与药物的摄入是否有关。如果不是所有时间都有的尿失禁，还应询问排尿次数、尿量、是否有尿急、排尿困难、尿液点滴等情况；如果是所有时间都有尿失禁，则应询问是否有膀胱感觉和是否能随意开始排尿和中断排尿动作。

（二）评估老年人的居住环境

是否清洁、厕所设计是否合理、是否有排便不方便的因素存在如光线不足等。

（三）评估老年人的活动和体力情况

是否有引起老年人活动受限的疾病如关节炎、髋部变形、心力衰竭、视力不佳、智力障碍等。

（四）了解患者病史

了解尿失禁患者的液体摄入总量和速度、药物服用史、排便情况。了解尿失禁与各种活动如站立、咳嗽、大笑的关系，有助于初步判断尿失禁的类型和严重程度。

第六节　尿失禁的护理措施

老年人尿失禁的发生常是数种因素共同作用的结果，故在护理尿失禁时应遵循个体化的原则，针对不同的情况采取护理措施。护理的总目标是：①患者日常生活需求得到满足；②行为训练及药物治疗有效，患者信心增强，能正确使用外引流和护垫，做到饮食控制及规律的康复锻炼等；③患者接受现状，积极配合治疗护理，恢复参与社交活动。

一、尿失禁护理用具的选择及护理

（一）失禁护垫、纸尿裤

可以有效处理尿失禁的问题，既不影响患者翻身及外出，又不会造成尿道及膀胱的损害，也不影响膀胱的生理活动。注意每次更换时用温水清洗会阴和臀部，防止失禁性皮炎及压疮的发生。

（二）高级透气接尿器

适用于老弱病残、骨折、瘫痪及卧床不起、不能自理的患者。类型：BT-1型（男）或BT-2（女）接尿器。使用方法：先用水和空气将尿袋冲开，防止尿袋粘连。再将腰带系在腰上，将阴茎放入尿斗中（男性患者）或接尿斗紧贴会阴（女性患者），并把下面的2条纱带从两腿根部中间左右分开向上，与三角布上的两个短纱带连接在一起即可使用。这种方法可以避免生殖器糜烂、皮肤瘙痒感染、失禁性皮炎等问题。

（三）避孕套式接尿袋

其优点是不影响患者翻身及外出。主要适用于男性老年人，选择适合患者阴茎大小的避孕套式尿袋，勿过紧。在患者腰间扎一松紧绳，再用较细松紧绳在避孕套口两侧妥善固定，另一头固定在腰间松紧绳上，尿袋固定高度适宜，防尿液返流入膀胱。

（四）保鲜膜袋接尿法

其优点是透气性好，价格低廉，不易引起泌尿系统感染及皮肤改变，适用于男性尿失禁患者。使用方法：将保鲜膜袋口打开，将阴茎全部放入其中，取袋口对折系一活口，系时注意不要过紧，留有1指的空隙为佳。使用时注意选择标有卫生许可证、生产日期、保质期的保鲜袋。

（五）一次性导尿管和密闭引流袋

适用于躁动不安的患者，优点在于为患者翻身按摩、更换床单时不易脱落；缺点是护理不当易造成泌尿系统感染，长期使用会影响膀胱的自动反射性排尿功能。因此，护理上必须严格遵守无菌操作，尽量缩短导尿管留置的时间。

二、改善环境设施、协助行为干预

（一）改善环境设施

保持患者住所的整洁、维持与共同居住者的融洽关系，房间内的座椅高矮适宜，卫生间靠近卧室，马桶旁和走道应有扶手，光线良好，经常向老年人提醒家的布局尤其是厕所的位置等。每到新环境时首先了解厕所的位置，有助于减少尿失禁的发生，并向患者及时提供便器，必要时帮助患者穿脱裤子。

（二）协助行为干预

行为干预包括生活方式干预、盆底肌肉训练、膀胱训练。

1. 生活方式干预如合理膳食、减轻体重、停止吸烟、规律运动等。

2. 盆底肌肉训练可分别在不同卧位时进行训练。

（1）站立：双脚分开与肩同宽，尽量收缩骨盆底肌肉并保持10秒钟，然后放松10秒钟，重复收缩与放松15次。

（2）坐姿：双脚平放于地面，双膝微微分开，与肩同宽，双手放于大腿上，身体微微前倾，尽量收缩骨盆底肌肉并保持10秒钟，然后放松10秒钟，重复收缩与放松15次。

（3）仰卧位：双膝微屈约45°，尽量收缩骨盆底肌肉并保持10秒钟，然后放松10秒钟，重复收缩与放松15次。

（三）膀胱训练

可增加膀胱容量，以应对急迫性的感觉，并延长排尿间隔时间。

具体步骤如下：

1. 让患者在白天每小时饮水150～200ml，并记录饮水量及饮入时间。

2. 根据患者平常的排尿间隔，鼓励患者在急迫性尿意感觉发生之前如厕排尿。

3. 若能自行控制排尿，2小时没有尿失禁现象，则可将排尿间隔再延长30分钟。直到将排尿时间逐渐延长至3～4小时。

三、用药护理

（一）了解治疗尿失禁的药物

一线药物包括托特罗定、曲司氯铵和索利那新等。其他药物包括：

1. M受体拮抗剂　如奥昔布宁。

2. 镇静抗焦虑药　如地西泮、氯丙嗪。

3. 钙拮抗剂　如维拉帕米、硝苯地平。

4. 前列腺素合成抑制剂　如吲哚美辛等。

（二）护理措施

指导老年人遵医嘱正确用药，讲解药物的作用及注意事项，并告知患者不要依赖药物而要配合功能锻炼的重要性。避免使用不当的药物：凡是能够引起尿失禁的药物老年人应慎用或禁用，以免引起药源性尿失禁的发生，如止痛药、镇痛药、乙醇制剂等可降低括约肌对排尿反射的敏感性，应尽量少用。心肾疾病需要用利尿药时，尽可能采用早晨顿服，以减少夜间尿失禁的发生。

（三）尽可能减少引起或加重尿失禁的因素，加强护理

1. 防止腹内压增加　对于压力性尿失禁的患者，指导患者避免大笑、咳嗽、打喷嚏及便秘等导致腹压增高；不要憋尿，如有尿意，应及时排尿。

2. 适量饮水　浓缩尿可刺激膀胱引起尿失禁，而且增加尿路感染和发生结石的概率。足够的尿量能引起排尿反射，有助于膀胱功能的恢复。一般情况下，每日应摄入2000~2500ml水，白天分次摄入，晚餐后控制饮水量，避免夜尿过多而引起遗尿。为减少对膀胱刺激引起的尿失禁，睡前不要饮含咖啡因的饮料。

（四）心理护理

老年人多因长期尿失禁而自卑，对治疗信心不足。护理人员应给予充分理解和尊重，注意保护其隐私，帮助老年人树立治疗的信心，主动配合，并与家属进行沟通，取得家庭的支持和帮助，尽可能维护老年人的自尊。不谈论老年人的尿失禁，不责难老年人，尽可能为老年人提供一切方便。鼓励老年人定时排尿，为患者制订如厕时间表，如养成有规律的排尿习惯，晨起、饭前、睡前嘱其排尿，训练间隔时间开始可以短些，以后逐渐延长。排尿时，尽可能让无关人员避开，夜间在床边放置便器，以减少顾虑心理。老年人排尿时，等候者不要催促，以免影响排尿。当需要较长时间的治疗、检查或外出活动时，应事先排尿。

（五）失禁性皮炎的护理

对于尿失禁引起的皮肤问题，强调预防胜于治疗。发生尿失禁的老年人应保持被褥整洁、干燥、尿液浸湿后及时更换。在尿失禁已经存在，但皮肤尚未出现严重问题时，应注意采取温和的皮肤清洗、皮肤滋润、皮肤保护三步来预防失禁性皮炎的发生。一旦发生失禁性皮炎，根据IAD的不同程度进行护理。

1. 轻度IAD　使用含有清洁、滋润、保护成分的一次性纸巾清洁局部，或使用弱酸性清洗液温和地清洗皮肤，再使用皮肤保护剂如二甲基硅油、液体皮肤保护膜、凡士林等。

2. 中度IAD　除按照上述方式处理外，受损皮肤考虑使用含有氧化锌的产品，每天3次，将油膏涂抹在无粘性的敷料上，轻柔放置在受损皮肤上，不使用胶带或粘性敷料。

3. 重度IAD　除按照上述方式处理外，每天2次以上半侧位，使受损皮肤暴露在空

气中，减少潮湿的治疗措施，考虑使用气体流通型护垫（没有塑料背衬）。

4.IAD合并真菌感染在继续治疗失禁性皮炎的基础上，使用抗真菌粉剂或软膏，女性患者，应注意有无真菌性阴道炎，合并其他部位真菌感染的患者，应注意全身治疗。

第七节　案例分析

一、案例经过

患者李某，女，86岁，因神志不清、少语、纳差三天入院，入院诊断为：（1）脑栓塞。（2）高血压病3级，极高危组。（3）冠心病（心绞痛型），心功能2级。（4）糖尿病。（5）痴呆。入院时护士评估：患者嗜睡，痴呆状，双瞳孔等大等圆，3mm，对光反射灵敏，左侧肢体活动障碍，全身异味重，小便失禁，家属日常给予成人纸尿裤处理小便，会阴部皮肤呈亮红色，出现破损、渗液和渗血，轻触患者即发出呻吟，受损区皮肤出现红色斑点，家属诉患者有搔抓局部现象。由以上症状诊断患者局部皮肤发生了失禁性皮炎（IAD中度）合并真菌感染。入院后给予患者全身卫生处置，卧气垫床，翻身Q2H。遵医嘱予以留置导尿管，引流出深黄色尿液，清洗会阴部，局部保持干燥透气，红色斑点处予以涂益康唑软膏抗真菌治疗，皮肤破损处予以涂造口护肤粉，腹股沟皮肤皱褶处予以纱布隔开，减少摩擦，保持透气，经处理24小时后患者局部皮肤情况明显好转，由亮红色转为深红色，周围散在红疹明显减少。72小时后患者会阴部皮肤基本转为正常，局部为褐色色素沉着，轻触局部患者无痛苦表情，也无搔抓现象。经治疗后患者病情好转，留置导尿管一周后给予夹闭尿管定时开放以锻炼患者膀胱功能。夹闭尿管采取循序渐进方式，初始为白天夹闭尿管1小时开放一次，晚上打开；三天后改为白天夹闭尿管2小时开放一次，晚上夹闭尿管1小时开放一次；一周后改为白天4小时晚上2小时开放尿管一次；第二周拔除尿管，白天4小时给予便器一次，并用双手按摩膀胱区促使排尿，晚上给予女性接尿器接尿。住院四周后患者出院，经随访患者尿失禁症状消失，偶有咳嗽和打喷嚏时漏尿，未发生失禁性皮炎。

二、分析与防范提示

患者具有尿失禁的多个危险因素，如年龄、疾病等，住院后护理人员根据患者尿失禁的表现及局部情况，判断患者已经发生了失禁性皮炎（中度），经过采取积极的护理措施，患者失禁性皮炎愈合，尿失禁的现象也得到改善，最后康复出院。

（一）原因分析

结合该患者实际情况，分析患者尿失禁存在的原因有：

1.人员方面

（1）患者因素　患者为86岁高龄患者，由于生理功能减退、反应能力降低、行动迟缓、疾病等个体因素容易发生尿失禁。其本身存在糖尿病，有多饮多尿现象，因心脑血管疾病需要服用多种药物，很多药物可以影响排尿功能，增加尿失禁的风险。患者患有老年痴呆且行动不便，无法正常表达自己的需求，在有排尿需要时无法如厕或及时得到便器，增加了尿失禁发生的风险。

（2）陪护因素　该患者居家期间由子女轮流照顾，子女年龄最大者接近70岁，也属于需要照顾的老人，从精力和体力上无法胜任照顾老人的责任。且照顾者轮流值班，彼此之间未做到认真交接，对患者的排尿规律及需求不了解，无法及时识别患者排尿需要并给予满足，导致患者尿失禁进一步发展。

2. 环境方面　患者居住的房间离卫生间较远，且卫生间光线较暗，患者多次将小便解在卫生间地板上导致家人的指责，以致患者不愿上卫生间。家里卫生间为蹲式便池，无座便器，患者高龄，下蹲后起身困难，导致患者不愿上卫生间，增加了尿失禁的风险。

3. 设备方面　患者床旁未准备坐便椅或便盆，导致患者需要排尿时无法得到及时有效的帮助，增加了尿失禁的风险。

4. 健康知识　患者子女文化层次较低，对尿失禁相关知识缺乏，无法帮助老人建立有效的行为应对方式，导致老人从最初的如厕困难逐渐发展为尿失禁。家人认为患者的尿失禁为疾病所致，忽视环境及心理因素，以致患者尿失禁进一步发展，局部清洁处置不当，最后发展为失禁性皮炎。

（二）防范提示

本案例提示，对存在尿失禁风险的患者需加强照顾，加强对患者及陪护人员的健康指导。病房及居家设施要完善，保持卫生间通道无障碍，光线充足，设施齐全。对行动不便的老年人，在床旁放置便器或坐便椅，方便其如厕。照顾者掌握患者的排尿规律，及时发现和满足患者的排泄需求，减少患者尿失禁的发生。对于已经发生尿失禁的患者，掌握正确的护理知识，防止发生失禁性皮炎和尿路感染，帮助患者建立规律的排尿反射，纠正尿失禁。

（钟爱民）

第十二章　尿潴留护理与风险防范

老年排尿障碍是指各种原因导致的老年人排尿过程发生改变，出现尿潴留、尿失禁等情况。导致老年人排尿障碍的原因很多，除了衰老外，还有许多疾病因素。其中，尿潴留常常给患者带来很大的痛苦，不仅损害患者的自尊心、自信心，增加其依赖性，还对患者生理功能、心理功能、日常生活活动能力及职业能力都有影响，同时给患者家属带来巨大的心理压力和经济负担。临床研究表明，长期排尿障碍治疗不当、反复尿路感染等，均容易造成难治性、持续性感染，当全身状态欠佳或尿流不畅时则容易发展为急性肾盂肾炎乃至败血症，进而危及生命。因此，注重老年人尿潴留病症护理与风险防范显得至关重要。

第一节　尿潴留的分类与临床表现

一、尿潴留的分类和临床表现

膀胱内积有大量尿液而不能排出，称为尿潴留。当发生尿潴留时，患者主诉下腹胀痛，排尿困难，体查可见耻骨上膨隆，扪及囊样包块，叩诊呈实音，有压痛。其分类有：

（一）根据引起尿潴留的原因，一般可将尿潴留分为阻塞性和非阻塞性两类

1. 阻塞性尿潴留的原因　前列腺增生、尿道狭窄、肿瘤、膀胱或尿道结石等疾病，阻塞了膀胱颈或尿道，导致尿流阻力增加而发生尿潴留。

2. 非阻塞性尿潴留　即膀胱和尿道并无器质性病变，而是由神经或肌源性因素导致排尿功能障碍。

（1）神经性因素　膀胱和尿道并无器质性病变，而是由于膀胱损伤导致的尿潴留，神经受损的原因有脊髓损伤、盆腔手术、多发性硬化、糖尿病等。

（2）肌源性因素　膀胱括约肌及逼尿肌无力导致膀胱过度充盈。这种情况可发生在麻醉、饮酒过量等。

（二）根据尿潴留的临床表现，可分为急性尿潴留和慢性尿潴留

1. 急性尿潴留　常表现为急性发生的膀胱胀满而无法排尿，伴随由于明显尿意而引起的疼痛和焦虑。多见于下尿路机械性梗阻，如尿道狭窄、前列腺增生症突然加重，或药物所致一过性尿潴留。

2. 慢性尿潴留　常表现为尿频、尿不尽感或下腹胀满不适等，可出现充溢性尿失禁，超声检查提示膀胱残余尿增多。多见于神经源性膀胱或渐进性的机械梗阻。

二、尿潴留的处理措施

（一）留置导尿术

留置导尿术是将无菌导尿管长时间留置膀胱持续引流尿液的方法，可以减轻尿潴留患者的痛苦。

（二）物理方法排尿

物理方法排尿一般有Crede手法、Valsalva屏气法、叩击下腹部、牵拉阴毛及盆底肌肉锻炼等，其原理主要是利用外力经腹壁来增加膀胱的压力，从而促使患者排尿。

（三）中医护理技术

传统中医护理技术解除尿潴留的方法有口服中药汤剂、针灸推拿、穴位敷贴及注射。比如，中极、关元、三阴交等穴位就有促进膀胱功能正常气化的作用，在利尿的基础上能减少尿潴留的发生率；而腹部推拿则能改善膀胱动力，将物理信号传输至排尿中枢，产生刺激进而改善排尿功能。

（四）膀胱穿刺置管术

膀胱穿刺置管术是一种微创治疗方法，对尿道黏膜不会造成损伤，术后感染发生率很低，目前常用于急性尿潴留患者。

此外，还有研究者采取冷热交替膀胱冲洗方法、系统化膀胱功能锻炼等方法预防尿潴留的发生。

三、尿潴留护理的安全隐患

（一）留置导尿术的安全隐患

在对尿潴留患者导尿或留置导尿过程中，尿管对尿道黏膜的压迫、对尿道的牵拉、以及对尿道造成的炎症反应都会对膀胱肌肉组织和神经造成损伤。另外，长时间的留置导尿，使膀胱的排尿功能得不到锻炼，神经反馈消退，导致患者拔管后不能及时排尿或不敢排尿，从而再次发生尿潴留。

（二）物理方法排尿的安全隐患

物理方法排尿相对于留置导尿术来解除尿潴留，可明显减少因插尿管而引起的感染，但也有引起尿路感染的风险。这是因为挤压膀胱引起膀胱内压力增加的同时，可导致尿液的逆流，甚至尿液可达到肾盂，从而引起整个泌尿系的感染。

（三）中医护理技术的安全隐患

艾灸关元等穴位可有效解除尿潴留，但是在治疗过程中，容易灼伤患者皮肤，并且患者不太容易掌握。另外，中医护理技术的基础理论研究还比较少，所以亟需制定统一的、标准的诊断与疗效评价标准来为临床循证护理提供依据。

（四）膀胱穿刺置管术的安全隐患

膀胱穿刺置管术作为一项有创操作，常会使患者表现焦虑、恐惧等心理反应；其次，该操作要求施术者对穿刺部位的准确性高，否则容易导致大出血、感染等。

第二节　尿潴留的病因与高发人群

一、尿潴留的病因

引起尿潴留的病因很多，一般按其发病可分为：

（一）梗阻性尿潴留

1. 尿道炎症、外伤、结石、肿瘤或异物引起尿道狭窄以致梗阻。

2. 前列腺增生、炎症、肿瘤、尿道口过小，均可使尿液排出障碍，造成尿潴留。良性前列腺增生的发病率随着老年男性年龄的增长而增加。组织学前列腺增生通常发生在40岁以后，以后发病率逐渐增高，80岁以上接近90%。临床前列腺增生，40~49岁发病率为14%，50~59岁发病率为24%，60~69岁发病率为43%，70~79岁发病率为40%。由此可见，老年患者尤其是老年男性患者发生尿潴留的风险更大。

3. 膀胱疾病如膀胱结石炎症、肿瘤、膀胱颈肥厚等使尿道开口狭窄或梗阻，造成排尿障碍而引起尿潴留。

（二）药物所致功能性尿潴留

抗帕金森病药、三环类抗抑郁药（阿米替林、米帕明、多塞平等）、抗精神病药物、强效利尿剂（如呋塞米、依他尼酸等）等均可引起尿潴留，特别是有前列腺肥大的老年人更易诱发尿潴留。例如，阿米替林镇静作用和抗胆碱能作用均较强，服用后易引起嗜睡、口干、便秘、视物模糊、排尿困难，甚至引起尿潴留和麻痹性肠梗阻。

（三）神经性尿潴留（神经源性膀胱）或动力性尿潴留

临床上很常见，见于神经疾病引起的膀胱功能障碍，如脊髓灰白质炎、脊髓外伤、脊髓肿瘤以及老年人的膀胱逼尿肌弛缓等所致的尿潴留。

（四）反射性尿潴留

因尿道、肛门等处（包括肛瘘、内、外痔手术后）的剧烈疼痛以及腰椎麻醉后产生的尿潴留。

二、尿潴留的高发人群

尿潴留主要高发于脊髓损伤、颅脑损伤、结石、肿瘤以及前列腺增生等人群。

第三节　尿潴留的不良后果

正常情况下，膀胱具有防御感染的能力，当发生尿潴留或残余尿量增多时，导致膀胱过度充盈，逼尿肌永久损伤，防御机制下降，也为细菌生长提供了培养条件。因此，尿潴留的迁延不愈不仅会导致患者出现躯体症状，还会引起负性情绪、心理功能紊乱以及社会功能失调等一系列并发症。

一、躯体化症状

（一）尿路感染

尿液不及时排出会使细菌容易生长繁殖，进而发生尿路感染，出现尿频、尿急、尿痛及血尿等症状，感染后难以治愈，且易复发。

（二）肾积水

尿潴留可以使膀胱内压力升高，尿液沿输尿管向上返流，造成肾脏积水，继而影响肾脏功能，严重者可以导致慢性肾衰竭甚至尿毒症。

（三）组织学损伤

膀胱过度充盈时导致组织缺血缺氧，进而引起组织损害，同时其机械张力还可损害血管，导致血管内皮完整性受到破坏，另外，组织抗氧化能力降低或活性氧形成增多时，可再次引起组织损伤。

（四）其他

如诱发泌尿系结石、膀胱破裂等。

二、心理、社会问题

（一）焦虑

在疾病过程中，患者生理和精神上均承受了巨大的痛苦，加上对疾病知识的缺乏、对治疗的不信任，又担心失去正常生活的能力，使患者不可避免地出现种种焦虑问题。

（二）抑郁

抑郁是尿潴留患者常见的心理问题。患者由于疾病的影响，活动范围受限，社交和生活能力受到很大程度的影响，过分依赖家属的照顾，远离朋友和社会，使患者缺乏自信，表现出消极的生活态度。

（三）依赖

患者由于生活态度消极，表现出少言少语，意志活动减退，变得软弱无力，力所能及的事情也习惯于依赖他人，强化并安于自己的患者角色。另外，家属的迁就和过度照顾也是患者产生依赖心理的重要原因。

（四）自卑

由于疾病的困扰，患者的生活、工作能力均有所下降，对家庭承担的责任相应减少，也使家庭承受了精神、经济等方面的压力，致使患者自我感受负担感增加，不愿成为家人的负担，从而产生自卑感。

（五）病耻感

病耻感的产生有内因和外因两方面，即患者感知到的外界给予的影响和患者内心的自我感受。患者常表现出对外界的过分敏感，歪曲他人对自己的言行表现，甚至产生负性联想，以致患者拒绝外出以避免受到歧视。

第四节　尿潴留的风险防范措施

尿潴留常使患者感到痛苦和不便，增加尿路感染的机会，导致膀胱过度膨胀和永久的逼尿肌损伤，延长住院天数，增加患者医疗费用等。临床上一般常采用听流水声、按摩、会阴冲洗等方法诱导患者排尿，但效果多不满意，最后不得不采用导尿术，但导尿术常导致尿道黏膜损伤、虚脱、尿道出血、尿道假性通道形成、误入阴道、尿路感染、暂时性功能障碍等风险。现将其常出现的并发症和采取的相应预防及护理措施介绍如下。

一、尿道黏膜损伤

常见于导尿管插入的深度不够，尿管尚在尿道内就开始注水，导致扩张的气囊撑破尿道黏膜，或是在插管过程中，患者由于不适应而持续使用腹压，使尿管向外滑出膀胱三角区，气囊撑到尿道内，扩张的气囊撑破尿道而引起尿道裂伤。另外，烦躁不安以及不配合治疗的患者，自行拔出尿管致尿道黏膜损伤。

（一）临床表现

尿道外口出血，尿道内疼痛，伴局部压痛，甚至有排尿困难，尿潴留；严重损伤时出现会阴血肿，尿外渗，甚至直肠瘘；并发感染时可见尿道流脓或尿道周围脓肿。

（二）预防

插管前常规润滑导尿管，操作时手法宜轻柔，切忌强行插管，来回抽插及反复插管；对于下尿路不全梗阻的患者，导尿前备好润滑止痛胶，润滑导尿前端及尿道外口，轻柔地将前端插入尿道口，亦可用去除针头的注射器将润滑剂注入尿道口，或将导尿管后端接润滑剂注射器，边插边注射润滑剂，易获成功；对于前列腺增生患者，遇插管有阻力时，将预先吸入注射器的灭菌石蜡油5～10ml，由导尿管末端快速注入，插管者用左手将阴茎提起与腹壁成60°角，右手稍用力将石蜡油注入，将尿管迅速插入，即可顺利通过增生部位；建议选择粗细合适、质地软的导尿管；插管时，见尿液流出后再插入1～2cm，气囊内注入无菌生理盐水5～15ml，轻拉导尿管有阻力感；老年前列腺肥大者后尿道延长，导尿管插入见尿后在前送至少5cm以上，注水后牵拉导尿管能外滑2～3cm比较安全；如患者精神过度紧张，可遵医嘱于插管前肌肉注射地西泮（安定）10mg，阿托品0.5～1.0mg，待患者安静后再进行插管。另外，对于烦躁不安以及不配合治疗的导尿患者，需专人看护并加约束带，避免拔出气囊撑破尿道而引起尿道损伤。

（三）处理

导尿所致的黏膜损伤，轻者无需处理或经止血镇痛等对症治疗即可痊愈，偶有严重损伤者，需要尿道改道、尿道修补等手术治疗。

二、虚脱

（一）临床表现

突然出现恶心、头晕，面色苍白，呼吸表浅，全身冷汗，肌肉松弛，全身无力，有的患者伴有意识不清。

（二）预防

对膀胱高度膨胀且极度虚脱的患者，第一次放尿不超过1000ml。

（三）处理

发现患者虚脱，应立即取平卧位或头低脚高位，给予温开水或糖水饮用，并用手指掐压人中、内关、合谷等穴位，或是针刺合谷穴，如经上述处理无效，应及时建立静脉通道，并立刻通知医生抢救。

三、尿道出血

（一）临床表现

肉眼血尿或镜下血尿。

（二）预防

所有防止尿道黏膜损伤的措施均适合于防止尿道出血；凝血机制严重障碍的患者，导尿术前应尽量予以纠正；对有尿道黏膜充血、水肿的患者，尽量选择口径较小的导尿管，充分做好尿道润滑，操作轻柔；插入导尿管后，放尿不宜过快，第一次放尿不超过1000ml。

（三）处理

如血尿较为严重，可遵医嘱使用止血药。

四、尿道假性通道形成

（一）临床表现

尿道疼痛，尿道口溢血，尿道镜检发现假性通道形成。

（二）预防

插入导尿管时手法要缓慢轻柔，并了解括约肌部位的阻力，当导尿管前端到达此处时，稍作停顿，再继续插入，必要时可向尿道内注入2%利多卡因；严格掌握间歇的时间，导尿次数为4～6h一次，必要时留置导尿，避免膀胱过度充盈。

（三）处理

已形成假性通道者，必须进行尿道镜检查，找到正常通道，在导丝引导下将气囊导尿管送入膀胱，保留2～3周，待假通道愈合后再拔除，以防尿道狭窄。

五、误入阴道

（一）临床表现

导尿管插入后无尿液流出，而查体患者膀胱充盈、膨胀。

（二）预防

如为找不到尿道外口引起的导尿失败，则应仔细寻找尿道外口。寻找方法：常规消毒外阴，戴手套，左手食指、中指并拢，轻轻插入阴道1.5～2.0cm时，将指端关节屈曲，而后将阴道前壁拉紧、外翻，在外翻的黏膜中便可找到尿道口，变异的尿道口一般不深。

（三）处理

导尿管误入阴道，应更换导尿管重新正确插入。

六、尿路感染

（一）临床表现

尿频、尿急、尿痛，当感染累及上尿道时可有寒战、发热，尿道口可有脓性分泌物；尿液检查可有红细胞、白细胞；细菌培养可见阳性结果。

（二）预防

严格执行无菌操作，动作轻柔；尽量避免留置导尿，尿失禁者可用吸水会阴垫或尿套；应用硅胶或乳胶材料的导尿管代替过去的橡胶导尿管，用1.0%乙烯雌酚无菌棉球做润滑剂涂擦导尿管，可减轻泌尿系刺激症状，导尿管外涂上水杨酸可抑制革兰氏阴性杆菌，阻止细菌和酵母菌黏附到硅胶导尿管，预防泌尿系统感染；保持会阴部的清洁干燥，每天早晚用温水清洗会阴部后用络合碘棉球擦洗尿道口；注意保持尿路系统的密闭，使用抗反流引流袋减少更换尿袋的次数，建议每3天更换1次集尿袋减少尿路感染的风险，应减少不必要的膀胱冲洗。

（三）处理

当尿路感染发生时，尽可能拔除导尿管，并根据病情遵医嘱采用抗生素治疗。

七、暂时性功能障碍

（一）临床表现

男性性功能障碍，如阳痿、早泄、不射精、逆行射精、男性性欲低下、男性性欲亢进等，但属少见情况。

（二）预防

导尿前反复向患者做好解释工作；熟练掌握导尿技术，动作轻柔。

（三）处理

一旦发生性功能障碍，给予心理辅导，如无效，可由男科医生给予相应的治疗。

八、漏尿

原因可能与尿管气囊与膀胱壁直接接触，嵌顿在膀胱颈部，刺激膀胱肌肉引起强烈收缩，尿道扩约肌功能不全，导致膀胱颈开放而引起漏尿；或是由于尿管过细或尿道松弛，致气囊不能完全嵌顿在尿道内口，尿管也不能与尿道壁紧贴，当膀胱内压力过大时尿液顺着尿管往外流而导致漏尿，也可因气囊内所注液体过少，膀胱处于开放状态，当膀胱内压力大于尿道夹闭能力，即出现漏尿。

（一）临床表现

当膀胱内压力过大时尿液顺着尿管往外流。

（二）处理

将尿道消毒后在无菌操作下将气囊内的液体抽出后将尿管重新插入到尿管的分叉处再注水，注水后再将尿管往外牵拉，使气囊卡在尿道内口，避免漏尿。如果因尿管过细或尿道松弛导致的漏尿，则应更换大小合适的尿管重新插入。

九、拔管后尿潴留

（一）临床表现

表现为拔出导尿管后依然不能正常排尿，再次发生尿潴留。

（二）预防

1. 预防拔管后尿潴留，关键是要尽量缩短置管时间，在置管期间使用个体化放尿方法，保护或训练膀胱的潴尿功能和排尿功能。

2. 按需排尿 对意识不清的患者，由接受过统一训练的护士来掌握放尿时机，夜间每小时行下腹部检查直到膀胱充盈平脐，此时膀胱处于充盈状态，为放尿时机；意识恍惚的患者有尿意时往往表现为烦躁，手抓导尿管等，此时可判断为放尿的时机；清醒的患者能自诉有尿意，每次开放尿管后，要嘱患者做排尿动作，以减少膀胱残余量。

3. 置管时间 留置导尿患者常对导尿管非常敏感，早期拔管可以减少对尿道长时间的刺激，有利于膀胱功能的恢复，促进患者休息和活动，减少和防止尿潴留，而许多研究证实尿管留置时间越长则尿路感染的发生率越高。

4. 排尿试验 排尿试验是评估患者拔除尿管后排尿能力的一种方法。用生理盐水或无菌水注入膀胱，直到患者有急于排尿的感觉。如果患者不能排出尿液，继续观察5~15分钟；如果患者能排尿且残余尿量<150ml，就可以认为排尿试验成功，患者的膀胱功能已恢复，可以拔除尿管。

5. 拔管 留置导尿管的患者膀胱充盈时拔管比膀胱空虚时拔管要好，自然排尿成功率为98%，拔管后指导患者学会进行意念排尿，以降低拔管尿潴留的发生率。

6. 拔管前训练患者的床上排尿习惯，做好心理护理，解除患者心理顾虑，实施早期尿管定时开放，尽快建立自主膀胱功能。

（三）处理

同尿潴留。

第五节 尿潴留的护理

急性尿潴留需要急诊处理，应立即解决。因此，除了急诊可解除的病因外，如尿道结石或血块堵塞、包茎引起的尿道外口狭窄和包皮嵌顿等，其他病因导致的急性尿潴留可在尿液引流后，再针对不同的病因进行治疗。引流尿液的方法包括留置导尿管和耻骨上膀胱穿刺造瘘或膀胱穿刺抽尿；药物治疗仅作为尿液引流的辅助治疗，或者患者拒绝导尿或不适合导尿的情况下使用；采用针灸对解除产后或术后麻醉所致逼尿肌收缩乏力的急性尿潴留也有一定治疗效果。

一、基础护理

（一）生活起居护理

为患者提供隐蔽的排尿环境，协助调整体位和姿势，以增加患者的舒适感，方便排尿；对于不适应床上排尿者，可以帮助坐起或下床排尿。如上述方法均不奏效时，应及时进行导尿处理。

（二）饮食护理

指导患者饮食上应清淡，多吃蔬菜水果，进食萝卜汤、海带等食物，或喝浓茶，在病情允许的情况下保证每天2000~2500ml的饮水量，使尿量增多刺激膀胱。

二、心理护理

随着病情的迁延不愈，患者常会出现焦虑、抑郁、烦躁、病耻感等心理问题，表现出个体化、多样化的特点。因此，建议护理人员首先对患者及其家属进行心理状况和程度的评估，找出引起心理问题的原因，以便采取针对性的个性化心理护理；此外，患者表现出一系列心理问题的主要原因在于对病情、诊疗、预后缺乏了解，自我臆测各种不良后果，担忧未来生活等，因此建议护理人员做好疾病的相关知识宣教，提供疾病的信息支持，使患者对疾病产生全面、科学的认识，从而纠正不良认知，消除不良情绪和行为，采取积极的应对方式。另外，祖国医学也十分重视精神与疾病的关系，提出七情属于精神致病，即"喜伤心、怒伤肝、忧伤肺、思伤脾、恐伤肾"。因此，照护人员应耐心、细致地向老人解释病情，转移老年人注意力，消除其紧张、不安情绪，使排尿反射恢复至接近正常的状态。

三、尿潴留的护理措施

（一）术前危险因素评估及排尿方式训练

在进行导尿术前，总结和分析高危患者尿潴留发生的原因，使用导尿操作护理评估量表，在导尿术前，留量导尿过程中和拔管前对患者进行全面综合评估，以便采取针对性的护理干预。比如，有研究认为，老年男性或伴有不良情绪的患者更容易发生尿潴留，那么针对这些类型的患者重点进行综合护理，可以预防和减少尿潴留的发生率。另外，术前接受相应的卧床排尿训练，可以促进患者建立卧床排尿反射，增强其排尿体验，消除其不适心理，同时指导其进行相应的腹肌锻炼和尿道肛门约肌收缩练习。

（二）对症处理，及时解除尿潴留

1. 协助医师明确尿潴留的原因。

2. 促进排尿、防止膀胱内出血　协助医师采取各种有效措施促进患者排尿、引流尿液。急性尿潴留放置导尿管、膀胱穿刺或耻骨上膀胱造瘘引流尿液时，应间歇缓慢地放出尿液，避免过快排空膀胱致膀胱内压骤然降低而引起膀胱内出血。

3. 预防尿路感染　在严格无菌操作下进行导尿，做好导尿管和尿道口的护理；行膀胱穿刺或膀胱造瘘术者，做好膀胱造瘘管和造瘘口的护理；急性尿潴留给予留置导尿，第一次放尿量不得超过1000ml；如导尿失败，需行膀胱穿刺造口术，应定期给予造瘘口处换药；如有留置导尿管的女患者，应每日给予会阴冲洗，男患者给予消毒尿道口。无论留置尿管还是膀胱造瘘管，均应遵医嘱定期给予膀胱冲洗，预防逆行感染。

4. 在病情允许的情况下，用物理的方法协助老年人排尿。将室内水龙头稍稍开启形成滴水声，以诱发排尿反应；采用温水冲洗外阴、温水坐浴，或用热水袋热敷下腹部，刺激膀胱肌肉收缩；帮助老年人轻轻按摩下腹部，照护者手掌按其下腹部，轻轻向左右推揉膨胀的膀胱10～20次，促进腹肌松弛，然后以一掌自老年人膀胱底部向下推移按压，另一手以全掌按压关元、中极穴位，以促进排尿，当尿液排出时不可松手，应等尿液排完再缓缓松手，此法对年老体弱及高血压患者应谨慎。

良好的社会支持系统使患者能更好地保持情绪稳定，故建议护理人员可建立患者-患者、患者-家属、患者-专业人员之间的社会支持网络系统，帮助患者重返社会，恢复社会功能，同时强调患者对自身价值和自我认知的认同，以及对社会的义务和责任的履行。

（三）饮食文化

指导患者饮食上应清淡，多吃蔬菜水果，进食萝卜汤、海带等食物，在病情允许的情况下制定饮食计划，从晨起至晚20：00每隔2小时饮水一次，每次饮水量在200-250ml，每日饮水量控制在2000ml以内，使尿量增多刺激膀胱。

（四）心理护理

导尿术需要暴露患者的私密部位，作为一个独立人格的社会人，需充分维护患者的尊严感，在导尿过程中禁止无关人员进入，遮挡腹部以及膝盖部位，不宜过早暴露会阴部位，使患者心理保持安全感，室内空调风口不要对着患者，以免着凉，在整个操作前保持与患者沟通，分散患者注意力，增加信任度，导尿结束后半小时左右注意观察患者面部表情，认真听取患者对导尿后主观感觉的描述，进行详细耐心的解答，详细交代并指导尿后注意事项。

（五）出院指导及病情追踪

患者及家属出院后的遵医依从性一般欠佳，因此应做好带管出院患者的健康指导，加强出院患者的电话随诊及病情追踪，增加患者对疾病的认识，促进患者对健康行为的保持。

四、导尿术操作流程及护理措施

（一）导尿管术操作操作流程（见表12-1）

表12-1 导尿术操作操作流程（100分）

项目	内　　容	标准分
评估实施 80分	1. 核对医嘱，汇报病例。	2
	2. 预期目标：（1）操作一次成功，患者满意。（2）患者理解导尿的目的，主动配合，无不良反应的发生。	4
	3. 自身评估：着装整齐，洗手，戴口罩。	3
	4. 用物评估：（1）用物准备：一次性导尿包1个、灭菌手套2双、治疗卡、导管标识、浴巾、一次性垫巾、10毫升注射器1付、10毫升灭菌用水、快速手消毒剂、必要时备便盆及便盆布、备用导尿管1根。（2）用物准备齐全，摆放有序，符合操作要求（口述）。	9
	5. 将用物带至床旁，核对患者信息，向其解释目的。	4
	6. 患者评估： （1）患者心理状况良好，主动配合。 （2）患者对该操作有一定的了解。	4
	7. 环境评估。酌情关闭门窗，做必要遮挡保护患者隐私。	2
	8. 协助患者取仰卧位，将盖被翻至耻骨联合上，为患者脱近侧裤盖住对侧腿部1，近侧用浴巾覆盖，协助患者抬高臀部，臀下垫一次性垫巾，两腿放平向外展开。	5
	9. 将一次性导尿包放于患者两腿之间并打开导尿包，戴无菌手套。	2
	10. 消毒外阴，消毒完毕，脱手套，清理用物。	7
	11. 抽取灭菌用水备用。	3
	12. 导尿：（1）戴灭菌手套，（2）用导尿包内钳子摆放好用物，（3）铺孔巾，（4）检查导尿管气囊，（5）润滑导尿管前端，（6）如无需留取中断尿者，连接引流袋，（7）消毒会阴，（8）左手原位固定不动，右手将盛有消毒棉球的弯盘移至床尾，（9）插导尿管，气囊内注入灭菌用水，将导尿管轻轻向外拉，以证实导尿管的位置是否正确。	17
	13. 尿袋置于床旁，将余下用物弃于黄色垃圾桶内。	2
	14. 脱手套。	1
	15. 遮盖好患者，妥善固定尿袋，并贴导管标识。	3
	16. 协助患者抬高臀部，撤一次性垫巾，为患者撤去浴巾，穿好裤子至膝关节处。	2
	17. 整理床单位，取舒适体位。	2
	18. 洗手，取口罩，询问患者感受。	2
	19. 打开门窗。	1

续表

项目	内 容	标准分
	20. 健康教育。	4
	21. 用物处理。	1
	22. 洗手，记录。	2
评价20分	1. 严格查对制度，无菌观念强。	5
	2. 操作熟练，流程清晰。	5
	3. 操作方法正确，患者无痛苦，患者症状缓解。	5
	4. 与患者及时有效交流、沟通，体现人性化关怀。	5

（二）护理措施

1. 接受导尿术的患者，多数有紧张、焦虑等心理反应，护士在操作中应体谅和理解患者，以熟练的技术、亲切的语言、真诚的态度给患者以心理支持，操作中应随时询问、观察患者的感受及反应。

2. 保持引流管通畅，勿使引流管扭曲、打弯、受压。如遇管路堵塞，可用0.9%氯化钠溶液500ml进行冲洗，但要注意冲洗速度，压力不可过大。

3. 保持外阴部清洁、干燥，每日应用清水或消毒剂擦拭外阴部，男性老年人应特别注意龟头的清洁，防止尿道口的感染。

4. 导尿管应定期夹闭，白天可2～3小时开放一次，夜间可不夹闭，以免影响睡眠。

5. 注意观察尿液颜色、尿量、尿液是否浑浊及尿中有无絮状物，照护人员应该经常挤压导尿管，防止堵塞。

6. 日间活动时，可将引流管用别针固定在裤子上，夜间可固定在床边。导尿管必须放在膀胱以下位置，防止尿液倒流回膀胱。

7. 注意照护人员应对老年人的导尿管加倍看护，防止其拔管。

8. 每日饮水量应在2000～2500ml，以稀释尿液，防止结石及感染的发生。

9. 发现异常情况应及时就诊，如出现尿液混浊、脓性尿或血尿，导尿管堵塞冲洗无效等。

10. 根据2014年泌尿外科指南要求，不应常规做膀胱冲洗，但发现尿液混浊、有沉淀、有结晶时应做膀胱冲洗，应定期到医院进行尿常规检查。

11. 更换引流袋时要无菌操作，以防感染。

第六节　病例分析

一、案例经过

患者王某，男，82岁，因进行性排尿困难5年，尿闭2小时入院。入院诊断：1. 急性尿潴留。2. 前列腺增生。3. 左侧输尿管结石取石术后。4. 水肿查因。患者9年前行左侧输尿管结石取石术，5年前患者无明显原因及诱因出现排尿费力，进行性加重，5年来曾数次出现尿急，尿频，在当地诊断为"前列腺增生"，予以对症治疗后症状略有好转。近年来排尿困难加重、尿等待、尿线变细、近期夜尿明显增多（4次/晚），2小时前出现排尿不出，伴下腹憋胀，急来我院就诊。入院护士评估：患者诉腹胀，但拒绝检查，家属代诉：患者性格内向，排尿障碍，怕别人知道，拒绝就医，在家有双下肢浮肿情况，自行服用呋塞米消肿。入院后于心理疏导，遵医嘱予留置导尿，抗感染等治疗，完善相关术前检查后择期行前列腺电切术。患者术后第10天出院，出院指导患者不能擅自用药，指导其锻炼膀胱功能。随访得知患者排尿困难、尿等待等症状明显改善。

二、分析与预防提示

患者具有尿潴留的多个高危因素，如、年龄、疾病、药物、留置导尿等。住院后对患者进行心里疏导，指导其积极配合治疗，患者尿潴留的现象得到改善，手术后康复出院。

（一）原因分析

结合该患者实际情况，分析患者尿潴留存在的原因有：

1. 人员方面　患者82岁高龄，由于生理功能减退，老年人膀胱逼尿肌弛缓可能导致尿潴留.

2. 环境方面　患者与子女居住，晚上起夜频繁害怕影响家人休息，家属怕房间内有异味，让老人去厕所排尿，导致患者不愿意上厕所，增加尿潴留风险。

3. 设备方面　患者家里未准备便器，导致其上厕所起身困难，从而导致憋尿，增加尿潴留的风险。

4. 治疗方面　患者因手术曾经留置导尿管，有可能尿道损伤或者排尿功能减退从而导致尿储留。患者本身有左侧输尿管结石取石术后及前列腺增生等疾病且因双下肢水肿在家中自行服用呋塞米，使其发生尿潴留的风险增大。

5. 健康知识　一方面，患者文化程度低，对尿潴留的相关知识缺乏，感到排尿困难是难以启齿的事情。另一方面，患者对家人的言语过分敏感，怕自己给家人带来麻烦。家属对其不够关心，忽视患者的内心感受，这些环境及心里因素加重患者发生尿潴留的风险。

（二）防范提示

本案例提示，对存在尿潴留风险患者的留置导尿操作要轻柔，充分润滑尿管和尿道口，防止尿道损伤。患者需要家属的关心照顾，满足患者合理需求，如在病房及居家设施要完善，保证卫生间无障碍，光线充足。对于高龄老人，可在床边设坐便器，方便如厕。家人安慰鼓励患者积极治疗，不能擅自用药，遵医嘱进行正确的治疗，帮助其树立战胜战胜疾病的信心。

（李　英）

第十三章　便秘护理与风险防范

便秘是指排便困难或者排便次数减少，且粪便干结，便后无舒畅感。排便困难包括排便费力、排出困难、排便不尽感、排便费时及需手法辅助排便；排便次数减少是指每周排便次数少于3次；慢性便秘是指病程≥6个月的便秘，老年便秘属于慢性便秘。

第一节　便秘的分类与诊断标准

一、便秘的分类

根据病因分类：功能性便秘、器质性便秘、药物性便秘。

1.器质性便秘是指由全身性疾病及肛直肠等器质性疾病引发的便秘。

2.药物性便秘是指因服药物引起的便秘。老年人常多种病共存、多重用药，此类便秘很常见。

3.功能性便秘是指由传输功能障碍或出口梗阻造成的便秘，占老年人便秘患者的绝大多数。功能性便秘的病理生理学机制尚未完全阐明，目前认为可能与结肠传输和排便功能紊乱有关。按病理生理学机制，将功能性便秘分为慢传输型便秘（STC）、排便障碍型便秘、混合型便秘、正常传输型便秘（NTC）。

1.STC　特点为结肠传输时间延长，进食后结肠高振幅推进性收缩减少，即便秘与结肠的动力下降有关。

2.排便障碍型便秘　也称出口梗阻型便秘，患者在排便过程中腹肌、直肠、肛门括约肌和盆底肌肉不能有效地协调运动，从而导致直肠排空障碍。

3.混合型便秘　患者存在结肠传输延缓和肛门直肠排便障碍的双重特点。

4.NTC　发病与精神心理异常等有关，多见于肠易激综合征的患者（IBS）。

二、功能性便秘的诊断标准

早在1990年，医学上提出了"功能性胃肠病"概念，并把功能性便秘，归属于功能性胃肠病范畴。1994年，国际性关于功能性胃肠病防治研究的罗马委员会制定了"功能性胃肠病分类标准"，称为"罗马Ⅰ标准"；1999年又提出了关于"功能性胃肠病分类标准"的"罗马Ⅱ标准"；2006年5月罗马委员会对"罗马Ⅱ标准"进行修订，又制定了功能性胃肠病分类的"罗马Ⅲ标准"，其中包括"功能性便秘诊断标准"，成为国际公认和通用的功能性便秘诊断的最新标准。因此，临床诊断功能性便秘的诊断须依据以下"罗马Ⅲ标准"（表13-1）。

表13-1　罗马Ⅲ诊断标准

诊断前症状出现至少6个月，近3个月满足以上标准，必须满足以下2条或多条：
①至少25%的排便感到费力；
②至少25%的排便为块状或硬便；
③至少25%的排便有不尽感；
④至少25%的排便有肛门直肠梗阻感/阻塞感；
⑤至少25%的排便需要用手法协助（如手指辅助排便、盆底支持）；
⑥排便少于每周3次，不用缓泻药几乎无松软便，没有足够证据诊断肠易激综合征。

　　便秘是常见病，也是影响人们健康水平和生活质量的常见症状之一。便秘使肠道蛋白质腐败产物中大量有害物质在胃肠道堆积并被吸收，当人体的生物转化及排出能力不能完全清除这些有害物质时会引发一系列疾病。随着饮食结构的改变，心理社会因素的影响，平均健康寿命的提高，老年人慢性疾病的多重用药等，老年便秘患病率不断上升。欧美等西方国家报道老年人便秘患病率为24%~50%，居住在养老院中的60岁以上的老年人慢性便秘可达50%以上。我国的相关资料显示，各地差异性很大，在3%~25%之间。有报道显示便秘随着年龄的增高而增加，>60岁的老年人群慢性便秘患病率可高达22%，70岁之后为7.4%~42.8%，长期卧床老年人可高达80%，严重影响老年人的生活质量。

第二节　便秘的病因与高发人群

　　便秘是临床上常见的一种复杂症状，因为人们的环境因素、生活习惯因素、饮食因素、心理因素、药物等因素可引起不同程度的便秘。便秘会影响人们的健康及生活质量，对患者而言会加重其病情及痛苦，给患者从身体上和心里上带来不舒适，使患者的病情不能及时得到好转，增加了家庭的负担。因此，了解导致便秘的疾病因素和高发人群，早期积极预防便秘的发生，可减轻便秘带来的并发症及不良结果。

一、疾病因素

（一）精神-心理障碍疾病

　　老年人常由于体弱多病、离退休或丧偶等原因产生精神紧张、焦虑和抑郁等情绪，而这些负面心理作用通过神经系统影响胃肠道的运动，进而诱发胃肠功能紊乱，最终导致便秘的发生。据报道，便秘患者在抑郁、焦虑方面的评分明显高于常人，此类老年患者主动排便反应能力下降，粪便不能及时排除，从而导致便秘。精神抑郁、过分激动或负性生活事件，使机体发生条件反射障碍，高级中枢对副交感神经的抑制增强，导致肠壁交感神经活动加强，产生便秘。同时，便秘，特别是慢性便秘，通过脑-肠轴的调节，反过来作用于中枢的痛感情绪和行为，引起人体认识、行为、心理生理学以及人际关系等方面的精神心理障碍。

（二）胃肠道病变

根据胃肠道神经肌肉疾病（GINMD）的伦敦分类标准，导致慢性便秘常见的胃肠道神经肌肉病变包括：①神经病变：神经节细胞减少症（伴或不伴退行性神经病变）、肠神经元发育不良B型、淋巴细胞性神经节炎和肠道神经化学信号异常；②肌肉病变：嗜双色性包涵体肌病；③肠道Cajal间质细胞（interstitial cells of Cajal，ICC）细胞网络异常。其它肠道病变如炎症性肠病、肿瘤、疝、直肠脱垂等，此类病变导致功能性出口梗阻引起排便障碍；痔疮、肛裂、肛周脓肿导致排便时出血、疼痛，患者因惧怕排便引起排便障碍。

（三）神经系统疾病

神经系统对胃肠运动的调控通过3个层次相互协调作用来实现。第1层次是肠神经系统的局部调控；第2层次是位于椎前神经节，接受和调控来自肠神经系统和中枢神经系统两方面的信息；第3层次是中枢神经系统，由脑的各级中枢和脊髓接受内外环境变化时传入的各种信息，经过整合，再由植物神经系统和神经-内分泌系统将其调控信息传送到肠神经系统或直接作用于胃肠效应细胞。脑血管疾病、老年痴呆、帕金森病、脊髓损伤、糖尿病性自主神经疾病等疾病因神经系统功能受到损伤都能引起便秘的发生。

（四）泻药性结肠

长期使用泻剂，尤其是刺激性泻剂，可因损伤结、直肠肌神经丛而使导泻的结肠，降低肠道肌肉张力，导致严重便秘，也称泻药依赖性便秘，长期摄取后在结肠粘膜会有黑色素沉积，形成所谓的结肠黑变病。

二、高发人群

（一）高龄老年人

随着年龄增长，老年人的食量和体力活动明显减少，胃肠道分泌消化液减少，肠管的张力和蠕动减弱，腹腔及盆底肌肉乏力，肛门内外括约肌减弱，胃结肠反射减弱，直肠敏感性下降，使食物在肠内停留过久，水分过度吸收引起便秘。有部分老年人长期的抽烟酗酒，生活不规律，进食辛辣食物，未养成定时排便的好习惯，久而久之引起了习惯性便秘。

（二）长期卧床的老年人

骨折、中风后遗症、脊髓损伤等患者因为疾病原因导致无法下床活动，由于排便环境的改变，排便体位的改变，患者多数存在焦虑紧张、恐惧悲观等心理状态，此时肾上腺素分泌增加，使交感神经兴奋，迷走神经受到抑制，从而使肠蠕动减弱而致便秘。由于病程长，身体虚弱导致腹壁肌肉收缩无力，使排便困难，久之形成习惯性便秘，腹肌及膈肌松弛无力，排便时腹压不足，导致排便困难。由于长期卧床休息，从而使之进食少，卧床致使肠蠕动减慢，还有些卧床患者需安置胃管进食，饮食过于精细少渣，缺乏食物纤维，饮食结构的突然改变大大增加了便秘的发生。脑血管意外的患者、骨折患者因使用脱水剂甘露醇、呋塞米、甘油果糖等，导致组织脱水，使大便干结，不易排出；某些抗生素的使用也可引起胃肠道功能的变化，从而引起便秘。

（三）痴呆的老年人

痴呆病情最严重的集中在≥70岁的人群，在痴呆患者中，有便秘史的人群占79.2%，超过了一半，当年龄≥70岁时，不仅便秘的发生率急剧上升，而且老年痴呆的病情也显著加剧。肠道细菌能将未消化或消化后未吸收的蛋白质进一步分解为氨、胺类、硫化氢、组织胺和吲哚等有毒物质，长期便秘的患者不仅无法及时清除这些有毒物质，而且会不同程度地吸收，当这些有毒物质超过肝脏的解毒力时，便随血液循环进入大脑，可逐步损害脑细胞和神经中枢，进而能够导致老年痴呆症或阿尔茨海默病症的加重。

（四）居住养老院的老年人

我国已进入人口老龄化社会，社会观念向中间养老机构–养老院的模式转变。据研究报道显示，养老院老年人便秘患病率高达46.45%，入住养老院老年人便秘发生率高，这可能是由于他们不太适应新的环境所致，包括养老院提供的一日三餐、住宿条件、作息规律的改变及周围伙伴的变化。养老院老年人没有伴侣关心、子女照顾，所以他们仅从与其他老人的交谈相处中得到社会支持，很容易出现焦虑和抑郁，中重度抑郁者便秘患病率明显高于轻度抑郁和正常者。

（五）失独和空巢老年人

许多老年人退休后在家无所事事，生活落差使老人感到失落、空虚，空巢老人在儿女分家另过或外出打工后，因家庭的冷清会感到孤独，尤其是失偶、失独、失能老人，精神上寂寞，生活上不便，身体上不适，让他们孤独感更重。便秘发生与社会心理因素有关，有研究显示便秘患者具有明显的内向和神经质、焦虑、抑郁个性，并与负性生活事件有关，精神忧郁或过分激动，高级神经中枢产生兴奋抑制灶，抑制副交感神经，使条件反射发生障碍，因而产生便秘。

第三节　便秘的不良后果

食物在空、回肠经消化吸收后，余下的不能再度吸收的食糜残渣随肠蠕动由小肠排至结肠，结肠黏膜再进一步吸收水分及电解质，粪便一般在横结肠内逐步形成，最后运送达乙状结肠、直肠。直肠黏膜受到粪便充盈扩张的机械性刺激，产生感觉冲动，冲动经盆腔神经、腰骶脊髓传入大脑皮质，再经传出神经将冲动传至直肠，使直肠肌发生收缩，肛门括约肌松弛，紧接着腹肌与膈肌同时收缩使粪便从肛门排出体外，以上即是正常的排便反射过程。如果这一排便反射过程的任何一个环节出现障碍时均可导致便秘。便秘常引起人们情绪的改变，心烦意乱，注意力涣散，影响日常生活与工作，并导致许多不良后果的发生。

一、粪便嵌塞

当大脑皮质收到排便的信号时，耻骨直肠肌和肛门内、外括约肌均松弛，两侧肛提肌收缩，腹肌和膈肌也协调收缩，腹压增高，促使粪便排出。老年人这组肌肉静息压普遍降低，粘膜弹性也减弱，甚至肛门周围的感受器敏感性和反应性均有下降，使粪便易堆积于壶腹部而无力排出，当粪便持久滞留堆积在直肠内，水分被反复吸收后导致粪便坚硬不能排出发生嵌塞，粪质长期滞留在结肠形成坚硬的粪块称粪瘤，粪瘤钙化形成粪石。粪便嵌塞后会产生肠梗阻、粪性溃疡等。

二、大便失禁

持续便秘形成了粪块的阻塞，由于粪块不能继续运行，上段肠管内的静止粪便被肠管内微生物液化为粪水，这些粪水通过阻塞粪块而流到直肠末端，加之肛门内外括约肌的输缩功能下降，缺乏灵敏的调节，致使粪液从肛门流出，造成大便失禁。

三、痔疮、肛裂

便秘患者排便时如厕过久，过度用力，肛门局部发生静脉曲张，久而久之就形成了痔疮。干硬的粪便损伤曲张的静脉团，导致痔疮出血，损伤肛管，导致肛裂，患者出现剧烈疼痛和出血。对同时患有痔疮、肛裂的患者，指导其每日早晚作提肛运动，提缩30～40次/次，并尽量避免久蹲久坐。每日或便后清洁肛门，也可采用温水或0.02%高锰酸钾溶液坐浴，坐浴可以清洁肛门，改善肛周血液循环，促进局部炎症吸收，同时还能缓解括约肌的痉挛，减轻疼痛。便前使用痔疮膏对减轻痔疮和肛裂有一定的作用。

四、肠梗阻、肠穿孔

慢性便秘是老年肠梗阻的常见病因，外科因肠梗阻而手术的老年患者中近20%为长期便秘形成的粪石所致。便秘往往不被人们重视，易致结肠穿孔，结肠穿孔成为了老年人急、危、重症之一，严重威胁老年人生命安全。粪性穿孔又称为自发性穿孔，慢性长期便秘是其主要致病因素。结肠内大量的干硬粪块直接压迫肠黏膜，使黏膜发生缺血坏死进而形成溃疡穿孔，其次粪块引起机械性肠梗阻，肠内压增高致肠壁肌层变薄，当用力排便，剧烈咳嗽，或应用导泻剂、灌肠时，肠内压骤然增高而致穿孔。

五、精神抑郁、焦虑

脑-肠轴是将认知和情感中枢与神经内分泌、肠神经系统和免疫系统联系起来的双向通路。精神焦虑抑郁等负性生活事件使机体发生条件反射障碍，高级中枢对副交感神经的抑制增强，导致肠壁交感神经活动加强，产生便秘，同时便秘，特别是慢性便秘，通过脑-肠轴的调节，反过来作用于中枢的痛感情绪和行为，引起人体认知、行为、心理生理学以及人际关系等方面的精神心理障碍。长期便秘的老年人，由于消化吸收功能降低，肠道细菌活跃，肠内产氨增多，血氨进入脑组织后使脑内兴奋性神经递质减少，抑制性神经递质增多，导致中枢神经系统功能紊乱。同时，便秘可导致老年人正常的生活节律被打乱，引起大脑皮层功能紊乱，植物神经系统功能异常，内分泌激素分泌紊乱，导致人体产生过度的焦虑、抑郁等临床表现，甚至出现妄想、幻觉、错觉、情感障碍、行为怪异、意志减退等精神心理障碍。这种由于便秘导致的精神心理障碍也称为"便秘性脑病"。

六、诱发心脑血管意外

当老年人过分用力排便，可导致脑血流的改变，由于脑血流量的降低，排便时可发生晕厥，血压高者可以引起脑血管意外；冠状动脉供血的改变可引起血压剧烈升高，加重了心脏的后负荷，使心肌耗氧量增加，导致心肌供血不足以及脑血管压力升高；同时下蹲位后腹压增高，增加了回心血量以及减少了肺活量，增加了心脏的前负荷，减少了氧的摄入；从而诱发严重的心肌缺血缺氧，导致心绞痛、心肌梗死、左心衰竭、肺水肿、心功能恶化、恶性心律失常、休克、甚至猝死的发生。此外，大便时用力摒气，会挤压内脏，引起心脏附壁血栓脱落或大血管出现夹层动脉瘤破裂等。

第四节　便秘护理的风险评估

便秘是老年人常见病、多发病，也是严重影响老年患者生活质量及身心健康的疾病。与中青年人相比，老年人便秘有其独特的特征，从老年人身体虚弱、共病多、用药多等特点出发，更科学、更全面评估，积极预防和处理老年便秘，减少便秘的并发症的发生。

一、危险因素评估

老年人慢性便秘的危险因素往往不被重视，易被临床医师忽略。危险因素包括每日的液体摄入量、膳食纤维素摄入量、活动量等，老年人的身体虚弱、牙齿缺失等往往造成每日液体、膳食纤维摄入不足、活动量不足，造成粪便干结及粪便量减少而发生便秘。同时，由于老年人多病、丧偶、失能、经济能力下降等常见问题，焦虑、抑郁等心理问题及社会支持缺失在老年人群中普遍存在。老年便秘患者的精神心理评估中，社会支持亦为老年便秘危险因素的评估内容之一。不同于中青年便秘患者往往有足够的独立生活能力及工作能力，因此社会支持对中青年便秘患者并不十分重要，但老年患者由于独立生活能力及经济能力下降，社会支持对其有着举足轻重的作用。

二、临床评估

老年人肠道肿瘤多发，故临床评估中有预警征象的患者应行进一步检查，如大肠镜及相关血液生化、影像学等检查，明确便秘是否为器质性疾病所致，排查是否存在肿瘤，这些预警信号包括便血或粪隐血试验阳性，以及贫血、食欲、体重减轻、腹痛、腹部包块、排便习惯改变等。其他一些与便秘相关的检查技术对慢性便秘类型的诊断及根据检测结果制定更合理治疗方案提供了有意义的指导，如结肠传输试验、肛门直肠测压、球囊逼出试验、肛门直肠（或盆底肌）表面肌电测量等。但老年人慢性便秘的诊断主要依赖病史、查体和必要的检查，应避免过度检查，尤其是对伴有多种重要器官疾病、活动不便的高龄患者，有创检查应评估患者的接受程度和可行性。老年人便秘相关用药情况的评估需详细询问了解，包括诱发便秘的药物及目前或既往使用过的通便药物，了解所用药物的种类、剂量、频率及疗效，对制定下一步更有效的治疗方案具有指导意义。与其他人群相比较，认知功能障碍是老年人群特有的一个疾病谱，严重影响老年人的生活质量，同时也是诱发并加重便秘的重要因素之一，因此认知功能也是老年便秘评估的重点内容之一。

三、自我评估

（一）自我简易评估

1.筛选问题　近6个月有无反复发作的便秘？　□是　□否
病程_____年

2.初筛试验

（1）现每周大便次数：_____次

以下项目内容，如果每4次排便中至少有一次，请在"有"打"√"（有几项便秘行为打几个"√"，有2个及以上的"√"即判断为便秘）

排便为块状或硬便		排便费力		排便不尽感		肛门阻塞感		手法辅助	
有	无	有	无	有	无	有	无	有	无

（2）是否有选用药物或其他方法处理便秘？　□是　□否
□开塞露　□麻仁丸　□大黄苏打　□通便灵　□果导　□番泻叶

□肠清茶　□灌肠　□其他_____
（3）现使用的通便药物或方法：_____
结论：□大便正常　□腹泻　□便秘　□粪块嵌塞　□大便失禁

（二）布里斯托大便分类法

布里斯托大便分类法（Bristol Stool Scale）由设计者布里斯托大学（University of Bristol）的希顿（Heaton）和路易斯（Lewis）1997年首次发表在《北欧肠胃病学杂志》上，它将人类的大便分为七类，是一种为了医学上的需求而设计的分类法。因为大便的形状和其待在大肠内的时间有关，所以可以用它来判断食物经过大肠所需的时间。

布里斯托大便分类法

第一型：一颗颗硬球形，像坚果（很难排出）
第二型：香肠状，但表面凹凸
第三型：香肠状，但表面有裂痕
第四型：像香肠或蛇一样，且表面很光滑
第五型：断边光滑的柔软块状（容易通过）
第六型：粗边蓬松块，糊状大便
第七型：水状，无固体块（完全液体）

第一型和第二型表示有便秘；第三型和第四型是理想的便形，尤其第四型是最容易排便的形状；第五至第七型则有腹泻的可能。

第五节　便秘的护理风险防范措施

老年人便秘的护理应针对引起便秘的原因进行，让患者便秘缓解或消失，患者养成良好的排便习惯，掌握便秘护理的知识，预防便秘的发生。

一、调整饮食结构

调整饮食是治疗便秘的基础。摄入富含纤维素的食物，食物中的纤维素对改变粪便性质和排便习惯性很重要，纤维本身不被吸收，能使粪便膨胀，刺激结肠运动。这对于食物纤维素摄取少的老年便秘患者更有效。富含纤维素的食物有香蕉、橘子、韭菜、芹菜、燕麦、玉米、大豆等。缺水往往是便秘的重要因素之一，保证每日的饮水量在1500ml～2000ml，尤其是每日晨起或饭前饮用一杯温开水，可有效预防便秘。花生油、豆油、菜籽油等植物油不但能直接润肠，还能分解产生脂肪酸刺激肠蠕动，因此平时在炒蔬菜时多加一些植物油或适当进食煮沸过的脂类可以治疗便秘。同时应尽量少饮酒、少抽烟、少食辛辣食物。2010年世界胃肠组织（World Gastroenterology Organisation，WGO）制定的便秘指南中推荐：增加纤维素和水分的摄入，膳食纤维的推荐量为25g/d，水分的推荐量至少为1.5~2.0L/d。2010年美国胃肠病学会（American Gastroenterology Association，AGA）指南中同样建议增加饮食中的纤维素含量至25~35g/d。

二、调整行为

改变静止的生活方式。年老体弱极少行走者便秘的发生率占15.4%，而坚持锻炼者便秘的发生率为0.21%，因此鼓励老年人走出房间，参加力所能及的运动，每天坚持至少30~60min活动和锻炼，在促进肠蠕动的同时，也改善了情绪。除一般散步、慢跑、游泳、打太极等全身运动外，应重点加强腹肌的锻炼，如收腹抬腿、仰卧起坐等，平时还可以多做下蹲与屈身压腹动作，以促进肠蠕动，但应注意安全，防止跌倒。对于长期卧床者应勤翻身，可对其腹部进行环形按摩或热敷。按摩前应排空小便，取仰卧位，双腿屈曲，在患者脐周右下腹顺时针方向按摩，由轻到重，每次10~15min，2~3次/d，可增加肠蠕动，促进排便。平卧或坐位时进行收缩肛门的提肛运动，每日10~20次，提高肛门括约肌的收缩力。

三、营造良好的排便环境

保护老年人的隐私，不能自行如厕者，可在床单位旁设置屏风或床帘。病情允许时，尽量让老年人取自然正常的排便姿势，少用便盆，协助完成无法完成的事情，不代劳，不催促，以免老年人精神紧张而影响排便，加重便秘。体质虚弱的老年人提供便器椅或在老年人面前放置椅背，提供排便坐姿的依托，减轻排便不适感，并保证安全。

四、排便训练

进行健康教育，帮助老年人建立正常的排便行为。通过定时排便训练，以早餐后最佳，还可鼓励患者晚餐后再次解便，使患者渐渐恢复正常的排便习惯。排便训练时无论有无便意，亦可稍等，以形成条件反射，同时要营造安静、舒适的环境，可选择坐式便器。

五、功能锻炼

（一）按摩腹部

平卧放松，用双手示、中、无名指相叠，沿结肠走向，自右下腹向上到右上腹，横行至左上腹，再向下至左下腹，沿耻骨上回到右下腹作腹部顺时针按摩，促进肠蠕动，轻重速度以自觉舒适为宜，开始每次10圈，以后可逐步增加。

（二）收腹鼓腹运动

平卧时深吸气将腹部鼓起，呼气时缩腹，反复做10分钟左右。

（三）提肛运动

平卧或坐位时进行收缩肛门运动，每次50次左右，持续5~10分钟即可。卧床或坐轮椅的老年人可通过转动身体，挥动手臂等方式进行锻炼。

六、用药护理

（一）药物治疗

对于饮食、行为调整无效的老年人，可用药物治疗，包括乳果糖、山梨醇、泻盐、液状石蜡等。从小剂量开始，注意观察疗效及不良反应。

（二）外用简单通便剂

老年患者常用简易通便剂，如开塞露、甘油栓、肥皂栓等，经肛门插入使用，通过刺激肠蠕动，软化粪便，达到通便效果。

（三）人工取便法

老年便秘者易发生粪便嵌顿无法自行排出时，需采用人工取便法。

（四）灌肠通便

用导管自肛门经直肠插入结肠灌注液体，以达到通便排气的治疗方法，能刺激肠蠕动，软化、清除粪便。严重便秘者必要时给予灌肠通便，可遵医嘱选择生理盐水、肥皂水、"1、2、3"溶液进行灌肠。

（五）正确使用泻药

①促进胃肠动力药物，如枸橼酸莫沙必利片、胰酶肠溶胶囊等对老年便秘疗效较好，可缩短胃肠通过时间，增加排便次数；②容积性泻药如金谷纤维王、美特泻等服药的同时需饮水250ml，以免纤维素膨胀后凝胶物堵塞肠腔而发生肠梗阻；③润滑性泻药如液状石蜡也不宜长期服用，以免影响脂溶性维生素的吸收；④温和的口服泻药如大黄碳酸氢钠片多在服药后6~10小时发挥作用，故宜在睡前1小时服用。

七、心理护理

心理因素尤其焦虑和抑郁是功能性便秘重要发病机制之一，且功能性便秘患者焦虑、抑郁与患者的便秘症状呈显著的正相关。因此，通过心理干预，做好老年人思想疏导工作，鼓励老人倾诉，减轻患者心理压力，稳定患者情绪对缓解便秘症状大有裨益。耐心听取老年人的倾诉，取得信任，反复强调便秘的可治性，增加老年人的信心，讲解便秘出现的原因，调节老年人情绪，使其精神放松，避免因精神紧张刺激而引发便秘。鼓励参加集体活动，提高老年人的家庭支持和社会支持水平。

八、人工取便的护理

老年人取身体侧卧位，背部用靠垫、毛毯支撑，以保持稳定，腰部以下垫上塑料布和成人尿不湿。掏便者修剪指甲，戴好塑料薄膜手套或柔软的医用橡胶手套，用手触摸肛门周围，如果有硬块，就确定大便已降到肛门口，如果大便没有下降到肛门，要嘱老年人腹部用力或憋劲，以使大便下降。将指尖和肛周涂上凡士林，轻轻按摩肛门，令老年人肛门肌肉松弛，嘱深呼吸，将手指插入肛门掏便。硬结部分掏净后可让患者自行解便。掏便时要注意动作轻柔，避免损伤肠粘膜，禁用器械掏便。操作中老年人有面色苍白、出汗、疲倦等表现时要立即停止，掏便结束后要用温水清洗肛周，最好用热毛巾热敷，再用干毛巾轻轻擦干。

第六节 案例分析

一、事件经过

患者张某某，男，65岁，因摔伤致左下肢疼痛、活动受限4小时入院，入院时 T：36.5℃，P：78次/分，R：22次/分，Bp：160/80mmHg，左下肢肢体Ⅱ肿胀，活动受限，双下肢肢端感觉、血运可。入院诊断：1. 左侧胫骨下段骨折，2. 高血压病2级，高危组。入院后予以甘露醇、七叶皂苷钠消肿、兰索拉唑护胃、氟比洛酚酯镇痛等对症支持治疗，予以石膏外固定、抬高肢体，完善相关检查。入院第3天，患者未解大便，医嘱予以大黄碳酸氢钠900mg口服Tid，入院第5天患者诉有便意但排便困难，遵医嘱予以肥皂水灌肠一次，解出干结大便约200g，调整饮食结构，多饮水，多食水果、蔬菜，每日坚持腹部按摩，继续予以大黄碳酸氢钠900mg口服Tid，之后患者未出现便秘。

二、分析与防范提示

正常健康人肠内粪便转运，全程时间是3天，一般在5天之内80%的粪便可排出体外，健康老年人需4~11天，体质虚弱的老年人则可长达6~14天。

（一）原因分析

1. 患者因素

患者左侧胫骨骨折，患肢肿胀需绝对卧床休息，只能在床上大小便，因排便环境与体位发生的改变，骨折导致患肢疼痛不适感，患者出现紧张焦虑等情绪，导致交感神经兴奋，迷走神经抑制，使肠蠕动减慢而致便秘。患者长期卧床，活动量骤减，食欲下降，饮食结构发生改变，纤维素食物摄入过少，大大增加了便秘的发生。

2. 药物因素

患者住院期间长时间使用脱水剂甘露醇、七叶皂苷钠使组织脱水，当患者摄入的水量补充不足时，会导致大便干结，不易排出，加剧了便秘的发生。

3. 通便方法的选择

口服大黄碳酸氢钠片多在服药后6-10小时发挥作用，其药性温和，当患者便秘时间较长，大便干结时堵塞肛门时，仍不能解除便秘，可选择灌肠通便法刺激肠蠕动，软化大便，促进大便排出，若仍不能解决，可选择人工排便。

（二）防范提示

1. 对于长期需要卧床的患者，可行腹部的顺时针按摩，促进肠蠕动。

2. 饮食中注意果蔬的摄入，保证纤维素的摄入量，同时还要保证水量摄入充足。

3. 及早训练患者床上排便，养成定时排便习惯，为患者创造安静舒适的排便环境，缓解紧张焦虑情绪。

4. 对于有便秘史的患者，可早期使用缓泻剂；对于排便困难的患者，不要用力排便，可使用肠道润滑剂如开塞露或清洁灌肠等方法排便。

（喻　蓉）

第十四章　大便失禁护理与风险防范

老年人随着年龄增加，机体自我调节机能逐渐降低、生活自理能力下降，加之疾病发生而出现生理排泄功能的紊乱，其中大便失禁是老年护理工作中常遇见的问题。尤其在危重患者、卧床患者中发生率高，因此，大便失禁护理是医疗、护理急需解决的问题，需引起护理人员的重视。

第一节　大便失禁的定义与分类

目前，老年患者大便失禁大多是因年龄增加，机体退化和或其他疾病原因导致排便异常。

一、大便失禁的定义

大便失禁是指肛门括约肌不受意识控制，粪便不由自主地排除。粪便排出物污染内裤，产生异味，影响患者的自尊，同时可并发肛周皮肤感染、破溃等并发症。

二、大便失禁发生现况

（一）国外大便失禁发生现况

大便失禁发生的普遍性在许多国家已被确定，多数报道认为普通人群大便失禁发生率为1%～2.2%。长期住院患者大便失禁表现尤为突出，其中加拿大患病率46%，美国47%。Johanson调查美国5个护理之家388位患者，其中有46%发生大便失禁。Topinkova等人对8个国家，即：捷克、丹麦、法国、瑞典、意大利、日本、爱尔兰和美国的养老院280271个病例资料调研显示，失禁比例为42%（日本）～65.2%（法国），其中尿粪双失禁发生率最高的国家为法国，其次是捷克。在捷克18个护理之家1162位老人中大便失禁发生率高达54.4%。尿粪双失禁的发生率达45.9%。大便失禁发生率与研究所选择的人群有较大关系，在瑞士，社区人群大便失禁的发生率为4.4%、普通门诊患者为5.6%、孕妇为6.7%、女性泌尿系疾病患者高达15.9%，其中有21%的女性伴有尿失禁、骨盆内脏脱垂或两者兼有。

（二）国内大便失禁发生现况

有调查显示国内住院患者大便失禁的发生率为20.7%。大便失禁随年龄增加发病率也增加，65岁以上老年人大便失禁的发病率为年轻人的5倍，国内住院患者中65岁以上老年人发病率是64.2%。大便失禁女性远高于男性，尤其是多产妇女，男女之比为1：3～8。

三、大便失禁的分类

大便失禁分为完全大便失禁和不完全大便失禁。完全大便失禁是指不能随意控制粪便及气体排出；不完全大便失禁是指可控制干便排出，却不能控制稀便和气体排出。

第二节　大便失禁的病因

排便和控便是一系列十分复杂的生理过程，包括肛门直肠和盆底肌的正常运动，神经和体液对直肠平滑肌肌盆底横纹肌运动的调节，任何环节受到损伤，任何因素引起控便与排便功能障碍均可导致大便失禁，因此，引起大便失禁原因较多，有器质性，也有功能性，既可以是直肠肛门局部病变引起，也可以因全身因素引起。

一、大便失禁的原因

（一）功能性大便失禁

功能性大便失禁是老年人大便失禁的最常见原因，是指无神经源性损害和结构异常，临床上出现持续至少1个月、反复发作的排便失禁。以老年人和儿童多见，90%以上人的患者有便秘史或粪便嵌顿史，排便失禁也是慢性便秘的并发症之一。因粪便嵌塞在结肠下部及直肠，形成硬粪便刺激结肠和腺体产生大量黏液，粪水经粪块旁间隙流到直肠，直肠对流出的粪水缺乏敏感，就会从肛门流出，形成大便失禁。加之便秘的患者用力排便，可继发黏膜、底神经和盆底肌群损伤，进而发生大便失禁。10%～20%老年便秘患者有此并发症，生活不能自理患者或长期卧床老年人更多见。大多数患者存在肛门、直肠动力障碍，心理因素也是发病因素之一。

（二）症状性大便失禁

症状性大便失禁是因肛门括约功能失常，肛提肌等肌肉松弛、张力降低、缺失或大面积瘢痕形成造成所致。老年人肛门括约肌对液体大便的微调节失常，具有感觉神经的肛管对直肠内液体粪便和气体膨胀的分辨能力减弱，所以任何原因引起的腹泻都容易引起大便失禁。这类大便失禁原因有：

1. 老年人或某些先天疾病引起肌肉萎缩或肌肉发育不良。
2. 直肠脱垂、痔疮、息肉脱出、分娩困难引起肌肉松弛、张力下降。
3. 肛门直肠脓肿、肛瘘、直肠癌等手术切断或切除括约肌。
4. 泻药等药物副作用。
5. 烧伤、烫伤、化学药品腐蚀造成大面积瘢痕。

6. 溃疡性结肠炎、克罗恩病时直肠依从性降低和收缩增加。

7. 肛管直肠癌。

（三）神经源性大便失禁

正常情况下，胃结肠反射促进结肠内容物进入直肠，直肠扩张产生便意，在高级中枢神经控制下，直肠收缩、肛门括约肌松弛，进行排便。反之，则暂缓排便。老年人由于神经功能障碍或损伤引起的，不能随意控制排便失禁称神经源性大便失禁。主要见于：

1. 脑卒中、痴呆、休克、受惊吓。

2. 胸、腰、骶椎断压损伤脊髓或脊神经。

3. 直肠靠近肛门处粘膜切除、直肠壁内感受神经缺损，智力发育不全等。

二、大便失禁相关因素

大便失禁发生率、严重程度与患者有无产科史，排便习惯及腹泻病史有密切关系，还与患者认知水平、生活自理能力、年龄、性别等相关因素有关。患者认知水平越低对排泄控制能力就越差，如痴呆、意识障碍和昏迷患者等大便失禁发生率高达96%。对于行动不便，生活自理能力下降患者，如脊髓损伤后截瘫患者，大便失禁发生率约占33%，半身不遂患者也极易发生大便失禁。

第三节　大便失禁的不良后果

大便失禁患者由于大便常为稀烂便或水样便，肛周及会阴部皮肤处于潮湿和代谢侵蚀状态，皮肤易致发红、甚至溃烂。大便失禁的不良后果严重影响患者生活质量，给患者带来痛苦，增加社会及家庭负担，也给照护人员造成困扰。

（一）失禁性皮炎

据报道，在长期护理单元中，大便失禁患者IAD的患病率约29.5%，大小便双失禁患者IAD患病率在25.6%。对于社区患者来说，IAD患病率在10%～35%之间。住院失禁患者发生IAD概率在42%左右，在ICU这一概率高达83%。（失禁性皮炎详细阐述见第十一章第三节）

（二）加重心理负担

大便失禁老年人心理负担重，不愿到公共场合，不愿和他人交往，担心家人嫌弃，常常远离社会，给患者心理造成困窘、孤独、耻辱、抑郁、恐惧。因大便失禁造成患者身心备受痛苦的折磨，常变得反应迟钝，行动缓慢且僵硬，被称为害羞拖拉者综合征（SDS）。

（三）增加家庭和社会负担

大便失禁患者不但躯体及心理受到损伤，而且也增加家庭和社会负担。护理失禁患者需要的护理用具如卫生护垫、纸尿裤等比一般患者要明显增加，从而使家庭经济费用支出增加；因大便失禁导致住院时间延长，护理工作量也增加。大便失禁老人因为恶臭及衣裤被褥弄脏，常常给家庭生活、家庭交往带来很大不方便，家人需要花更多时间和精力来照顾，有的家人会因此不愿意，或者嫌弃患者。

第四节　大便失禁护理与风险防范措施

大便失禁患者不但躯体和心理受到损伤，其护理费用高，投入工作量大，而效率较低。因此对大便失禁的有效护理，尤其是对长期大便失禁患者的管理是相当重要的问题。

（一）大便失禁的评估与观察

1. 首先询问患者大便失禁的病史，了解其症状，判断是完全大便失禁或不完全大便失禁。

2. 观察患者排便的性质、量、规律和习惯。

3. 了解患者用药史及评估患者肛周、会阴部皮肤情况。

4. 肛门视诊、直肠指诊。

5. 了解、分析引起患者大便失禁的相关因素，针对问题进行护理。

（二）饮食防范措施

一般择低脂、温热饮食，以刺激胃结节反射并且使大便质地正常化；增加膳食中食物纤维的含量，如麦麸、玉米、燕麦、茭白、芹菜、苦瓜、水果等，平均每日供应6.8g。食物纤维不会被机体吸收，但增加粪便的体积，刺激肠蠕动，有助于恢复胃肠道功能，加强排便的规律性，有效地改善大便状况。患者失禁腹泻时宜摄取营养丰富，容易消化吸收，少渣少油的食物，以减轻胃肠道的负担。如饮食所含营养不能满足身体需要时，应从肠道外补充营养。多饮水，补充液体，若无禁忌，患者每日摄入3000ml液体。严重腹泻时，可短期禁食，或进食清淡流质，如米汤、面汤、果汁等；恢复期进食少渣少油半流质饮食，如汤、稀粥等。停止腹泻后，进食软食，如蛋羹、菜泥、瘦肉末、软饭等。调整饮食、生活习惯，避免使用粗糙和刺激性强的食物。鼻饲患者饮食应定时定餐，注意流质饮食温度和卫生，还应注意患者口腔护理执行，防止发生口腔感染。

（三）功能训练

对于大便失禁的患者，可用大便训练来帮忙养成固定的排便习惯，大便训练的原则和步骤为：

1. 在早餐前30分钟，先将甘油球或可乐舒（Dulcolax）栓剂放入肛门内直肠处。

2. 在饭后30分钟，协助老人座于马桶或床旁便盆椅，卧床老人可协助采半坐卧，配合做15分钟的腹部按摩以刺激肠道蠕动和反射。腹部按摩的操作是：用手掌从右下腹开始沿顺时针向上、向左、再向下至左下腹，按摩至左下腹时应加强力度，按压腹部深3～5厘米。此操作可以2～3次/天，每次5～15回，平卧、站立时亦可做。

3. 若老人感到有便意，则立即协助如厕；若老人仍未感到有便意，照顾者可协助老人休息，待老人感到有便意后再协助如厕；若连续3天无排便则可考虑给予灌肠。

4. 对于下半身或四肢麻痹者，照顾者可以在腹部按摩之后加上指尖刺激，以诱发排便反射，指尖刺激的做法是以甘油润滑戴手套的食指，并将食指深入肛门处2～3厘米做环状刺激至少1～2回。

一般而言，执行大便训练1～2星期就可协助老人建立起固定的排便习惯，若老人在训练过程中又出现大便嵌塞的问题，则建议以手指挖便和灌肠来清空肠道，以免影响大便训练的效果。另外，执行大便训练的老人最好也能配合多摄取水分及纤维质食物，以利大便训练成功。

（四）心理护理

护士应充分认识大便失禁有关问题，帮助患者，为他们提供优质护理服务。给患者精神上的理解，注重个性化心理需求，尊重患者，鼓励患者战胜疾病，战胜恐惧，同时及时处置大便失禁的困窘。应该多了解老年患者及危重患者心理需求，掌握正确的沟通技巧，进行针对性心理疏导；一方面，患者在大便失禁后，经常有难以启齿、意志消沉、孤僻、害怕、孤寂、抑郁和惧怕社交等灰色心理；护士要及时发现，向患者提供心理支持、疏导和帮助。如果不及时防治，则会时使他们精神萎靡不振，社会适应能力进一步退化。另一方面，患者家属或陪人由于不了解大便失禁肛周皮肤受损的危险性，或因大便次数增多而引起不同程度的厌烦情绪，因此给予患者及家属的心理支持和精神上的理解很有必要。做好患者家属的心理指导，使他们更好地关心、理解、支持患者，为患者创造一个温馨舒适的生活环境，启发他们重新向往人生幸福，重新获得最佳的生理、心理状态。

（五）皮肤防范措施

发生大便失禁患者由于自我照顾能力不足、活动能力减退、患者的认知不足、患者存在营养方面的问题及患者大小便双重失禁等因素存在，所以极易发生皮肤损伤，因此皮肤护理尤其重要，对于皮肤护理永远是预防胜于治疗。因此在皮肤尚未出现严重问题时，就应该及时采取预防措施来维护皮肤完整性。目前许多专家认为，不管是预防还是治疗，都要保持一个持续性标准化治疗模式，包含：非常温和的皮肤清洗；皮肤滋润；皮肤保护剂的使用。具体防范措施如下：

1. 注意及时观察肛周皮肤有无红肿、破损。

2. 清洁动作要轻柔不用力擦拭，减少摩擦，采用冲洗或轻拍式清洁皮肤。避免使用干燥而坚硬的纸巾进行擦拭。通常用温和清洁剂去除皮肤上的刺激物，如使用温和肥皂水或清水清洁。注意水温合适，不能过高，否则会造成皮肤瘙痒、潮红，破坏表皮保护。最好能用弱酸性的清洁剂清洁，可用一次性湿纸巾代替毛巾。对于已有损伤的皮肤使用酸碱质平衡的清洁溶液较合适，例如生理盐水。在每次更换失禁护理产品后，也需用水清洁并保持局部皮肤干爽。

3. 皮肤滋润可以使用含锌的软膏、凡士林、婴儿油等滋润皮肤。

4. 皮肤保护及隔离用生理盐水棉球彻底清洗会阴及肛周皮肤，待皮肤干燥后，也可以选择适当的护理用具，防止肛周皮肤长时间受大便刺激。

（1）对于皮肤无红肿、破损者，可以预防性使用蒙脱石散涂抹。蒙脱石散是颗粒非常细小的粉剂，对病毒、细菌及毒素有强大吸附、固定、清除作用，既可以保持局部皮肤干燥，又能保护皮肤不被粪便刺激、腐蚀。必要时肛周皮肤涂搽鞣酸软膏等保护。

（2）赛肤润：将赛肤润用于治疗大便失禁所致的肛周皮肤损伤疗效显著，能在皮肤表面形成膜状保护层，有效防止粪便浸渍的损伤，增强皮肤营养，保护虚弱皮肤，促进皮肤修复的作用。赛肤润主要成分为过氧化脂肪酸脂，每天使用能改善局部血液循环，增加局部皮肤的抵抗力，且能在局部形成脂体保护膜，加速表面细胞更新，覆盖、隔离、修复受伤皮肤或风险区域皮肤的作用，但不适用于已破损皮肤。

（3）康惠尔皮肤保护膜：使用康惠尔皮肤保护膜能预防大小便失禁所致成人尿布皮炎的发生。康惠尔皮肤保护膜主要成分是聚乙烯甲基丙烯酸丁脂和异丙醇等，涂抹后迅速形成一层透明薄膜，能阻隔大小便对皮肤的浸渍，避免细菌感染；保护膜形成后无紧绷感，而且该膜防水、防摩擦，即使每次大便后擦拭，皮肤保护膜仍附着在肛周皮肤上，不需要每次上药。

（4）多爱肤超薄敷料：多爱肤超薄敷料能有效预防大便失禁患者尿布皮炎的发生从而降低压力性损伤发生率。其优点为双层不透气的亲水性敷料保持伤口湿润，创造低氧、微酸的环境，加速伤口愈合，有防水防细菌和保温作用。还可以透过敷料外观观察局部皮肤情况，以采取相应措施。

（5）3M无痛皮肤保护膜：3M无痛保护膜能有效地减少肛周湿疹的发生，减轻湿疹的程度，避免引发并发症。其主要组成为聚合物、增塑剂、载体溶剂，为无刺激、无异味液体状。其优点：是一种不含乙醇配方的皮肤保护膜，不刺激伤口，无疼痛感，喷洒后迅速形成一层透明保护膜，能阻隔大小便对皮肤的浸渍，避免细菌感染；喷膜后皮肤无紧绷、牵拉感，患者感觉舒适，保护膜还具有透气性，皮肤自然呼吸，创面更快愈合。

（5）早期发现失禁引起的皮肤问题局部皮肤避免受压，勤换卧床姿势；促进血液循环；保持床铺清洁、平整；骨突部位使用减压用品；搬动时注意手法，应将患者抬起，避免因拖拉产生的摩擦力。

（6）长期卧床的大便失禁患者常有会阴部或臀部损伤，对于已红肿、破损的皮肤可以使用湿润烫伤膏涂抹。湿润烫伤膏具有清热解毒，活血化瘀，生肌止痛作用。

（7）皮肤护理过程中，应注意遮挡患者，保护患者隐私天气寒冷时应注意保暖，避免着凉。剪短指甲，避免搔抓，尽量穿棉质内衣。

（六）失禁护理用具的选择与护理（表14-1）

表14-1　大便失禁护理用具的选择与护理

用具	适用对象	护理方法及注意事项
一次性尿垫	所有患者	每次更换纸尿裤时，用温水清洗肛周及会阴部，及时更换尿布，保持肛周及会阴皮肤清洁干燥，防止尿布疹或压疮的发生，但不能避免皮炎发生。
灭菌纱球	稀大便且量较少者	每次肛塞用棉线缝制的灭菌纱球团，放置深度4～6cm，放置妥当后，将棉线末端留在肛门外，4～8小时常规更换1次。如果纱球随大便排出体外或便液污染肛周皮肤，随时清洁更换。此方法取材方便，经济实惠，使用简单易行，但须经常更换，及时擦拭肛周皮肤。
便盆	清醒患者	将便盆放置臀部下方，指导患者及家属正确使用便盆，切忌拉、拽、扯，防止皮肤破损。
肛门控制塞	水样大便且失禁严重者	将其留置于肛直肠交接处，观察患者有无腹胀等不适，大便少者4～8小时给予常规更换，如果滑脱，及时更换。缺点排气不畅。
一次性肛管	稀大便且失禁严重者	放置深度15～20cm，放置妥当后，将肛管末端留在肛门外，用胶布固定后接一次性尿袋，持续放置，每日更换一次性尿袋。如果肛管随大便排出体外或便液污染肛周皮肤，随时清洁更换，因其易滑脱和溢漏，应注意观察，及时处理。
卫生棉条	水样大便且量较少者	棉条放置深度4～6cm，大便少者4～8小时给予常规更换。患者如无主动排气或排便，2～3小时给予协助排气。如果卫生棉条随大便排出体外或便液污染肛周皮肤，随时清洁更换。
一次性气囊导管	水样大便且失禁严重者	深插15～20cm，有效地阻止粪便流入直肠。注意装置连接处固定紧密，避免导管滑出。缺点气囊对肠粘膜是否有损害，有待进一步观察。
大便失禁袋（造口袋）	肛门周围皮肤无破损者	注意失禁袋的固定，观察局部皮肤，及时更换失禁袋。但缺点是粘贴时肛周易留空隙，患者有不适感。

（七）健康教育

1. 嘱患者穿弹性紧身裤，以增加大便节制能力。

2. 为患者提供良好的排便环境，便器应清洁并保暖，体质虚弱的患者可使用坐便椅，或在老人面前放置椅背，供老人搀扶，以提供排便坐姿的依托，减轻排便不适感，保证安全。

3. 形成良好的排便习惯：便意和排便反射受大脑皮质控制，一般情况下，不要随意抑制便意而影响排便，生活规律，应建立良好的排便习惯。鼓励患者坚持每天在同一时间排便，排便时尽量采取坐姿。

4. 帮助患者提供床旁便器和辅助器具如轮椅、拐杖，或帮助患者如厕，使患者能及时排便。

5. 配合饮食，采用间歇性刺激排便法治疗。利用胃-结肠反射原理，鼓励患者在餐后30分钟排便。初期，可在进餐结束时直肠内置甘油栓剂，该药及其渗透压作用，可吸收肠腔内水分，引起直肠扩张，进而促发反射性排便。

6. 帮助缓解便秘，协助清除嵌塞粪块，如便秘缓解，大便失禁就不会再发生。对粪便嵌顿缩导致大便失禁采用定期灌肠，不要轻易使用泻剂，因为对该类药的作用很难预测。

7. 在病情容许的情况下，鼓励老年人加强体育锻炼，积极参加一些力所能及的体育活动，如散步、慢跑、打太极拳、练气功、养花、绘画等；卧床不起的患者应作肢体活动，并定时翻身和进行腹部按摩，对认知能力好，有自控能力患者，可做腹肌和骨盆底肌的训练，每次收缩10秒，休息10秒，每次练习30次，每天3~5次，坚持半年以上。

8. 保持精神愉快。调节老年人的生活方式，使老年人能保持乐观的精神状态，消除紧张心理，有助于改善消化道的功能。

9. 积极治疗原发病，必要时对症处理。

10. 利用生物反馈法治疗患者，对大便失禁患者进行排便生理过程训练。使直肠扩张时肛门外括约肌收缩，同时可以提高患者直肠感觉与外括约肌功能。这种训练可以让患者自发地适应，也可以借助仪器完成。因其简单、经济且无不良作用，近年来得到广泛应用。

第五节 大便失禁的护理风险评估

大便失禁最常见的不良后果是导致皮肤的损伤，如何使用评估量表来干预、预防大便失禁所带来的不良后果，作为护理人员应该了解和掌握。

一、失禁性皮炎（IAD）评估工具

推荐使用2008年由美国国家压疮顾问小组Joan Junkin颁布的实用性诊断工具——失禁性皮炎评估工具。此工具方便、直观、不要求准确测量；无需专门培训，适合各层人员使用。IAD评估工具使用有助于临床判断患者失禁性皮炎风险情况及皮肤状况，为护理防范措施落实，提供良好参考依据。

该评估工具由会阴评估工具（PAT）和皮肤状况评分工具（SAT）2部分组成。其中会阴评估工具（PAT）用于评估失禁性皮炎发生的危险因素，量表由4个项目组成，包括刺激物类型、刺激时间、会阴皮肤状况、影响因素：低蛋白、感染、鼻饲营养或其他。总共4~12分，分数越高表示发生失禁性皮炎危害性越高，总分在4~6之间属于低危害群，7~12分属于高危险群（表14-2）。

皮肤状况评分工具（SAT）用于评估失禁患者局部皮肤状况评分，量表由3个项目组成，包括皮肤破损范围、皮肤发红、糜烂深度。选择合适的评估时机和频率：高危患者在入院2小时内进行初次评估，之后每班次进行评估。确定评估部位：尿失禁引起的失禁性皮炎常发生于大阴唇、阴囊皱褶；大便失禁引起的失禁性皮炎常发生于肛门周围（表14-3）。

表14-2 会阴评估工具（PAT）

评估项目 \ 分数	1分	2分	3分	得分
刺激物类型	成型的粪便或尿液	软便混合或未混合尿液	水样便或尿液	
刺激时间	床单/尿布Q8H	床单/尿布Q4H	床单/尿布Q2H	
会阴皮肤状况	皮肤干净、完整	红斑、皮肤合并或不合并念珠菌感染	皮肤脱落、糜烂合并或不合并皮炎	
影响因素：低蛋白、感染、鼻饲营养或其他	0~1个影响因素	2个影响因素	3个以上影响因素	

结果评定：总共4~12分，分数越高表示发生失禁性皮炎危害性越高，总分在4~6属于低危害群，7~12分属于高危险群。

表14-3 皮肤状况评分工具（SAT）

评估项目 \ 分数	0分	1分	2分	3分	4分	得分
皮肤破损范围	无	小范围（小于20cm²）	中等范围（小于20~50cm²）	大范围（大于50cm²）		
皮肤发红	无发红	轻度发红（斑点外观不均匀）	中度发红（严重点状，但外观不均匀）	严重发红		
糜烂深度	无	轻度糜烂只侵犯表皮	轻度糜烂侵犯表皮及真皮，伴或不伴有少量渗液	表皮严重糜烂，中度侵犯到真皮层（少量或无渗出）	表皮及真皮严重糜烂，合并中等量渗出	

选择合适的评估时机和频率：高危患者在入院2h内进行初次评估，之后每班次进行评估。

确定评估部位：尿失禁引起的失禁性皮炎常发生于大阴唇、阴囊皱褶；大便失禁引起的失禁性皮炎常发生于肛门周围。

第六节　案例分析

一、案例经过

患者彭某某，男性，80岁，因记忆下降1年，头晕、胸闷不适3天由家属轮椅推送入院进行治疗。入院诊断：多发性脑梗死，高血压3级，冠心病，脑萎缩。医嘱给予护心、降压、降脂、抗凝等对症处理。患者入院后3天未解大便，家属自诉患者有习惯性便秘多年，且很少下床活动，在家已有3天未解大便。遵医嘱给予大黄苏打口服tid，开塞露肛门给药。患者入院后第五天开始解稀水样便，水样便不时从肛门排出，陪人给予及时擦洗肛周及会阴部皮肤，护士未给予其他护理措施，到第七天患者仍然解稀水样便数次，护士查看患者肛周皮肤红肿，表皮轻度糜烂，遵医嘱给予灌肠后，用生理盐水棉球彻底洗净肛周皮肤，注意动作轻柔，避免用力擦洗加重皮肤损伤。以无菌纱布抹干后，用康惠尔透明贴覆盖肛周皮肤。期间观察透明贴覆盖部位是否有松脱，根据局部情况1～2天更换康惠尔敷贴。第九天患者停止排便，肛周皮肤情况好转。第十一天患者肛周皮肤创面愈合。加上相关饮食、药物防便秘、活动指导及排便训练后，患者排便正常。

二、分析及防范提示

（一）原因分析

结合患者实际情况，分析患者发生大便失禁的原因是：患者为卧床老人，有便秘史。因便秘1周，粪便硬结嵌塞在结肠下部及直肠，给予通便药作用后加上硬粪便均刺激结肠和腺体产生大量黏液，粪水经粪块旁间隙流到直肠，加之老年人肛门括约肌对液体大便的微调节失常，具有感觉神经的肛管对直肠内液体粪便和气体膨胀的分辨能力减弱，直肠对流出的粪水缺乏敏感；便秘的患者一般用力排便，也可继发黏膜、底神经和盆底肌群损伤，进而粪便就会从肛门流出，形成大便失禁。这种大便失禁属于慢性便秘的并发症之一。患者发生失禁性皮炎原因有患者因素，老年患者行动能力受损及皮肤弹性降低、皮脂减少、表皮通透屏障功能降低、角质层含水量减少影响皮肤的保湿功能等因素，大便失禁后易发生IAD。陪护因素，陪人擦拭皮肤用力，方法不正确。护理人员因素，护理人员未及时了解该患者情况，未指导陪护护理相关知识。对大便失禁患者缺乏主动预防IAD的意识，往往是发生了IAD才进行治疗护理，且无规范的护理流程。

（二）防范提示

本案例提示，对于老年卧床患者需特别留意患者的排便的性质、量、规律和习惯评估，必要时直肠指诊。根据患者的排便情况及时评估、及早干预，制定规范护理流程，有效减少IAD的发生。尊重、理解患者，注重个性化心理需求。指导低脂、温热、多纤维的食物，适当增加水分摄入。为患者提供良好的排便环境，提供床旁便器和辅助器具如轮椅、拐杖，或帮助患者如厕，使患者能及时排便；每次餐后给予便盆，协助指导患者肢体活动，定时翻身和进行腹部按摩，腹肌和骨盆底肌的训练，形成良好的排便习惯；协助清除嵌塞粪块，定时给予轻泻剂与栓剂，缓解便秘；出现皮肤并发症及时采取对症护理措施，防止进一步加重，从而减轻患者痛苦，提高护理质量。

（胡娅军）

第十五章　睡眠障碍护理与风险防范

随着现代生物-心理-社会医学模式的转变，人类的生活状态也在不断改变，越来越多的人选择在夜间工作。而人类正常的睡眠时间一般应该占一天时间的三分之一，但很多人对此没有引起足够重视。由于竞争日益激烈，生活节奏的不断加快，具有睡眠障碍的人的比例也在不断增长。

第一节　睡眠的定义与分类

睡眠医学作为一门新兴、独立的专业学科正在我国悄然兴起。睡眠障碍对人的危害也越来越受到人们的重视。

一、睡眠障碍定义

睡眠障碍是指个体由于心理和环境因素的影响，或由于各种精神疾病、神经系统疾病、躯体疾病的影响，或由于各种药物和精神活性物质的影响所产生的睡眠发动和维持障碍，过度睡眠障碍，睡眠觉醒节律障碍以及特定睡眠阶段有关的各种功能障碍的总称。目前，睡眠障碍也逐渐成为举世瞩目的公共卫生与社会问题。

二、睡眠障碍的类型

睡眠障碍可以分为多种类型，常见的有睡眠时间不足型、睡眠呼吸暂停型、昼夜颠倒型和夜游症型。其中常见的是睡眠时间不足型。所谓睡眠时间不足型（亦称失眠症），是指维持健康所需的睡眠时间严重减少，致使患者常处于苦恼和不安的状态。

（一）一过性不眠

一般持续数日，原因为急性精神抑制、时差或痴呆等。

（二）短期不眠

一般持续几周，比较严重的精神抑制，多由工作或家庭生活上的精神负担引起。

（三）长期不眠

持续一个月以上，分为精神生理性不眠；身体疾患伴随性不眠（睡眠呼吸暂停综合征、高血压、心脏病等）；精神疾患伴随性不眠（神经疲劳、抑郁症、精神分裂等）；酒精和药物所引起的不眠；时间节律错乱相关的不眠。

三、睡眠障碍的现状

睡眠障碍作为严重危害人类身心健康的疾病之一，却未引起人们的足够重视。2002年最新调查资料显示：我国患有不同程度的睡眠障碍患者约占全人群的41.7%。主要分布在城市和经济相对发达的地区。随着国内经济的不断发展，社会工作、生活节奏加快，各行各业的从业人员因睡眠卫生问题而引发的各种社会和家庭问题越来越多，造成的工作事故和疾病导致的医疗费用增加，越来越严重的睡眠不足现象，被世界睡眠医学专家称之为"悄然扩展的流行病"。睡眠障碍这一在全世界发病率连年持续攀升，让全球三分之一的人备受困扰的疾病已为越来越多的人们所重视。因睡眠质量问题所带来医疗费用增加和工作效率下降已成为许多国家广泛关注的公共卫生问题。

四、老年人睡眠的特点

健康的睡眠，是指能完全解除身心疲劳并能使身心恢复到次日所需能量的睡眠。老年人相对青年时期而言，由于身体生理、病理等原因睡眠质量会有所下降。

（一）睡眠时间缩短

刘连启等的研究表明，老年人每晚一般睡眠时间为7h10min。钱慧忠等调查发现65岁以上的老人，就寝时间虽平均为9h，但实际睡眠时间平均约7h。

（二）夜间易受内外因素的干扰，睡眠变得断断续续

国外Maggi等对2398位老年人睡眠情况的调查发现夜间易醒是老年人最主要的睡眠问题。

（三）浅睡眠比例增多，而深睡眠比例减少

REM睡眠时间减少65岁左右的老年人深睡眠期约占睡眠时间的10%以下，75岁左右的老年人深睡眠基本消失。

（四）容易早醒，睡眠趋向早睡早起

国外Ancoli Israel认为，老年人由于生理上的原因；睡眠节律位相前移，倾向于早睡早起；国内刘连启等的研究也证明了以上观点，并且随着年龄的增加呈现上床时间提早、入睡时间延长、睡眠时间增加的趋势。

（五）睡眠在昼夜之间进行重新分布

夜间睡眠减少，白天睡眠时间增多。

（六）老年人对睡眠–觉醒各阶段转变的耐受力较差

跨时区高速飞行后生理节律破坏较明显，一般三至五天能够重新修复生理节律，而老年人需要经过较长时间才能适应新时区的昼夜时间。

五、老年睡眠睡眠障碍护理存在的安全隐患

随着社会的老龄化，因退休、独居、健康状况下降、丧偶等事件的发生，老年人睡眠障碍的发生率将不断升高。由于睡眠障碍的定义、诊断标准及调查方法的不同，老年人睡眠障碍的发生率有一定的差异。在美国65岁以上人群中，88%存在入睡困难、觉醒次数多和早醒。睡眠障碍是老年人最常见的症状之一，长期反复睡眠障碍会影响老年人原发病的治疗和康复，加重或诱发某些躯体疾病，是威胁老年人身心健康的重要因素，虽然睡眠障碍不会直接威胁生命，却可造成焦虑、激惹、情绪不稳、烦躁不安、精神疲乏，影响患者病情恢复。因此，给予针对性护理，满足老年患者休息与睡眠的要求，改善睡眠障碍，促进疾病康复。

第二节　睡眠障碍的病因与高发人群

睡眠作为生命所必须的过程，是机体复原、整合和巩固记忆的重要环节，是健康不可缺少的组成部分。

一、影响睡眠障碍的疾病因素

（一）精神疾病

精神分裂症、狂躁性精神病、药物性精神失常和其他精神异常。80%的失眠症和精神疾病有关，失眠也是许多精神疾病所呈现的主要症状之一。如神经衰弱、焦虑症、抑郁症等，可伴有中枢交感神经和胆碱能神经活动平衡紊乱，影响大脑对睡眠的调节能力。

（二）躯体疾病

各种病症引起的疼痛、呼吸不畅、腹胀腹泻、尿频、皮肤瘙痒等可导致失眠。最常见的是有夜间心绞痛发作、慢性阻塞性肺疾病、睡眠相关性胃-食管反流、消化性溃疡、梗阻性睡眠呼吸暂停、高血压、心肌梗死等。

二、睡眠障碍的高发人群

睡眠障碍以失眠症最为常见，成年人出现睡眠障碍的比例高达35%，60岁以上的老年人57%会出现睡眠障碍。德国里根堡大学戈然海教授指出：全球大概有20%～30%的人受到睡眠障碍的侵扰。良好的睡眠，醒后应有明显的全身舒适感，精力充沛，反应敏捷，无疲劳感；反之，睡眠不良者，醒后晕脑胀，眼睛发涩，萎靡不振。人的睡眠障碍是普遍存在的，其形式包括入睡困难、夜间觉醒、早醒、总睡眠时间不足、醒后感觉不清新等。

由于睡眠障碍会使人白天的警觉性精力、认知功能降低，行为和情绪恶化，从而

降低生活质量、影响心境、增加躯体的不适感，导致学习、工作效率低下；这些问题反过来又会进一步加重睡眠障碍，进入恶性循环。

老年人睡眠障碍的原因错综复杂，既有社会因素也有个人的行为因素，既可能是正常衰老的结果，也有不良睡眠习惯及某些未发现的疾病等不良因素的结果。

通过问卷调查及匹兹堡睡眠质量指数（PSQI）和质量控制以及统计学方法得出老年人整体睡眠状况分析得出，睡眠障碍在老年人中很常见。12%～15%的健康老年人主诉有慢性失眠，有内科或精神科疾病的老年人则更高。

老年人除了在睡眠生理方面出现与年龄有关的正常改变外，健康问题和用药较多，加之退休后生活方式的改变，均使他们睡眠混乱的风险增大。最常见的睡眠障碍是失眠，包括入睡困难、频繁或长时间夜间觉醒以及早醒后不能再睡。

帕金睡眠障碍存在于至少60%～90%的帕金森病患者中，严重影响患者的生活质量。帕金森病患者中常见的睡眠障碍包括失眠、睡眠片断化、快速动眼期睡眠行为障碍（REM behavior disorder，RBD）、白天过度嗜睡（excessive daytime sleepiness，EDS）或睡眠发作、睡眠异常呼吸等。其中，快速动眼期睡眠行为障碍（RBD）与帕金森病关系最为密切，最常见表现是入睡困难和睡眠维持困难。睡眠中发出声音和日间瞌睡也很常见。随着帕金森患者病情的进展，睡眠障碍的发生率也会增加。帕金森病后出现的抑郁与痴呆也会使睡眠障碍程度有所加重。对于伴有睡眠障碍的帕金森病患者可短期试用阿普唑仑、唑吡坦、水合氯醛、奥氮平等药物。如伴抑郁可以考虑使用阿米替林或盐酸曲唑酮等药物控制病情。

第三节　睡眠障碍的不良后果

经常睡眠不足、多梦的人患上消化系统疾病、更年期综合征、高血压、冠心病、糖尿病等严重躯体疾病的几率要比睡眠正常的人更大。

一、导致各种疾病

睡不好觉，不仅仅带来第二天的精神萎靡、眼浮肿、头昏胀痛、食欲不振等症状，还能导致各种心身疾病，如肥胖病、高血压、心脑血管硬化、恶性肿瘤、支气管哮喘、溃疡病、糖尿病和性功能障碍等。研究发现，睡眠缺乏可使胰岛素敏感性降低40%，长此以往会增加肥胖、高血压和糖尿病的风险。长期睡眠不足的人，心脏病发作的几率可能是普通人的两倍。在一些心理门诊里，有90%的患者因为睡眠障碍而引起精神疾患。

二、加速机体衰老

长期睡眠不足容易造成脑神经衰弱，同时体内的器官因无法获得适度的休息而过度消耗与功能衰退，在人体肌肤颜面外观上则呈现未老先衰的现象，如黑眼圈与皮肤晦暗、粗糙、皱纹、头发枯萎易脱、精神萎靡、头昏心悸、腰膝酸软、易寒易热，抵抗力差而容易感冒和发生慢性感染等老化现象。研究表明，经常失眠者的衰老速度是正常人的2.5~3倍；一天睡眠不足，76%的人第二天的免疫力大幅度下降。因此，睡眠不足易催人衰老。

三、破坏记忆能力

失眠患者常有记忆力减退，做事丢三落四，忘记物品的存放地方，想不起来熟人的名字，上课的内容记不住，看完书后没什么印象。当长期失眠或失眠症状严重时就会出现健忘症状。这主要是由于脑神经衰弱，大脑长期处于弱兴奋状态，导致精神疲惫、情绪低落或忧郁、注意力不集中而容易走神，同时对自身的病情或症状过于关注，而对工作、学习、生活与其它事物缺乏兴趣。随着记忆力的严重障碍，人的智力也随之衰退。

除了躯体方面疾病，睡眠障碍还会诱发抑郁症、焦虑症等严重的精神疾病。一项通过对失眠和非失眠两组人群进行长达40年的随访调查结果显示，患有失眠的人抑郁症的患病率是没有失眠者的3倍。此外，长期失眠的人或多或少会对夜间的睡眠产生焦虑、恐惧心理，长期下去，患上焦虑症的几率就会大大增加。

第四节 睡眠障碍的护理风险防范措施

睡眠是维持人体生命的极其重要的生理功能，对人体必不可少。因此，睡眠障碍必须引起足够的重视，采对应的防范措施。

一、睡眠状况的评估及内容、方法

睡眠状况的评估有助于了解病情变化和对疗效做出评价。临床各科患者都可能并存睡眠障碍，各科疾病本身也可能并发睡眠障碍。高血压、脑卒中、肿瘤晚期、外科术后、肾脏疾病晚期等住院患者的睡眠质量较差。护士通过对睡眠状况的评估，可以扩大观察病情的眼界，开阔分析病情的思路，全面了解和掌握病情变化，及时对医疗护理的疗效做出评价，促进医疗与护理质量的提高。如通过24h动态血压监测，从睡眠的角度了解患者血压波动的原因，所用降压药物的疗效与睡眠状况的改善有否直接联系等。

对睡眠状况的评估包括：睡眠史：向患者或其家庭成员了解患者睡眠-觉醒周期、睡眠障碍的性质、严重程度、白天后果及病程。临床心理学评估：采用精神病学筛查量表，如简明症状量表、贝克抑郁量表等检查患者是否存在精神障碍的共病，对心理症状和情绪进行监测及量化等。睡眠日记和睡眠问卷：睡眠日记监测是最实用、最经济和应用最广泛的睡眠评估方法之一，通过追踪患者较长时间内睡眠模式，更准确地了解到患者的睡眠情况。睡眠问卷主要用于全面评估睡眠质量、睡眠特征和行为，以及与睡眠相关的症状和态度。目前较常使用的有匹茨堡睡眠质量指数量表、睡眠行为量表等。多导睡眠（polysomnography，PSG）：PSG不仅提供了一个评估睡眠和觉醒状态的方法，同时可以识别睡眠时发生的异常生理事件，为睡眠障碍的诊断、分类和鉴别诊断提供客观依据，也为选择治疗方法及评价治疗效果提供重要的参考信息，是诊断多种睡眠障碍的金标准。

二、睡眠认知干预

在老年失眠人群中，有部分患者完全是由于睡眠认知偏差导致失眠，有的因此而失眠加重。护士应向患者宣教睡眠相关知识，帮助其寻找睡眠的错误认知，重塑正确和理性的认知观念。Morin等研究证实，以改变老年人不良习惯、错误认知、错误态度为目的的治疗对老年失眠有效，与药物治疗相比，其疗效持久，值得推广。

三、早期介入心理及社会支持

对失去配偶或有孤独感的老年人，特别是老年男性，医护人员可尽早介入心理及社会支持，可以减少镇静催眠药物的使用。医护人员指导家庭成员主动参与改善老年人睡眠的护理工作，帮助老年人妥善处理各种引起不良心理刺激的事件，争取家庭、朋友等社会支持系统的密切配合。鼓励老年人积极参与制订改善睡眠的护理措施，及时反馈睡眠体验的信息。

四、健康教育的开展

护理人员应尽快适应社会老龄化的需要，自觉完善和丰富睡眠相关知识，充分发挥实施健康教育主力军的作用，不断拓宽护理业务范围，主动参与出院后跟踪随访，开展形式多样的社区睡眠健康教育活动，以纠正老年人不良生活行为，强化服药的主动性和依从性，提高老年人的健康意识和睡眠质量，促进其身心健康。

五、睡眠卫生教育

睡眠卫生教育的目标，加强患者对相关健康习惯和环境因素对睡眠影响的认识和意识。向患者推广更好的睡眠卫生习惯。

睡眠受许多生活方式，环境因素，包括饮食，锻炼，饮酒，药物滥用以及噪音，光线．温度等影响，这些因素都与睡眠卫生有关．睡眠卫生还因包括其他与睡眠不适应的行为，如：白天午睡或打盹，睡眠安排不规律，过多的时间睡在床，与睡眠不协调的活动以及不合适的睡前活动。良好的睡眠卫生知识教育和普及在睡眠障碍的治疗中起重要的作用，与其他治疗手段结合疗效更佳。

六、创造良好的睡眠环境

医护人员及家庭成员应为老年人创造一个安静舒适的睡眠环境。卧室光亮度及温湿度应适宜，减少周围环境的噪音。护士避免在患者有限的睡眠时间内实施影响睡眠的治疗及护理操作，必须进行的操作应穿插于患者自然觉醒时进行，以免增加其被动觉醒次数。

第五节　睡眠障碍的护理风险评估

鉴于目前我国尚未形成睡眠医学专科培训，睡眠监测等专业检查手段也未得到广泛普及，特别是对于广大基层医院而言，这些症状无形中加大了睡眠疾病筛查难度。面对这种情况，选择并使用适当的量表来筛查、评估睡眠障碍不失为一种应对方法。常用评估睡眠量表如下。

一、匹兹堡睡眠质量指数量表

匹兹堡睡眠质量指数（Pittsburgh sleep quality index，PSQI）是最常用的睡眠障碍评定量表之一，用于全面、客观的评价调查对象的睡眠质量，因其简单易用，与多导睡眠脑电图测试结果有较高的相关性，已成为国内外精神科临床评定的常用量表。测试通过回顾性调查被试者过去1个月中多数白天和晚上睡眠情况了解睡眠质量。量表由19个自评和5个他评条目组成，其中第19个自评条目和5个他评条目不参与计分，在此仅介绍参与计分的18个自评条目（见表15-1）将睡眠质和量有机结合在一起评价。

表15-1　匹兹堡睡眠质量指数量表（PSQI）

1. 近1个月，晚上上床睡觉通常____点钟。

2. 近1个月，从上床到入睡通常需要____分钟。

3. 近1个月，通常早上____点起床。

4. 近1个月，每夜通常实际睡眠____小时（不等于卧床时间）。

5. 近1个月，因下列情况影响睡眠而烦恼：

a. 入睡困难（30分钟内不能入睡）(1)无(2)〈1次/周(3)1~2次/周(4)≥3次/周

b. 夜间易醒或早醒(1)无(2)〈1次/周(3)1~2次/周(4)≥3次/周

续表

---

c. 夜间去厕所 (1)无(2)〈1次/周 (3)1–2次/周(4)≥3次/周

d. 呼吸不畅 (1)无(2)〈1次/周(3)1–2次/周(4)≥3次/周

e. 咳嗽或鼾声高 (1)无(2)〈1次/周(3)1–2次/周(4)≥3次/周

f. 感觉冷 (1)无(2)〈1次/周(3)1–2次/周(4)≥3次/周

g. 感觉热 (1)无(2)〈1次/周(3)1–2次/周(4)≥3次/周

h. 做恶梦 (1)无(2)〈1次/周(3)1–2次/周(4)≥3次/周

i. 疼痛不适 (1)无(2)〈1次/周(3)1–2次/周(4)≥3次/周

j. 其它影响睡眠的事情 (1)无(2)〈1次/周(3)1–2次/周(4)≥3次/周

如有，请说明：

6. 近1个月，总的来说，您认为自己的睡眠质量(1)很好(2)较好(3)较差(4)很差

7. 近1个月，您用药物催眠的情况(1)无(2)〈1次/周(3)1–2次/周 (4)≥3次/周

8. 近1个月，您常感到困倦吗 (1)无(2)〈1次/周(3)1–2次/周(4)≥ 3次/周

9. 近1个月，您做事情的精力不足吗(1)没有(2)偶尔有(3)有时有(4)经常有

对其中18个自评条目记分，可以组合成7个因子，分别是睡眠质量、入睡时间、睡眠时间、睡眠效率、睡眠障碍、催眠药物和日间功能障碍。每个因子按0–3分等级记分，A睡眠质量：根据条目6的应答计分"较好"计1分，"较差"计2分，"很差"计3分；B入睡时间：1. 条目2的计分为"≤15分"计0分，"16–30分"计1分，"31–60"计2分，"≥60分"计3分，2.条目5a的计分为"无"计0分，"<1周/次"计1分，"1–2周/次"计2分，"≥3周/次"计3分，3.累加条目2和5a的计分，若累加分为"0"计0分，"1–2"计1分，"3–4"计2分，"5–6"计3分；C睡眠时间：根据条目4的应答计分，">7小时"计0分，"6–7"计1分，"5–6"计2分，"<5小时"计3分；D睡眠效率：1.床上时间 = 条目3（起床时间）– 条目1（上床时间），2. 睡眠效率 = 条目4（睡眠时间）/ 床上时间 × 100%，3.成分D计分，睡眠效率 > 85%计0分，75–84% 计1分，65–74%计2分，< 65% 计3分；E睡眠障碍：根据条目5b至5j的计分为"无"计0分，"<1周/次"计1分，"1–2周/次"计2分，"≥3周/次"计3分。累加条目5b至5j的计分，若累加分为"0"则成分E计0分，"1–9"计1分，"10–18"计2分，"19–27"计3分；F催眠药物：根据条目7的应答计分，"无"计0分，"<1周/次"计1分，"1–2周/次"计2分，"≥3周/次"计3分；G日间功能障碍：1.根据条目8的应答计分，"无"计0分，"<1周/次"计1分，"1–2周/次"计2分，"≥3周/次"计3分，2. 根据条目9的应答计分，"没有"计0分，"偶尔有"计1分，"有时有"计2分，"经常有"计3分，3.累加条目8和9的得分，若累加分为"0"则成分G计0分，"1–2"计1分，"3–4"计2

分，"5–6"计3分。PSQI总分 = 成分A + 成分B + 成分C + 成分D + 成分E + 成分F + 成分G，统计所得总分反映睡眠质量，总分范围0–21分，得分越高则睡眠质量越差。评价等级：0~5分睡眠质量很好；6~0分睡眠质量还行；11~15分睡眠质量一般；16~21分睡眠质量很差。被试者完成试问需要5~10分钟。

二、阿森斯失眠量表

阿森斯失眠量表（Athens insomnia scale，AIS）是以对睡眠的主观感受为主要评定内容。根据总评分确定总的评定结果。主要用于受试者睡眠困难的自评，让受试者评价上个月中每周经历至少发生在3次以上的情况，让被试者选择符合情况的选项。量表共8个条目（见表15-2），每条从无到严重分为0、1、2、3四级评分，方法简便，简明易用。结果判定：0~3分为无睡眠障碍，4~5分可能有睡眠障碍，6分以上存在失眠。患者得分越高，睡眠质量越差。

表15-2 阿森斯失眠量表量表（AIS）

自测题目	0分	1分	2分	3分
1. 入睡时间（关灯后到睡着的时间）	没问题	轻微延迟	显著延迟	延迟严重或没有睡觉
2. 夜间苏醒	没问题	轻微影响	显著影响	严重影响或没有睡觉
3. 比期望的时间早醒	没问题	轻微提早	显著提早	严重提早或没有睡觉
4. 总睡眠时间	足够	轻微不足	显著不足	严重不足或没有睡觉
5. 总睡眠质量（无论睡多长）	满意	轻微不满	显著不满	严重不满或没有睡觉
6. 白天情绪	正常	轻微低落	显著低落	严重低落
7. 白天身体功能（体力或精神）	足够	轻微影响	显著影响	严重影响
8. 白天思睡	无思睡	轻微思睡	显著思睡	严重思睡

三、失眠严重程度指数

失眠严重程度指数（Insomnia Seventy Index，ISI）是由7个问题组成的自评量表，较多用于失眠筛查、评估失眠的治疗反应。每问题有0-4五个选项，总分0-28。0-7无失眠，8-14轻度失眠，15-21中度失眠，22-28重度失眠。ISI适用于评价2周内的睡眠情况（见表15-3）。

表15-3 失眠严重程度指数（Insomnia Severity Index，ISI）

1. 入睡困难	无	轻度	中度	重度	极重度
	0	1	2	3	4

续表

2. 睡眠维持困难	无	轻度	中度	重度	极重度
	0	1	2	3	4
3. 早醒	无	轻度	中度	重度	极重度
	0	1	2	3	4
4. 对您目前的睡眠模式满意/不满意程度如何？	非常满意	满意	不太满意	不满意	非常不满意
	0	1	2	3	4
5. 您认为您的失眠在多大程度上影响了你的日常功能？	无	轻度	中度	重度	极重度
	0	1	2	3	4
6. 你的失眠问题影响了你的生活质量，你觉得在别人眼中你的失眠情况如何？	无	轻度	中度	重度	极重度
	0	1	2	3	4
7. 您对目前的睡眠问题的担心/痛苦程度如何？	无	轻度	中度	重度	极重度
	0	1	2	3	4

四、睡眠信念与态度

睡眠信念与态度（Dysfunctional Beliefs and Attitudes about Sleep，DBAS）有30个项目和16个项目两个版本，DBAS-16相对使用较多。该量表主要用于评价睡眠相关的认知情况，是针对错误睡眠观念的自我评价。包括4方面的内容，即对失眠造成影响的认识、对失眠的担忧、对睡眠的期待、用药情况。针对量表中的观点，受试者以视觉量表的形式做出评价。在一条100 mm长的线上标有0-10的11个数字。用于评估患者对睡眠及失眠后果等错误观念或行为的程度。0表示强烈不同意，10表示强烈同意（见表15-4）。得分高者提示存在相应错误信念或行为，失眠慢性化的风险较高。计分方法：没有正式的划界分，主要是让治疗者和患者了解患者的睡眠信念。

表15-4 睡眠信念与态度（Dysfunctional Beliefs and Attitudes about Sleep，DBAS）DNAS-16量表

内容	0 1 2 3 4 5 6 7 8 9 10
1. 我需要8小时的睡眠才能感觉白天精力恢复，工作正常。	
2. 当我晚上没获得充足的睡眠，我需要通过第二天打盹或晚上睡更长时间来补足。	
3. 我知道长期失眠会对我的健康产生严重的影响。	

续表

内容	0	1	2	3	4	5	6	7	8	9	10
4. 我担心我会失去对自己睡眠的控制力。											
5. 如果晚上没睡好，我知道会妨碍到我日间的活动。											
6. 为了在白天精力集中，我认为与其晚上睡不好，不如服用促睡眠药物。											
7. 当我在日间容易沮丧，焦虑和易怒，通常因为我前一天晚上没有睡好。											
8. 当我晚上睡不好，我知道会影响我一整周的睡眠时间表。											
9. 如果没有充足适当的睡眠，我第二天无法正常工作学习。											
10. 我从来无法预测我是否能有一个好睡眠。											
11. 我无法应付被干扰的睡眠带来的负面影响。											
12. 当我白天感到疲劳，没有力气或状态不好，通常因为我前天晚上没有睡好。											
13. 我认为失眠本质上是体内化学环境失调造成的。											
14. 我觉得失眠正破坏我享受生活的能力并妨碍到我做自己想做的事。											
15. 药物治疗很可能是结局失眠的唯一方法。											
16. 在睡眠不好后我会逃避或放弃社会和家庭责任。											

五、Epworth嗜睡评分

Epworth嗜睡评分（Epworth Sleepiness Scale，ESS）又称Epworth日间多睡量表，由Johns MW编制用来评定白天过度瞌睡状态。此表临床意义为通过Epworth 嗜睡量表对嗜睡作出半客观的评定（见表15-5），0表示从不打瞌睡；1表示轻度可能打瞌睡；2表示中度可能打瞌睡；3表示很可能打瞌睡。在24分中评分>6分提示瞌睡；>11分则表示过度瞌睡；>16分提示有危险性的瞌睡。

表15-5 Epworth嗜睡量表

情况	打瞌睡的可能			
坐着阅读书刊	0	1	2	3
看电视	0	1	2	3
在公共场所坐着不动（例如在剧场或开会）	0	1	2	3
作为乘客在汽车中坐1小时，中间不休息	0	1	2	3

续表

情况	打瞌睡的可能			
在环境许可时，下午躺下休息	0	1	2	3
坐下与人谈话	0	1	2	3
午餐不喝酒，餐后安静地坐着	0	1	2	3
遇堵车时停车数分钟	0	1	2	3

六、斯坦福嗜睡量表

斯坦福嗜睡量表（Stanford Sleepiness Scale，SSS）一直是自我评估嗜睡的标准方法。接受SSS评估的受试者选择7个陈述中的1个来评估自己目前的状态。SSS的优点在于操作简单并可反复进行。SSS 是为某一时间点提供量化指标的自评量表，反应的是受试者的困倦程度。针对目前的困倦程度，从1至7中做出选择。其中1代表充满活力，清醒和警觉程度最高，7代表已经不能抵抗困意，马上就能睡着（见表15-6）。斯坦福嗜睡量表说明：大多数人每天中有两个精神振奋的高峰期，分别为早上九点和晚上九点左右。同时也有一个精力最低点，一般在下午3点左右。

表15-6　斯坦福嗜睡量表（Stanford Sleepiness Scale，SSS）

编号	量表陈述
1	感觉有活力、生机、警觉、清醒
2	处于高水平的功能状态，但非顶峰状态，能够集中注意力
3	松弛、清醒、没有处于完全的警觉状态、有响应
4	有点模糊、不处于顶峰状态、松懈
5	模糊，开始丧失保持清醒的兴趣、行为缓慢
6	嗜睡，喜欢躺下，抗拒睡眠，糊涂
7	总在幻想、快速入睡、放弃保持清醒

七、柏林量表

柏林量表（Berlin Questionnaire）用于睡眠呼吸暂停的筛查。共有10个问题，涵盖3方面内容，即打鼾、白天过度嗜睡和高血压／肥胖情况。每题不同选项有相应分值，根据3方面的得分情况给出高风险和低风险两类结果。第一部分：包括第1-5问:如果对第一个问题回答"是"得1分，如果对第二个问题回答"C"或者"D"得1分，如果对第三个问题回答"A"或者"B"得1分，如果对第四个问题回答"A"得1分，如果对

第五个问题回答"A"或者"B"得2分，将所得分数相加，如果总分≥2分，说明第一部分是阳性的。第二部分：包括第6~8问，如果对第六个问题回答"A"或者"B"得1分，如果对第七个问题回答"A"或者"B"得1分，如果对第八个问题回答"A"得1分，将所得分数相加，如果总分≥2分说明第二部分是阳性的。第三部分：如果第10题的回答是"有"或者身体质量指数大于30则第三部分是阳性的。结果判定：≥两个部分阳性，高风险的存在睡眠呼吸暂停。≤一个部分或没有阳性，低风险的存在睡眠呼吸暂停（见表15-7）。

表15-7　柏林量表（Berlin Questionnaire）

第一部分

1. 您睡觉打呼噜吗？（最好问家人或同屋的人）A 否 B 不知道

2. 如果您睡觉打呼噜，您的鼾声有多响亮？ A 比正常呼吸时响 B 同说话时一样声响 C 比说话更声响 D 非常响，其他房间都能听到 E 不知道

3. 您打呼噜的次数多吗？ A 几乎每天 B 一周3~4次 C 一周1~2次 D 一个月1~2次 E 没有或几乎没有/不知道

4. 您的鼾声影响其他人吗？ A 是的 B 不影响 C 不知道

5. 在您睡觉时，您的爱人、家属或朋友注意到您有呼吸间歇/停止现象吗？ A 几乎每天都有 B 一周3~4次 C 一个月1~2次 D 一周1~2次 E 没有或几乎没有/不知道

第二部分

6. 您早晨醒来后感觉睡觉不解乏吗？ A 几乎每天都有 B 一周3~4次 C 一个月1~2次 D 一周1~2次 E 没有或几乎没有/不知道

7. 白天您还会有疲劳，乏力或精力不够吗？ A几乎每天都有B 一周3~4次（C）一个月1~2次 D 一周1~2次 E 没有或几乎没有/不知道

8. 当你开车的时候你会打盹或者睡觉吗？ A 是 B 否

9. 如果是，这种现象多吗？ A 几乎每天 B 一周3~4次

第三部分

10. 您有高血压吗？ A有B没有/不知道

您的BMI（身体质量指数）是=$\dfrac{体重}{身高 \times 身高}$

其中体重的单位为千克（Kg），身高单位为米（m）。

BMI：是国际上常用的衡量人体肥胖程度和是否健康的重要标准，主要用于统计分析。

第六节　睡眠障碍的护理措施

一、重视心理护理

对老年人来说，心理护理甚至比躯体护理更为重要，孤独寂寞及无用感是老年群体常有的心理问题。而老年睡眠障碍患者常存在焦虑、抑郁、恐惧、紧张情绪，人际关系敏感，并伴有躯体不适感。

（一）支持性护理

根据老年人的心理特征及影响心理状态的因素，护理人员应指导家庭成员主动参与改善老年睡眠的工作。平时鼓励老人与亲友、家庭成员多交谈，积极参与力所能及的社交活动。关心安慰失眠的老人，耐心讲解睡眠卫生知识，介绍成功实例，使患者树立战胜疾病的信心，稳定情绪，消除顾虑，仔细倾听患者的主诉，耐心了解其痛苦、不安和苦恼，给予充分的理解、同情，设法帮助解决面临的困难与其建立相互信任的关系。遇事主动与老人商量，尊重其成就感和权威感。

（二）改善人际关系

有些失眠是因心理冲突与人际关系紧张所致，帮助老年人妥善处理各种引起人身心理刺激的事件，争取家庭、朋友等社会支持系统的密切配合，为其解决后顾之忧，稳定情绪，减轻心理负担，使老年人倍感亲切和安慰，情绪乐观，积极配合治疗。

（三）帮助老人转化角色、改变认知

面对退休、空巢、衰老、疾病、家庭冲突等事件，以平常心积极对待，保持良好的心境，充实的生活、鼓励老人勤用脑。

（四）行为疗法

失眠的行为疗法，多种多样，如松弛疗法，可通过身心的松弛，来促使自律神经活动向有利于睡眠的方向转化，并促使警惕水平下降，从而诱导睡眠的发生。常用的松弛疗法有进行性松弛训练、自身控制训练、生物反馈疗法、沉思训练等，这样可能会解决失眠问题。

二、做好就寝前的准备

最常见的影响老年患者睡眠的因素是自身疾病和舒适的改变问题。所以，护士应仔细观察病情及患者主诉，积极配合医生治疗原发病，做好预见性护理。

以安静、舒适、安全、整洁为原则，睡前根据习惯调节房间的光线、温度、湿度、音响，避免外界环境中的不良刺激，如强光、噪声等；注意卧具的清洁平整，棉被厚薄适宜，枕头高度合适。

睡前活动的安排，根据习惯做好就寝前的准备，如睡前淋浴，温水泡脚、背部按摩、阅读书报、听广播、喝牛奶或热饮料、做好保健操，放松练习等。要保持正确的睡眠姿势，右侧卧位睡眠时，有利于血液循环；仰卧时，不要把手放在胸前；左侧卧位不符合人体结构特点，容易对心脏形成压迫。

睡前不宜吃得过饱、饮水过多、喝浓茶和咖啡、从事过分紧张的脑力活动、进行剧烈的体育活动、看情节惊险的电视或小说、讨论有争议的的家务事等。

三、做好药物治疗的护理

当所有促进睡眠的方法均无效时，可服用镇静催眠药或抗精神病类药物，需注意老年人药代动力学改变的特点。告知患者遵医嘱服药的重要性，避免私自停药或改变药量，可以提高药物治疗的有效性，安全性及依从性。治疗睡眠障碍的理想药物应具有迅速导眠，维持足够睡眠时间，提高睡眠质量且无宿醉反应和成瘾性，尽管催眠药可暂时缓解睡眠障碍，但长期应用导致依赖、作用丧失和药源性失眠、停药时还会产生反跳性失眠。

四、减轻病痛折磨，积极治疗原发病

老年睡眠障碍常与躯体疾病或精神障碍相伴发生，因此治疗原发疾病更为重要。

五、进行健康教育

护理人员在熟练掌握专业理论、专业知识、专业技能的基础上，还需要掌握与健康教育和健康促进相关的知识和技能，指导老年人树立健康意识，养成良好的行为和生活方式，护理人员应向老人讲解失眠的原因、性质，介绍睡眠的卫生知识等。如让老年人知道睡眠常随增龄可有些正常生理变化，不要对睡眠有过高的期望，如偶尔有一个晚上睡不好，并不表示健康不佳，日间短暂瞌睡不会影响晚间睡眠。

第七节　案例分析

一、案例经过

患者李某，男，78岁，因反复咳嗽、咳痰、气促10年余，再发加重2天入院。入院诊断：慢性阻塞性肺疾病伴有急性加重、高血压3级（极高危组）、慢性胃炎。入院后医嘱予以吸氧、Q8H抗生素抗炎等治疗。入院后的一天晚上，护士在巡视病房时发现患者辗转反侧，不能入睡，护士主动上前询问，了解到患者已经有几天夜间不能入睡了，进一步深入沟通发现患者喜欢吸烟、一人居住，没有经济来源，有一女儿又长期在外地，不能照顾患者。患者每天都会想女儿，也会为治疗费用担心，到夜深人静

时，心事更重、不能入眠；同时患者晚上咳嗽比白天要严重，再加上晚上护士巡视做治疗时会影响他的睡眠。护士知晓此情况后立即报告主管医生，遵医嘱予以止咳、化痰、平喘等对症支持治疗，抗生素改为一天两次，晚上进行多导睡眠监测，患者无睡眠-呼吸暂停综合征。予以睡眠障碍评估，ISI量表评分为22分，Epworth评分量表为12分，日常生活自理能力评估为中度依赖，护士查看病室床位情况，为患者安排住在一个相对安静的病房，并进行特殊交班，多关心患者，关注心理变化，对患者进行心理疏导。并电话告知其女儿，让家属来医院看望患者，排除患者思想顾虑，保持患者心情愉悦。两天后，患者睡眠质量得到明显改善。

二、分析与防范提示

患者具有睡眠障碍的多个危险因素，如年龄、疾病，环境及患者的心理情况，判断患者发生了睡眠障碍，睡眠障碍分为睡眠时间不足型、睡眠呼吸暂停型、昼夜颠倒型和夜游型，根据患者的睡眠症状，判断患者发生了睡眠障碍不足型。采取多方面的措施，护士予以患者ISI量表评分为7分，Epworth评分量表为5分，患者睡眠质量得以改善。

（一）原因分析

结合患者实际情况，发生睡眠障碍的原因有：

1. 人员方面　该患者高龄，78岁，随着年龄增长，老年人夜间入睡和晨间觉醒时间均过于提前。睡眠结构改变和衰老带来的生理机能减退，使老年人睡眠质量不及从前。其次，患者患有慢性阻塞性肺疾病，夜间仍有咳嗽咳痰，影响了患者的睡眠状况。患者本身喜吸烟，大脑活跃程度更高，难以入睡，影响了睡眠。护士对睡眠预见性评估不够。

2. 社会心理因素　该患者为高龄独居，女儿在外地工作，独自一人入院，缺少家人的关心与陪伴，患者想念女儿，又怕影响女儿的工作，一定程度上也影响了老人的睡眠质量。

3. 经济状况　患者自身无收入来源，其女在外地上班，待遇并不高，患者总是觉得住院太贵了，给子女带来负担，承担不起。

4. 环境因素　患者有Q8H的抗生素治疗，夜班护士给患者做治疗时吵醒了患者，一定程度上也导致夜间患者入睡时间晚；此外，夜班护士在查房时的脚步声吵醒了患者。

（二）防范提示

本案例提示，对患有睡眠障碍不足型的患者需多方面进行护理。

1. 睡眠状况的评估　临床上护士应该注重了解患者的睡眠史，早期发现、早期干预，有助于患者病情改善及治疗效果的评价。同时护士应仔细观察病情听取患者主诉，做好预见性护理，指导患者做好就寝前的准备。

2. 创造良好的睡眠环境　患者入院时，护士热情接待患者，介绍病房环境，主管医生，减少其陌生感。保持病房的安静，定时关灯，关闭电视机，创造良好的睡眠环境。减少患者夜间的相关治疗，护士查房时做到四轻，"走路轻"，"关门轻"，"说话轻"，"操作轻"。

3. 戒烟　劝导其戒烟，养成良好的生活习惯。

4. 介入心理及社会支持　指导其家属多与患者沟通，多关心照顾患者，使患者保持愉悦心情。医务人员指导家庭成员主动参与改善患者睡眠的护理工作。

5. 加强健康教育　加强对患者疾病相关知识的健康宣教，使患者减少对疾病的担心，护士耐心讲解睡眠卫生知识，使患者情绪稳定，使其树立战胜疾病的信心。

（毕宇冰）

第十六章　吞咽障碍护理与风险防范

在人类的日常生活中，进食和吞咽是人类个体生存的本能和味觉美感的享受。吞咽障碍的出现，不仅会损害健康，甚至可导致吸入性肺炎或因大食团噎呛致死的严重后果。文献资料显示，美国60岁以上，一般状况显示正常的老年人中，约50%有不同程度的吞咽障碍。美国因吞咽障碍噎呛致死者每年超过1万人。我国的资料显示，吞咽障碍的发病率和并发症等情况与国外相近。

第一节　吞咽障碍的概念与临床表现

吞咽障碍患者常因吞咽困难、饮水呛咳、食物残渣或口腔分泌物等误吸至气管或肺部引起反复肺部感染，甚至可能出现窒息危及生命。吞咽障碍的护理和康复是一个长期的过程，护士在其中扮演着至关重要的角色，专业的护理水平，直接影响患者生活质量及家属的照护能力，同时也大大降低了因吞咽障碍引起的一系列并发症。

一、吞咽障碍的概念与临床表现

（一）吞咽

吞咽（Swallowing）是指人体从外界经口摄入食物并经食管传输到达胃的过程。

根据食物通过的部位一般可分为口腔期、咽期、食管期，包括6个阶段：①食物入口前阶段，即进食前个体对食物所产生的本能反应，有流涎、舔舌等动作。②食物入口阶段，即唇、前齿及舌等适应食物与餐具的形态，并顺利将食物纳入口中。③咀嚼及食物成型阶段，食物在口腔与唾液充分混合，形成易于吞咽的食团。④食物进入咽部，咀嚼完成后，舌上举，食团便沿着硬腭从舌尖被推至舌根，抵达诱发吞咽反射的部位，发生吞咽动作。⑤食物通过咽部，食团到达咽部后，软腭和会厌协调作用分别关闭鼻腔和气管与咽的通路，引起瞬间性吞咽型呼吸停止，舌向咽喉壁推压，咽壁产生蠕动，食团被推送入食管，此过程即为吞咽反射。⑥食物通过食管，食团进入食管后，由于食管的蠕动，食团被挤压进胃。

吞咽障碍（Dysphagia)是指由于下颌、双唇、舌、软腭、咽喉、食管等器官结构和(或)功能受损，不能安全有效地把食物输送到胃内的过程。

（二）临床表现

吞咽障碍的临床表现和并发症是多方面的，不仅可表现明显的进食问题，也可表现为一些非特异性症状和体征。常见的临床表现有：

1. 流涎，低头明显；

2. 饮水呛咳，吞咽时或吞咽后咳嗽；

3. 进食时发生哽噎，有食物黏着于咽喉内的感觉；

4. 吞咽后口腔食物残留，在吞咽时可能会有疼痛症状；

5. 频发的清嗓动作，进食费力、进食量减少、进食时间延长；

6. 有口、鼻反流，进食后呕吐；

7. 说话声音沙哑、变湿；

8. 反复发热、肺部感染；

9. 隐性误吸。

二、安全隐患

吸入性肺炎占护理机构感染事件的13%~48%，在院内感染中排第二位。吸入性肺炎与吞咽功能有密切关系。大多数吸入性肺炎由误吸引起。误吸是医院获得性肺炎病原体的主要感染途径。约50%的吞咽障碍患者存在误吸风险，其中约30%的患者可能会发展成肺炎，从而使病死率较吞咽功能正常的患者增加了3倍。研究文献显示因中枢神经系统疾病导致吞咽功能障碍者，误吸发生率高达60%以上。误吸的危险因素有很多，包括医源性因素、病理性因素、生理性因素和其他因素。

（一）医源性因素

1. 气管切开术后　患者气管内食物（或者鼻饲液）、气管内分泌物的残留是反流或误吸的主要因素。

2. 长期辅助呼吸　长期辅助呼吸影响了患者的咳嗽反射和吞咽功能，一方面口鼻分泌物容易被误吸；另一方面聚集在声门下、气管套管气囊上的咽喉部定植菌易顺着气管套管进入下呼吸道。

3. 持续输注与间断鼻饲　喂养输注的速度过快极易产生误吸；有研究表明，间断输注误吸发生率明显高于持续输注率。

（二）病理性因素

1. 意识障碍　意识障碍发生误吸的原因常与张口反射下降、咳嗽反射减弱、胃排空延迟、贲门括约肌阀门作用下降、体位调节能力丧失以及抵御咽喉部分泌物及胃内容物返流入呼吸道的能力下降有关。

2. 疾病因素　神经性疾病如脑卒中、帕金森病、吉兰-巴雷综合征、重症肌无力等；腹部、胸部创伤和手术患者；糖尿病肺部基础疾病如慢性支气管炎、慢性阻塞性肺疾病、肺纤维化、肺癌等均有相对较高的误吸发生率。

3.药物因素　镇静剂、抗精神病类药物及抗焦虑类药物可使患者意识状态改变，从而易发生误吸。

4.口腔菌群失调　管饲患者因为不能经口进食，口腔清洁度不够，导致唾液中的菌群生长，当唾液和流质及食物混合误吸时，将导致肺部的细菌感染。

（三）其他因素

1.年龄　研究显示，80岁以上老年人有吞咽困难者占35%。老年人常有吞咽功能下降，且有呼吸功能和咳嗽、排痰能力下降，这些均是发生误吸事件的高危因素。

2.不良生活方式　长期吸烟者咽部敏感性降低，咳嗽反射减弱，同时气道净化能力下降，易于发生误吸及吸入性肺炎。而醉酒者常伴有意识改变、呕吐，也易于发生误吸。

3.不当的喂食　进食体位不当、进食途径选择错误、食物形态选择不当、进食速度过快等均可能引起误吸。

第二节　吞咽障碍的病因与高发人群

吞咽障碍为症状诊断，而非疾病诊断。很多疾病进展过程中都可出现吞咽障碍，包括自然老化、神经系统疾病、颅脑外伤、退行性病变、自身免疫系统疾病、肿瘤、传染病等。一些特殊群体如老年人，因随着年龄的增长，吞咽的组织结构发生退行性改变，吞咽反射也变得迟钝。

一、吞咽障碍的病因

（一）脑血管意外

又称脑卒中。据报道，急性脑卒中吞咽障碍的发生率达64%~78%，卒中患者误吸发生率为40%~70%，卒中后有吞咽困难的患者误吸发生率为51%~73%，吞咽困难造成72%的住院吸入性肺炎。吸入性肺炎在急性期卒中相关死亡病因中占34%，是卒中后第1个月内死亡的第三大原因。另外，卒中后吞咽障碍是营养不良的独立危险因素。研究认为，脑卒中后吞咽障碍可从发病后48小时持续到6个月。一般而言，缺血区域越大，吞咽障碍越明显。

（二）痴呆

痴呆患者通常都伴有吞咽障碍。严重痴呆患者的吞咽障碍可见于各期，表现为口腔期吞咽障碍、咽期吞咽障碍或口咽期均有障碍。约71%的老年痴呆患者存在口腔期吞咽障碍，表现为食物提前溢漏至咽，43%的患者有咽期吞咽障碍，表现为吞咽后咽残留和误吸。42%的患者两种吞咽异常均残留。只有7%的患者吞咽功能正常。由于认知障碍，痴呆患者的吞咽障碍还表现为：（1）食物失认，即患者无法辨识眼前的食物，不容易把食物放入口中并吃下，可见患者张口很慢、进食也很慢。（2）失用症，当认知功能持续下降，患者会出现进食和吞咽的失用症，表现为他们不会使用餐具和自我进食。常见患者拿着筷子或汤匙在手中转来转去，好像在思考先用哪端。（3）启动困难，临床上表现为吞咽启动不能，患者常把食物含而不吞，吞咽食物和水时不协调，或吞咽时口腔启动延迟，或进食时间延长。

（三）帕金森病

帕金森病继发吞咽障碍很常见，Edwarde等报道有52%的帕金森病患者存在吞咽障碍，Eadie等使用立体荧光镜观察到75%～100%的帕金森病患者有吞咽障碍，如果有明显的痴呆，这种患者的吞咽障碍发生率更高。帕金森病患者在吞咽的三个时期都会出现异常，有文献报道75%以上的帕金森病患者存在口腔期吞咽障碍。僵硬和运动徐缓常出现在吞咽的随意阶段。语言运动受损、下颌关节最小活动、头颈姿势异常和进食冲动常导致口腔期和咽期吞咽障碍。

（四）脑外伤

Logemann等对一组接受康复治疗的脑外伤幸存者，用吞咽造影检查发现，大约有50%合并吞咽障碍。脑外伤后吞咽障碍表现与脑卒中相似，口腔期吞咽障碍突出。除此之外，有较多因素干扰吞咽功能，这些因素包括：气管切开或呼吸机支持呼吸；认知和交流障碍；体力下降，自我进食能力差；鼻饲管对正常的吞咽也造成了机械性的影响。

（五）头颈部肿瘤

许多头颈部癌症患者都会出现不同程度的吞咽困难。有些吞咽障碍的症状是由于癌症本身引起，有些则是癌症的治疗过程所引起。对于头颈部癌症患者而言，放疗（单独或联合手术）比手术治疗更容易导致吞咽障碍的发生。放疗引起的吞咽障碍是困扰头颈部肿瘤患者的常见副作用，据文献报道，头颈部肿瘤放化疗后吞咽困难的发病率高达50%。

（六）肌萎缩侧索硬化

吞咽障碍是本病的主要并发症，肌萎缩侧索硬化患者口腔期吞咽障碍主要表现为舌运动减弱，患者不能将食物在口中进行很好的咀嚼，而且对口中的食物不能有效的控制，唇闭合力量下降，导致流涎，食物溢出口腔，患者对粘稠食物的处理更加困难，因此会避免吃坚硬或需要咀嚼的食物。当疾病发展到后期，喉部上抬不足，呼吸道关闭不足，吞咽时食物容易进入呼吸道。很多患者因肌无力加重导致进行性吞咽障碍而出现营养不良、体重减轻。

（七）肌肉性疾病

如重症肌无力、多发性肌炎、眼咽性肌萎缩、硬皮病等，由于肌肉本身的变化，使吞咽功能受损，出现吞咽障碍。

（八）其他情况

在心脏疾病中心，由于急症监护设备的使用及各种手术，导致吞咽障碍的患者增多。研究发现，在评估时提示迷走神经感觉紊乱者比较高，因此，有隐性误吸的风险。

二、吞咽障碍的高发人群

（一）老年人

研究发现，独居老人吞咽障碍发生率达30%～40%，接受急症护理的老年人吞咽障碍发生率达44%。高达50%的老年人有进食困难，导致营养不良、体重减轻。随着年龄的增长，老年人往往会因为包括牙齿缺失、口腔敏感性降低、味觉和嗅觉改变、视力减退、目光注视与手的协调动作减退、独自进食、情绪抑郁等多种因素出现吞咽障碍。

（二）住院患者

住院患者因鼻胃管、气管插管、气管切开、镇静剂使用等可使一般住院患者吞咽障碍发生率增加。需要人工通气的患者，吸入性肺炎危险性较高。据估计，住院患者医院内获得性肺炎的死亡率介于20%～50%。住养护机构如疗养院、老人院护理机构等吞咽障碍发生率较高，高达40%～60%，近年来这个比例仍在不断升高。这可能与患者从医院转诊至护理机构有关。

第三节 吞咽障碍的不良后果

吞咽功能障碍已逐渐成为影响患者生活质量的主要危险因素。吞咽障碍可通过各方面来影响患者的日常生活。因为进食足够的食物对维持营养及保持健康是必不可少的，并且进食也是一种社交活动，对人们的心理产生不可估量的影响。

（一）临床不良后果

1. 误吸及误吸性肺炎 急性脑卒中后吞咽障碍患者最易引起的常见症状其中一项是误吸。

误吸是指进食时在吞咽过程中有数量不一的液体或固体食物误入到声门以下的气道，而不是像通常进食时食团全部随着吞咽动作顺利地进入到食管，是患者反流的胃部内容物不能及时吞咽或吐出口外而误入气管内，引发刺激呼吸道出现呛咳、气喘、胸闷，甚至发生窒息。临床上，伴有咳嗽的误吸称为显性误吸。若会厌保护性关闭减弱或喉抬升不足，常导致没有咳嗽的误吸，称为隐性误吸。临床研究发现隐性误吸造成吸入性肺炎的比例更大。调查发现，急性脑卒中患者中52%有吞咽障碍症状；约有50%卒中患者的误吸是无明显症状的隐形误吸。

2. 脱水和营养不良　吞咽障碍者，进食稀薄液体易导致误吸，会给患者带来进食的恐惧感，从而减少进食液体量，导致脱水。但脱水反过来也会影响吞咽功能。例如口腔内缺乏足够的唾液时，咀嚼更困难，食物不容易形成食团，分离成散在的微粒，需要多次吞咽，这些更加重了吞咽障碍的症状。因评价手段和评估时机各异，卒中后营养不良发生率为61%～62%。卒中后伴发的营养不良也明显增加患者各种感染的发生率、卒中复发率和病死率，是导致卒中后不良结局的重要原因。

（二）社会心理不良影响

1. 精神心理障碍　进食是一种社交活动，吞咽障碍会对心理产生不可估量的影响。如焦虑、羞耻、窘迫、恐惧和自尊心下降等。吞咽困难会限制患者社会化程度，导致患者日常生活方式发生剧烈改变。对于误吸呛咳的恐惧不安感会导致患者沮丧与逐渐的社会孤立，因潜在的社会化限制，其配偶与家庭成员同样会受到影响。

2. 社会、家庭负担加重　吞咽障碍的发生增加了患者误吸、肺部感染、营养不良、再次中风及死亡的发生率，严重影响患者的生存质量，增加家庭及社会负担。此外，吞咽障碍还可导致脱水、营养不良等并发症，使治疗周期延长，治疗费用增加。另外，吞咽障碍患者需要提供的特殊膳食补充剂长期使用价格不菲，也会产生额外的经济负担。

第四节　吞咽障碍的护理风险防范措施

作为最早接触患者和接触时间最多的专业人员，护士在吞咽障碍的管理中起到不可替代的作用。首先，护士能及早、准确的对吞咽障碍患者进行筛查，为尽早发现吞咽障碍起到举足轻重的作用。其次，在吞咽障碍的治疗中，护士承担着患者的饮食护理、服药管理、口腔卫生、患者及家属的健康指导，是防止吞咽障碍并发症发生的防护者。吞咽障碍的风险防范应先对患者进行评估，再对风险进行管理。

一、评估

（一）吞咽的评估

筛查可以初步了解患者是否存在吞咽障碍以及障碍的程度，如咳嗽、食物是否从气管套管溢出等。其主要目的是找出吞咽障碍的高危人群，决定是否需作进一步检查。卒中后吞咽困难的识别与管理指南建议所有卒中患者在给予食物和液体之前应该进行吞咽困难的筛选。在临床上，筛选方法用于找出那些需要专业人员进一步全面临床评估吞咽困难的患者。如果筛选方法没有发现患者存在吞咽异常，则可以进食饮水，不必限制患者经口进食或等待全面的临床评估。在患者住院过程中，吞咽筛查通常由经过培训的护士完成。

评估方法：包括吞咽功能评估；摄食、吞咽过程的评估；与吞咽有关的其他评估；吞咽失用的检查等。

（1）吞咽功能评估

临床上现常用的是反复吞唾液试验和洼田饮水试验，具体评估方法及评估评估流程见本章第五节。

（2）摄食-吞咽过程评估

常用的评估工具是进食评估调查工具-10（eating assessment tool-10，EAT-10）和摄食评估，EAT-10吞咽筛查量表有助于识别误吸的征兆和隐性误吸以及异常吞咽的体征，与饮水试验合用，可提高筛查试验的敏感性和特异性。摄食评估是指通过给患者试喂不同黏度的食物，根据其临床表现，判断患者的吞咽功能及能明确患者进食性状的评估方法。其具体方法和流程参照本章第五节。

（3）与吞咽有关的其他功能评估

进食姿势　当患者不能对称地坐直时，常躯干前屈，不得不向后伸颈，颈前部肌肉被牵拉，舌头与咽喉的运动就更为困难。偏瘫患者躯干和头偏向偏瘫侧，难以将食物置于口腔中，在口腔内控制食物更几乎不可能。因此，应评价哪种姿势进食较容易，使误吸症状减轻或消失。体力较佳者，应尽量采取自然的坐位姿势；体力较弱者，可采取卧位，头部确保维持在30°以上。

呼吸状况　呼吸和吞咽是维持生命的主要功能，但呼吸和吞咽两者之间协调有着重要的联系。正常吞咽会暂停呼吸一瞬间（会厌关闭呼吸道0.3～0.5秒），让食物通过咽部；咀嚼时，用鼻呼吸。如果患者在进食过程中呼吸急促，咀嚼时用口呼吸或吞咽瞬间呼吸，均容易引起误吸。

（4）吞咽失用的检查

吞咽失用的主要表现为：没有给患者任何有关进食和吞咽的言语提示，给予患者盛着食物的碗筷，患者能正常的拿起进食，吞咽也没有问题，但给予患者口头提示进食吞咽时，患者意识到需要吞咽的动作，却无法启动，无法完成整个过程。有些患者，给予其食物，会自行拿勺子舀食物张口送入口中，但不会闭唇、咀嚼，或舌头不会搅拌运送食物，不能启动吞咽，而无意识或检查中，可观察到患者唇舌各种运动功能都正常。吞咽失用可能与认知功能有关。

通过完善以上各项检查，可对患者摄食-吞咽障碍等级进行评定（表16-1）。此评价法广泛应用于吞咽障碍诊断与康复治疗中。这是日本的才藤教授1999年提出来的，2001年高怀民教授将其引入我国。障碍程度分为7级，级别越高，吞咽障碍越轻。

表16-1　吞咽障碍等级评定

Ⅰ级（唾液误咽）	包括唾液的所有食物、水误咽，呼吸状态欠佳或无吞咽反射
Ⅱ级（食物误咽）	所有东西误咽或不能咽下，但呼吸平稳
Ⅲ级（水分误咽）	水分误咽，但加工的食物没有误咽
Ⅳ级（机会误咽）	有时误咽或咽部残留明显，可疑临床上误咽
Ⅴ级（口腔问题）	虽然无误咽，但由于口腔期障碍，出现摄食问题
Ⅵ级（轻度异常）	某种轻度问题，包括主观问题
Ⅶ级　正常	

经过以上筛选及评定，对于症状筛查每项＞3分、反复唾液吞咽测试阳性、洼田饮水试验Ⅱ级及以上、吞咽障碍评定1～3级的患者，可以由言语治疗师和康复医生一起，做进一步的临床与仪器评估。

（二）评估肺炎的危险

有些研究证实误吸增加肺炎的危险，有些研究则没有找到这种关系。但是固体食物或者黏稠液体的误吸可增加肺炎的危险。误吸并不一定可导致肺炎，有些患者没有误吸也可出现肺炎，这是因为还有其他导致肺炎的因素例如吸烟、呼吸道疾病、不能移动或者其他并发症。误吸和肺炎之间的关系比较复杂，但是误吸是肺炎的一个危险因素，必须在这些危险因素当中优先明确是否存在误吸。咳嗽是异物进入气道的一个表现，但是没有咳嗽并不意味着吞咽是安全的，电视透视检查下误吸的患者有68%临床上并无咳嗽。

下列因素提示存在误吸的危险：

1. 湿性、嘶哑发音；

2. 自主咳嗽减弱；

3. 喉功能降低的任何表现；

4. 意识水平下降也是误吸危险的预测因素之一。

（三）口腔清洁度的评估

对于吞咽障碍的患者，因吞咽、咳嗽反射障碍，食物残渣及唾液等易残留于口腔内不易清除，容易导致误吸，故对于有吞咽障碍的患者口腔护理尤为重要（口腔清洁度调查表见第五节）。可以自行刷牙的患者，护士指导患者勤刷牙；无法自行刷牙的患者，应选择合适的漱口液进行正确有效的口腔护理。

二、风险管理

（一）知情同意

专业人员在进行评估和治疗前应充分向患者说明检查或治疗的目的、可能存在的风险，取得患者的同意和配合。专业人员要熟知各项评估和治疗的禁忌证、存在的风险，对于风险较高或有潜在损伤的检查或治疗前必须签署知情同意书。

（二）患者环节的风险控制

加强患者及家属预防鼻饲后误吸的健康教育。多以面对面的个体方式进行，教育内容根据不同个体发生误吸的主要危险因素予以相应指导。如食物不宜偏烫，进食后不宜立即平卧休息，而应保持坐位或半卧位30分钟以上，以避免胃内容物反流；对于咳嗽、多痰、喘息的患者，进食前要鼓励充分咳嗽、咳痰，最好吸氧15~30分钟后再进食，以减轻喘息，避免进食时咳嗽而发生误吸；老年人进食后不宜立即行诸如口腔护理、口腔检查等刺激咽喉部的操作，以免引起恶心而误吸；对有部分吞咽功能障碍的患者，应告知其家属选择合适的食物予以喂食，避免进食汤类流质及干硬食物，而应将食物做成糊状，且温度以偏凉为宜，进食不宜过快、过急。当患者烦躁不安、拒绝进食时，应该等患者安静下来后再慢慢予以进食，进食量不宜过多。护士还须加强对其家属和护工的教育，强调患者的鼻饲液输注一律由护士完成，不规范操作易发生误吸的危险，并指导陪护人员（家属）对患者发生呛咳、误吸时的应急处理。

（三）预防和处理紧急情况

特别是常见误吸、窒息时的处理，要有发生误吸或窒息的应急预案，建立与其它科室协作的快速通道，并进行人员培训。发生误吸时的应急程序和流程如下：

1. 当发现患者发生误吸后，立即使患者采取侧卧位，头低脚高，并同时通知医生。

2. 扣拍背部，必要时负压吸引快速将吸入物排除或根据吸入物不同，采取正确的急救处理措施。

3. 若误吸物排出，及时清理口腔内痰液、呕吐物，若误吸物未排除、危险未解除，要配合医生做好抢救工作，观察生命体征。

4. 通知家属，向家属交待病情及注意事项或给予心理支持。

5. 做好护理记录。

6. 分析误吸原因，制定预防措施。

第五节　吞咽障碍的护理风险评估

一、洼田饮水试验

由日本学者洼田俊夫在1982年设计提出的方法。文献报道，饮水试验预测误吸的敏感度＞70%，特异度在22%~66%，因此可作为筛选试验来使用，并且敏感度也符合筛选试验的要求。一个典型的饮水吞咽筛查方法应该做到：首先观察患者的意识水平，观察姿势控制程度。如果患者可主动配合并能在支持下保持直立或坐位，需要确定患者无严重的呼吸困难困难，痰量少且可以咳嗽排出，吞咽反射存在的情况下才可进行（洼田饮水试验步聚见图16-1）。

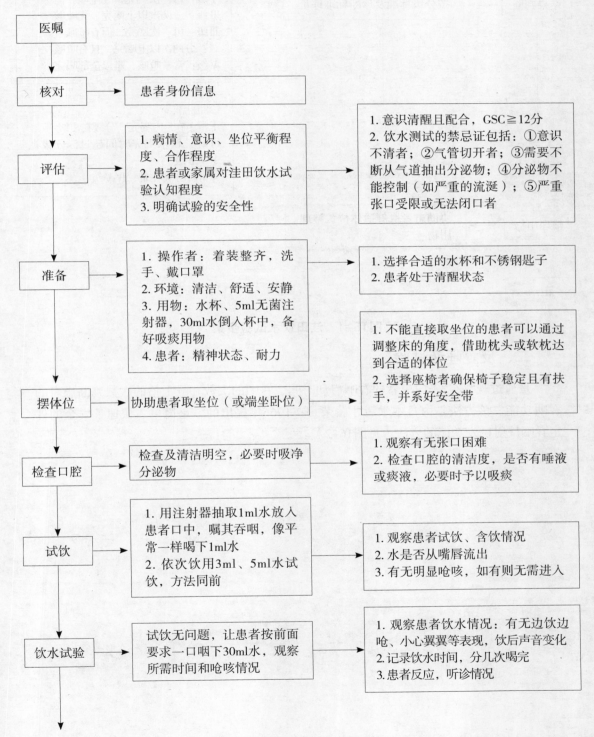

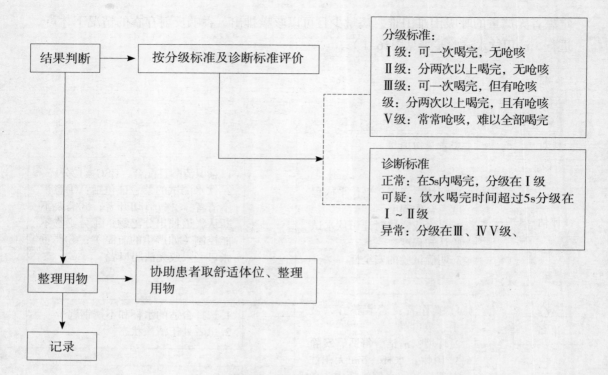

图16-1　洼田饮水试验步聚

二、反复唾液试验

是通过观察在30s内患者的吞咽启动时间、吞咽的次数和喉上抬的次数判断患者的吞咽功能。该方法是由日本学者才藤荣一在1966年提出的，是简单、快速、安全的评定吞咽反射诱发功能的方法（见图16-2）。

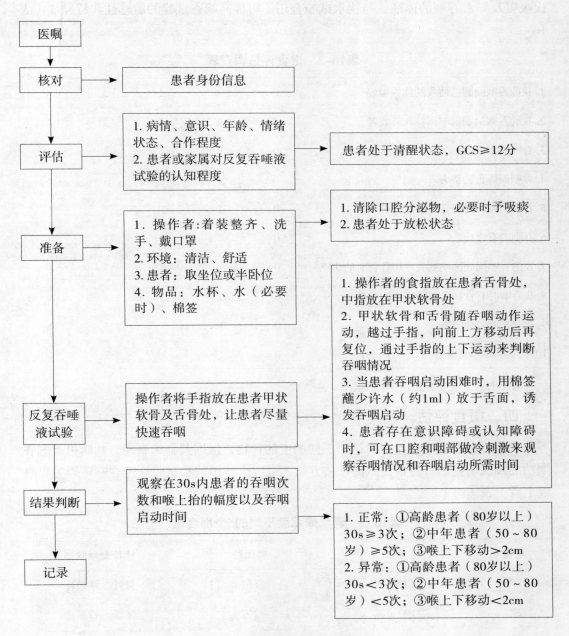

图16-2　反复唾液试验步骤

三、进食评估调查工具-10

进食评估调查工具-10（eating assessment tool-10，EAT-10）由Belafsky等人2008年编制的吞咽障碍筛查工具，包括10个条目。每项4分，总分40分，当每项得分超过3分时，提示在吞咽情况及安全方面存在缺陷。该量表有助于识别误吸的征兆和隐性误吸以及异常吞咽的体征，与饮水试验合用，可提高筛查试验的敏感性和特异性（表16-2）。

表16-2　进食评估调查表

1. 我的吞咽问题已使我的体重减轻	0	1	2	3	4
2. 我的吞咽问题影响到我在外就餐	0	1	2	3	4
3. 吞咽液体费力	0	1	2	3	4
4. 吞咽固体食物费力	0	1	2	3	4
5. 吞咽药片（丸）费力	0	1	2	3	4
6. 吞咽时有疼痛	0	1	2	3	4
7. 我的吞咽问题影响到我享用食物时的快感	0	1	2	3	4
8. 我吞咽时有食物卡在喉咙里的感觉	0	1	2	3	4
9. 我吃东西时会咳嗽	0	1	2	3	4
10. 我吞咽时感到紧张	0	1	2	3	4

0没有；1轻度；2中度；3重度；4严重。

四、摄食评估

摄食评估是指通过给患者试喂不同黏度的食物，根据其临床表现，判断患者的吞咽功能及能明确患者进食性状的评估方法。适应于洼田饮水试验评定吞咽障碍为Ⅳ级以上者（表16-3）。

表16-3　调配成浓度不同的5个稠度档

浓度	水	凝固粉	模拟食物状态
1档	100ml	1勺	橙汁、苹果汁
2档	100ml	2勺	米汤、番茄汁
3档	100ml	3勺	杏仁露、核桃露
4档	100ml	4勺	芝麻糊、奶昔
5档	100ml	5勺	奶酪

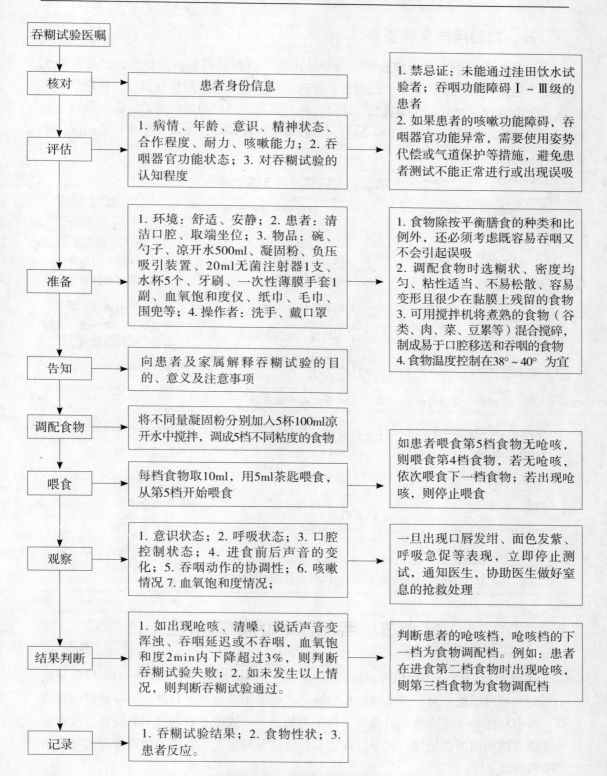

图16-3 摄食评估步骤

五、口腔清洁度调查表

评估患者嘴唇有无干燥脱皮、裂口及出血；口腔黏膜湿润完整性，口腔内有无异物（包括食物残渣、痰痂、血痂），异味；有无舌苔及牙龈红肿出血，并评估其程度。分值为12～36分。连续观察与计分，分值越高，口腔清洁度越差，需加强口腔护理。12分为口腔情况正常，13～24分为口腔情况轻度缺陷，25～36分为口腔情况中度缺陷（表16-4）。

表16-4　口腔清洁度调查表

评估范畴	数值和描述性评级		
	1	2	3
唇	滑润、质软、无裂口	干燥、有少量痂皮、有裂口、有出血倾向	干燥、有大量痂皮、有裂口、有分泌物、易出血
黏膜	湿润、完整	干燥、完整	干燥、黏膜破损或有溃疡面
牙龈	无出血及萎缩	轻微萎缩、出血	有萎缩、容易出血、肿胀
牙/义齿	无龋齿、义齿合适	无龋齿、义齿不合适	有许多空洞、有裂缝、义齿不合适、齿间流脓液
牙垢/牙石	无牙垢或有少许牙石	有少量至中量牙垢或中量牙石	大量牙垢或牙石
舌	湿润、少量舌苔	干燥、有中量舌苔	干燥、有大量舌苔或覆盖黄色舌苔
硬腭	湿润、无或有少量碎屑	干燥、有少量或中量碎屑	干燥、有大量碎屑
唾液	中量、透明	少量或过多量	半透明或黏稠
气味	无味或有味	有难闻气味	有刺鼻气味
损伤	无	唇有损伤	口腔内有损伤
自理能力	完全自理	部分依赖	完全依赖
健康知识	大部分知识来自于实践，刷牙有效，使用牙线清洁牙齿	有些错误观念，刷牙有效，未使用牙线清洁牙齿	有许多错误观念，很少清洁口腔，刷牙无效，未使用牙线清洁牙齿

第六节　吞咽障碍的护理措施

通过吞咽评估，评估出吞咽障碍的患者后，应根据患者吞咽障碍的不同等级给予不同的护理措施，对于吞咽障碍1～3级者，患者不能直接经口进食，应选择管饲饮食；吞咽功能4～6级者可经口进食，但不当的进食方式或食物较会引起误吸，故应做一些摄食训练或摄食指导。此外，保持口腔清洁及对患者和家属的健康教育也是预防误吸的重要手段。

一、不能经口进食者

有吞咽困难的患者，如果不能经口满足营养需求，应该考虑在发病后1周内尽早开始管饲饮食。管饲途径有鼻饲管和经皮胃造瘘术（PEG）。两种方法可以将液体食物及药物直接输送至胃内，各有优缺点。胃造瘘术需要通过外科方法、放射学方法或者内镜来完成。放置鼻饲管快速简单，技术相关的病死率比较低。但是鼻饲管的耐受性低于PEG并且需要经常更换。鼻饲管的平均有效时间在10～20d左右，根据管子的类型和材质以及厂家建议的不同而不同。因此，专家建议，在患者的康复阶段，应定期评估，对于需要长期胃肠营养的患者（＞4周）给予PEG喂养。选择哪种方法喂养，应事先对风险和益处进行权衡，再根据患者的需求，选择最合适的喂养方法。每种方法各有优缺点（见表16-5）。

表16-5　比较管饲饮食方法

	鼻饲饮食	胃造瘘饮食
插管	快速简单	侵入性
更换	经常	不经常
管子寿命	最多一个月	数月
患者接受程度	不佳	好
输送营养益处	不一定	一些
病死率降低	没有	可能
并发症	+/-	++
方法相关病死率	很低	0～2.5%

二、经口进食者

以摄食训练为主，摄食训练包括进食环境、患者体位、餐具选择、食物选择、食团在口中位置、一口量及进食速度等。

（一）进食环境

应尽可能尊重患者的饮食文化。进食的环境应安静、舒适，进食时不要大声说话，让患者尽量保持轻松、愉快的心情，以促进食欲，减少呛咳，增加进食的安全性。

（二）餐具选择

根据患者的功能情况尽量选择适宜、得心应手的餐具，有利于顺利的完成进食。

1. 匙羹　患者手抓握能力较差时，应选用柄粗、柄长、匙面小、难以粘上食物、边缘钝的匙羹，便于患者稳定握持餐具。一般采用边缘钝厚匙柄较长，容量5～10ml的匙子为宜，便于准确放置食物及控制每勺食物量。

2. 碗：如患者一只手舀碗里的食物有困难，可选择广口平底碗或边缘倾斜的盘子等。

3. 杯子用普通的杯子饮水时，因患者需头向后仰饮水，则有增大误吸的可能。此时，可选用切口杯等杯口不会接触鼻部的杯子，这样患者不用费力仰头就可以饮用，从而避免误吸。

（三）食物选择

吞咽障碍患者宜选用密度均匀、黏度适当、质地爽滑、易于变形通过咽部和食管的食物。并常将固体食物改成糊状或凝胶状，在稀液体内加入增稠剂以增加黏度。还应兼顾食物的色、香、味等；食物温度控制在38～40℃适宜，不可过冷过热。

（四）进食体位

患者进食时，对于身体控制良好的患者可采用坐位进食，对于不能坐位的患者可采用取躯干30°的仰卧位，头部前屈，偏瘫侧肩部以枕垫起，喂食者位于患者健侧。此时进行训练，食物不易从口中漏出、有利于食团向舌根运送，还可减少向鼻腔逆流及误吸的危险。

（五）食团放置口中的位置

进食时应把食物放在口腔最能感觉食物的位置，最适宜促进食物在口腔中保持及输送。最好把食物放在健侧舌后部或健侧颊部，这样有利于食物的吞咽。

（六）一口量及进食速度

一般正常人每口量：①稀液体5～20ml；②果酱或布丁5～7ml；③浓稠泥状食物3～5ml；④肉团平均为2ml。吞咽障碍患者，如果一口量过多，食物将从口中溢出或引起残留导致误吸；过少，则会因刺激强度不够，难以诱发吞咽反射，应先以少量试之（稀液体1～4ml），然后再酌情增加。进食速度应以前一口食物吞咽完成后再进食下一口，避免2次食物重叠入口的现象。

三、口腔护理

有吞咽困难的卒中患者在维持口腔卫生方面存在特殊的困难。口腔卫生是患者护理当中重要的一环。口腔护理应该用于每一个有吞咽困难的患者，包括那些有义齿的患者。口腔护理的方法包括含漱法、口腔冲洗法、机械性擦洗法、刷牙法、负压冲洗式刷牙法及咀嚼法等。

（一）含漱法

适用于饮水试验3级以下的吞咽障碍者，不适用于有认知障碍或严重吞咽障碍的患者。指导患者用舌上下、左右、前后反复搅拌，每次含漱时，口腔护理液保留在口腔内3～5分钟，做到晨起、饭后和睡前各含漱一次。漱口时应指导患者尽量低头，避免仰头时引起呛咳、误吸。

（二）口腔冲洗法

适用于口腔内有病变、伤口或有钢丝、夹板等固定物的口腔、下颌术后患者。方法：护士左手用注射器缓慢注射漱口液，右手持负压吸引管进行抽吸，一边注射一边抽吸，直至口腔全部冲洗干净。

（三）机械性擦洗法

适用于昏迷或有气管切开的患者。以棉球擦洗口腔。

（四）刷牙法

适用于洼田饮水试验2级以下的吞咽障碍者。是指用手动牙刷或电动牙刷清洁口腔。

（五）负压冲洗式刷牙法

适用于洼田饮水试验3级以上的吞咽障碍者或重症患者（昏迷、气管插管、气管切开）。方法：一名护士操作，用冲洗式口护吸痰管的进水腔在冲洗口腔后及时通过吸水腔吸走，硅胶刷毛在口腔内不断刷洗。

（六）咀嚼法

适用于鼻咽癌放疗术后及口腔、咽喉术后吞咽障碍患者或老年性吞咽障碍患者。方法：湿润口唇后咀嚼木糖醇口香糖，早、中、晚各一次，每次15分钟。该方法不适用于意识不清、认知障碍者。

四、误吸与窒息的处理

误吸不同的物质需要采用不同的方法。现介绍如下：

（一）液体颗粒误吸

临床处理的重点是用吸管吸出异物。胸部X线片不能明确显示浸润病灶，除需要干预可能再发生的返流外，不需要进一步治疗。

（二）固体颗粒误吸

呼吸道阻塞的严重程度取决于误吸物的大小和下呼吸道的口径。

1. 大块物体阻塞在喉或咽　建议采用海姆利克急救法。方法：①对于意识尚清醒患者，可使患者立位或坐位，抢救者站在患者背后，双臂环抱患者，一手握拳，使拇指掌指关节突出点顶住患者腹部正中脐上部位，另一只手的手掌压在拳头上，连续、快速向内、向上推压冲击6～10次，直至异物被排出。②对于昏倒在地的患者采用仰卧位，抢救者骑跨在患者髋部，按上法推压冲击脐上部位

2. 误吸小体积颗粒不会引起严重的气道梗阻，主要治疗方法是吸出异物，通常采用纤维镜检查或支气管内镜来操作。

五、治疗与康复

（1）咽部冷刺激与空吞咽：咽部冷刺激是使用冰冻的棉棒沾少许水，轻轻刺激软腭、舌根及咽后壁，然后嘱患者做空吞咽动作。

（2）呼吸训练：①腹式呼吸 患者卧位去洗，让患者用鼻吸气，以口呼气 ②缩口呼吸 以鼻吸气后，缩拢唇呼气（或缩拢唇发"u"音，"f"音），呼气控制越长越好。③声门闭锁训练 患者坐在椅子上，双手支撑椅面做推压运动和屏气。

（3）唇、舌、颌等吞咽器官的肌肉力量训练：①下颌、面部及腮部训练，嘱患者做张口训练、做咀嚼运动、鼓腮运动、发"呀"音。②唇部训练，发"衣""呜""爸""妈"音；闭唇或双唇含压舌板；吹气训练等等。③伸舌运动，舌尽量往前、往左、往右运动或舌尖舔唇一周；卷舌运动，即舌贴近硬腭并往后卷；发"da""la""ga"音。

（4）咳嗽训练：努力咳嗽，建立排除气管异物的防御反射。

第七节　案例分析

一、案例经过

患者邹某，男性，86岁，因行走不稳2小时入院，入院诊断为脑梗塞，洼田饮水试验为Ⅲ级，吞咽功能评定为Ⅳ级。患者于第二日晚餐时由陪护喂食稀饭时突发面色苍白，呼吸困难，查体：P：116次/分，R：28次/分，SpO2：58%，口唇发绀，左肺呼吸音已听不到。考虑为因进食引起的误吸。予以海姆立克救法急救，并指导患者有效咳嗽，咳出部分痰液后呼吸困难症状解除，经询问，喂食时体位为床头约抬高30°左右的半卧位，予以安抚患者，通知家属，再次评估患者吞咽功能并进行摄食评估，并指导家属及陪护、患者进食时的体位，进食食物的性状，喂食注意事项等，并签署喂食告知书，同时予以吞咽康复训练。患者十日后进行洼田饮水试验评定为Ⅱ级，吞咽功能评定为Ⅵ级，患者后未再发生过误吸，并顺利出院。

二、分析与防范提示

（一）原因分析

该患者发生误吸的原因主要为

1. 洼田饮水试验和吞咽功能的评定可能不准确。

2. 进食途径选择不当，通过筛查应置胃管但家属可能拒绝而经口进食。

3. 进食前未做摄食评估，食物选择不当。

4. 进食体位不当。

5.进食速度过快或一口量过大。

（二）防范提示

患者饮水试验为Ⅲ级，吞咽功能评定为Ⅳ级，且患者为高龄患者，咀嚼功能退化，可经口进食，但需经过摄食评估判断患者应该进食的食物性状，最好选择密度均匀、不易松散、稠厚的食物，避免半生不熟的蔬菜和大块的食团，以免窒息。一口进食量不宜过大，进食速度不宜过快，每进食一口要让病人细嚼慢咽反复吞咽数次。环境要适宜，选择合适体位，进食时应集中注意力。

（颜笛玉)

第十七章　认知障碍护理与风险防范

认知功能受损是痴呆的基本症状，随着病程的发展，患病的老人认知功能将逐渐全面衰退，包括记忆力、语言表达能力、注意力、定向力、执行功能与解决问题能力、感知能力等等。无论病因是什么，一旦出现神经认知障碍症状，都表示其脑功能损害到了一个相当严重的程度，会直接导致老人生活能力下降，难以逆转。

第一节　认知障碍的定义及表现形式

认知（cognition）是脑的高级功能，是认识和知晓事物过程的总称，是指个体认识和理解事物的心理过程，包括简单的对自己与环境的确定、感知、注意、学习和记忆，思维和语言等。

一、认知功能障碍与痴呆的定义

认知功能由多个认知域组成包括记忆、计算、时空间定向、结构能力、执行能力、语言理解和表达及应用等方面。临床实践中，可以通过问讯了解个体以上各方面的情况，有时还需要通过对其照料者的问讯补充和核实有关情况，通过各种神经心理学检查和测查可以量化地评估个体的总体认知功能和特异的认知域状况，还可以发现某些日常生活中难以察觉的认知功能损害。

认知功能障碍泛指各种原因导致的各种程度的认知功能损害，从轻度认知功能损害到痴呆。认知功能障碍又称为认知功能衰退、认知功能缺损或认知残疾。是指上述几项认知功能中的一项或多项受损，当上述认知域有2项或以上受累，并影响个体的日常或社会能力时，可诊断为痴呆。一般来说，按照老人的认知功能水平可以大致分为认知正常、轻度认知功能障碍和痴呆三类人群。

轻度认知功能障碍(MCI)是介于正常衰老和痴呆之间的中间人群。轻度认知功能障碍老人的认知功能既不正常，也没有严重到痴呆的程度。它是指各种原因引起的认知功能的减退，已经低于正常值，但是还没有达到痴呆的诊断标准。轻度认知损害与痴呆有一定关系，但不能等同于痴呆，很大部分的轻度认知损害者最终会发展为痴呆。引起轻度认知损害的原因很多，比如轻度的脑梗塞，老年性痴呆的前期，抑郁或焦虑症等，都可以引起轻度的认知损害。发现轻度认知损害，应该及早进行检查，明确病因，进行干预，可以延缓或者阻止损害向痴呆的方向发展。

痴呆是认知功能障碍最严重的表现形式。是指器质性疾病引起的一组严重认知功能缺陷或衰退的临床综合征，如进行性的思维记忆行为和人格障碍等，可伴随精神和运动功能症状，损害达到影响职业、社会功能或日常生活能力的程度。

二、认知功能障碍的表现形式

（一）执行功能障碍

执行功能是人独立完成有目的、自我控制的行为所必需的一组技能，包括计划、判断、决策、不适当反应的抑制、启动与控制有目的的行为、反应转移、动作行为的序列分析、问题解决等心智操作。上述过程中任一环节出现障碍都可被称为执行功能障碍。

（二）记忆障碍

记忆是过去经历过的事物在人脑中的反映，是人脑对所输入的信息进行编码、存储以及提取的过程，上述任一环节出现障碍都可被称为记忆障碍。

（三）注意障碍

注意是心理活动指向一个符合当前活动需要的特定刺激，同时忽略或抑制无关刺激的能力，注意障碍是指不能处理用于顺利进行活动所必要的各种信息。

（四）视空间关系障碍

空间知觉是物体的空间特征如形状、大小、远近、方位在人脑中的反映，主要包括形状知觉、大小知觉、深度知觉、方位知觉。整合并解释所看到信息并赋予其一定意义的信息加工能力称为视觉知觉技能，视空间分析技能包括图形背景分辨、形状恒常性、空间关系、视觉性闭合、视觉记忆、视觉形象化等。当这些技能因脑损伤而受到伤害时，会产生视空间关系障碍。

（五）语言障碍

指由于脑损伤引起的语言能力受损或丧失，主要表现为各种类型的失语症，可表现为对言语的理解、表达、复述、命名等不同程度的障碍。

（六）单侧空间忽略

指患者各种初级感觉完好无损，但却不能对大脑损伤灶对侧身体或空间呈现的刺激（视觉、躯体感觉、听觉以及运动觉刺激）作出反应。

（七）失用症

指由于不能运用后天习得的技能运动，因而在没有瘫痪的情况下不能执行有目的的运动的运用障碍。

（八）其他

除了上述表现外，还可表现为计算障碍、知觉障碍、失认症、学习障碍、思维及解决问题能力障碍等多种形式。

三、认知障碍的现状

（一）国外老年认知障碍发生情况

1. 伴随着人口老龄化，老年痴呆的患病率逐年上升，其中痴呆作为一种以认知功能障碍为主要表现的临床综合征，患病率尤为明显。从65岁开始，老年痴呆的患病率以每五年翻倍的速度持续增长，85岁以后患老年痴呆的风险接近50%，据国际老年痴呆协会估计，目前约有3600万人患有老年痴呆，预计到2050年将增至1.15亿人。老年痴呆具有慢性、持续、不可逆的特点，虽已有较多药物能延缓症状的发展，但尚无彻底的治疗方法。因此，该病的预防越来越受到各国研究人员的关注。

2. 阿尔茨海默病（AD）是导致老年期神经认知功能障碍最常见的病因，随着人口基数的增大和老龄化的步伐加快，全球AD患者正在以每3秒新增1例，每20年翻一番的速度快速递增，并已经成为日益严重的社会和经济负担。世界AD年度报告（2015）预测，仅美国2018年用于痴呆控制的费用将高达2万亿美元，相当于位列全球经济排行榜第十八位国家的全年GDP。

英美两国近年相继出台多部老年痴呆预防指南，指出控制一些危险因素、建立健康的生活方式可以有效预防该病的发生，建议早期诊断及干预，强调初级卫生保健从业人员健康教育与健康促进工作的重要作用。根据相关指南的解读，可为我国开展预防老年痴呆的专业性健康教育提供循证依据。

3. 指南简介

痴呆是一种以认知功能缺损为核心症状的获得性智能损害综合征。英美两国老年痴呆预防指南有：美国国家老龄问题研究所（National Institute on Aging）编写的《预防阿尔茨海默病——你知道哪些？》（Preventing Alzheimer's Disease—What Do We Know？），北威尔士公共卫生组织（North Wales Public Health Team）编写的《老年痴呆：预防以及早期干预》（Dementia: Prevention and Early Intervention），英国国民保健服务（National Health Service）的《老年痴呆的初级卫生保健：预防、早期诊断与早期管理》（Dementia in Primary Care: Guidelines for Prevention, Early Identification & Management）和《老年痴呆能被预防吗？》（Can Dementia be Ptevented？），英国老龄化和心理卫生中心（Centre for Ageing and Mental Health）编写的《老年痴呆早期干预》（Early Interventions in Dementia），这几部指南均指出，目前仍然没有明确的医疗措施可预防老年痴呆。激素疗法、疫苗、药物等仍在研发当中，强调健康生活方式预防老年痴呆的重要作用，建议健康教育者对中年人（40～64岁）进行生活方式预防老年痴呆的健康教育与健康促进，这可使各类型的痴呆患病率降低大约20%。

（二）国内老年认知障碍发生情况

认知功能障碍的进一步衰退继而发展成痴呆，在中国已有900多万老年痴呆患者，65岁以上老年人群中患有重度老年痴呆比率约4.8%，80岁以上人群中患病率达23.3%以上。目前老年痴呆人数正以每20年翻一番的速度递增，且呈现年轻化、低龄化态势，即未进入老年期就具备了老年痴呆的症状和特征。老年痴呆为一种慢性进行性疾患，早期症状不明显，但随着病程的进展，可逐渐出现记忆障碍、思维能力和判断力下降、情感障碍、人格改变以及行为的严重异样。晚期患者大多生活不能自理，甚至长期卧床，大小便失禁、老年痴呆症已严重威胁到老年人的健康和生活质量并被视为人类的第四号杀手。

第二节　认知障碍的高危因素与高危人群

随着我国人口老龄化加剧，认知功能障碍性疾病高发，其中中晚期疗效不佳，已成为一个严重影响老年人生活问题，给患者家庭和社会带来沉重负担。高龄、遗传、代谢性疾病、不良生活方式等是认知功能障碍的危险因素，而高学历、身体锻炼、良好的情绪等是其保护因素。对于这些可干预的因素，应及时进行介入，阻止或延缓老年人认知功能障碍发生，延缓脑老化进展，以提高老年人的生活质量。

一、生物性因素

（一）年龄

认知功能障碍的发病率随年龄的增长而上升。其机制可能是随年龄增长，组织细胞核内脂褐素的堆积破坏磷脂膜的结构，线粒体DNA突变不断积累，跨膜电位的破坏引起促凋亡因子释放到胞质等，这些都会导致脑细胞功能的异常。除此之外，增龄容易造成神经细胞萎缩，神经系统功能下降，影响神经元属性和神经网络的活动，从而导致老年人记忆等认知功能的下降。

（二）性别

研究显示女性更易出现认知功能障碍的问题，更有调查显示女性老年痴呆的发病率明显高于男性。这可能与女性心理活动丰富，情绪波动大，较易感受负性情绪（愤怒、悲伤、抑郁等）有关。同时，妇女在更年期以后，体内雌激素水平大幅度下降，缺乏雌激素后，海马区葡萄糖代谢明显降低，海马区神经元丢失，容易造成认知功能问题。

（三）遗传基因

载脂蛋白E4（ApoE4）是AD的主要遗传风险因子。TervoS等研究指出，ApoE4是轻度认知功能障碍（MCL）独立的危险因素（OR＝2.04，95%CI＝I.15-3.64）。Bertraint 等的研究显示ApoE4基因是现知最强的迟发型AD的遗传危险因素，是未携带者发病危险的3～4倍。ApoE4可能是通过淀粉样蛋白加工机械来促成神经退行性病变。

二、社会因素

（一）文化程度

研究表明，受教育程度对疾病的发生发展有重要影响，低教育程度多表现出更高的痴呆风险，高教育程度是疾病的保护因素。这可能是教育过程中长期不断的认知活动，可兴奋大脑神经元，提高机体认知能力，或者大量的知识储备弥补了机体认知功能的不足，而受教育程度低者知识储备少，缺少认知刺激，除此之外，高教育程度这种保护性与高学历更可能获得后期更高的社会地位和经济水平有关。

（二）婚姻状况

Verghese等研究认为，独居、丧偶或未婚者认知功能明显降低。经研究调查显示独居、与子女关系淡漠、抑郁症等对认知功能下降有促进作用。而稳定的婚姻关系是认知功能的保护性因素。这些研究结果提示老年人情感不足可加速衰老，可能的机制是老年人独处，缺乏思维活动和情感交流，容易产生孤独、抑郁、焦虑等负性情绪、使脑细胞功能长期处于非活跃的不良状态，从而降低认知功能。

三、行为和生活方式因素

（一）吸烟、饮酒

多数学者认为吸烟和过量饮酒能导致认知功能的下降。研究显示吸烟是痴呆和认知功能下降的一个危险因素。与从未吸烟者相比，长期吸烟者认知功能下降的发生率高达40%～80%，尤其对中年吸烟者。香烟中的尼古丁和一氧化碳可损伤血管内皮细胞。并引起血清高密度脂蛋白降低、总胆固醇升高、血栓素A_2增加，造成血流减缓、微循环障碍、血黏滞度增高、脑细胞缺氧等多方面损害。同时香烟中包含多种有毒致癌物质，是已知的心血管和呼吸系统疾病的危险因素。这些都间接增加了认知功能障碍的风险。

但也有研究证实适量饮酒可能对认知有保护作用。不饮酒和经常大量饮酒者发生认知功能障碍的危险性是适量饮酒者的2倍。其机制可能是适量饮酒能过促进机体血液循环，增加心血管功能、而过量饮酒导致酒精损伤脑细胞、甚至造成不可逆的病变，发生认知功能障碍。酗酒吸烟者比适量饮酒的吸烟者有更快更明显的认知功能下降。

（二）身体锻炼

大量报道证实身体锻炼有助于健康老人保持认知功能正常。相关研究显示身体锻炼也能够降低MCL和AD的发病率，针对性的运动训练能够有效地帮助促进稳定状态的

MCI患者的认知功能。研究认为身体锻炼对携带者阿尔茨海默病易感基因者的保护作用大于未携带者。认为有效的体育锻炼是降低衰老引起的认知损害相关疾病的一个非药物途径，并证实身体锻炼可改善老年人大脑功能区大小从而保护大脑的认知功能。提倡和鼓励老年人多参加适量身休锻炼，有助于改善老年人的脑神经和血管系统，有助于缓解身心压力，延缓认知功能衰退、从而降低疾病风险。

（三）心理健康水平

有研究认为愤怒、抑郁等负性情结能够加速大脑老化。研究显示，高特质怒个体AD发病风险明显高于正常对照组，提示高特质怒个体是阿尔茨海默病发病的危险因素。

（四）疾病因素

多数研究显示高血压和糖尿病都是认知功能障碍的危险因素。调查中显示，高血压、糖尿病与认知功能下降有明确的联系。60岁前开始针对高血压或糖尿病患者进行干预，可能减轻在今后的生活中认知障碍的发生。另外，脑血流灌注和糖代谢等研究发现认知功能障碍患者在顶叶、额叶、丘脑等处有血流下降的情况。这可是由于高血压、糖尿病等代谢性疾病更容易造成脑血管动脉粥样硬化，直接或间接影响脑灌注水平，损害脑代谢，导致大脑神经元变性、脑细胞死亡，从而加速脑老化，促进该病的发生。

四、高危人群

（一）全面衰退的老年人

痴呆是大脑功能全面衰退引起的疾病，好发于老年人，是因其生理和病理的客观条件所决定的。随着年龄的增大到了老年，全身各内脏器包括大脑在内，都处于逐步衰退的过程中，免疫系统的保护作用下降，自身的修复和再生能力低下。在这种生理前提下，外界的致病因素或自身的各种遗传缺陷都会乘机作乱，造成老年人身体器官的各种疾病，影响了脑的血液循环和脑细胞的代谢，导致大脑功能的全面衰退，再加上人均寿命的延长，老年人口的增多，使痴呆在老年人中的发病率明显上升。

（二）患有某些疾病的人

有数据显示，患有生活习惯病的人容易患痴呆症。所谓生活习惯病，就是因每天不良的生活习惯累积而导致的疾病，如高血压、糖尿病、血脂异常、中风、心脏病等。中风是最容易引发血管性痴呆症的危险因素，而高血压、糖尿病也被认为是引发阿尔茨海默型痴呆症的危险因素。芬兰有调查显示，患有高血压或高胆固醇血症的人群，阿尔茨海默型痴呆症发病率较普通人高出2倍。另外，日本国内也有研究显示，使用胰岛素的糖尿病患者，其患有痴呆症的概率是普通人的4倍。另外，一调查显示肥胖也是痴呆症的一个高发诱因。通过对白人老年人的调查研究，发现卡路里摄取量最多的组跟卡路里摄取量最少的组相比，其阿尔茨海默型痴呆症的发病概率约要高出15

倍。特别是那些携带阿尔茨海默型痴呆症遗传因子的人，当卡路里和脂肪摄取量最高时，其发病概率竟高出2.3倍。

（三）生活习惯不好的人群

生活习惯的好坏与是大脑认知功能受损有着极大的关联性。调查显示，那些整天不工作、看看电视就睡觉的人，是最容易患痴呆症的。这种生活每天都没什么变化，慢慢地就过得不知天日。因此，这种"每天都是星期天"的人们要警惕痴呆症的发生。

（四）女性人群

女性比男性更容易痴呆。通过痴呆症患者的性别统计，发现患有阿尔茨海默型痴呆症的女性患者数量较男性患者要多出1.5～2倍。既然不能改变性别，那么女性能做的就是积极预防。另外，从患者性格调查中有明显的证据说明什么性格的人容易患痴呆症。由于是一种每100名老人就有15名罹患的老年病，因此其发病可能并非单纯地由人的性格决定。

（五）喜食油腻食物的人群

荷兰进行了一项以5386名老年人为对象的大规模流行病学调查，其结果显示，饮食中大量摄取类脂质、饱和脂肪酸及胆固醇的人群，痴呆症发病概率较其他人高。由于人造黄油、黄油、棕榈油、猪油、牛油中含有大量的饱和脂肪酸，因此毫无疑问，油腻的饮食习惯同生活习惯病、肥胖及代谢症候群有着密切的关系。

（六）饮酒过量的人

适量饮酒能帮助改善大脑血液循环，但如果饮酒过量的话，就会出现反效—恶化脑部血液循环。长时间的饮酒过量最先受到影响的就是肝脏。接下来就很可能造成脑部的损伤，从而导致认知功能的下降。

（七）吸烟的人

国外的研究报告表明，吸烟人群患痴呆症的概率是不吸烟人群的5倍，因此戒烟是明智的做法。

第三节　认知障碍的不良后果

认知功能障碍一旦病情进行性进展，将发展成为老年痴呆，临床表现为记忆、认知、日常生活能力进行性降低，多伴有多种行为和精神症状，易导致患者出现高危行为，容易发生跌倒、骨折、误吸、窒息、烫伤这些意外事件。一旦发生，将难以治愈，并产生严重的不良后果。

一、意外伤害

（一）跌倒

存在认知障碍的老年人中，每年约有60%~80%发生过至少1次跌倒，大约是认知正常老年人的2倍。大脑的认知功能与跌倒密切相关，尽管认知障碍的老年人更易发生跌倒的机制至今尚不明确，但可以肯定的是，存在认知障碍的人步行及姿势控制能力不佳会影响其注意力资源的分配，从而导致跌倒风险曾加，也无法对危险作出准确应对。跌到的发生对于老年人来讲是灾难性事件，跌倒易造成骨折、软组织甚至脏器的损伤，导致严重心理或社会障碍，降低了老年人的生活质量，并成为诱发老年人死亡的重要因素之一。

（二）骨折

认知障碍患者由于进食自理能力的下降，饮食困难，钙及雏生素D摄入量不足，且消化吸收功能障碍，导致钙吸收减少；同时由于长期卧床或原发疾病导致的运动困难，运动减少或用外活动减少；且老年激素水平的改变，骨质疏松明显；在骨质疏松的基础上，加上关节的僵硬或原发疾病导致步态的不稳，常常一不小心就容易跌倒导致骨折的发生，有时轻微撞击也会导致骨折的发生。因此平常要适当增加营养，如奶类、蛋类、豆类、骨头汤、瘦肉等含钙和蛋白质丰富的食物，以预防骨折的发生。

（三）窒息

老年期痴呆患者由于假性延髓性麻痹而致吞咽功能障碍，以及咳嗽反射的减弱，或进食体位不当，当进食团状食物、发黏食物时，易导致食物堵塞气道而致窒息的发生。

（四）烫伤

在冬天，经常会有老年患者烫伤事件的发生。老年期痴呆患者由于感觉迟钝或肢体的瘫痪，皮肤对冷、热敏感性下降，家属为了给患者保温取暖而使用热水袋、烤灯等，患者由于皮肤不敏感，没有采取躲避的行为，皮肤长时间处于高温下，容易发生烫伤事件。

二、继发损害

认知功能障碍的患者并发症有很多，主要有发生在肺部泌尿系的感染、血栓栓塞性疾病、胃肠道功能的紊乱、压力性损伤和某些意外事件的发生（如烫伤、跌倒、骨折等）。其中肺部感染最为常见，也最为严重，是老年期痴呆患者第一位的死亡原因。

长期卧床并发症：肺部感染、泌尿系感染、胃肠道功能紊乱、血栓栓塞性疾病、压疮、尿失禁、便秘和大便干燥、肌萎缩和关节挛缩。

三、经济负担

认知功能障碍是世界老年人群中普遍发生的老年病，由于人类平均寿命的延长，到2050年时，如果没有找到有效的治疗方式，全球痴呆症病例将达到1.5亿，为目前的3倍。老年痴呆症已经造成了巨大的经济负担，患者家属在治疗和护理上的花销已经高达4500亿欧元。

第四节　认知障碍的护理风险防范措施

老年人因生理功能随年龄增长而衰退，认知功能发生障碍，照护难度随之增加，居家和住院期间如何积极采取预防措施来避免风险的发生是十分重要的，应进行有效预防，防止病情进一步恶化。

一、居家期间风险防患措施

认知功能障碍是一种进行性发展的致死性神经退行性疾病，临床表现为认知和记忆功能不断恶化，日常生活能力进行性减退，并有各种神经精神症状和行为障碍。为确保患者居家安全，降低不安全因素的发生率，应积极做好防范措施。居家安全隐患包括跌倒、坠床、伤人或自伤、误食或食物梗阻、走失、烫伤。

（一）防跌倒

为患者提供合适的衣、裤、鞋，鞋底最好为防滑的软底；外出时不穿拖鞋，并有人陪同，穿脱袜子、鞋、裤应坐着进行，以免重心不稳而摔倒。在行动前应先站稳，起身时不能过快，站稳后再迈腿。小步态的患者应有人搀扶或拄拐杖。在患者走动的范围内，应有足够的采光；地面或地毯保持平整，无障碍物；地板、瓷砖等地面应干燥。澡盆底垫胶垫，以防滑倒。家具要尽量简单，布局合理，家具的角要圆，避免直角，也不要突出一块，以免走路碰撞。日常用品应不宜打碎并固定位置放置，减少室内物品位置的变动，患者的日常生活用品，要放在其能看得见找得到的地方。对反应迟钝、直立性低血压、服用氯丙嗪类药物以及用降压药的患者，夜间尽量不去厕所，如夜尿较频，应在睡前准备好夜间所需物品和便器必须下床或上厕所时，一定要有人陪伴。设施设备：对在家里也找不到自己床或卫生间的重度痴呆患者，应当尽量避免改变其生活环境的布置。居室内的设施要便于老人活动，利于通风和采光，厕所选用坐式马桶，并设有扶手架，地面要平坦干燥，地砖要防滑，防止患者跌倒。床的高、宽度应合适，方便上下床，对于活动不便的患者，应尽量使用硬床垫，避免患者在翻身时失去重心发生坠床。床上解小便后应及时倒便壶，保持地面干燥，防止独自下床。

（二）防坠床

痴呆患者晚期伴有精神症状，因有幻觉、幻听、幻视等，可能会出现烦躁不安和夜游等现象，因此患者的床铺要低，床边要设床栏对于活动不便的患者，床铺不宜太软，软床不宜翻身和移动体位，应避免患者移动身体时失去重心而造成的坠床，如果没有专用设备，可在床两侧放置有靠背的木椅，使患者便于手扶靠背移动体位，同时又起到床档的作用。

（三）防伤人或自伤

应选用不易打碎的物品并定点放置，移开所有存在安全隐患的物品，严禁放置危险物品，如热水瓶、刀、剪等，要避免选用玻璃或镜面玻璃家具，从而避免碰撞或划伤患者。发现患者有可疑行为应及时排除并阻止，以确保并患者的安全。关注患者心理状态，应多与患者沟通，及时了解患者的情绪状况，关心、关爱患者，使患者保持心情舒畅。当患者出现幻觉、妄想等精神症状时不要与其争辩，可采用转移其注意力的方法缓解。对于患者的暴力、攻击等伤人行为，要采用疏导、解释、转移注意力等方法，不要责怪、指责患者，以免增强患者的逆反心理，暴力行为更为严重。

（四）防误吸及食物梗阻

评价患者的吞咽功能及饮水时是否有呛咳。痴呆患者思维混乱，因此，进食时环境要安静，使患者注意力集中，吃饭时不要讲话或者做其他事情。食物要软烂而易消化，防止阻塞气道，进食时尽量取坐或半卧位。吃药时家属要检查患者的口中、手上无药，确定患者已将药服下，以免造成藏药、错服、漏服。对吞咽困难患者必要时应给予鼻饲，缓慢进食，进食后不宜立即翻身，应保持坐位或半卧位 30 min 以上，以防反流及呛咳。

（五）防走失

避免患者单独外出，身边必须有家属陪伴，防止患者独自外出时走失。患者衣袋中放置联系卡片，上面写有患者姓名、联系电话等，或佩戴写有相同内容的识别腕带，以便走失后可以得到帮助。

（六）防烫伤

避免患者使用暖水袋，进食、水前先将食物放置适宜温度后，再让患者进食，洗澡时水温适宜后再让患者进入，并有家属陪同，防止患者私自调整水温。

二、住院期间风险防范措施

（一）环境管理

1. 室内物品尽量简单，使活动空间尽量大些，应保持过道通畅，并排除可能导致伤害的危险物品（如打火机、剪刀、热水瓶、尖锐器皿等）。

2. 病室地板保持干燥、平坦，浴室内置防滑垫。

3. 在走廊、浴室、便池附近装上扶手。

4. 调低病床的高度，增加床档。

5. 加强巡视及时给予患者帮助。

6. 工作人员进出病区时，随手锁门。

（二）患者管理

1. **防跌伤骨折** 老年性痴呆多伴有锥体外系统病变，表现为舞蹈症、扭转痉挛、震颤麻痹以及各种各样的共济失调，患者站立、行走都会发生困难，极易发生跌伤骨折。要求家属配合保障安全，留人24h陪护，确实无法留陪伴的患者，护士重点看护，严格交接班。

2. **防烧伤、烫伤** 应对患者的感知能力和日常生活能力进行评估，对自我保护能力较差与感知觉不灵敏的患者进行重点看护。此外，加强火种管理，对吸烟的患者应劝其戒烟，切忌在床上吸烟，要定点、定时、集中管理，严防烫伤，避免乱丢未熄灭的烟蒂而发生意外。火源（火柴、打火机）及香烟由工作人员统一保管。在为患者沐浴时由工作人员或家属亲自参加，并随时检查水的温度，防止患者烫伤或受凉、使用热水袋保暖时，注意热水袋不能直接与皮肤接触，水温也不能超过48℃。全面排除与清除各种可能引发患者烧伤或烫伤的安全隐患。

3. **防患者走失** 限制患者单独外出活动，对无家属陪护的患者均穿病员服，患者衣兜内放置卡片，写清患者姓名、疾病、医院名称及病房（家庭住址）、联系电话等，一但迷路，容易被人发现送回。

4. **防自我伤害** 有些痴呆老人心理脆弱，丧失自理能力，不愿给家人增加负担，寻求一死了之；还有些患者在抑郁、幻觉或妄想的支配下，发生自我伤害。不论哪一种，都需要家人或陪护耐心、全面照顾，护士在做好健康宣教的同时要加强巡视，严密观察，随时发现可疑行为及时排除，保障患者的安全。

5. **防误食误吸** 全面评估老年痴呆患者的吞咽功能，对存在误食误吸高危险因素的患者实行重点看护。吞咽反射迟钝的患者必须吃流质或半流质，进食时要有专人照看，以免呛入气管而发生窒息。对于未进行重点看护的患者，要设立标识警示，时刻提醒患者及医护人员，加强对患者误食误吸的重视。护理人员要耐心喂食患者，主要给予患者黏糊状食物，要对每次进食量进行合理把握，等到患者口中食物完全咽下之后才能进行下一口喂食操作。如果患者存在多痰咳嗽现象，要先给予其吸氧或者让其充分咳嗽。在患者进食或者服药之后，要检查其口腔，确认是否残留食物或者药片，谨防误吸现象出现。

6. **防压疮** 对长期卧床患者，要定时给予翻身、按摩，并给予气垫床，帮助其进行肢体功能训练，保证足够的营养摄入，增加机体抵抗力，防止压疮及其它并发症的发生。

（三）加强护士的素质教育

护理人员要树立以患者为中心、预防为主的安全护理理念，要善于发现安全隐患，主动为患者提供及时、安全的护理服务和亲情提示，预防意外事件的发生。

（四）加强护工的培训

对新入科的护工要加强素质教育，规范其行为，使他们一切以患者为中心，工作有责任心、同时培养他们的安全意识培训相关的护理知识、营养与饮食、患者的基本生命体征观察、常见症状及老年病护理知识。定期组织学习并强调保证患者安全的重要性。

各种因素会使老年痴呆患者出现高危行为，医护人员要树立安全观念与责任意识，通过加强对患者及其护理人员的健康教育，积极改善患者医疗及生活居住环境，并采取各种有效防范措施，以减少老年痴呆患者治疗过程中高危行为的发生。

第五节　认知障碍的护理措施

认知功能障碍严重的患者病程长，进展缓慢，约7个月至11年，平均4.7年。目前尚无有效的治疗方法。随着病程的进展、晚期患者可丧失生活能力及社会活动能力，因此为患者提供良好的专业护理和生活照护，以延缓病程进展、提高生活能力、改善生活质量显得尤为重要。

一、基础护理

1. 生活护理　对于轻度认知功能障碍者应安排规律的生活起居，耐心督促患者自行起床、穿衣、就餐、洗头、更换衣物、户外活动、读书、看报等，穿衣应选择简单宽松，避免纽扣过多的衣物，鞋子应选择大小合适，不系鞋带式样，厕所应用坐式马桶，并设有扶手架，对于中度痴呆者应安排规律的生活，协助患者生活起居，维持良好的个人卫生习惯，协助做一些简单的活动并注意休息，痴呆症患者可因需要他人帮助洗澡而感到尴尬或因不能分辨清洁与否而拒绝梳洗，此时应由患者熟悉的人协助其梳洗，并注意浴室防滑，尊重患者保护个人隐私，洗完澡要及时协助患者穿上干净衣物。重度痴呆者生活不能自理，完全依赖照顾者，长期卧床，应注意勤翻身、拍背，预防压力性损伤；对大小便失禁者，应尽量避免责备患者，及时处理并保持皮肤、床单位的清洁、干燥。为卧床患者擦浴时应注意观察其身体状况，如皮肤褶皱部位是否清洁，皮肤是否有红肿、破溃等现象。

2. 口腔护理　对于轻、中度痴呆者可督促其早、晚自行刷牙，洗完后可用手电筒检查口腔内部是否已经清洗干净；对于重度痴呆者可用浸有盐水的棉球为其清洁口腔。有假牙者，应在饭后取下假牙，用牙刷刷洗干净，放入干净清水中浸泡，下一次用餐时再装上。

3. 饮食护理　结合患者健康情况，给予易消化、低热量、低脂肪、低糖、低胆固醇的饮食，并保证充足的蛋白质和维生素，定时、定量，规律饮食，清淡饮食，勿饮酒，对于轻、中度患者应督促其自行进食，对于重度患者应缓慢喂食。部分患者贪食不知饥饱，这时家属可以备一些水果，当患者要吃时再给。部分患者喜欢一个人呆坐，话少，不喜欢吃饭，这时可准备颜色丰富的食物增加患者食欲，并且让其挑选自己喜欢的餐具，引导吃饭。

4. 安全护理　患者记忆力减退、行为障碍，因此安全问题不容忽视，应尽量避免单独外出。外出时应有人陪同，老年痴呆患者出门应带写有患者名字、住址、联系人及联系电话的卡片、手链等防止走失，生活起居应该有人照看，尽量避免单独生活及使用危险物品，如煤气、剪刀、水果刀、打火机、灭鼠药等，防止坠楼、跌倒、烫伤等意外情况。重度痴呆患者应要安排专人 24 小时照看，必要时住院治疗。

二、用药护理

老年痴呆患者由于记忆障碍、认知障碍、行为障碍，吃药容易遗忘，少服、多服或错服。因此，口服药应按顿送服，并监督服下，避免患者在无人照看的情况下吐掉；对于吞咽困难者，可将药物碾碎溶于水中服用；对于不愿意吃药者，可预备一些患者喜爱的食物，减少抗拒感，或将药物混入甜品中服下，并且观察患者用药的反应及效果，反馈给医师便于及时调整用药。

三、心理护理

影响老年痴呆患者的心理因素有焦虑、抑郁、恐惧、记忆障碍、身份识别障碍等多种因素，因此应根据不同患者的心理特点与其进行交流。可采取有计划、有目的的与患者进行个别交谈，解决其思想上的问题，从而缓解心理问题。当语言沟通效果不佳时，可采用非语言沟通方式，促进其心理沟通。可采用亲密接触、安慰、鼓励等方法使痴呆患者感到被理解、被关爱，从而积极配合治疗。如患者出现焦虑、抑郁、情绪失控、兴奋欣快、幻觉妄想等精神异常现象应及时医治，避免病情进一步发展。对于患者有冲动、伤人的行为，要提高警惕，注意防范，对病情不稳或有严重特殊行为者可住院治疗。

四、睡眠护理

部分患者会有睡眠障碍，这种情况要让其保持规律的生活习惯，白天减少卧床时间，少睡觉多运动，增加日照射，强化白天、黑夜的更替概念。晚上要为患者创造良好的睡眠环境，光线良好、安静、舒适，被褥干净、整洁。对于严重睡眠障碍者可遵医嘱用辅助睡眠药物，并安排专人陪护，以防异常情况发生。部分患者有夜间起床的习惯，应在走道内安装小夜灯。

五、做好家属的协调和指导

患者住院期间，我们注意与家属保持密切联系，让其了解患者病情，进行老年痴呆疾病知识的宣教，指导学习照顾患者的日常生活方法，要求尽量多陪伴老人，多与老人交流，鼓励老人做力所能及的事，使老人的生活空间、心理空间得到最大的拓展。患者出院后，通过定期电话回访，根据反馈的患者具体情况，指导家属掌握与老人交流的方法及技巧，提高家属的护理技能，这样能提高老年痴呆患者的生活和生存质量。家庭才是他们长期的居住场所，给患者营造一个积极安全的家庭温馨氛围是十分重要的。良好的家庭护理对延缓病程、提高患者生活质量尤为重要。安排专人陪护患者的生活起居，督促其自理生活，维持生活能力，并适当进行功能训练、记忆力训练、智力训练和语言训练。

六、行为异常的预防及护理

认知功能障碍中、重度患者常见的行为异常表现为激越行为，包括攻击行为(包括踢、推、抓、咬、打人、撕东西、破坏物品、骂人或语言攻击等)、身体非攻击行为(包括徘徊、坐立不安、重复动作、试图走到其他地方、不恰当处理物品、不恰当地穿脱衣服等)和语言激越行为（包括持续要求帮助或引人注意、重复语言或问题、抱怨、消极待人或待物、尖叫等）。其中攻击行为对患者自己、家庭、其他患者或医护人员来说是危险的，应该尽量避免一切应激原。我们通过护理临床资料收集，了解患者过去的生活习惯和喜好，尽量满足患者的需要。在给患者进行护理的过程中，鼓励患者配合医护人员完成各种治疗，使患者易于配合护理和较少有激越行为发生。特别是对激越行为的患者进行静脉注射时，用让患者感兴趣的事或言语交谈去转移患者的注意力，做到一针见血，可以有效地减少治疗时激越行为的发生。另外，护理人员应针对患者的异常行为及影响因素采取相应的护理措施，对痴呆老年患者地不能用禁止、命令语言，更不能在患者存在激越行为时将其制动，这样更增加患者的激越行为，使病情加重。

七、功能训练

1. 日常生活训练　对轻度痴呆者要督促其自己料理生活，做一些力所能及的家务，如整理被褥、叠衣服、打扫房间等，加强与患者的交流引导其适当锻炼如打太极、做操、散步、养花、喂鱼、看电视等。对于中度痴呆者应协助其自理生活，如就寝、穿衣、刷牙、如厕等，并陪同做一些简单的户外活动如散步，多与患者交流，不断鼓励、表扬患者，使其感到被尊重、被理解从而保持愉快的情绪。对于重度痴呆者可协助其做简单的运动，肢体障碍者可配合理疗，卧床者应有专人照顾，每2小时翻身1次，并适量做些按摩或被动运动，防止压疮和肌肉委缩。

2. 记忆力训练　记忆力障碍者可通过简单的运算训练患者记忆。因此，可以做一些简单的数字计算能力训练，做一些数字加减题或数字大小比较，或是将苹果分成两堆，让患者比较哪堆多，哪堆少，并且让患者分别数两堆苹果的个数，并计算出总个数。记忆力训练还可通过有意识的反复记忆训练来促进智力恢复。如念一串不按顺序排列的数字，从两位起，每次增加一位，如：15，247，3694，81358……念完后立即让患者复述，直至不能复述为止。

3. 智力训练　可让患者做一些逻辑联想、思维灵活性训练，比如用积木搭出各种造型、智力拼图、填字游戏等，还可做一些分析和综合能力训练，如将食物、衣物、文具、书本、生活用品等分开归类，还可让患者玩扑克牌、下棋等。

4. 语言训练　对于老年痴呆患者来说，语言功能受损是常见的大问题，在日常生活中家属应鼓励其听广播、看电视、读书、看报等接收新信息，多交流、多表达。还可让患者说出自己常使用的日常用品的名称，或给患者讲述一些事情，讲完可提一些问题让其回答。老年痴呆患者的语言训练不能操之过急，家属应鼓励患者多讲，不要怕错。

第六节　认知功能障碍的护理风险评估

到目前为止认知功能障碍中痴呆的诊断尚无具体的生物学实验室检查方法，因此痴呆的诊断必须借助各种量表。用于痴呆诊断的各种量表可分为以下几类：（1）老年期痴呆的初筛量表如简易精神状态检查表、长谷川智能量表、画钟测试等。（2）老年期痴呆的诊断问卷如韦氏记忆量表、Fuld老体记忆测试、快速词汇测试、数字广度测试等。（3）痴呆病因诊断量表如Haphinski缺血指数量表、汉密尔顿抑郁量表等。（4）确定痴呆严重程度的量表如日常生活评定量表、临床痴呆评定量表等。

一、量表检查

（一）简易精神状态检查表

简易精神状态检查表（Mini-Mental State Examination，简称MMSE）是最具影响的认知障碍筛选量表之一，国内已有修订版本，下面介绍的是张明圆的中文修订版本（表17-1）。该量表有19项，共计30个内容，每答对一个内容计1分，最高分为30分。由于该量表检查受教育程度因素的影响，所以要按不同的教育程度制定正常和异常的划界分，假如文盲（未受教育）小于17分教育年限＜6年的得分小于20分，教育年限＞6年的得分小于24分，则认为认知功能有缺损（表17-1）。

表17-1　中文版简易精神状态检查表（MMSE）

内　容	量表分
今年是什么年份	1
现在是什么季节	1

续表

内　容	量表分
今天是几号	1
今天是星期几	1
现在是几月份	1
能否告诉我现在我们在哪里（例如我们在哪个省、哪个市）	1
你住在什么区（县）	1
你住在哪个街道（乡）	1
我们现在在第几楼	1
这里是什么地方	1
现在我要说三样东西的名称，在我讲完以后，请你重复说一遍，请你好好记住这三样东西的名称，因为等一下要再问你的（请仔细说清楚，每一样东西1秒钟）"皮球"、"国旗"、"树木"请你把这三样东西说一遍（以第一次答案记分，每说对一样记1分，共3分）	3
现在请你从100减去7，然后从所得的数目再减去7，如此一直计算下去，把每个答案都告诉我，直到我说"停"为止。（若错了，但下一个答案是对的，那么只记一次错误）	1
93	1
86	1
79	1
72	1
65	1
停止 现在请你告诉我，刚才我要你记住的三样东西是什么	1
皮球	1
国旗	1
树木	
（拿出手表）请问这是什么	1
（拿出铅笔）请问这是什么 现在我要说一句话，请清楚地重复一遍，这句话是"四十四只石狮子"（只许说一遍，只有正确，咬字清楚的才记1分）。	
四十四只石狮子	1

续表

内　容	量表分
（把写有"闭上你的眼睛"大字的卡片交给受检者）请照着这卡片所写的去做。（如果他闭上眼睛，就记1分）	1
（说下面一段话，并给他一张白纸，不要重复说明，也不要示范）。请用右手拿这张纸，再用双手把纸对折，然后将纸放在你的大腿上。	
用右手拿纸	1
把纸对折	1
放在大腿上	1
请你说一句完整的、有意义的句子（句子必须有主语、动词）。句子合乎标准，就记1分	1
（把卡片交给受检者）这是一张图，请你在同一张纸上照样把它画出来（两个五边形的图案，交叉处形成个小四边形为正确）图形正确	1

（二）画钟测试

画钟测试就是让患者在纸上画钟，先画圆圈，然后在正确的位置写上12个数字，并将时针和分针放置在医生指定时间点上，如8点20分或11点10分等。总分为4分，分别为画出闭合的环1分；数字在正确位置1分；包含12个数字1分；指针位置正确1分。画钟测试简便易行，很适合在家中进行，如不能得到4分，建议早期到医院就诊。

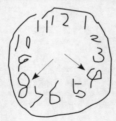 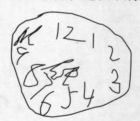

左图为4分，右图为2分

（三）长谷川痴呆量表

长谷川痴呆量表由日本圣玛丽安娜医科大学长谷川和夫制订，用于从老年群体中筛选痴呆患者。有些学者认为此量表较适合亚洲人群中使用，所以在我国使用率也很高，而且修订的版本不少，下面介绍的是张继志等人的修订版本，该量表的总分为32.5分（满分）。大于30.5分为正常；30.5分 ~ 22.0分为亚正常（轻度异常期）；21.5分 ~ 10.5分为可疑痴呆（痴呆前期）；10分 ~ 0分为痴呆（表17-2）。

表17-2　长谷川痴呆量表

测试内容	分数
今天是哪月哪日（或星期几）	3

续表

测试内容	分数
这是什么地方	2.5
你多大岁数（差3.4岁为正确）	2
最近发生什么事情（事先询问周围人）	2.5
你出生在哪里	2
中华人民共和国哪年成立（差3~4年为正确）	3.5
一年有几个月（或一小时有多少分钟）	2.5
国家总理是谁	3
将682倒诵	2
将3529倒诵	2
先将纸烟、火柴、钥匙、表、钢笔摆在受试者面前，令其说一遍，然后把这些东西拿走，询问患者刚才看到了什么东西？	
能正确回忆I样物品	0
能正确回忆2样物品	1.5
能正确回忆3样物品	2.5
能正确回忆4样物品	3.5
能正确回忆5样物品	4.5

各年龄组划界分

年龄组（岁）	有文化组（划界分）	文盲组（划界分）
60–64	28	19
60–69	27	17
70–74	26	16
70–79	26	13
80–90	21	12

（四）缺血指数表

Hachinski缺血指数表（简称HIS）是用于鉴别血管性彩呆与老年性痴呆的工具。该表有13个项目，包括发病形式、精神障碍、血管性病史和神经系统的症状、体征等（表17–3）。

量表中"是"为阳性计分；"否"为阴性计分；总计阳性分为18分。得分在4分以下的，属老年性痴呆；7分及以上的则属血管性痴呆；两者之间属于混合性痴呆。

表17-3　Hachinski缺血指数表

项　目	是	否
1. 急性起病	2	0
2. 阶梯式恶化	1	0
3. 波动性病程	2	0
4. 夜间意识模糊	1	0
5. 人格相对保持完整	1	0
6. 情绪低落	1	0
7. 躯体诉述	1	0
8. 情感失禁	1	0
9. 有高血压或高血压病史	1	0
10. 卒中病史	2	0
11. 动脉硬化	1	0
12. 局灶性神经系统症状	2	0
13. 局灶性神经系统体征	2	0

（五）日常生活能力的评定

日常生活能力量表（Activities of Daily Living Scale，ADL）就是对患者的日常生活能力进行评定，可作为疾病进展的指数。日常生活能力主要包括进食、穿衣、行走、洗浴、如厕等内容，采用1～4四级的评分，评分愈高，功能缺陷愈明显（表17-4）。日常生活能力缺陷的程度与痴呆的严重程度有关。评分愈高，患者越需要照顾。

本量表的评分标准如下：1分自己完全可以做；2分自己尚能完成，但有些困难；3分需要别人帮助下才能完成；4分自己根本无法完成。有些项目无法了解患者能力的，或患者从未做过的，给1分计算。

检查评定分为"总分"评定和"单项分"评定两种。总分为20分的为完全正常；大于20分为有不同程度的功能下降。单项分1分为正常；2～4分为该项功能下降。

如果20项中有2项以上功能丧失，或总分大于26分，则表明患者的日常生活能力有障碍（表17-4）。

表17-4　日常生活能力量表

项目	分数			
1. 使用公共车辆	1	2	3	4
2. 步行外出	1	2	3	4

续表

项目	分数			
3. 做饭	1	2	3	4
4. 做家务	1	2	3	4
5. 吃药	1	2	3	4
6. 吃饭	1	2	3	4
7. 穿衣	1	2	3	4
8. 梳头、刷牙等	1	2	3	4
9. 洗衣	1	2	3	4
10. 室内行走	1	2	3	4
11. 上下楼梯	1	2	3	4
12. 上下床、坐起、站起	1	2	3	4
13. 提水	1	2	3	4
14. 洗澡	1	2	3	4
15. 剪指甲	1	2	3	4
16. 购物	1	2	3	4
17. 定时上厕所	1	2	3	4
18. 打电话	1	2	3	4
19. 处理自己的财务	1	2	3	4
20. 独自在家	1	2	3	4

（六）临床痴呆评定量表

临床痴呆评定量表（简称CDR）是医生通过与患者和家属的交谈中获得信息，加以提炼，然后完成对患者认知功能缺损程度的评分（表17-5）。

表17-5　临床痴呆评定量表

项目	无痴呆	可疑痴呆	轻度痴呆	中度痴呆	重度痴呆
记忆力	无记忆力力缺损或只有轻度不恒定的健忘	轻度、持续的健忘；对事情能回忆，属"良性"健忘	中度记忆缺损；对近事遗忘突出，有碍日常活动的记忆缺损	严重记忆缺损能记住过去非常熟悉的事情，新材料则很快遗忘	严重记忆丧失；仅存片段的记忆

续表

项目	无痴呆	可疑痴呆	轻度痴呆	中度痴呆	重度痴呆
定向力	能完全正确定向	除时间定向有轻微困难外，能完全正确定向	时间定向有中度困难；对检查的地点能定向；在其他地点可能有地理性失定向	时间定向有严重困难；通常对时间不能定向，常有地点失定向	仅有人物定向
判断力+解决问题能力	能很好解决日常问题、处理职业事务和财务；判断力良好，与过去的水平有关	在解决问题、判别事物间的异同点方面有轻微缺损	在解决问题、判别事物间的异同点方面有中度困难；社会判断力通常保存	在解决问题、判别事物间的异同点方面有严重损害；社会判断力通常受损	不能做出判断，或不能解决问题
社会事务	在工作、购物、志愿者和社会团体方面独立的水平与过去相同	在这些活动方面有轻微损害	虽然可能还参加但已不能独立进行这些活动；偶尔检查是正常的	不能独立进行室外活动；但可被带到室外活动	不能独立进行室外活动；病重得不能被带到室外活动
家庭+爱好	家庭生活、爱好和需用智力的兴趣均很好保持	家庭生活、爱好和需用智力的兴趣轻微受损	家庭活动轻度障碍是肯定的，放弃难度大的家务，放弃复杂的爱好和兴趣	仅能作简单家务，兴趣保持的范围和水平都非常有限	丧失有意义的家庭活动
个人料理	完全有能力自我照顾	完全有能力自我照顾	需要督促	在穿着、卫生、个人财务保管方面需要帮助	个人料理需要很多帮助；经常二便失禁

注：只有当损害是认知功能缺损引起才进行记分，由其他因素（如肢体残疾）引起的不记分。

二、量表测试注意事项

使用量表不仅可作出定性诊断，而且可以作出定量诊断，特别在轻度痴呆诊断比较困难时，使用合适的量表便于确诊，同时也有助于病情轻重和治疗效果的判定。

（一）量表测试时要花费一定的时间，因此作为患者家属一定要有耐心，即不要替患者回答，也不要催促患者；更不要责骂患者。

（二）有些患者在量表测试时，可能觉得量表过于简单，特别是那些筛选的量表，感觉受到了轻视而不愿意配合回答，或马马虎虎回答了事，从而影响了量表的得分，这些都是不可取的，应该认真配合医务人员做好量表的测试。

（三）由于痴呆患者临床表现复杂多样，而量表内容简单，不可能做到敏感性和特异性均达到100%，因此对部分不典型病例可出现漏诊。量表不能代替临床医师的思维和判断，它的结果只是重要的参考资料，临床医师必须结合临床才能作出正确的判断。量表的选择依应用的目的（筛选或研究）不同而不同。如用于老年期痴呆的筛选检查，可选用MMSE等。

第七节　案例分析

一、案例经历

患者，李某，男，78岁，退休工人。因渐进性智力减退3年，于2017年9月入院。近1年记忆力进一步下降，记不清物品放在何处，经常认错人和迷路。近两个月来，病情加重，不认识家人和朋友，说话颠三倒四，生活不能自理，对陌生的人和事物感到害怕，常独自发呆，入院后患者出现在病房不停徘徊走动，重复摇晃身体，发出异常的声音和喊叫，易激惹，对陪护人员掷物、扔东西。患者将大便拉到衣裤上，照顾者埋怨了几句，患者即手抓大便往照顾者身上扔。曾因为照顾者给其擦身脱衣服时没有做好充分的解释，结果患者非常恼怒，高声斥骂照顾者并将水盆掀翻。午间陪护人员搀扶引导其去卫生间上厕所，途中陪护人员与同病房病友边走边闲聊，突然患者推开陪护人员，瘫坐在地上，开始发出叫喊和哀嚎，辱骂陪护人员并随手抓东西向其扔去，场面失控。次日护士为其进行静脉穿刺时没有一针见血，患者大发脾气，不配合治疗。采取相关对症治疗后患者情绪恢复平静。经简易精神状态检查表、韦氏记忆量表及临床痴呆评定量表分别对患者的痴呆初筛、痴呆诊断及痴呆严重程度进行测量，其测定结果为中度痴呆，日常生活能力有障碍。运用激越行为量表测定该患者激越行为程度为中度（本文对此量表不再进行详细阐述）。

二、分析与防范提示

激越行为是老年中、重度认知障碍患者伴发精神行为症状的重要症状群。是指患者不合理的语言或者行为，这些行为并非患者需求的表达而是其混乱的精神状态，老年认知障碍患者激越行为的发生率可达50%～80%甚至更高。患者自身认知能力的下降、环境的改变、照顾者的态度及护士的护理操作技术均是老年认知障碍患者发生激越行为的影响因素。由于药物治疗效果有限，安全性低，非药物管理已成为防范老年认知障碍患者激越行为的一线处理方式。如应对老年认知障碍患者进行情感支持，适当采用激发患者认知和记忆能力的训练，制定有针对性的行为安全护理。同时护理人员加强专业技能培训，提高自己的专业素养。通过一系列的护理措施逐步减少老年认知障碍患者激越行为的发生次数，纠正其精神行为异常的表现。

（一）原因分析

结合该患者实际情况，分析患者发生激越行为的原因有：

1. 内在因素

患者为78岁高龄患者，由于患有中度认知障碍，其认知能力、记忆力、判断力下降。在这种情况下，患者接受和处理外界刺激的能力降低，在住院期间出现感觉缺失、行为异常等问题，这些都会使患者错误感知外部环境，从而出现焦虑、沮丧、焦躁等不良情绪，这些不良情绪会以激越行为宣泄出来。经查阅相关文献可知，患者自身的健康状况和对生活的自理能力差是引起激越行为主要内在因素之一。

2. 外在因素

（1）环境的改变

老年认知障碍患者对环境的改变异常敏感，从家居环境到住院环境的迁移，物品的更换、导致患者失去原有的安全感。包括临时更换护理人员造成的不适应，例如刚接触患者的陪护人员因不了解患者表达各种需求的方式而未能识别出患者需要大小便的需求，陌生的护士为其进行操作及护理也会导致患者反复大叫、敲打床挡。

（2）照顾者的态度

照顾者态度不友善、无耐心或应对激越行为的方法不当等，会使患者的意图不能被正确解读而表现得更加激惹。本案例中，患者出现激越行为的原因就是陪护人员在陪同患者上厕所时关注点未在患者身上，导致患者认为自己不受重视而发生激越行为。这也说明非护理专业照顾人员对于老年认知障碍患者的心理特点、病程发展以及出现激越行为的应对策略缺乏足够的认识，需要专业人员给予指导和帮助。

（3）护士的技术操作

患者的攻击性行为多发生在生活护理或侵入性操作中，如口腔护理、静脉穿刺时。攻击性激越行为发生时多由于患者被激惹造成，案例中提到护士为其静脉穿刺未一针见血，患者立即大发脾气，就有发生激越行为的趋势。由于中重度认知障碍患者无法准确表达自我需求，因此，全面和准确地评估患者需求，并根据患者需求为导向制定针对中重度认知障碍老年认知障碍患者激越行为的系列性评估和干预模式是十分必要的。

（二）防范提示

1. 认知训练

根据患者中度痴呆的情况运用一系列激发其认知和记忆能力的训练，以提高其客观记忆的活动，促进其早期康复。如自我角色认同护理干预，收集整理有关自我角色认同的信息资料，根据患者的特征自我角色认同，在医生、护士、患者、家属及长期照护者的共同参与下设计个体化干预措施。目前应用于老年认知障碍患者的记忆训练方法还有辅助记忆修复法、间隔回忆法、综合认知补救法及3R智力激发法等。

2. 熟悉环境

患者的适应能力下降，对陌生的环境没有安全感，害怕与人交往，针对因环境改变而引起患者激越行为的情况，在入院时，护士应耐心带领其参观病房环境，给予关怀和引导，使患者能尽快熟悉新环境。在患者心情愉悦的时候，可在条件允许的情况下，带患者去医院公园处散心，不仅可舒缓患者心情，也可提高患者接受新事物的能力。

3.情感支持

针对患者的中度激越行为，护理人员和照顾者应与其耐心交流，减少使用刺激性的言语，应密切关注其心理状态和各种心理需求，多鼓励患者，增加对其社会支持。同时还可采用以下几种具有针对性的特殊疗法缓和其焦躁的情绪：回忆疗法，患者通过谈论自己过去的经历，从而增强其正性生活体验。亦可采用模拟在场疗法，即把患者家属对患者说过的话录音或录像放给患者听。确认疗法是通过与患者的交流，揭示掩盖在患者混乱语言行为背后的真实感情，其主要优势为恢复患者自我价值感，降低其退缩行为的程度，提高患者与外界沟通能力，缓解压力和焦虑。

4.行为护理

行为护理的目的在于尽可能地利用日常生活活动或简单的社交娱乐来刺激老年认知障碍患者神经系统，提高其生活能力。

（1）行为安全　首先要分析患者发生激越行为的安全隐患，从而在护理过程中有效避免，保证患者的行为安全。在为其擦澡过程中发生的激越行为可以通过事先耐心沟通，提前了解患者的特殊要求和喜好，做好安全防范，患者在照顾者的陪同下，在安全的场所散步，满足活动需要。对于已经出现激越行为的患者，切不可严加斥责或予以约束，这可能会使患者无所适从或更加激化他们的行为甚至会对其身体造成损伤。

（2）正性干预　通过让患者参与各种娱乐活动，如手工制作、看电视、唱歌、跳舞等来激发患者对生活的兴趣，也可以运用日常生活用品指导患者运动，将运动内容反复强化教给患者，或根据患者以前或现在的生活经历安排适当的运动，以提高其躯体活动能力并增强其对生活的信心。

（3）专业护理人员和家庭照顾者的培训　就此案例而言，专业的护理技能对防止患者激越行为的发生至关重要，护士和家庭照顾者都需进行专业的培训。①专业护理人员的培训：开展针对临床护理人员护理老年认知障碍患者的理论知识与技能培训，通过科学合理的护理计划来控制老年认知障碍患者激越行为的发生可以有效提高患者的生活质量。②家庭照顾者的培训。我国尚无老年认知障碍患者的专业医疗护理机构，大部分患者在家中由亲属照顾，加强照顾者的培训，照顾者的护理技能具有重要意义。医护人员或专业人士对老年认知障碍患者照顾者进行系统性、针对性的培训，提高其照顾能力。可将医疗机构、社区及家庭结合起来，为认知障碍患者提供更科学、更系统的照顾，将是今后此领域护理研究工作的方向与重点。

（邓　婷）

第十八章　老年抑郁症护理与风险防范

随着经济的发展，中国的老龄化现象也越来越严重，而抑郁症在老年人中的发病率也越来越高。抑郁症严重影响老年人的社会功能以及生活质量，甚至导致老年人有自杀的想法和（或）行为。本章节就老年抑郁症的相关概念、护理措施以及风险防范进行阐述。

第一节　老年抑郁症的临床表现与分类

老年抑郁症是老年人心理问题之中最常见的一种，其发生与躯体、心理及社会因素密切相关。随着医学模式的转变和以人的健康为中心的整体护理观的确立，对老年人身心健康的关注也逐渐增强。

一、老年抑郁症的流行现状

抑郁症是老年期最常见的精神障碍之一。据国外统计，社区中5%的老人患有抑郁症，8%～17%的老人患有不同程度的抑郁症状。我国老年人抑郁症患病率可达7%～10%，而患有高血压、冠心病、糖尿病、癌症等疾病的老人中抑郁症发病率甚至可高达50%；2011年中科院对全国21个主要城市调查显示，近4成中国城市老年人存在抑郁情绪问题。抑郁症因反复发作，使患者丧失劳动能力和日常生活功能，导致精神残疾，是一种高发病率、高致残性的老年精神障碍。然而，调查显示约有50%的老年抑郁症患者未被早期识别诊断或得到及时有效治疗。老年抑郁症已成为全球性的重要精神卫生保健问题，被世界卫生组织列为各国的防治目标之一。

二、临床表现与分类

抑郁（depression）是一种指以心境低落为主的情绪状态，常伴有各种症状，如焦虑、无价值感、绝望感、自杀观念、意志减退、精神运动迟滞，以及各种躯体症状和生理机能障碍（如失眠）。严重的抑郁会使心理功能下降或社会功能受损，造成一系列的身体问题、家庭问题和社会问题。抑郁程度和持续时间不一，《精神疾病诊断与统计手册（第五版）》（The Diagnostic and Statistical Manual of Mental Disorders, fifth edition, DSM-5）指出，对于抑郁症的诊断，核心症状表现为在过去两周内患者持续的悲伤以及对生活的无兴趣，并包括以下三种及以上的症状：体重明显增加或减少、失眠或嗜睡、精神运动性兴奋，或抑制、疲劳、无价值感，或过度自责、注意力无法集中、不断闪现的死亡画面或自杀念头。

老年抑郁症（depression disorder in the elderly）泛指存在老年期（≥60岁）这一特定人群的抑郁症，包括原发性抑郁（含青年或成年期发病，老年期复发）和见于老年期的各种继发性抑郁。跟患有抑郁症的年轻人相比，老年人更少地表现出心情低落，但会更多地表现出易怒、焦虑以及躯体化症状，而且通常在经历重大生活事件后发病。老年抑郁症的临床症状群症状多样化，趋于不典型，具体表现为以下内容。

（一）疑病性

患者常从一种不太严重的身体疾病开始，如便秘、胃肠道不适，继而出现焦虑、不安、抑郁等情绪，由此反复去医院就诊，要求医生给予保证，若要求得不到满足则抑郁症状更加严重。

（二）隐匿性

抑郁症的核心症状是心境低落，但老年抑郁症患者大多数以躯体症状作为主要表现形式，常见症状有睡眠障碍、疲乏无力、头痛、胃肠道不适、食欲下降、体重减轻、颈背部疼痛、便秘等，而情绪低落不太明显，以上症状往往查不出相应的阳性体征，服用抗抑郁药可缓解、消失。

（三）激越性

激越性抑郁症最常见于老年人，表现为焦虑恐惧，终日担心自己和家庭遭遇不幸，大祸临头，坐卧不安，夜晚失眠；或反复追念以往不愉快的事，责备自己做错了事导致家人或其他人的不幸，对环境中的一切事物均无兴趣，可出现冲动性自杀行为。

（四）迟滞性

表现为行为阻滞，通常以随意运动缺乏和缓慢为特点，肢体活动减少，面部表情减少，思维迟缓、内容贫乏、言语阻滞。患者大部分时间处于缄默状态、行为迟缓，重则双目凝视、情感淡漠，对外界动向无动于衷。

（五）妄想性

大约有15%的患者抑郁比较严重，可出现妄想、幻觉、幻听，表现为看见或听见不存在的东西，听见有声音控诉自己的不良行为或谴责自己，患者常认为自己已被监视和迫害。这类妄想一般以老年人的心理状态为前提，与他们的生活环境和对生活的态度有关。

（六）自杀倾向

自杀是抑郁症最危险的症状。抑郁症患者由于情绪低落、悲观厌世，容易产生自杀念头。老年抑郁症患者自杀态度很坚决、且由于患者思维逻辑基本正常，实施自杀的成功率较高。据统计，抑郁症患者自杀率比一般人群高20倍，老年人的自杀和自杀企图50%～70%继发于抑郁症。自杀是疾病发展到一定的严重程度时才发生，因此及早发现疾病，及早治疗，对降低抑郁症患者自杀发生至关重要。

（七）认知功能损害

认知功能损害多是老年抑郁症的突出特点。主要表现为近事记忆力下降、注意力障碍、反应时间延长、警觉性增高、抽象思维能力差、眼手协调及思维灵活性等能力减退。认知功能损害导致患者社会功能障碍，而且影响患者远期预后。

第二节　老年抑郁症的病因与高危人群

老年抑郁症是在多方面因素综合作用下引发的，其发生与躯体、心理及社会因素密切相关，对老年人身心健康危害严重，不仅会导致老年人躯体功能下降，已有的躯体疾病恶化，还会导致老年人残疾的危险性增加、生活质量受到严重损害。早期识别老年抑郁症的危险因素和发病的高危人群，可以防止和（或）减少老年抑郁症带来的巨大危害。

一、病因

迄今为止，老年抑郁症的致病因素不完全明确，但普遍认为与大脑功能退化、慢性躯体疾病、社会心理因素、药物、遗传、性格特征等有关。现将老年抑郁症的相关危险因素总结如下：

（一）增龄引起的生理功能退化

近年来研究发现老年人在没有明显外因刺激的情况下，随年龄增长，脑功能发生退变，机体调节能力下降，抑郁发生率明显上升。相关研究表明老年人下丘脑-垂体-肾上腺皮质轴调节功能削弱、正常睡眠和生物周期紊乱、调节情绪的中枢神经递质改变、脑形态的变化等与老年抑郁症有关。

（二）慢性躯体疾病

慢性病起病隐匿、病程长且病情迁延不愈，患者饱受疾病折磨，易产生消极厌倦的心态；当慢性疾病合并有功能障碍时，患者生活不能自理，靠家属照顾，这种由于依赖家庭而产生的内疚、自责和挫败感，久而久之易发展为抑郁情绪。慢性躯体疾病后抑郁的发生除与上述原因有关外，还可能与疾病所引起的生物学改变有关，如研究显示脑卒中后抑郁可能与脑卒中后生物胺、神经递质的紊乱和免疫炎性因子的释放有关。同时患有慢性疾病的患者往往需要长期服用药物进行治疗，这也是抑郁发生的重要因素。

与抑郁有关的慢性躯体疾病主要包括脑动脉硬化、脑卒中、帕金森病、阿尔茨海默病、冠心病、高血压、糖尿病、癌症，此外甲状腺功能减退、精神分裂症、艾滋病、肝炎等疾病亦可伴发抑郁。

（三）慢性疼痛

慢性疼痛的发生、发展、持续或加重与抑郁密切相关，相关研究表明慢性疼痛人群抑郁症发生率是普通人群的4倍以上，而34%～66%的抑郁症患者伴有慢性疼痛。慢性疼痛持续时间长、反复发作、定位不精确且不易根治，患者往往伴有明显的情绪反应。现代医学认为慢性疼痛与抑郁可能具有共同的神经生物学机制，疼痛和抑郁涉及的共同的大脑结构、神经回路和神经相关的化学物质与疼痛和抑郁的形成有关。

（四）社会心理因素

社会心理因素在抑郁症的发生中具有重要作用。老年人心理防御机制和心理适应能力减弱。在遇到退休、疾病缠身、经济拮据、丧偶或其他亲友离世、家庭生活不和谐、被家人遗弃或子女不孝、缺乏人际交往等社会心理应激因素刺激时，若缺乏社会支持，很难自我调节，从而导致抑郁症的发生。老年人的抑郁情绪还与消极的认知应对方式如自责、回避有关。

（五）药物

临床上多种药物可引起药源性抑郁，抗高血压类药如复方利血平片、心得安（普萘洛尔）等；激素类药物如口服避孕药、雌激素、孕酮、地塞米松、甲状腺素等；抗帕金森类药物如金刚烷、甲基多巴肼及左旋多巴等；抗精神病药物如氯丙嗪、氟哌啶醇、长效氟奋乃静；其它药物如雷尼替丁、异烟肼、阿司匹林、胆碱酯酶抑制剂等也能引发老年抑郁。药源性抑郁患者抑郁症状出现的时间可在用药后不久，多数在用药数日到两年之内发生，且用药量越大越易发生抑郁，减量使用或停药后，抑郁症状可逐渐缓解，再次使用该药又可诱发抑郁。

（六）其他因素

有抑郁症家族史者抑郁发生危险性更高。性格过于内向、或平时过于好强的老年人更易患抑郁症。这些老年人在身体出现不适、或慢性病久治不愈时会变得心情沉闷，或害怕绝症、或恐惧死亡，或担心成为家人累赘，从而形成一种强大而持久的精神压力，极易引发抑郁。此外，有研究认为老年女性较男性更容易患抑郁症。

二、高危人群

（一）空巢老人

家庭是老年人生活的主要场所，是其情感和精神的重要寄托，养儿防老的传统观念在我国老年人思想中根深蒂固。空巢老人，尤其是独居的空巢老人由于子女常年不在身边，缺乏亲情关爱和照顾，常陷入无趣、无望、无助的内心失落感，易形成抑郁。2014年进行的一项Meta分析结果显示我国空巢老年人抑郁患病率为40%，子女回家探望次数少、时间间隔长以及与亲友的联系频率低的空巢老人尤其容易发生抑郁。

（二）患有慢性躯体疾病同时合并功能障碍的老人

老年慢性病患者随着其生理功能的减退，对疾病所引发的问题的心理承受能力也呈显著下降趋势，面对疾病时多采用消极的应对方式，是抑郁的高发人群。国外研究显示慢性躯体疾病患者抑郁症患病率达9.3%～23.0%，显著高于无慢性躯体疾病者（3.2%），我国学者对北京社区老年慢性病患者的研究表明，55.6%的老年慢性病患者存在不同程度的抑郁情绪，与一般的老年人群相比，老年慢性病患者的抑郁情绪发生率明显增高。

（三）伴有不明原因躯体症状的老人

躯体化症状突出是老年抑郁症患者的重要特点。老年抑郁患者躯体化症状复杂多样，可以累及全身多个系统。Zijlema等一项关于老年抑郁症患者躯体化症状问卷调查统计了40项躯体化症状，其中70%伴有头痛，65%伴有恶心或腹部不适，58%伴有气短或呼吸困难，55%伴有头晕，55%伴有背痛。当老年人出现情绪低落同时伴有不明原因的躯体症状，如无名的疼痛、头晕、乏力、食欲下降、体重减轻、失眠、便秘等，且不能由躯体疾病和脑器质性病变解释时，应警惕其发生抑郁的可能。

（四）近期经历重大应激性生活事件的老人

应激性生活事件可引起个体认识的剧变、个人目标、计划和愿望的破灭，使之产生紧张、焦虑、抑郁的情绪反应。长期、慢性的应激可能通过一系列的神经生化机制导致脑组织，特别是脑海马结构器质性损害，并影响依赖于脑海马的认知、情绪等功能，从而诱发抑郁症。我国学者对261例首发重症抑郁症患者的调查显示，过去12个月内应激性生活事件的发生率为71.6%，其中躯体疾病、社交/人际冲突事件随年龄增加显著增多。遭遇丧偶、丧亲、离异、罹患重大躯体疾病（如癌症）、社交/人际冲突、生活环境突然改变（如入住养老机构初期）等应激性生活事件的老年人是抑郁发生的高危人群。

第三节　老年抑郁症的不良后果

抑郁症目前已成为全球疾病中给人类造成严重负担的第二位重要疾病，如果得不到及时发现和有效治疗，不仅严重影响患者本人的身心健康和生活质量，同时还严重影响患者家庭和社会功能，增加家庭和社会的经济负担。

一、危害心理社会功能

受抑郁情绪的影响，抑郁症患者总是感到高兴不起来，对生活缺乏兴趣，毫无价值感，人际关系疏远，同时患者的注意力、记忆力、思考、判断及决策能力都有可能出现下降。持续发展后会丧失自信，社会退缩，人际交往困难，社会功能受到严重影响，患者自我报告的生活质量很不满意。

二、影响身体健康状况

抑郁会使人体免疫功能降低，生理功能下降。老年抑郁症患者往往伴有疲乏、失眠、食欲下降等多种躯体症状，自评健康状况差，日常生活活动能力下降，生活质量降低，慢性疾病康复及功能康复延缓。还有研究显示抑郁症与慢性疾病互为危险因素，往往共同发病，抑郁症患者患肿瘤、心血管疾病的风险增高。

三、增加自杀风险

抑郁症患者对事物缺乏兴趣、对前途悲观绝望，把自己看得一无是处，感到自己对不起他人、家属和社会，只有一死才能得以解脱，自杀的危险性高。调查显示，40%~70%的抑郁症患者曾产生过自杀想法，其中15%的抑郁症患者最终死于自杀。老年抑郁症患者自杀的态度很坚决，自杀成功率更高。部分患者在下定决心自杀后，表现出镇定自若，不再有痛苦的表情，进行各种安排如会见亲人，寻求自杀的方法及时间等，这种假象使亲人疏于防范，很容易使自杀成为无可挽回的事实。

四、增加社会经济负担

抑郁症作为一种慢性精神疾病，治疗疗程长，显效慢，复发率、致残率及自杀率高，其导致的直接和间接经济消耗均较高，给家庭和社会造成沉重的经济负担。在美国，每年由于抑郁症而引起的医疗卫生花费及其导致的生产力降低所给国家带来的损失仅次于恶性肿瘤。我国2004年统计数据显示，抑郁症造成的经济负担达622亿元人民币，仅次于美国。据世界卫生组织预测在所有疾病中抑郁症将成为第二位的高负担与失能疾病。

第四节　老年抑郁症的护理风险防范

老年抑郁症是威胁老年人健康的重要疾病，给老年人晚年生活带来诸多不便。其病发率高，影响深远，是一种较严重的公共卫生问题。因此，积极预防尤为关键。

一、加强慢病防控

随着生活质量的改善和饮食结构的变化，老年人慢性疾病的发生率逐年上升。而各种慢性疾病出现及其治疗效果的好坏，均会对老年人的心理造成一定的影响，如抑郁、焦虑等负性情绪的出现。对于患有慢性疾病的老年患者，协助其做好日常生活护理、用药护理、康复运动及各类慢性疾病的检测等。

二、重视健康教育

使用通俗易懂的语言向老年人和家属讲解老年期抑郁的相关知识，讲解老年期抑郁出现的先兆症状，如睡眠不佳、情绪不稳、烦躁、疲乏无力等。要合理安排老年人的日常生活，多与社会保持密切联系，常动脑，不间断的学习，并参加一些力所能及的劳动；按照自己的兴趣培养爱好，如种花、钓鱼、书法、下棋等。

三、给予社会支持

目前我国绝大多数老年人是独居或和其配偶居住，极易产生孤独、抑郁等负向情绪。因此，社区或老年护理机构等应创造条件让老年人进行相互交往，鼓励其参加一些集体活动，针对老年期抑郁的预防和心理促进等开展讲座。鼓励子女与老年人同住，营造和睦、温暖的家庭和社交圈。

四、积极心理疏导

抑郁症患者常会不自觉地对自己或事情保持负向的看法，对语言反应少的老年患者，家人或医护人员应耐心、缓慢以及非语言的方式表达关心和支持。可引导老年患者回顾以往的生活，重新体验过去的生活片段，并给与新的诠释。

五、增强心理调适

随着老化，老年人身体的身体机能也开始衰退，这会给老年人的生活和社交活动带来诸多不便，心理上极易产生焦虑、抑郁等负性心理情绪。增强老年人心理调适能力，可降低其负性情绪的产生。对于老年人可采取合理的消遣活动来分散患者的注意力，听一些轻音乐或老年人喜欢的音乐，依靠听觉感受音乐，领悟音乐所带来的各种效应，从而达到自我调整的作用。教老年人做一些简单的放松动作，如平卧、两臂自然放于身体两侧、紧握拳头的同时深吸一口气然后徐徐将气吐出，同时慢慢松拳等方法。

第五节　老年抑郁症的护理风险评估

目前国内外对老年抑郁评定的工具不一，导致对老年抑郁症患者的评定结果也不一致。目前尚缺乏较客观、全面、系统的老年抑郁症的评定工具。本章节主要介绍目前老年抑郁症常用的自我评估量表和他人评估量表。

一、自评量表

（一）老年抑郁量表

老年抑郁量表（The Geriatric Depression Scale，GDS）由Brink等人于1982年制定的

专用于老年人的抑郁自评筛查表（表18-1）。答案在"是/否"中选择，每个项目计0分或1分。问题设置较全面，涉及老年抑郁患者的常见症状，共有30个条目，每个条目都是一句问话，要求受试者回答"是"或"否"。30个条目中的10条用反序计分（回答"否"表示抑郁存在），20条用正序计分（回答"是"表示抑郁存在），每项表示抑郁的回答得1分。GDS有一个简短的版本是GDS-15，由15项组成。有的研究认为它比30项的GDS有更高的可接受性，研究证实GDS-15在我国老年人中具有较好的信效度。

表18-1 老年抑郁量表

选择最切合您最近一周来的感受的答案（带*项目组成15项版本）。

序号	条目	是	否
1	*你对生活基本上满意吗？	0	1
2	*你是否已经放弃了许多活动和兴趣？	1	0
3	*你是否觉得生活空虚？	1	0
4	*你是否常感到厌倦？	1	0
5	你觉得未来有希望吗？	0	1
6	你是否因为脑子里有一些想法摆脱不掉而烦恼？	1	0
7	*你是否大部分时间精力充沛？	0	1
8	*你是否害怕会有不幸的事落到你头上？	1	0
9	*你是否大部分时间感到幸福？	0	1
10	*你是否常感到孤立无援？	1	0
11	你是否经常坐立不安，心烦意乱？	1	0
12	*你是否希望呆在家里而不愿意去做些新鲜事？	1	0
13	你是否常常担心将来？	1	0
14	*你是否觉得记忆力比以前差？	1	0
15	*你觉得现在生活很惬意？	0	1
16	你是否常感到心情沉重、郁闷？	1	0
17	*你是否觉得像现在这样生活毫无意义？	1	0
18	你是否常为过去的事忧愁？	1	0
19	你觉得生活很令人兴奋吗？	0	1
20	你开始一件新的工作困难吗？	1	0
21	你觉得生活充满活力吗？	0	1

续表

序号	条目	是	否
22	*你是否觉得你的处境毫无希望？	1	0
23	*你是否觉得大多数人比你强的多？	1	0
24	你是否常为些小事伤心？	1	0
25	你是否常觉得想哭？	1	0
26	*你集中精力困难吗？	1	0
27	你早晨起来很快活吗？	0	1
28	你希望避开聚会吗？	1	0
29	你做决定很容易吗？	0	1
30	你的头脑像往常一样清晰吗？	0	1

30项版本评分标准：0~10分可视为正常范围，即无抑郁症；11~20分为轻度抑郁；21~30分为中重度抑郁。

15项版本评分标准：0~4分正常；5~8分轻度抑郁；8~11分中度抑郁；12~15分重度抑郁。

（二）抑郁自评量表

抑郁自评量表（Self-Rating Depression Scale，SDS）该量表由Zung编制于1965年，共20个条目，采用4级评分。其评分标准是按症状出现频率评定，分4个等级：从无或偶尔、有时、经常、总是如此。若为正向评分题，依次评分粗分1、2、3、4。反向评分题（前文中有*号者），则评分4、3、2、1。总分在20~80分之间。该量表针对患者最近一周的抑郁状态的严重程度进行评估，分越高抑郁越严重。其特征是操作简易，并能直观地反映抑郁患者的主观感受，SDS主要在具有抑郁症状的成年人当中使用，因其评分不受年龄、性别、经济状况等因素影响被广泛使用，它对心理咨询门诊及精神科门诊或住院精神患者均可使用（表18-2）。

表18-2 抑郁自评量表

序号	项目	从无或偶尔	有时	经常	总是如此
1	我感到情绪沮丧，郁闷				
2	我感到早晨心情最好				
3	我要哭或想哭				
4	我夜间睡眠不好				
5	我吃饭像平常一样多				

续表

序号	项目	从无或偶尔	有时	经常	总是如此
6	我的性功能正常				
7	我感到体重减轻				
8	我为便秘烦恼				
9	我的心跳比平时快				
10	我无故感到疲乏				
11	我的头脑像平常一样清楚				
12	我做事情像平常一样不感到困难				
13	我坐卧难安，难以保持平静				
14	我对未来感到有希望				
15	我比平时更容易激怒				
16	我觉得决定什么事很容易				
17	我感到自己是有用的和不可缺少的人				
18	我的生活很有意思				
19	假若我死了，别人会过得更好				
20	我仍旧喜欢自己平时喜欢的东西				

SDS评定的抑郁严重度指数按下列公式计算：抑郁严重度指数＝各条目累计分/80（最高总分）。指数范围为0.25～1.0，指数越高，抑郁程度越重。

<0.5以下者为无抑郁；0.50～0.59为轻微至轻度抑郁；0.60～0.69为中至重度抑郁；≥0.70以上为重度抑郁

（三）患者健康问卷–9项（Patient Health Questionaire， PHQ）

患者健康问卷–9项（Patient Health Questionaire， PHQ）是一种抑郁症状自评量表，用于抑郁症状的快速筛查和症状评估。量表共9项，对应DSM–Ⅳ中抑郁症的9项诊断标准。每项可选4种程度，"完全不会"为0分，"好几天"为1分，"一半以上的天数"为2分，"几乎每天"为3分，总分0～27分，已有学者将其用于卒中后抑郁的评估，证实具有良好的信效度（表18–3）。

表18–3 患者健康问卷

指导语：过去两周内，以下情况烦扰您有多频繁？请在符合您的选项上画"√"

序号	项目	完全不会	好几天	一半以上的天数	几乎每天
1	做事时提不起劲或没有兴趣				

续表

序号	项目	完全不会	好几天	一半以上的天数	几乎每天
2	感到心情低落，沮丧或绝望				
3	入睡困难，睡不安稳或睡眠过多				
4	感觉疲倦或没有活力				
5	食欲不振或吃太多				
6	觉得自己很糟或觉得自己很失败，或让自己或家人失望				
7	对事物专注有困难，例如阅读报纸或看电视时				
8	动作或说话速度缓慢到别人已经察觉？或正好相反—烦躁或坐立不安、动来动去的情况更胜于平常				
9	有不如死掉或用某种方式伤害自己的念头				

评分标准：5~9分提示轻度抑郁，10~14分提示中度抑郁，15~19分提示中重度抑郁，20~27分提示重度抑郁。

二、他评量表

（一）汉密尔顿抑郁量表

汉密尔顿抑郁量表（Hamilton Depression Scale，HAMD）是Hamilton于1960年编制的，用于反映被试抑郁状态相关症状及其严重程度的量表（表18-4），有17项、21项和24项3个版本，国内最常用的是改良后的24项版本。评定方法：应由经过训练的两名评定员对被评定者进行汉密尔顿抑郁量表联合检查。一般采用交谈与观察方式，待检查结束后，两名评定员分别独立评分。若需比较治疗前后抑郁症状和病情的变化，则于入组时，评定当时或入组前一周的情况，治疗后2~6周，再次评定，以进行比较。

表18-4　汉密尔顿抑郁量表

项目	评分标准	评分
1.情绪抑郁（沮丧、无望、无助、无价值）	0. 没有 1. 只在问时才诉述 2. 在谈话中自发的表达 3. 不用言语也可从表情、姿势、声音、或欲哭中表现这种情绪 4. 患者的自发言语和非言语表达（表情、动作）几乎完全表现为上述情绪	

续表

项目	评分标准	评分
2. 有罪感	0. 没有 1. 自责，感到连累他人 2. 认为自己犯了罪，或反复思考以往的失误或过错 3. 认为目前的疾病是自己所犯错误的惩罚，或有罪的妄想 4. 罪恶妄想伴有指责或威胁性妄想	
3. 自杀	0. 无 1. 觉得活着没有意义 2. 希望自己已经死去，或经常想到与死有关的事情 3. 自杀念头 4. 严重自杀行为	
4. 入睡困难	0. 入睡无困难 1. 有时入睡困难，即上床半小时仍无法入睡 2. 每晚均有入睡困难	
5. 睡眠不深	0. 没有 1. 患者诉睡眠浅、多恶梦 2. 半夜起床两次（不包括上厕所）	
6. 早醒	0. 没困难 1. 早上较早醒来，但能再次入睡 2. 起床后不能再次入睡	
7. 工作和兴趣	0. 没困难 1. 有对工作、嗜好失去兴趣，无精打采的感觉 2. 自发或间接的表达活动、工作或学习失去兴趣。如感到没精打彩、犹豫不决，不能坚持或需要强迫自己去工作或活动 3. 活动时间减少或成效降低，住院患者每天参加病室劳动或娱乐不满3小时 4. 因目前的疾病而停止工作，住院患者不参加任何活动或者没有他人帮助便不能完成病室日常事务	
8. 迟缓	0. 正常的思维和言语（速度） 1. 精神检查时发现轻度迟缓 2. 精神检查中发现明显迟缓 3. 精神检查进行困难 4. 完全不能回答问题（木僵）	
9. 激越	0. 无 1. 检查时有些心神不定 2. 时显心神不定或小动作多 3. 不能静坐，检查中曾起立 4. 搓手、咬手指、扯头发、咬嘴唇等	
10. 精神性焦虑	0. 无 1. 主要是紧张和易怒 2. 对小事感到担忧 3. 表情和言语流露出明显焦虑 4. 明显惊恐	

续表

项目	评分标准	评分
11. 躯体性焦虑	0. 无 1. 轻度 2. 中度，有肯定的上述症状 3. 重度，症状严重，影响生活或需要处理 4. 严重影响生活和活动	
12. 胃肠道症状	0. 无 1. 食欲减退，但不需要他人鼓励便自行进食 2. 进食需要他人催促或请求，或需要应用泻药或助消化药物	
13. 全身症状	0. 无 1. 四肢、背部、头部、肌肉沉重感或疼痛，全身无力，疲乏 2. 症状明显	
14. 性症状（如性欲丧失）	0. 无（不适用） 1. 轻度 2. 重度	
15. 疑病	0. 无 1. 对身体过分关注 2. 反复考虑健康问题 3. 有疑病妄想 4. 伴幻觉的疑病妄想	
16. 体重减轻	0. 无 1. 可能体重减轻（一周内体重下降≥0.5公斤） 2. 确实体重下降（一周内体重下降≥1公斤）	
17. 自知力	0. 知道自己有病，表现为抑郁 1. 自己知道有病，但归咎于伙食环境问题，工作过忙，病毒感染或需要休息等外部原因 2. 完全否认有病	
18. 日夜变化	0. 无 1. 轻度变化 2. 重度变化，症状昼重或夜重，请注明并评价其严重程度	
19. 人格解体或现实解体	0. 无 1. 轻，问及才诉述 2. 中，自发诉述 3. 严重，有虚无妄想 4. 伴有幻觉的虚无妄想	
20. 偏执症状	0. 无 1. 有猜疑 2. 偏执观念 3. 关系妄想或被害妄想 4. 伴有幻觉的关系或虚无妄想	

续表

项目	评分标准	评分
21. 强迫观念和强迫行为	0. 无 1. 轻，问及才诉述 2. 中，自发诉述	
22. 能力减退感	0. 无 1. 仅在提问时引出主观体验 2. 患者主动表示有能力减退感 3. 需要鼓励、指导和安慰才能完成病室日常事务或个人卫生 4. 穿衣、擦洗、进食、铺床等以及个人卫生均需要他人协助	
23. 绝望感	0. 无 1. 有时怀疑："情况是否会好转"，但解释后能接受 2. 持续感到"没有希望" 3. 对未来感到灰心，悲观和绝望，解释后不能排除 4. 自动反复诉述："我的病不会好了"，或诸如此类的话	
24. 自卑感	0. 无 1. 仅在询问时诉述有自卑感 2. 自动诉述有自卑感 3. 患者自动诉述："我一无是处" 4. 自卑达到妄想的程度，例如："我是个废物"	
评分标准	<8分无抑郁症状；8～20分 抑郁症；21～35轻或中度抑郁；>35分严重抑郁	

（二）康奈尔痴呆抑郁量表

康奈尔痴呆抑郁量表（Cornell Scale for Depression in Dementia，CSDD）由Alexopoulos等人设计专门用于评估老年痴呆患者（包括轻度到重度痴呆）的抑郁情绪的量表，由临床医生操作，照料者和患者提供资料，加上临床医生的观察，最终得分依靠临床医生的综合判断。研究表明CSDD量表对认知损害患者显示出较好的特异性和敏感性，2011年《老年痴呆抑郁症检测指南》中推荐使用该量表对老年痴呆患者进行抑郁筛查。该量表共有19个条目，5个分量表，即情绪相关症状、行为异常、躯体症状、节律机能紊乱和思维障碍。通过对患者本人及患者的照顾者进行访问评定患者近1周来的表现。按症状评定严重程度，每1题以3等级（0＝无，1＝轻度/间断出现，2＝严重）记分，推荐8分以上为抑郁症状阳性。当患者与照顾者的回答差异明显时，通常以照顾者为准，检测时间通常不超过30min（表18-5）。

表18-5　康奈尔痴呆抑郁量表

序号	内容	无	轻度	严重
1	忧虑	0	1	2
2	悲伤	0	1	2
3	缺乏快感	0	1	2
4	易激惹	0	1	2
5	激越	0	1	2
6	迟缓	0	1	2
7	身体不适	0	1	2
8	丧失兴趣	0	1	2
9	食欲下降	0	1	2
10	体重减轻	0	1	2
11	缺乏活力	0	1	2
12	情绪低落	0	1	2
13	入睡困难	0	1	2
14	入睡后易醒	0	1	2
15	早上早醒	0	1	2
16	自杀	0	1	2
17	自卑	0	1	2
18	悲观	0	1	2
19	情绪错觉	0	1	2

评分标准：总分≥8分，抑郁症状阳性

（三）医院版卒中后失语抑郁问卷

医院版卒中后失语抑郁问卷（Stroke Aphasic Depression QuestionnaiTe—Hospital version，SADQ—H）由LincolnNB和Sutcliffe　LM对卒中后失语患者抑郁问卷社区版修订而来（表18-6），主要针对有严重表达或理解障碍的失语患者而开发。该量表是一个由护士通过观察卒中后失语患者最近一周的行为来评定患者是否有抑郁情绪的问卷，它包含有21个条目，每一个条目代表了患者一种行为表现。每个条目采用一分四段记分法，分别代表患者在过去一周发生相关条目行为的频率。其中第1、2、3、4、5、6、8、9、10、11、13、14、19项选择的行为频率越高得分越高，而其余条目项则反向计分。将每个条目得分相加得总分，得分越高抑郁程度越重。国内学者常翼等将其汉化，形成中文版医院版卒中后失语抑郁问卷，进一步研究证实中文版具有良好的信效度，并推荐以19、22、26分作为轻度、中度及重度抑郁的分界值具有较高的敏感性和特异性。

表18-6　医院版卒中后失语抑郁问卷

序号	条目	经常发生	有时发生	很少发生	从来没有发生
1	患者是否因失眠而改变睡眠方式？				
2	患者是否出现过一阵阵哭泣？				
3	患者晚上是否烦躁不安、无法休息？				
4	患者是否会主动要做些事情如看电视、聊天等				
5	当你和患者说话时，他（她）是否会避开你的目光				
6	患者是否会突然大哭不止				
7	当你和患者说话时，他她是否会微笑				
8	患者是否有疼痛的表示				
9	患者是否拒绝进食				
10	患者是否容易生气				
11	患者是否拒绝与人交往				
12	当患者听到笑话时是否会发笑				
13	患者是否显得烦躁和坐立不安				
14	患者是否呆坐不动				
15	患者做事时注意力是否集中				
16	患者是否尽量注意自己的仪表				
17	患者是否喜欢社交活动或外出活动				
18	患者白天是否会找些事情做				
19	患者是否服用安眠药				
20	患者是否对发生在周围的事情感兴趣				
21	当你走近患者的时候，他她是否会看着你				

指导语：请说明在最近一周里，患者出现以下行为表现的频率？"经常发生"为最近一周每天都这样、"有时发生"为最近一周4~6天是这样、"很少发生"为最近一周1~4天是这样，"从来没有发生"为最近一周从来没有这样。

第六节　老年抑郁症的护理

目前，老年抑郁症的发病率逐渐上升，而其临床表现初期常不典型或明显不同于青年、中年人，其护理常具有特殊性。护理的目标主要是减轻老年抑郁症患者的抑郁症状，减少复发的危险，提高生活质量，促进老年人的身心健康状况。

一、医院和机构抑郁症老人的护理

（一）完善护理评估

详细的护理评估可帮助护理人员了解患者目前存在的主要护理问题及风险防范的重点。评估内容应包括患者的症状，包括身体症状和精神症状（如疼痛、便秘、睡眠障碍、焦虑、幻觉、妄想等），治疗用药情况，既往是否有精神病史、是否同时合并有慢性疾病和功能障碍，本次发病的可能诱因以及是否有自杀的想法等。

（二）提供舒适、安全的病房环境

安静、舒适的治疗环境对患者的心理调节有重要作用。住院患者安置在设施安全和易观察的病室，病房的窗户最好为半开式，室内光线明亮，墙壁以明快的色彩为主。

（三）做好日常生活护理

保持合理的休息和睡眠，鼓励患者白天参加各种娱乐活动和适当的体育锻炼，晚上入睡前喝热饮料、热水泡脚或洗热水澡，避免看过于兴奋、激动的电视节目及谈病情。饮食方面，多吃高蛋白、富含维生素的食品，如牛奶、鸡蛋、瘦肉、豆制品、蔬菜、水果，避免辛辣刺激事物，忌烟酒，保持大便通畅。

（四）用药护理

1. 密切观察药物疗效及不良反应　选择性5-羟色胺再摄取抑制剂（selective serotoninreuptake inhibitors，SSRIs）是老年抑郁症患者的一线药物，包括曲舍林、氟西汀、帕罗西汀等，该类药物副作用少且反应比较温和，主要有轻度的恶心及头痛症状，另外，在老年患者中SSRIs引起低钠血症的危险较高，注意监测电解质。选择性去甲肾上腺素再摄取抑制剂（Selectire-norepinephrine reputake inhibitors，SNRIs）类药物如文拉法辛、度洛西汀常被作为二线药物使用，副作用主要为恶心、腹泻、头痛、性功能低下、口干等。三环类抗抑郁药如氯丙嗪、阿米替林药物副作用更为明显，主要表现为口干、便秘、直立性低血压、嗜睡、心律失常等，老年患者已不做首选推荐。

2. 坚持服药　老年人用药剂量常由低剂量开始，抗抑郁药在老年人起作用的时间较晚，且抑郁症治疗用药周期长，有些药物有不良反应，患者往往对治疗信心不足或不愿治疗，可表现为拒药、藏药或随意增减药物。要向患者及家属强调坚持服药的重要性，耐心劝说患者严格遵医嘱服药，必要时应由家属或照护者监督服药，做到看服到口。另外，由于老年抑郁症容易复发，因此强调长期服药，对大多数患者应坚持服药2年，对于有数次复发的患者，服药时间应该更长。

（五）心理护理

1. 阻断负向思考

抑郁症患者常会不自觉的对自己或事情保持负向看法。护理人员应协助患者确认这些负向的想法并加以减少和取代。可以通过帮助患者回顾自己的优点、长处、成就来增加正向的看法，协助患者检查其认知、逻辑与结论的正确性，修正不合实际的目标，减少其负向评价，并提供正向增强自尊的机会。

2. 鼓励患者抒发自己的想法

对于语言反应少的患者，应以耐心、缓慢及非语言的方式表达对患者的关心和支持，引导患者注意外界，同时利用治疗性沟通技巧，协助患者表述其看法。

3. 怀旧治疗

怀旧治疗是通过引导老年人回顾以往的生活，重新体验过去的生活片断，并给予新的诠释，协助老年人了解自我，减轻失落感，增加自尊及增进社会化的治疗过程。在具体实施过程中可充分利用故人、旧时物品、老照片、老歌等引发他们对过去的回忆，对他们进行回忆引导、分享回忆感受，让其充分体会到自身的价值，通过分享过去愉快经历，重新建立自信心和成就感。

4. 学习新的应对技巧

为患者创造和利用各种个人或团体人际接触的机会，以协助患者改善处理问题、人际互动的方式，增强社交的技巧。并教会患者亲友识别和鼓励患者的适应性行为，忽视不适应行为，从而改变患者的应对方式。

5. 构建良好的社会支持系统

抑郁症患者往往自我封闭，与外界的各种联系和接触均减少，社会支持水平及利用度不高。指导患者的家属、朋友尤其是配偶积极配合治疗，共同制定康复计划，给予患者支持性的心理干预。同时鼓励患者多与病友交流，相互支持鼓励。让患者感受到来自家庭、社会的亲情和温暖，获得精神上的支持和安慰，树立战胜疾病的信心。

（六）严防自杀

自杀观念与行为是抑郁症患者最严重而危险的症状。患者往往事先计划周密、行动隐蔽，甚至伪装病情好转以逃避医务人员与家属的注意，并不惜采取各种手段和途径以达到自杀的目的。对有自杀倾向的抑郁症老人应加强管理。

1. 识别自杀征兆，多数抑郁症患者在自杀前都有一些先兆，如流露出自杀的意图/近期内曾今有过自我伤害或自杀未遂的行为，或将自己的财物送人，或焦虑不安、失眠、沉默少语，或抑郁的情绪突然"好转"，或在危险处徘徊、拒餐、卧床不起等。

在与患者的接触中，应警惕是否出现上述情况。

2. 防范高危时段自杀往往发生在陪伴外出、医务人员数量少或疲劳及精力不足的时段，中午、深夜、凌晨及节假日期间是防范的重点，护理人员应加强巡视与观察。

3. 关注患者睡眠失眠与抑郁情绪相互影响形成恶性循环，因此对夜间睡眠不好、早醒的患者要严密观察，通知医生进行处理，防止意外事故的发生。

4. 加强专人守护对自杀风险高的抑郁症患者，要24h专人守护，不离视线，必要时经解释后予以约束，以防意外。对于聘请的陪护人员应特别注意进行抑郁症方面知识的宣教、详细说明陪护的义务、责任及注意事项，有效防止自杀的发生。

二、居家抑郁症老人的护理

（一）善于观察

照护者要注意观察药物治疗的反应、是否有疾病复发的早期症状，有无自杀、自伤及暴力行为的先兆，必要时应带患者及时就医。

（二）提供温馨安全的居家修养环境

鼓励子女、亲属与患者同住，家中成员要给予患者足够的关心、理解和和支持，让他感到大家都在帮助他。在环境安全方面，凡能成为患者自伤的工具都应管理起来，妥善保管好药物，以防患者一次性大量吞服，造成急性药物中毒。

（三）做好日常生活照顾

保证患者基本的生理需要，帮助患者制定合理的作息时间表，督促其自觉执行，对于力所能及的事情应让患者自己做。鼓励患者白天多参加娱乐活动，培养兴趣爱好如读书、看报、下棋、听音乐、散步等。饮食方面，多吃高蛋白、富含维生素的食品，如牛奶、鸡蛋、瘦肉、豆制品、蔬菜、水果，避免辛辣刺激食物，忌烟酒，保持大便通畅。

（四）帮助适应正常的社会生活

抑郁症患者多伴有社交活动减少，家属应为患者积极组织和安排这类社会生活内容，并使之成功，使患者在有效沟通中体会人间乐趣，渐渐燃起愿意与他人相处的欲望，即通过成功的经验改善其症状。鼓励并帮助患者走出家门，积极参加医院、社区组织的有益活动，融入社会大家庭。

（五）指导坚持服药

抑郁症患者出院后还需坚持服药巩固疗效，照护者要充分认识到维持用药对预防复发的重要性，鼓励患者养成自觉服药的好习惯，同时督促其遵医嘱按时服药，并做好药物的保管工作，切不可迁就患者拒服药物。若发现药物不良反应，立即带患者就医。

（六）充分利用医疗资源

居家抑郁症患者的护理重心在家庭，但其护理资源不局限家庭内的人、财、物。随着我国社区卫生服务中心网络的建设和发展，精神卫生工作已逐步纳入社区卫生工作范畴，社区卫生工作部门越来越重视抑郁症的管理，一些社区还定期组织抑郁症相关的健康教育、提供免费咨询、评估服务、开设康复站或俱乐部等。家属可充分这些条件，选择患者适宜参与的活动，鼓励其积极参加。

第七节　案例分析

一、案例经过

患者张某某，女性，80岁，独居。患者于半年前出现失眠，有时整夜睡不着觉，食欲下降，情绪低落，自述脑子坏了，脑子反应慢，说什么也干不了，自己的病也好不了了。自责，认为一家人全让她给拖累了，整天担心孩子及家人的生活。有时坐立不安，心慌，口干，烦躁，易怒，见什么都烦，在家自己打自己，打完后就哭。症状晨起较重，晚上较轻，经常觉得活着没意思，想跳楼又怕跳楼后名声不好，会影响孩子的前程；希望去医院打一针，想"安乐死"，曾企图上吊自杀未遂。

既往体健，家中无精神疾病及痴呆家族史。

体格检查：未见异常。

精神检查：意识清楚，以心境低落为主，对日常生活丧失兴趣，无愉快感，精力减退，自觉联想困难，自述"脑子像木头一样"，有无用感，自我评价低，自责，反复出现想死的念头，并有自杀行为，失眠，食欲不振。心境低落表现为昼重夜轻，社会功能明显受损。

二、分析与防范提示

根据病史及相关检查，患者具有多个老年期抑郁症发生的危险因素，如年龄、居住方式、慢性疾病、睡眠状况不佳、焦虑、有自杀的想法等。经过相关的精神检查，可认为该老人患有老年期抑郁症。

（一）临床诊断

根据患者病史，从症状、严重程度、疾病病程及鉴别诊断4个方面进行诊断：

1.临床症状

精神检查以心境低落为主，对日常生活丧失兴趣，无愉快感（情绪低落）；精力减退，自觉联想困难（自述脑子坏了，像木头一样）；自我评价过低，自责（害怕拖累家人）；反复出现想死的念头，并有自杀、自伤行为（想跳楼、"安乐死"、上吊自杀未遂、自己打自己）；失眠、食欲降低（有时整夜睡不着、食欲下降）；患者症状晨起较重，晚上较轻等。

2. 严重程度

患者精神检查发现社会功能严重受损，自觉活着没意思，给患者造成痛苦。

3. 疾病病程

患者半年前开始出现症状。

4. 鉴别诊断

体格检查正常，既往体健，无家族精神病史。

（二）原因分析

结合该患者的实际情况，分析该老年人患老年期抑郁症的原因有：

1. 生理性的变化

老年人为80岁高龄，由于感觉器官的逐渐衰退，会出现老花眼、听力下降、味觉减退、记忆减退等，这都会给老年人带来生活和社交的不便。该老年人自述"食欲下降，自述脑子反应慢，说自己什么也干不了"，这都在一定程度上会给老年人带来负性情绪。若这种负性情绪长期得不到缓解，便引发抑郁的可能。

2. 慢性疾病

该老年人高龄，自述"自己的病也好不了"，表明该老年人患有慢性疾病。而大多数慢性疾病控制不好，会降低老年患者的生活质量，影响老年的睡眠状况。患有慢性疾病的老年人，常需服用各种药物。临床上的部分药物，如抗高血压药物、激素类药物、抗帕金森药物等，都会在一定程度上产生药源性抑郁症。

3. 社会心理因素

该老年人为"独居"，"在半年前就出现失眠、食欲下降"，家属至目前才带该老人就诊，缺少家人的关心和陪伴。在一定程度上导致该老年人发生抑郁。"对日常生活丧失兴趣、无愉快感、有自杀和自伤行为"，说明该老年人缺少社交，经常自己一人待在家里，对外界事物的敏感性降低。

4. 其他

该老年人认为"一家人全让她给拖累了，整天担心孩子及家人的生活"，造成了一种长久的精神压力，未能及时的进行心理疏导和调试，导致该老年人逐渐发展成为抑郁。

（三）防范提示

本案例提示，对于老年抑郁症的患者需要特别加以防护，加强对患者及家人的健康指导。做好老年人的日常生活护理，改善睡眠状态和生活质量。注意防患者自杀，识别患者自杀的征兆，患者身旁时刻应有人陪伴。根据医嘱服用抗抑郁的药物，注意用药后的不良反应，及早识别药源性抑郁症。积极开导患者，家属应主动关心患者，鼓励患者主动表达自己的想法。帮助老年人回顾往事，重新体验过去的生活，减轻老年人的失落感，分享自己过去愉快的经历，帮助老年人重新建立自信和自尊。家属应为患者积极组织和安排社会生活内容，使患者在有效沟通中体会人间乐趣，渐渐燃起愿意与他人相处的欲望。鼓励并帮助患者走出家门，积极参加医院、社区组织的有益活动，融入社会大家庭。

（雷　俊、汤观秀）

第十九章　老年手术护理与风险防范

随着全球人口老龄化，老年人寿命的延长和微创手术的普及，手术不再是老年人的禁忌，外科手术将面临越来越多的老年患者。最新研究数据显示，全球范围内每年老年患者手术量达总手术量的40%以上。然而，老年人患者由于躯体功能及脑功能储备能力的下降，合并基础疾病增多，手术风险远远大于年轻人群。手术后常伴有水电解质及酸碱平衡失调、压力性损伤、切口感染、呼吸泌尿系感染、心血管意外、下肢深静脉血栓形成等术后并发症，给临床带来了新的挑战。

老年人手术须严格术前评估，术中严密观察及做好术后管理，这可使其手术的耐受性和安全性得到明显提高。

第一节　老年手术护理的安全隐患

因为老年人各器官功能及机体抵抗力下降，生理和心理状态特殊，所以手术期间存在诸多安全隐患和手术风险。

一、老年患者自身方面

（一）身体状态差

1. 大多数老年患者住院手术期间，常合并心、肺功能损害、高血压、糖尿病等疾病，加之对麻醉和手术应激能力降低，因此手术危险性相对较高，死亡率及并发症增多。

2. 老年患者年龄偏高、生理机能下降，导致行动迟缓、反应迟钝、听力下降。

3. 老年患者皮肤弹性差再加上部分消瘦患者皮下脂肪组织少，皮肤的触觉、痛觉和温度觉减弱，手术过程中麻醉后失去知觉、痛觉，容易发生跌倒、坠床、烫伤、灼伤、压力性损伤等。

4. 老年住院患者中，35%~65%伴有营养不良。营养不良不仅是蛋白质和能量不足，也包括维生素和矿物质不足等。老年营养不良的手术患者具有较高并发症和死亡率，8个月内死亡率近30%。

5. 老年患者机体散热快，面对较大手术、手术耗时较长时，术中易出现低体温。

6. 老年患者身体组织比较脆弱、菲薄，手术中容易出现撕裂，导致出血。

（二）不良心理状态

老年人各种生理功能都逐渐衰退，面对各种压力事件，如离退休、慢性疾病、身体功能受限、经济收入减少等，常出现一些特殊的心理变化，当老年患者被推进手术室，面对陌生环境，更易产生焦虑、紧张、孤独、无助心理，这些心理压力加重机体应激反应，导致肾上腺素、去甲肾上腺素等活性物质分泌增加，从而使血流加快，血压升高，心肌耗氧量增加，增强手术风险。

二、手术室护理人员方面

（1）老年患者术前常留置导尿管、胃管等管道，如护理人员操作流程不规范、管道护理不当，易导致滑脱、堵塞、感染的发生。

（2）老年患者大多骨质疏松，在搬动和变换体位时易导致骨折和肌腱损伤。

（3）老年患者反应迟钝及麻醉镇静药物的使用，患者对静脉输液外渗刺激反应不敏感，若护士不及时观察输液情况，容易发生输液过快、过慢和输液外渗等。

三、手术室管理方面

研究表明，老年患者手术特别是高难度手术治疗时，要选用经验丰富、技术娴熟的手术室护理人员，不仅能够协助手术医生和麻醉医生顺利完成各项手术操作，而且对患者护理安全隐患有预见性，能通过严密的病情观察、评估、及时的护理措施，有效杜绝老年手术患者的安全隐患。

第二节　老年患者术前护理风险评估

老年患者特别是高龄老年患者的手术安全性要求明显高于其他年龄段人群，因此对于所有老年手术患者都必须进行全面评估，以识别有可能从术前获益的可纠正的危险因素。

一、躯体健康的评估

老年人躯体健康的评估主要从生理功能和日常生活能力两方面进行，包括疾病史评估、身体评估、功能状态评估及实验室检查项目的评估等方面。通过评估了解老年人的躯体健康情况，掌握老年人生理和病理性改变的特点，获得准确、全面和客观的资料，从而正确地分析、判断老年人的健康状态和功能状态。

（一）疾病史

老年人的病史采集和健康评估主要从主诉或长期陪伴身旁的家属述说中获得。全面客观地收集患病以来的健康问题，疾病发生、发展、演变及诊治的全过程。

1. 一般资料

（1）一般资料　包括姓名、性别、年龄、出生地、民族、文化程度、职业、婚姻状况、家庭住址及联系方式、宗教信仰、医疗费用支付方式等。

（2）生活习惯　了解患者的个人生活习惯和嗜好，如吸烟、饮酒。

2. 现病史

（1）起病情况与患病时间　包括起病缓急、疾病的起因、就诊及入院时间。

（2）疾病的发展与演变　包括患病过程中主要症状及有无新症状出现。

（3）伴随症状　应注意老年人多病共存的特点。

（4）诊断、治疗、护理过程　包括曾接受过的和目前正在接受治疗的护理措施及其效果等。

3. 既往史

详细询问老年人的既往疾病史，如有无冠心病、脑血管疾病、糖尿病等。老年人的过去史，如手术、外伤、食物药物等过敏史。

4. 家族史

了解家族遗传、传染、精神病史。

5. 其他相关资料

老年人参与日常生活活动和社会活动的能力。评估老年人的家庭关系和人际关系，了解家庭成员与家庭和睦情况，确定有无家庭不和、子女不孝、经济纠纷、离异及丧偶等生活事件。

（二）身体评估

1. 生命体征

（1）体温：老年人基础体温比年轻人稍低，如有感染，常无发热表现，若老年人午后体温比清晨高1℃以上，应视为发热。

（2）脉搏：老年人脉搏接近正常成年人，但要注意不规则性，测定时间不应少于30秒。

（3）呼吸：老年人呼吸次数比正常成人稍增多，评估时注意呼吸方式与节律，有无呼吸困难。

（4）血压：高血压和直立性低血压在老年人较多见。平卧10分钟后测定血压，然后直立后1分钟、3分钟、5分钟各测定血压一次，如直立时任何一次收缩压比卧位时降低≥10mmhg，称为直立性低血压。

2. 一般情况

（1）身高、体重　正常人从50岁开始，身体逐渐缩短，男性平均缩短2.9cm，女性平均缩短4.9cm。老年人体重逐渐增加，65～70岁达高峰，80～90岁由于肌肉和脂肪组织的减少，老年人体重明显减轻。

（2）营养状态　评估老年人饮食状态、有无饮食限制及体重指数。

营养状态的评估可采用微型营养评估量表（mini nutritional assessment，MNA），该量表是一种新型、无创、简单的人体营养状态评定方法，包括3个部分：①人体测量：包括BMI、腓肠肌围；②整体评估：包括医疗及疾病情况、活动能力、神经精神疾病；③饮食评估。总分14分，≤7分为营养不良，8～11分为具有营养不良风险，≥12分为营养良好（表19-1）。

表19-1　微型营养评估量表（MNA）

1. 过去3个月中，是否因食欲不佳咀嚼或吞咽困难致食量越来越少？
　　0分=严重食量下降　1分=轻度食量下降　2分=食量无变化

2. 近3个月体重变化
　　0分=体重减轻>3kg　1分=不知道　2分=体重减轻1～3kg　3分=体重无改变

3. 行动力
　　0分=卧床或轮椅　1分=可以下床或离开轮椅但无法自由走动　2分=可自由走动

4. 过去3个月曾有应激或急性疾病？
　　0分=是　2分=否

5. 神经精神问题
　　0分=严重痴呆或抑郁　1分=轻度痴呆　2分=无精神问题

6-1.体质指数 BMI（体重/身高^2）
　　0分=BMI<19分　1分=19≤BMI<21　2分=21≤BMI<23　3分=BMI≥23　针对卧床或昏迷的患者6-2. 小腿围CC（公分，cm）0=CC低于31cm　3分=CC≥31cm

上面六项得分相加得营养筛查总分（满分14分）若12～14分，正常营养状态；≤11分：有营养不良风险。

（3）衰弱状态

术前评估老年患者的衰弱症状并记录衰弱评分，必要时应咨询老年专科医师进一步评估（见表19-2）。

表19-2　衰弱筛查量表（The "FRAIL" Scale）

项目	问题
Fatigue	您感到疲劳吗？
Resistance	您能上一层楼吗？
Aerobic	您能行走一个街区的距离吗（500m）？
Illness	您患有5种以上疾病吗？
Lose	您在最近1年内体重下降超过5%了吗？

注：总评分0～5分，其中0分：强壮；1～2分衰弱前期；3～5分：衰弱。

3.头面部及颈部

（1）皮肤

1. 皮肤弹性和干湿度　老年人皮肤干燥、皱纹多，缺乏弹性，没有光泽。

2. 皮损　常见皮损有老年斑、老年疣、老年性白斑等。老年斑最为常见。术前应充分评估有无皮肤破损及皮损、对于卧床老年人应评估有无压力性损伤等。

（2）眼睛　评估老年人有无远近视力下降，视物模糊。

（3）耳　评估老年人有无老年性耳聋，甚至听力丧失，沟通有无障碍。

（4）口腔　评估老年人有无牙列缺失，有无义齿。

4.胸部

（1）胸廓及肺　查看胸部X线、肺功能和动脉血气分析的检查结果，评估患者术后发生肺部并发症的风险。

（2）心脏　评估有无器质性心脏疾病及用药治疗情况。

（三）功能状态评估

评估老年人处理日常生活的能力，包括日常生活能力、功能性日常生活能力、高级日常生活能力3个层次。老年人由于老化和长期慢性疾病的影响，可导致一些功能的丧失。

评估常采用Barthel指数（the Barthel index of ADL）评定。Barthel指数评定简单、可信度、灵敏度高，是应用较广的一种ADL评定方法。Barthel指数量表包括10个项目，属于他评量表，项目总分100分，得分越高独立性越强，依赖性就越小（表19~3）。

表19-3　Barthel指数评定

ADL项目	自理	稍依赖	较大依赖	完全依赖
进食	10	5	0	0
洗澡	5	0		
修饰（洗脸、梳头、刷牙刮脸）	5	0		
穿衣（包括系鞋带等）	10	5	0	
控制大便	10	5（偶能控制）	0	
控制小便	10	5	0	
用厕所（包括擦浴、穿衣、冲洗）	10	5	0	
床椅转移	15	10	5	0
平地走45m	15	10	5（用轮椅）	0
上下楼梯	10	5	0	

上面十项得分相加得ADL总分（满分100分），＞60分为良；41~60分为中，提示

有功能障碍，稍依赖；<40分为差，说明依赖较明显或完全依赖；0分为功能很差，全部日常生活活动均需要依赖他人帮助。

（四）实验室及其他检查

实验室检查可以帮助判断老年人身体是否正常，为手术准备提供重要依据。

1. 常规实验室检查

（1）血常规 血液中红细胞、血红蛋白和血细胞比容随年龄增加而降低，老年期比成年期低10%左右，但仍应在正常范围内。

（2）尿常规 老年人泌尿系统感染的防御功能降低，术前应评估有无泌尿系感染。

2. 生化实验室检查 术前应评估其电解质、血脂、血糖情况。

3. 各种功能检查 术前应评估肝、肾、肺、内分泌功能的情况。

4. 心电图检查 术前应充分评估老年手术患者的心功能。对于有心脏疾病患者除常规心电图检查评估外，还需行围手术期静息12导联心电图。如冠心病、明显心律失常、外周动脉疾病、脑血管疾病或其它明显的结构性心脏病的患者或怀疑冠心病的无症状患者均需考虑行静息12导联心电图。

二、心理健康评估

进入老年期，人的各种生理功能都逐渐进入衰退阶段，面对各种压力事件，常常会出现一些较为特殊的心理变化。临床心理健康评估常采用访谈、观察、心理测验的方法。

（一）老年患者焦虑状态评估

常用的评估工具有汉密顿焦虑量表、状态-特质焦虑问卷及焦虑自评量表等（表19-4）。

题序5、9、13、17、19按反向记分，其余均为正向记分。总分统计标准：将20个项目的各个得分相加，即得粗分，用粗分乘以1.25以后取整数部分，就得到标准分。SAS标准分的分界值为50分，其中50～59分为轻度焦虑，60～69分为中度焦虑，70分以上为重度焦虑。

表19-4 焦虑自评量表（SAS）

序号	项目	没有或很少时间有（1分）	有时有（2分）	大部分时间有（3分）	绝大部分或全部时间有（4分）
1	我觉得比平常容易紧张或着急（即焦虑）				
2	我无缘无故地感到害怕（即害怕）				
3	我容易心里烦乱或觉得惊恐（即惊恐）				
4	我觉得我可能将要发疯（即发疯感）				

续表

序号	项目	没有或很少时间有（1分）	有时有（2分）	大部分时间有（3分）	绝大部分或全部时间有（4分）
5	我觉得一切都很好，也不会发生什么不幸（了解有无不幸预感）				
6	我手脚发抖打颤(手足颤抖)				
7	我因为头痛，颈痛和背痛而苦恼（躯体疼痛）				
8	我感觉容易衰弱和疲乏（乏力）				
9	我觉得心平气和，并且容易安静坐着（了解有无静坐不能）				
10	我觉得心跳很快（心慌）				
11	我因为一阵阵头晕而苦恼（头昏）				
12	我有晕倒发作或觉得要晕倒似的（晕厥感）				
13	我呼气吸气都感到很容易（了解有无呼吸困难）				
14	我手脚麻木和刺痛（手足刺痛）				
15	我因为胃痛和消化不良而苦恼（胃痛或消化不良）				
16	我常常要小便（尿意频数）				
17	我的手常常是干燥温暖的（了解有无多汗）				
18	我脸红发热（面部潮红）				
19	我容易入睡并且一夜睡得很好（了解有无睡眠障碍）				
20	我做噩梦				

（二）老年患者抑郁状态评估

常用的评估工具有汉密顿抑郁量表、老年抑郁量表及自评抑郁量表等（自评抑郁量表详见第十八章）。

第三节　老年患者术中护理

老年手术患者因为术中治疗、护理及观察病情不当易发生并发症甚至死亡，所以加强术中护理是确保手术安全的重要环节。

一、术前准备

（一）用物准备

医护人员应充分了解老年患者各重要脏器的功能情况，正确估计患者对手术的耐受性，备好急救物品及药品。

（二）手术间环境

老年人与青壮年相比容易受凉，手术室应提前30min打开手术间层流设备，调节并保持室温在22～25℃，相对湿度在40%～60%，手术床上垫保暖床垫，手术使用的外用消毒液、冲洗液、静脉输液提前予以加温至37℃左右。若室温过低，患者体温可降至36℃以下，出现寒战，诱发心律失常，术后易出现呼吸道等并发症。

二、人性化护理

手术室护士保持良好的心态，做好老年患者心理护理，使患者感到温暖，有安全感和信赖感。对于麻醉清醒的老年患者加强沟通，理解患者的想法和需求，从生理上和心理上尽量满足患者，为手术的顺利完成创造良好条件。

三、建立静脉通道

留置针又称套管针，具有操作简单，套管柔软，套管在静脉里留置时间长，不易穿破血管等优点，被广泛用于临床，尤其适用于老年手术患者。老年患者多数存在皮肤松池、血管脆、不充盈、弯曲，加上手术前禁食禁饮、精神紧张等因素，导致血管条件差，为老年手术患者使用静脉留置针可根据麻醉及手术体位的需要，随意摆动，为手术提供通畅的静脉通路。可直接将将药品推入分叉接口处，方便用药，用药过程中又能很好的计算和掌握推入的剂量。根据老年患者术中的生命体征，随时调节液体的快慢，为抢救赢得了时间，为顺利完成手术创造条件。术后老年患者承受着与年轻患者程度相似的疼痛困扰，术后镇痛泵的使用越来越普及，绝大部分老年患者术后选择使用镇痛泵，静脉留置针一端接静脉输液，另一端接镇痛泵，既给老年患者减少术后疼痛，又能保证护送回病房过程中静脉输液通道的安全。

四、重视皮肤管理

（一）重视皮肤交接

手术室与病房交接时，应认真查看老年患者全身的皮肤，尤其是大手术、手术时间长的老年患者应重点查看。

（二）安全使用高频电刀

1.老年患者皮肤弹性差、皮下脂肪组织少，给粘贴电极板带来隐患，巡回护士应尽量选取患者身体肌肉丰满、靠近手术部位进行粘贴，取下时动作轻柔，以防损伤皮肤。

2. 老年患者若植入了心脏起搏器，能否使用高频电刀进行组织切割，手术室护士应充分评估，注意以下几个问题。

（1）清楚高频电刀及起搏器的工作原理，单极电刀电流环路为电刀头到体表贴片，环路经过人体，功率大，用于切割；双极电刀的电流环路就在两个笔状头之间，环路不经过人体，功率小，用于电凝。起搏系统同样存在电流环路，单极环路经过体表；双极环路不经过体表。只有当高频电刀使用单极电刀与起搏器单极感知/起搏时，两个环路出现交互，就可能对起搏系统产生干扰，对起搏依赖患者造成危险。

（2）若老年患者为起搏依赖患者，手术可使用高频电刀的双极电凝或超声刀等替代方式。

（3）若植入ICD或CRTD，使用电刀前应关闭ICD或CRTD功能。

（4）使用电刀过程中应严密监测患者心率变化，准备好临时起搏器及除颤设备。

（三）正确摆放手术体位

老年患者手术时间长时，体位的摆放至关重要，既要注意循环系统的功能，又要保证呼吸道的通畅。为老年手术患者摆放手术体位时，切忌拖拉拽等动作，动作应轻柔，防止皮肤擦伤，使用约束带松紧适宜，以免影响肢体血液循环。

（四）提前做好受压部位的保护

研究表明，压力性损伤发生与年龄及手术时间呈正相关，预计6小时内能完成的手术，受压部位可采用透明贴保护，预计大于6小时的手术，受压部位采用泡沫敷料粘贴保护，以减少老年患者术中压力性损伤的发生。

五、积极预防麻醉并发症

麻醉药物对患者中枢神经、循环和呼吸系统功能产生影响，术中可能导致并发症，因此，护士应掌握监护仪的使用，密切配合麻醉医生，根据血压、心率、呼吸、血氧饱和度、血糖、尿量等变化，及时协助麻醉医生处理。

（一）血压

老年手术患者合并高血压时，应视手术患者个体情况作具体分析。若术中出血多，患者血压骤降时，应及时加快输液，无备血的情况下，先输入血浆代用品。手术室护士应根据医嘱，迅速准备升压药品及物品，及时采取措施。

（二）心率

反映心血管功能状态的最敏感指标之一。正常心率应该在60~100次/min，节律规整、心电图显示每搏大小一致，各种波形形态正常。手术中心电监护如果心电活动发生异常，首先表现为心率（律）波形紊乱，在排除老年手术患者体温过高、情绪波动和药物影响外，其在原基础水平上逐渐增快，可能提示存在循环血量不足。

（三）血氧饱和度（SpO2）

正常应不低于95%，在95%以下为供氧不足，需及时查找原因对症处理。

（四）尿量

行大手术和手术时间长的老年患者均需留置导尿管。术中应随时观察尿液的颜色与量，正常人的尿液颜色为澄清无色、淡黄色、琥珀色，偶有混浊情况。若尿液颜色不正常，出现红色、浓茶色或酱油色、混浊云雾状、乳白色、黄色或深黄色等均应及时告知麻醉医生和手术医生，立即进行处理。

（五）血糖

老年患者合并糖尿病行手术治疗时，术中应监测血糖。建议择期或急诊手术在围手术期血糖控制采用宽松标准，即空腹血糖（FBG）或餐前血糖（PMBG）8～10mmol/L，餐后2小时血糖或不能进食时任意时点血糖水平8～12mmol/L，特殊情况可放宽至13.9mmol/L。对于老年手术患者合并糖尿病时，术中应每2～4小时监测一次，对重症或机械通气患者，可用胰岛素泵把血糖控制在8～10mmol/L。

第四节 老年患者术后护理

对每一位手术患者，尤其是老年手术患者来说，手术虽然重要，但恰到好处、细致入微的术后护理同样不可轻视。由于老年人各器官功能衰退，代偿能力低下，对手术耐受力差，手术对他们来说是一次不小的创伤，所以术后护理显得特别重要，良好的术后护理是保证患者顺利康复的重要因素。

一、生命体征的监测

1. 护送老年手术患者途中，应严密观察患者的心跳呼吸，必要时准备氧气枕及简易呼吸器，推车不可过快，过床搬动时应轻慢。

2. 手术室护士应与病房护士详细交接班，包括手术情况、术中用药、术中输液量、出血量、尿量及术中特殊配合等，使病房护士对老年手术患者有一个连续性的评估。

3. 根据术后血压调整好输液速度，避免因输液太快而引起心力衰竭，液体量较多时，适量应用利尿剂。

4. 持续心电监护，随时观察血压、脉搏、血氧饱和度等重要指标。老年患者术后因交感神经兴奋性增高使心率加快，心脏前后负荷的改变使心室内压力增高导致张力增高，进一步增加心肌耗氧量，而发生缺血性改变。术后立即给予持续心电监护，每30

分钟测量一次心率、血压、血氧饱和度数值，监测心电图的波形变化。密切观察患者的面色、表情、呼吸，结合心电、血压、血氧饱和度监测情况综合判断病情变化。

二、保持呼吸道通畅

老年手术患者由于心肺功能差，加之麻醉药物、手术创伤等刺激，易并发肺部感染，甚至呼吸衰竭而死亡。

（一）吸氧

术后持续低流量吸氧，流量为1~2L／min，对术前合并有慢性支气管炎、肺气肿的老年患者，可加大氧流量4~6L／min，当血氧饱和度升至95％以上时，则给予持续低流量吸氧。如出现呼吸衰竭时，应立即行呼吸机辅助呼吸。

（二）促使痰液排出

定时协助患者翻身叩背，促进痰液排出。对痰液粘稠不易排出者，给予雾化吸入，3~5次／d，必要时吸痰。

（三）有效镇痛

切口疼痛使老年术后患者惧怕咳嗽咳痰，有效镇痛可以改善患者的呼吸功能，采取预防性措施，给予预防用药，而不是疼痛难忍时再给药。

三、保持引流管道通畅

妥善固定好各种引流导管，并注意观察记录引流液的颜色、性质、量。同时做好老年手术患者或陪伴家属的健康宣教工作，注重翻身及改变体位时避免压迫或扭曲牵拉，防止非计划性拔管。注意各导管的护理，如导尿管留置期间应行会阴擦洗，留置时间超过3天时应行膀胱冲洗，预防泌尿系感染。

四、术后加强翻身

老年手术患者应每2h翻身一次，因疾病原因而不能翻身者，要每隔3h用手将骶尾部脱离床面5min，并进行局部按摩，以促进血液循环。

五、做好饮食指导

根据不同的手术及麻醉方式，决定术后开始饮食的时间。术后尽早地恢复正常口服饮食是快速康复计划中的一个重要环节。有研究表明，早期恢复口服饮食可以减少腹部手术后的感染并发症，缩短住院时间，且不增加吻合口瘘的发生率。早期进行肠内营养，可以降低高分解代谢。通过有效地缓解术后恶心、呕吐及肠麻痹，可以帮助患者更好地进行早期肠内营养支持。

六、术后早期活动

快速康复外科理念主张术后早期活动。老年患者术后长期卧床休息，会使肌肉强度降低，损害肺功能及组织氧化能力、加重静脉淤滞及血栓形成。下肢能活动者要鼓励患者多活动，下肢手术而不能活动者，要将患肢抬高30°，鼓励患者加强下肢肌肉收缩锻炼，以利于患肢消肿。老年术后部分患者会由于伤口疼痛而阻碍早期下床活动，因此充分止痛是早期下床活动的重要前提保证。

七、做好心理护理

良好的情绪可以调动患者的心理调节功能，维持患者的心理平衡。老年术后患者，护士应注意其心理变化，耐心解答心理问题，让患者体会到护士的热情和关心，对医护人员产生信任感。

八、预防伤口感染

伤口感染是术后尤其是腹部手术后的常见并发症，应加强预防和控制。

（一）加强体温监测

术后3天内体温37.5 ~ 38.5℃为外科手术热，如术后3天内体温高于38.5℃或3天后体温仍高，应及时汇报医生，予以处理。

（二）合理应用抗生素

对于老年患者合并糖尿病时，使用抗生素前需监测血糖变化，抗生素必须在血糖控制后应用才能充分发挥有效作用，单纯依赖抗生素而忽视血糖控制，难以达到满意的疗效。

（三）加强营养

患者进食后需调节饮食，提高食欲，促进伤口愈合。

（四）保持伤口敷料清洁干燥

若术后患者伤口敷料浸湿应及时告知医生予以换药。

第五节　老年手术护理的风险防范措施

老年手术患者对手术创伤的耐受力比年轻人低，手术护理风险明显高于年轻人，护理人员应培养建立风险意识，掌握老年患者手术常见疾病的病因、临床表现，做到有效预防。

一、提高风险意识

定期组织全科护士学习，分析老年患者手术的高危因素和围手术期常见并发症的发生原因。积极参与老年手术患者的术前讨论，参与手术护理人员需术中准备及配合重点、术后护理着重点等。

二、掌握常见并发症的观察与防范

（一）急性左心衰竭

1. 病因　老年人因为心血管顺应性降低、心血管储备能力下降，加之原有心血管疾病，如高血压、冠心病、甚至心肌梗塞等，在短时间内输入过多液体，使循环血容量急剧增加，致心脏负担过重而引起心力衰竭、肺水肿。

2. 临床表现

（1）肺循环淤血：表现为呼吸困难、劳力性呼吸困难、夜间阵发性呼吸困难、端坐呼吸、急性肺水肿；咳嗽、咳痰、咯血、咯粉红色泡沫样痰。

（2）周围循环灌注不足：表现为乏力、疲倦、头昏、心慌；少尿及肾功能损害。

（3）心脏体征有心脏扩大、P2亢进、S3奔马律；原有心脏病的体征如肺部出现湿性啰音。

（4）其他心脏外体征如呼吸频率增加、皮肤紫绀、交替脉等。

3. 预防措施

（1）病因治疗：术前应积极治疗原发疾病。

（2）做好各项监测：在治疗原发疾病的同时，密切监测中心静脉压，有条件者应监测肺小动脉楔压。术后应用心电监护是非常重要的，可以及时了解血压、脉搏、动脉波形及其它各项监测指标。

（3）严密观察出入量：控制手术当天及术后液体输入是快速康复理念中另一个重要的问题。以往在手术当天一般要输入3.5～5.0L液体，在随后的3～4d输入约2L/d液体，这可导致患者围手术期体重增加3～6kg。有证据表明减少液体输入量有利于减少术后并发症的发生并缩短术后住院时间。因此，在维持患者生命体征正常的情况下，应限制患者术中及术后的液体输入，合理补液十分重要，并要注意晶、胶体比例，补充维生素及微量元素。在补液的同时，应根据血压或中心静脉压调整补液速度及补液量，并注意尿量变化情况。

（二）呼吸系统感染

1. 病因　老年人胸廓弹性下降，呼吸肌肌力减弱，肺活量减少，肺顺应性降低，易发生咳嗽无力，排痰困难，咳嗽时切口疼痛加重及惧怕切口裂开而不敢咳嗽。是术后患者死亡的重要原因之一，也是术后最常见的并发症之一。

2. 临床表现　术后一旦出现呼吸道感染，即表现为烦燥不安，呼吸快而表浅，严重者出现呼吸抑制，呼吸深长或出现不规则呼吸。全身出现缺氧表现，即皮肤及粘膜出现紫绀，血氧饱合度下降。听诊肺部有干湿性啰音。

3. 预防措施

（1）术前应做好详细的病史采集和体格检查，明确患者的活动耐力情况和肺部疾病情况，必须考虑合适的术前预防策略以降低术后肺部并发症的风险，手术后密切注意患者的各种反应及生命体征的变化，给予吸氧。

（2）术前治疗和控制慢性阻塞性肺部疾病（COPD）和哮喘等疾病至最佳状态，对于有感染征象者术前应加用抗生素治疗，哮喘患者在手术期应慎用 β 受体阻滞剂，以免诱发和加重哮喘。

（3）术前7～14天戒烟，护士应告知老年患者或陪伴家属吸烟的危害及对手术的影响，并监督做好戒烟工作。

（4）术前加强呼吸肌训练和有效的咳嗽训练。

（5）术中做好围术期抗生素的规范使用，严格在切皮前0.5～1h输入，对手术时间超过3h及出血量大于1000ml时及时追加抗生素。

（6）术中尽可能采用创伤小的麻醉和手术方式。

（7）术后做好肺功能恢复锻炼，并有效控制术后疼痛。

（8）必要时应咨询呼吸专科医生进一步评估。评估有无呼吸费力、有无咳嗽咳痰及痰液颜色性状等。

（三）静脉血栓形成和栓塞

1. 病因　老年人常合并有高血压、高血脂，术前活动量少，尤其术后长期卧床下床活动减少。术前和术中由于出血、补液不当，可以造成血流淤滞，血液黏稠度增加，如果止血药物使用不合理，更易形成血栓，血栓脱落后可以造成栓塞脏器相应的各种临床表现。

2. 临床表现

（1）血栓形成的部位不同，相应的临床表现也各不相同。最常见的是下肢静脉至髂静脉血栓形成，此时患者下肢出现渐进性肿胀，张力逐渐增加，皮温下降，皮肤发亮，呈棕褐色。患者自觉下肢胀痛、沉重，运动障碍。

（2）血栓脱落后依栓塞脏器不同，临床表现各异。总之均有栓塞脏器肿胀、功能障碍的临床表现。脑栓塞患者还有精神及神经症状。心肌梗死患者有心力衰竭表现。

3. 预防措施

（1）合理补充液体，应根据出入量多少，血压及中心静脉压力情况合理补液。

（2）慎用止血药物。

（3）早期下床活动，如不能下床者应多主动或被动活动上下肢，并勤按摩，以促进下肢血液循环。

（4）要保持大便通畅，以减少因用力排便，腹压增加而导致的下肢静脉回流受阻。

（5）对于血液高凝状态的患者，应给予积极的药物干预，预防深静脉血栓的形成。

（6）尽量避免在双下肢行静脉穿刺。

（四）压力性损伤

1. 病因　老年人患者皮肤弹性下降，一般营养状况差，手术被动体位及时间长，术后怕疼不愿翻身。

2. 预防措施

（1）术前充分评估手术方式及手术时间，当摆放特殊体位或预测手术时间>4h时，应向老年患者或家属告知术中可能发生压力性损伤的部位及预防措施，使其理解并积极配合。

（2）术中①科学地摆放手术体位：仰卧位上肢外展不超过90度，防止臂丛神经过度受损，根据需要在骨突处（枕后、肩胛、骶尾、肘部、足跟等）垫保护垫，以防局部组织受压。人字分腿仰卧位时防止腿板折叠处夹伤患者，两腿分开不宜超过60度，以站立一人为宜，避免会阴部组织过度牵拉。侧卧位时注意保护骨突处（肩部、健侧胸部、髋部、膝外侧及踝部等），根据病情及手术时间建议使用抗压软垫及新型敷料。俯卧位时注意保护骨突处（耳部、颊部、肩部、乳房、男性生殖器、髂脊、膝部、脚趾等），使用新型敷料时对胸部及髂脊的保护应先将患者俯卧在支撑床上，后再垫敷料，减少偏移，必要时考虑应用泡沫敷料叠加，也可应用透明贴和泡沫敷料组合。②尽量避免手术设备、器械和手术人员对老年患者造成的外部压力。术前评估压力性损伤高风险的患者，对非手术部位，在不影响手术的情况下，至少应当每隔2小时调整受压部位一次。③若术中唤醒或体位发生变化时，应检查体位有无改变，支撑物有无移位，重新检查患者体位保护及受压情况。

（3）术后①及时评估：老年手术患者的皮肤完整性，包括安全带的固定位置以及不同体位常见部位的皮肤情况。对使用新型敷料的老年患者应撕下敷料评估。②重点交接：尤其发现有压力性损伤存在时，应着重交接，术后减少损伤部位的受压，连续观察并采取针对有效的措施，必要时请皮肤管理小组成员会诊。

（4）营养支持治疗：营养不良是压力性损伤形成的主要危险因素之一。重症长期卧床患者，由于疾病消耗，加之营养摄入减少，吸收功能下降，导致患者出现贫血、低蛋白血症。而低蛋白血症患者有近半数以上易发生压力性损伤。根据病情尽量应用胃肠内营养，应予胃肠功能调理、高蛋白、高热量、高维生素、富含钙、锌等的饮食。若肠内营养不能满足需要时，增加静脉营养，必要时输注血浆和白蛋白，保证全身营养支持，有利于提高皮肤的屏障功能，有效预防压力性损伤的发生。

第六节 案例分析

一、案例经过

患者张某某，女性，84岁，因腰痛伴左下肢放射痛2月入院治疗。查体：T：36.7℃，P：64次/分，R：18次/分，BP：160/80mmHg。体重44Kg，身高165cm，患者神志清晰，入院已完善相关检查，既往有高血压，冠心病，无手术史，无过敏史。心血管内科会诊意见：（1）冠心病，心功能三级；（2）高血压病，评估手术风险大。术前诊断：（1）腰椎管狭窄；（2）腰椎间盘突出；（3）高血压；（4）冠心病。患者于某日在局麻合并静脉全麻下行椎间孔镜下L4/5椎间盘摘除、神经根管扩大减压、射频消融术，手术体位：俯卧位，手术时长2小时。患者入室时BP：160/90mmHg，摆放俯卧位后，血压升高至180/120mmHg，遵医嘱予生理盐水100ml+硝酸甘油5mg静脉滴注，血压控制在150/90mmHg左右。术毕，患者发生寒颤，翻身后发现患者下颚皮肤红肿，压之褪色。

二、分析与防范提示

（一）原因分析

结合该患者实际情况，从人员，环境设备等方面分析存在的原因：

1. 人员方面

（1）患者因素

该患者为84岁高龄，体重偏轻，手术体位为俯卧位，手术时间长，局部组织长期受压，有皮肤完整性受损的危险。老年患者基础疾病多，且服用药物不规律，自身体质较差，对冷刺激和疼痛刺激敏感性增强，更加畏寒。而且，老年患者记忆力减退，加上对自身疾病认识不足，对手术及其预后相关的知识缺乏，比一般患者更容易产生紧张焦虑、恐惧等负面情绪，血压升高，再加上术中疼痛，不利于手术的正常进行以及术后的恢复。

（2）医务人员因素

医务人员工作量大，关于患者手术过程和预后相关知识宣教不足，对患者的心理支持不够。缺乏沟通交流，所以会造成患者过度紧张，不利于手术的开展。

2. 环境设备方面

一方面，手术室采用的空气净化层流设备会使室内空气快速对流，手术室的温度会降低。另一方面，椎间孔镜手术需要用使用大量生理盐水作为介质来进行操作，使患者散热增加。

（二）防范提示

结合该案例，从患者的皮肤问题，术中低体温，术后疼痛，血压控制和心理支持等方面作出防范提示：

1. 术前应注意查看患者的皮肤，与病房护士做好交接。术中妥善安置体位，对于容易出现皮肤问题的下颚，乳房，会阴部，骨粗隆等部位，垫软枕、贴新型敷料贴，保持床单位平整，皮肤干燥清洁，预防压力性损伤。术毕，患者下颚皮肤红肿，与病房责任护士做好术后交接，加强观察。

2. 需及时调节手术室的温度，范围22～25℃，术前在床上铺设加温保暖床垫。对术中需要用到的大量生理盐水冲洗液，提前加温至37℃左右，术中的液体用加温器加温输液，注意保持切口周围无菌单的干燥。给患者盖好被子，尤其是肩颈部需加盖保暖。对于手术结束患者发生寒颤，可根据情况关闭层流空调，加盖棉被，加强对患者体温的监测。

3. 老年术后患者可采用多模式镇痛，即自控静脉止痛泵、联合肌肉注射及口服止痛药，能有效缓解患者的疼痛。

4. 高血压的老年手术患者，通常用药物控制血压须一直持续到手术前，手术后应尽早恢复用药。如不能口服药物，可采用消化道以外的给药途径，用利尿剂、肾上腺素能抑制剂、血管扩张剂、舌下含硝苯吡啶或经皮肤用可乐定。用药物控制血压较好的高血压患者对麻醉的耐受性通常要优于血压控制不好的患者。为了降低对心血管危险性，轻度高血压患者戒烟与控制血压相比的益处是同样的或是更大些。对于术中血压升高，遵医嘱使用硝酸甘油降压时，应严密监测患者各项生命体征，5分钟测量一次血压，观察用药后的效果。术后感染是老年手术患者常见并发症之一，围手术期应做好对感染的有效预防。术前做好手术区域皮肤准备，术中严格保证所有手术器械的无菌以及人员的无菌操作，控制手术间的参观人数，保持伤口周围清洁干燥，术后严密观察老年患者的体温变化，保持伤口敷料干燥，加强营养等。

5. 老年患者在术前应做好充分评估，有针对性的做好术前健康宣教，如给予一定的饮食指导，确保其正常的肠胃功能和新陈代谢能力，同时讲解手术的重要性、简单手术流程以及成功病例介绍。对术前过度紧张的老年患者，遵医嘱给适量的镇静药。对于术中清醒的老年手术患者，手术室护士应主动与患者进行有效的沟通与交流，及时询问患者感受，尽可能满足其身体上或心理上的合理需求。术后及时对老年患者心理状态进行评估、对存在的心理问题予以疏导。

（张　凡、方　路）

第二十章　老年肿瘤护理与风险防范

当前，恶性肿瘤的发生和死亡均随年龄增长而上升，是严重威胁人类健康和影响家庭和社会发展的重大疾病，随着医疗科技的快速发展，肿瘤检出率逐年增加，已经成为21世纪全球最严重的公共卫生问题之一。随着人口老龄化进程的加快，我国人群的疾病谱发生了明显的变化，恶性肿瘤已成为老年住院患者中继循环系统疾病之后的第二大主要死亡原因。60岁以上老年肿瘤患者大多一经确诊即是处于肿瘤晚期阶段，一般不能进行手术根治，造成了肿瘤死亡原因居于高位。

《2015全球癌症统计》数据来源于WHO下属的国际癌症研究机构（IARC）的全球肿瘤流行病统计数据（GLOBOCAN2012）。文章指出，2012年全球新增约1410万例癌症病例，癌症死亡人数达820万，肺癌仍然是死亡人数最高的恶性肿瘤。老年人中肺癌和结直肠癌居于发病前两位。

第一节　老年肿瘤患者护理的安全隐患

老年肿瘤患者通常起病较为隐匿，就诊多有延误，并更易在初起病被误诊为其他疾病。老年肿瘤患者大多还有多种并存疾病，包括常见的高血压、冠心病、慢性阻塞性肺疾病和脑血管疾病，由于这些合并症可能掩盖了患者早期临床表现，往往在明确诊断时病期已属偏晚，预后较差。合并症也增加了恶性肿瘤的治疗难度，包括肝肾功能不全，肺部疾病、胃肠疾病，营养不良，骨质疏松，糖尿病和视、听觉障碍等。老年患者常常需要长期药物治疗这些慢性疾病，潜在的药物相互作用发生率高，药物不良反应也远远多于年轻患者，药物耐受性下降。即使老年疾病尚未缠身，一些老年人易有的问题多少也有可能发生，如神经精神疾患，营养缺陷，活动障碍等。同时根据每位老人的具体情况，还会有程度不等的社会经济状况方面的问题。诸如收入低下，生活条件偏差，缺少照顾或社会支持有限等。凡此种种，都会对老年肿瘤患者的进一步诊治和护理增加难度力难从心。

老年肿瘤的综合治疗手段主要包括手术、放疗、化疗、靶向治疗以及生物免疫治疗等。针对老年肿瘤患者，对护理人员的专业知识要求更多，需要对患者进行更为细致的临床护理，然而很多护理人员在进行肿瘤患者护理工作前并没有进行过相关的护理培训和药物学习，使得护理人员在对患者进行实际护理时，无法及时正确地处理护理过程中出现的问题，导致对患者的治疗出现偏差，进而引起医疗纠纷。而大多数肿瘤患者年龄偏高，或因病情导致行动不便，甚至意识不清，许多患者自身由于病程长、治疗效果不明显而产生消极情绪，对治疗产生抵触心理，导致护理效果不佳，从而引起一系列护理安全问题。

一、护理安全影响因素

护理安全指患者在接受护理的全过程中，不发生法律和法定规章制度允许范围以外的心理、机体结构或功能上的损害、障碍、缺陷或死亡。护理安全隐患包含：给药错误、跌倒、管道滑脱、标本问题、医院感染、操作失误、物理伤害、输液肿胀、仪器设施等。

（一）组织因素

1. 医院安全文化建设情况。

2. 护理资源配置情况。

（1）护理人员数量不足　人们对卫生服务需求的增长导致医院护理人员工作量增加，护理人员相对不足；护理人员生活不规律，社会地位低，许多人转岗或离职，护理人员绝对不足。

（2）护理人员素质不高，低年资护理人员经验不足，技术操作不熟悉；高年资护理人员不能及时更新知识，导致经验式护理。

（3）护理人力配置不合理　医院各科室护理工作忙闲不均，节假日和中夜班值班护理人员偏少。

（4）护理规章制度建立与执行情况

护理规章制度、操作流程等是保障护理安全最重要的措施，各级医院并不缺少相关的规章制度，重要的是执行问题。护理规章制度执行力差的原因主要有：

①客观方面　医护比例失调，护理人员承担大量非护理性工作，超负荷工作导致落实制度不严格；医院多注重对护理理论和技能等方面的培训，轻视对护理规章制度、护理常规的培训，导致严格执行制度的意识不足。

②主观方面　护理人员平等待人观念缺失，存在侥幸心理，凭习惯和经验工作，使护理规章制度执行出现偏差。

（5）医院护理安全监管情况。

（6）护理工作流程合理化程度。

（二）人员因素

1. 护理人员因素

（1）责任心不强　对患者的疑问解答不耐心或不解答，随意简化操作流程，护理文书书写不规范。

（2）缺乏法律知识　法律意识淡薄，在与患者接触过程中由于话语不谨慎或操作不规范与患者发生纠纷。

（3）业务技术不熟练　专业知识掌握不牢，操作技术不熟悉。

（4）身体状况差　超负荷工作以及来自工作、生活等方面的压力，使护理人员身心疲惫。

2. 患者因素

患者对疾病认识不清，不配合医护工作，治疗依从性差；患者不经允许擅自离开病房、不按时服药、不定期复查等不遵医行为；患者自杀、自残等行为都会造成护理不安全。

3. 医护患沟通协作因素

（1）医护之间的沟通：医护间缺乏沟通协作精神，医生对护士下达医嘱不清楚，护士盲目执行医生的口头医嘱。

（2）医患之间的沟通：医生对医患沟通的重要性认识不足，在对患者实施诊断治疗时，不能及时履告知义务，忽视了患者的知情同意权。

（3）护患之间的沟通：护理人员不能做到主动与患者及其家属进行沟通，造成护患关系紧张。

二、老年肿瘤的护理安全隐患

（一）放射治疗护理安全隐患

放疗是恶性肿瘤治疗的主要手段之一，放疗的同时不可避免地损伤肿瘤周围正常组织，导致病人出现不同程度的毒副反应、并发症，有的甚至危及生命。由于放射肿瘤科病人病种多、病情复杂、年龄差距大，一般患者放疗约1个月左右，住院时间较长，会有心理障碍、经济负担以及其他外在的安全隐患。放疗直接导致的安全隐患：①放射治疗会导致患者出现不同程度的不良反应，全身反应为食欲减退、精神不振、疲乏、恶心、呕吐、白细胞下降等；局部反应为放射性皮肤损伤，出现不同程度的黏膜炎、食管炎、气管炎、肺炎、肠炎、膀胱炎等；严重的副反应会有放射性截瘫、穿孔、大出血等，使患者不能顺利通过放疗，严重者危及生命；②肿瘤患者放射期间，会有不同程度骨髓抑制而导致白细胞减少，引起感染；患者免疫力低下，治疗期间互相串门，或到人群密集的地方；呼吸道感染者及发热者前往探视，均可能会引起院内交叉感染。病人留置静脉针、经外周静脉置入中心静脉导管（PICC）不按时换药导致的感染。

（二）化学治疗药物护理安全隐患

应用化学药物治疗恶性肿瘤的方法称为化学治疗（简称化疗）。化疗是恶性肿瘤治疗的重要手段之一，患者在治疗的不同时期需要不同强度方式的治疗，但抗肿瘤药物毒性大，副反应大，在杀伤肿瘤细胞的同时也杀伤机体的正常组织细胞，致使患者出现不同程度的毒副反应及并发症，有的甚至危及生命。其中比较常见的一个隐患就是化疗药物外渗的出现，同时这也是比较容易产生纠纷的情况。肿瘤患者长时间进行化疗，有些化疗药物有着较强的刺激性，长期使用会导致静脉出现严重损伤，因此会经常出现化疗药物外渗，导致局部皮肤肿胀疼痛甚至坏死。虽说目前已经出现许多先进的穿刺技术方法，例如PICC静脉输液港及深静脉置管等，这些新技术能够最大程度的减少化疗药物外渗，但由于很多患者的经济能力问题，无法选择这些新技术，导致临床护理人员在护理操作工作中要承担非常大的风险。例如化疗患者吃饭或者上厕所过程中出现药物外渗，即使及时发现并进行了相应处理，如果出现皮肤坏死也可导致医疗纠纷。

（三）热疗护理安全隐患

热疗现已被广泛运用于肿瘤、各种慢性炎症及关节病变的治疗，其临床疗效已得到证实，但由于热疗的特殊性，临床治疗中容易存在各种安全隐患，①烫伤：由于深部热疗时间长、治疗空间小、电极板与患者身体接触较近，患者长时间睡着不动，易产生不耐烦心理，手指容易在不经意间触碰到上级板，而被电极板灼伤。老年患者由于皮肤萎缩变薄，肌肉松驰，神经系统功能减退，对周围反应迟钝，更易发生烫伤；②头部碰撞：由于热疗床的长度及空间的局限性，患者躺下时看不到头部后方的情况，后脑勺容易碰撞到机器上面的护板；③四肢外伤：由于热疗床板是随着患者治疗部位的不同而前后移动，如果四肢放置位置不好，在移动过程中如移动过快就容易伤到四肢甚至夹伤手指；④坠床：患者长时间固定于一种姿势，不敢乱动导致血液流动不畅，由于治疗床较高、窄、没有护栏，翻身不便，特别是老年患者由于身体机能较差、视物模糊容易发生摔倒、坠床等事件；⑤容易受凉或者不能耐受热疗：由于热疗时患者所穿衣物较少，如果是冬季，即使有空调患者还是较冷，再加上只有治疗部位有热度，患者容易受凉，此外由于出汗较多，患者更加容易着凉。有些患者由于对热疗知识了解不全面，对热疗耐受性差，难以长时间接受热疗，治疗过程中反复中断，既影响治疗效果，又因为在床上反复翻动而存在意外受伤的危险。

（四）缺乏健全的教育机制

很多国家明确规定，对于参与肿瘤治疗过程中的医生以及相关护理人员都会进行相关知识的培训，其中包含对于一些化疗药物、放射性治疗的了解以及医疗事故案例的借鉴。但是在我国很多医院都没有系统化肿瘤专科的培训，从事肿瘤工作的护士只是通过医院的培训而走向护理岗位，对于肿瘤相关用药的药理、用法、副作用及发生化疗药物外渗、放射性治疗不良反应的处理都只是一知半解，这些都会导致护理人员在以后的护理工作中易发生护理纠纷。

（五）自杀倾向

有些晚期肿瘤患者因为疾病痛苦的折磨，没有高的生活质量，情绪低落，悲观厌世，容易产生自杀行为。有报道称癌症患者的自杀率在1%～25%。而且患者选择自杀的时间多在夜间，护士如果没有及时巡视病房，没有及时发现患者有关的心理精神状态，或者没有采取一定的措施，也有可能发生纠纷。

第二节　老年肿瘤患者放射治疗前的护理风险评估

放射治疗简称放疗，是一种利用各种放射线，如普通X线，60Coγ射线、电子直线加速器之高能X线或高能电子束等射线直接照射癌瘤，使癌细胞的生长受抑制、损伤，肿瘤退化、萎缩直到死亡的一种治疗方法。放射治疗的基本目标为努力提高放射治疗的治疗增益比，即最大限度地将放射线的剂量集中到病变（靶区）内，杀死肿瘤细胞，而使周围正常组织和器官少受或免受不必要的照射。

一、放射治疗常用的照射方式

（一）远距离放射治疗

照射装置远离患者，射线通过人体表面及体内正常组织到达瘤组织，故也称外照射。这是目前放疗应用最多的方法。

远距离放射治疗照射方式包括：常规分割放射治疗（CF）、超分割放射治疗（HF），加速超分割放射治疗（AHF），三维适形放射治疗（3DCRT），调强适形放射治疗，X（γ）刀立体定向放射治疗，全身放射治疗（TBI）。其中立体适形放疗（3DCRT）和调强放疗（IMRT）是目前肿瘤放疗最先进的技术。

（二）近距离放射治疗

又称内照射。是把密封的放射源置于需要治疗的组织内（组织间治疗）或人体天然体腔内（腔内治疗）。放射源与治疗靶区的距离是0.5～5cm。临床上多用作外照射的补充治疗手段。内照射技术包括腔内或管内、组织间、手术中、敷贴及模治疗等。和外照射比较，近距离治疗具有治疗距离短、周边剂量迅速跌落等特点。

（三）放射性核素治疗

是利用人体的器官、组织对某种放射性核素的选择性吸收的特点，将该种放射核素经口服或静脉注射的方式进入人体进行治疗，如^{131}I治疗甲状腺癌等。由于放射源是开放的，防护要求更严格。

二、放射治疗的临床应用

（一）放射治疗的方法

放射治疗的原则是最大限度地消灭肿瘤，同时最大限度地保护正常组织。按放射治疗目的可分为根治性放疗、姑息性放疗和综合性治疗。

（二）禁忌证

放射治疗的禁忌症为恶性肿瘤晚期呈恶病质；心、肺、肾、肝重要脏器功能有严重损害者；合并各种传染病，如活动性肝、炎、活动性肺结核；严重全身感染、败血症、脓毒血症未控制；治疗前血红蛋白<60g/L，白细胞<3.0×10^9/L，血小板<50×10^9/L，没有得到纠正者；放射中度敏感的肿瘤已有广泛转移或经足量放疗后近期内复发者；已有严重放射损伤部位的复发。

三、老年患者放射治疗前的评估

（一）完善治疗前的临床检查及诊断

除病史、检验报告和体检状态评分外，要精确计划，需确切了解肿瘤原发灶和淋巴结侵犯的范围，行骨骼扫描（ECT）、计算机断层摄影（CT）、磁共振（MRI）及正电子发射计算机断层显像（PET）等是必要的。

（二）放疗前的准备

头颈部放疗，要先拔掉龋齿。肿瘤太大，要先做姑息性的手术或其他处理后再给予放疗。纠正贫血、恶病质或化疗后的骨髓抑制。

（三）制订放疗计划

根据肿瘤的类别、位置、大小、侵犯部位、恶性程度和患者的体能状态设计适合患者的放疗方案，选择放疗的机器、方法、照射野的大小、距离、方向、深度、次数、分次量、总剂量等。

（四）老年患者放射治疗前的护理

1. 外照射患者的护理

（1）放疗前不宜过饱或空腹，注意休息。

（2）体温38℃以上者，报告医生暂停放疗，注意观察血象的变化。

2. 后装放射治疗患者的护理

（1）向患者讲解后装放射治疗的目的、过程、可能出现的反应及预防对策，需患者合作的项目，取得患者及家属的配合。

（2）放疗前进行阴道冲洗1次。治疗前一日服缓泻剂，治疗当日清晨排空大小便，使直肠在治疗时保持空虚状态。

（3）遵医嘱使用放疗增敏剂，并保证药物及时准确地输入。

3.全身放疗（TBI）的护理

（1）全身照射前晚嘱患者按时休息，保证充足的睡眠。

（2）全身照射前4小时保证空腹，照射前半小时遵医嘱予以昂丹司琼5mg静脉推注，以减轻胃肠道反应。

（3）照射前15分钟给予地塞米松5mg静脉注射及异丙嗪25mg肌内注射，以预防急性放射反应。

（4）建立静脉通路，通常选用PICC或静脉留置针，以防止在照射过程中由于患者体位的变化而引起输液外渗。

第三节　老年肿瘤患者放射治疗护理

一、老年患者放射治疗中的护理

（一）严格无菌操作

照射过程中，所有进入机房与患者接触的工作人员一律要求穿无菌隔离衣，戴圆帽、口罩及无菌手套，协助患者在照射床上摆好照射所需体位，安装好铅挡块，用黑色眼罩罩住眼睛。

（二）病情观察

由于全身照射所需时间较长，患者被动的取同一个姿势感到疲劳，护士应事前告诉患者，工作人员可通过监护系统观察病情，以消除患者的思想顾虑，保证全身照射的顺利进行。照射过程中应通过监护对讲系统仔细观察患者的反应，以便及时发现患者在照射过程中出现的任何不适。在中途更换体位时护士应守在患者身边，询问患者有何不适，安慰患者，给患者安全感。保持输液的通畅。在患者开始照射前、照射过程中、照射后为患者测量生命体征，做好护理记录。

二、老年患者放射治疗后的护理

（一）放射反应

1.定义　放疗的放射线，除杀灭癌细胞以外，对正常组织也能引起损伤，引起的相关症状称放疗反应。

2.全身反应及护理

（1）临床表现为头晕、乏力、失眠、纳差（食欲减退）、畏食、恶心、呕吐、腹胀、口淡乏味、骨髓抑制。

（2）护理

①解除患者心理压力，告诉患者放疗反应是有一定痛苦的，但大多数情况下不会很严重，不会危及生命。经适当治疗后或放疗结束后，休息一段时间会好转、消退。

②规律生活，保证充足的睡眠，避免疲乏和情绪波动。

③宜进高蛋白、高维生素、高热量的饮食。忌食油煎、过咸食物，食物多样化，尊重患者饮食习惯，不要过多忌口。

④放疗前后半小时避免进食，以免引起畏食反应。

⑤骨髓抑制　加强基础护理，保持床铺干燥、清洁。衣服应柔软，勤换洗。保持口腔清洁，必要时行口腔护理。经常沐浴（使用中性沐浴液，擦洗时避免用力导致皮肤损伤）、洗头、修剪指甲。加强营养，鼓励进食，以提高免疫功能，多吃鱼类、蛋类及含铁较多的食物，多吃新鲜蔬菜、水果。鼓励摄取大量水分，每天约3000ml。晚期不能进食者用鼻饲高价营养，必要时给予静脉营养。严密观察病情及血象变化，避免让患者暴露于易引起感染的环境中。保持大便通畅，必要时给予缓泻剂以预防便秘，避免灌肠或肛塞剂损伤肠黏膜。对贫血的患者，指导患者采取循序渐进的活动方式，由平卧后慢慢坐起，挪到床沿后再坐片刻，慢慢站起，站稳后再开始活动。注意保暖，以促进血液循环。

5. 白细胞减少时的护理

①白细胞减少时患者容易疲倦，治疗、护理应集中进行，使患者能够保证足够的睡眠和体力。

②根据患者血常规结果采取保护性措施，分为一般性保护隔离和无菌性保护隔离。当白细胞降至$1-3 \times 10^9$/L、中性粒细胞降至1.5×10^9/L时应采取一般性保护隔离；当白细胞低于1×10^9/L、中性粒细胞低于0.5×10^9/L时必须采取无菌性保护隔离。

一般性保护隔离：限制来访，患者戴口罩并每日更换。进入病室的所有人员必须戴口罩，带菌者或上呼吸道感染者禁止接触患者，定时对病房三氧机进行空气消毒，定时通风，有条件者使用空气净化器。予以消毒液消毒食具，用具每日1次，地面每日2次。保持患者体表、床褥、衣裤干净，陪护人员也应戴口罩并更换干净衣裤、鞋。

无菌性保护隔离：患者入住空气层流病房（laminar air flow bioclean，LAFR），日常用品，如盆、水杯、便器等需每日更换，并经过高压蒸汽消毒处理；床单及衣物等也需要经高压灭菌处理后每周更换2次；每天患者的排泄物用经过消毒的一次性塑料袋套好并及时处理。控制入室人员。医务人员入室前需更换数次拖鞋，淋浴，更换消毒衣物，戴口罩、帽子，穿无菌袜套，经风淋进入缓冲间。进入洁净时需再次换鞋，穿无菌隔离衣，方可以解除患者。

（二）局部反应及护理

1. 皮肤反应及护理　放射治疗照射野皮肤护理要点

（1）照射野皮肤要保持局部清洁、干燥，衣服宽大、柔软。

（2）照射野皮肤应避免阳光暴晒、冷热等物理刺激。

（3）照射野皮肤应避免贴胶布及涂碘酊、酸、碱等化学药物刺激。

2.流涎反应及护理　金银花泡饮，常饮水，减轻症状。

3.放射性喉炎　予以雾化吸入，消炎漱口液缓慢吞咽。口含碘喉片、薄荷喉片、六神丸、牛黄上清丸。进食富含营养的柔软及半流质的食物。

4.放射性肺损伤　分急性和慢性，应避免受凉、感冒，根据痰培养结果选用敏感抗生素，用量比一般肺炎大，同时使用地塞米松、支气管扩张剂，给予患者氧气吸入。

5.放射性食管　禁食过硬、带渣、油煎食物，防止食管穿孔。

6.放射性肠炎　观察大便次数、颜色、性质及量，进易消化、高营养食物，保持大便通畅，忌食刺激性食物及粗纤维食物。

7.放射性骨髓炎　及早发现早期症状，报告医生及时处理。

8.放射性膀胱炎　保证每日水入量3000ml以上，加强排泄。

9.脑组织的放射反应　根据医嘱经脱水治疗和对症支持治疗后症状可缓解。

10.心脏的放射反应　根据医嘱予以强心、利尿、吸氧等对症支持疗法。

11.放射性肾炎　根据医嘱予以降压、利尿，宜高糖、高维生素、低蛋白饮食，以减轻肾脏负担，禁用对肾功能有损害的药物。

（三）外照射患者放疗后护理

1.忌饮浓茶、烟酒，忌食过热、过冷、油煎及过硬食物。有消化道反应者予以无渣半流质饮食，消化道反应严重者，可静脉补充营养。

2.放疗后注意休息。

3.照射野皮肤护理。

4.头颈部肿瘤，应注意口轻黏膜反应及喉头水肿引起的呼吸困难。

5.腹、盆腔放疗患者，注意放射性直肠炎及放射性膀胱炎的症状。

6.注意观察患者有无四肢乏力、疼痛、麻木等放射性脊髓炎的早期征象。

（四）后装放射治疗患者的护理

1.近期并发症

（1）临床表现：局部黏膜组织的炎症、溃疡。表现为腹痛、下坠、烧灼感等放射性直肠、膀胱及阴道的炎症反应。

（2）护理：给予肛门内放入消炎止痛的药物。鼓励患者多饮水、多排尿，起到冲洗膀胱的作用。外阴炎症可用冰片粉外敷消炎止痒。

2.远期并发症

（1）临床表现：黏连性阴道炎，直肠狭窄，直肠阴道瘘。

（2）护理：以预防为主，彻底做好阴道冲洗；指导患者多饮水，吃少渣的食物，可保护直肠粘膜，减少损害，减轻症状；治疗前排大便排空直肠；治疗中注意保持体位不变，避免直肠放射性损伤。

（五）全身放疗患者的护理

患者放疗运送过程中，应严格无菌操作，使患者躺在无菌棉被内，用无菌床单罩在患者头部，以确保患者不接触外界环境，预防患者在运送途中受凉及感冒，照射机房的护士应与层流病房的医护人员做好药品、输液、病情的交接以及全身照射后的注意事项等。

第四节　老年肿瘤患者化学治疗前评估

肿瘤化学治疗已经从以姑息治疗为目的向根治性治疗发展。根据化疗的目的，将肿瘤化疗分为根治性化疗、辅助化疗、新辅助化疗、姑息性化疗。有研究通过临床症状、体征和辅助检查量化其化疗不良反应风险，成为预测老年患者化疗不良反应评估模型的研究方向。目前较少有通过护理角度研究老年肿瘤患者化疗前风险的综合性评估模型，作为老年肿瘤专科的医护人员，追求为患者提供系统的护理和有效的症状管理，注重患者化疗的连续关怀和照顾，更需要重视肿瘤患者化疗前的综合性评估，这是患者安全化疗的重要程序，对预测老年患者身体功能状态和准确识别化疗相关不良反应的风险有重要意义。

老年肿瘤患者是不同于其他年龄肿瘤患者的特殊群体，为增加患者生活质量，减少治疗过程中的护理风险，通过护理安全、心理状态、静脉血栓、化疗前机体功能状态等的综合评估能够发现那些可能干扰肿瘤治疗的护理问题，给予针对性分层护理，从而改善老年肿瘤患者的生存质量。

目前针对老年肿瘤患者有系列的评估工具，老年病学评估工具（CGA）是预测老年人群疾病发生率和死亡率的系列评估工具，同样可以预测老年肿瘤患者的预后，指导临床治疗。由Martine等开发的高龄患者化疗风险评估量表（chemothera-PY risk assessment score for high-age patients，CRASH）是第1个针对老年肿瘤患者的化疗不良反应预测评估工具。

（一）评估患者化疗的可行性和必要性

1. 明确诊断和分期。

2. 机体功能状态正常（Karnofsky评分，既卡氏百分法）　KPS得分与患者健康状况呈正相关，得分越高提示患者越能忍受治疗给机体带来的不良反应，彻底治疗的可能性越大，得分越低提示有可能许多有效的抗肿瘤治疗无法实施。

3. 无化疗禁忌证　化疗禁忌证包括白细胞总数低于 $4 \times 10^9/L$；血小板总数低于

$100 \times 10^9/L$；血红蛋白总数低于110g/L；肝肾功能不全或心肌功能严重损伤者；感染发热，体温在38℃以上；出现并发症如胃肠出血或穿孔、肺纤维化、大咯血等。

（二）患者及家属的准备

1. 患者及患者家属的健康教育　首先了解患者的心理状态和对疾病的知晓程度，针对性的给予患者心理护理及健康宣教。告知患者及家属治疗的目的及预期效果，化疗可能出现的不良反应及预防、处理方法，以取得配合。告知家属如何照顾患者的饮食和起居，保证化疗的顺利进行，并签署化疗知情同意书。

2. 对患者血管状况评估　根据化疗药物的性质和患者的血管情况，选择合适的静脉和穿刺工具。首选PICC置管。

3. 熟悉常用化疗药物的作用、给药途径和毒副作用。了解化疗方案、给药的顺序和时间，准确执行医嘱。

（三）了解化疗疗程及疗效评估

1. 周期　从用化疗药物的第1天算起，一般21天或28天为一个周期。

2. 疗程一般连续化疗2~3个周期后进行疗效评价。多数肿瘤化疗疗程为4~6周期。

3. 实体瘤疗效评价标准（response evaluation criteria in solid tumors，RECIST）：通过肿瘤缩小量来评价其抗肿瘤作用。

（1）完全缓解（complete response，CR）：指所有靶病变完全消失维持4周以上。

（2）部分缓解（partial response，PR）：靶病变最大直径之和缩小≥30%维持4周。

（3）进展（progressive disease，PD）：靶病变最大直径之和增大≥20%或出现新的病灶。

（4）稳定（stable disease，SD）：靶病变变化处于部分缓解和进展之间。

实体瘤化疗后能达到CR或PR，是病变有效控制的指标。但有很多患者，化疗后大小无明显变化，但肿瘤相关症状如疼痛、发热等明显减轻或消失，患者全身状况好转，生活质量提高，也是肿瘤控制的表现。

第五节　老年肿瘤患者化疗中护理

一、化疗药物的给药途径和方法

（一）静脉给药

静脉给药为最常用的给药方法，先用无菌生理盐水建立静脉通道，确保针头在血管内，给药前、中、后注意评估血管及局部情况，倾听患者主诉，如局部有无刺痛、烧灼感等。如疑有化疗药物外漏，应按药物外漏程序处理。

1. 静脉推注　刺激性较小的药物可经过溶解后直接推入静脉内。如ADM、CTX、VCR。药液稀释后，更换针头，不再排气。注射时速度宜慢，确保针头在血管内，定时检查回血情况。注射前后用生理盐水冲洗静脉通路。

2. 中心静脉置管给药　对刺激性较大的药物，如长春瑞滨等，采用PICC置管或植入式静脉输液港。每次输液前后用10ml以上的注射器抽吸生理盐水10~20ml以脉冲方式进行冲管，正压封管。

3. 静脉冲入法　静脉冲入的药液均为刺激性较强的抗肿瘤药物，如氮芥。操作时待输液滴注畅通后将稀释备用的化疗药液由莫菲滴管侧孔冲入，随即冲入生理盐水或葡萄糖液2~3分钟，再恢复至原滴数。采用联合给药时，一般间隔20~30分钟，以防止两种药物混浊。

4. 静脉滴注法　指药物稀释后加入液体行静脉滴注，操作中必须按医嘱准确掌握滴注的速度。

5. 电子化疗泵持续静脉给药法　电子化疗泵是一种轻便的可随身携带的输注装置，可用于持续输注化疗药物。由于药物剂量大，浓度高，对外周静脉的刺激性大，一般选用CVC或PICC。

（二）肌内注射给药

对组织无刺激的药物，如博来霉素（BLM），可采用深部肌内注射，以利于药物吸收。油类制剂，如丙酸睾酮吸收差，应注意深部肌内注射及轮换注射部位。

（三）口服给药

口服药物相对毒副作用少，口服药物需装入胶囊或制成肠溶制剂，以减轻药物对胃粘膜的刺激。常用口服化疗药有卡培他滨。

（四）腔内化疗

腔内化疗是指胸腔内化疗、腹腔内化疗和心包腔内化疗。药物的特性为：可重复使用、局部刺激较小、抗瘤活性好的药物，如高聚生、顺铂（DDP）。每次注药前抽尽积液，注药后2小时内每15分钟协助患者更换体位，使药液充分与胸腹腔接触，最大限度地发挥作用。

（五）鞘内化疗给药

鞘内化疗的药物可通过腰椎穿刺给药。其特点为：药物分布均匀，有效浓度高、复发率低。注药后患者平卧一段时间，可明显改善药物分布。

（六）动脉内化疗给药

1. 直接动脉注射　恶性肿瘤脑转移，直接颈动脉穿刺注入抗癌药物；下肢恶性软组织肿瘤经股动脉穿刺给药；对于手术中不能切除的恶性肿瘤，如肝癌，可经暴露的肝动脉直接注入抗癌药物。

2. 通过导管动脉注射 指在X线监视下将导管置于肿瘤供血的动脉内，如肝癌介入疗法。

（七）化疗药物给药的注意事项

1. 化疗药物给药前认真阅读药品说明书，遵守给药原则，尽量让患者经外周中心静脉置管给药。

2. 严格按药品说明书要求进行药品的储存和保管。

3. 化疗药物的配制应在生物安全柜内进行，准确抽取药品剂量，现配现用。

4. 注意配伍禁忌，如某些化疗药物只能用葡萄糖稀释，禁止用生理盐水稀释。

5. 按要求使用专用的输液器和振荡器，若需避光则按要求执行。

6. 严格执行化疗前用药，按药物特性严格控制给药滴速，予心电监护。

7. 及时发现并处理输液反应及并发症。

二、一般护理

（一）准确执行医嘱

熟悉常用化疗药物的作用、给药途径和毒副作用。了解化疗方案、给药的顺序和时间及患者情况，准确执行医嘱。

（二）关心患者

讲解化疗的相关知识，取得合作。

（三）首次化疗患者做好PICC置管宣教

经外周静脉化疗者应选择粗直的静脉，在输注过程中避免发生渗漏。

（四）化疗期间营造适宜的进食环境

避免不良刺激，鼓励患者进食。消化道反应严重时进干的食物如面包片、馒头。

（五）严密观察

化疗药物如不慎溢出皮下，按化疗药物外渗的护理常规处理。严密观察患者用药后的反应，如恶心、呕吐、腹痛、腹泻、血尿、便血、发热等情况。化疗期间注意观察患者生命体征，蒽环类药物最常引起心脏毒性反应，护士应观察患者心率、心律的变化，以及早发现心脏损伤。注意观察尿量，鼓励患者多饮水，24小时尿量应大于3000ml。

（六）其他

1. 做好骨髓抑制的护理。

2. 做好口腔黏膜反应的预防和护理。

3. 配制及注射化疗药物时，工作人员应做好自身防护。

第六节　老年肿瘤患者化疗后护理

抗肿瘤药物能抑制恶性肿瘤的生长和发展，并且在一定程度上杀灭肿瘤细胞，但是任何抗肿瘤药物对人体都具有毒性，在肿瘤细胞与正常细胞之间无明显选择性，即在杀灭或抑制肿瘤细胞的同时也损伤相当数量的正常细胞并且直接影响心、肝、肾以及神经系统功能。由于抗肿瘤药物具有的各种不良反应，在临床使用过程中及时的观察与干预，显得尤为重要。

（一）疲乏

癌因性疲乏被认为是恶性肿瘤患者持续时间最长的伴随症状，而且是维持正常生活的一大障碍，因此加强疲乏患者的护理可有助于提高患者的自理能力及生活质量。

1. 帮助患者正确认识疲乏，促使患者更好地应对疲乏　治疗前护士应提供患者疲乏的有关信息，如疲乏生理感受（疲乏的感觉与疼痛、恶心、呕吐等其他生理症状的关系）、时间规律（疲乏开始时间、持续时间、何时最严重等）、环境特征（活动、休息和睡眠、饮食和集中注意力的方法等）、疲乏产生的原因（如过多的活动或过多的休息）。告知患者癌因性疲乏不同于一般的疲乏，给予正确充分的教育干预，才能提高患者的自我调整能力，积极应对。

2. 提供心理社会支持　疲乏、焦虑和抑郁常同时发生，护理人员要灵活应用沟通技巧，了解患者心理状态和个性特征，鼓励患者寻求帮助，倾听他们的苦恼，为他们提供更多的情感和精神支柱，有助于减轻疲乏。对抑郁、焦虑较重的患者，可采用冥想、放松疗法等心理行为干预，调节心态，改善疲乏症状。

3. 合理的营养摄入　合理的营养摄入对消除疲乏感、恢复体力非常重要。恶性肿瘤及治疗均会影响食物摄入，应注意监测患者的体重及水、电解质的平衡。改进患者的营养状况，增进能量的摄入。按照少量多餐原则摄取营养价值高、易咀嚼和吞咽、易消化的食物。蛋白质能够构建和修补人体组织，如蛋禽、肉类、鱼类、虾、大豆、牛奶等食物对维持体力、缓解疲乏有重要作用。含铁质丰富的食物如蛋黄、糙米、谷类制品、精肉、禽肉、动物肝脏等可改善贫血。维生素C能促进铁质吸收，如柑橘、香蕉、梨子、桃子、瓜类。还需要多吃各种蔬菜，如卷心菜、番茄、香菇、胡萝卜、菠菜等。鼓励多饮水以促进代谢物的排泄。

4. 提供睡眠质量　生物节律在维持生理功、社会功能和生活质量方面起重要作用。生物节律紊乱则导致患者疲乏、缺乏食欲、情绪低落。所以在治疗康复阶段，护士应关心并帮助患者制定作息计划，提高睡眠质量。如养成良好的作息习惯，临睡前用热水泡脚、喝热牛奶或指导自我催眠、放松疗法，促进睡眠，提高睡眠质量。减轻患者身体不适如疼痛、恶心、便秘等。

5. 鼓励适当的有氧运动　研究表明，化疗期间活动与疲乏呈负相关，化疗患者每天进行有规律的、低强度的体育锻炼，锻炼时间越长，化疗相关的疲乏程度就越低。过多的休息并不利于疲乏的缓解。有氧运动可刺激垂体性分泌β－内啡肽，后者不仅能提高中枢神经系统的反应能力，而且能提高机体对强刺激的耐受力，同时它还是最好的生理镇静剂。有氧运动可提高患者的自控自立能力，使自我评价更加客观，增加患者的自信心，使他们更好地具备社会活动能力，减少焦虑及恐惧。有氧运动包括步行、做操、打太极拳、上下楼梯、骑自行车等。护士要结合患者实际情况，对活动内容、强度、持续时间和频率加以限定，活动具体方式因人而异，教会患者通过对运动时脉搏、心率的自我监控调节活动量。

（二）胃肠道反应

1. 防治原则

（1）预防性给药。

（2）对呕吐发生的相关因素进行综合考虑，选择恰当的抗呕吐药物，如化疗药物的致吐性、剂量，患者的一般状况、年龄、经济承受能力等。

（3）选择不同作用机制的抗呕吐药物联合应用，使疗效相加而非毒性叠加。

（4）了解抗呕吐药物的毒副作用，以便及时处理。

（5）对抗呕吐方案的应用进行科学、严密的观察研究，以获得最佳治疗效果。

2. 心理和行为治疗

（1）护理人员对恶心呕吐患者应给予安慰和帮助，指导其保持乐观情绪，如果出现焦虑、抑郁等精神症状则应及时调整，因为不良情绪可使血中5-HT增高，加重恶心呕吐。

（2）除暗示、松弛和转移注意力的方法外，还可加用小剂量抗焦虑药，如地西泮每次2mg，每日2～3次，以促进情绪尽快改善。国内外还有用音乐来转移患者不良情绪的疗法，安排患者听节奏平稳、音调恒定的音乐有助于情绪的转移，但要避免听伤感的音乐。

3. 环境要求

保持病区环境安静、清洁、空气新鲜、无异味，避免强烈光线刺激。呕吐物置于不透明密闭的容器中并及时处理。选择通风良好、温馨、无异味、无其他恶心呕吐患者的环境就餐。

4. 在饮食方面做到"五忌四要"

（1）注意调整食物色、香、味，并帮助患者选择营养丰富和清淡、易消化食物。

（2）"五忌"：一忌食用甜、腻、辣、炸、烤食品；二忌酒精；三忌食有浓烈气味的食品如臭豆腐、奶酪等；四忌某些含5-HT丰富的食品如香蕉、核桃、茄子等；五忌餐后立即躺下，以免食物反流而引起恶心。

（3）"四要"：一要少食多餐，每日可5～6餐；二要选择碱性或固体食物，可于化疗前吃一点饼干或烤面包等干且温和的食物；三要限制餐前餐后1小时的饮水量，尽量不饮水；四要多吃薄荷类食物及冷食等。

5. 选择合适的化疗时间　时辰化疗的目的是根据机体自身生物节律，选择合适的用药时间，以期达到最大疗效、最小不良反应。化疗时间如选择在睡前则恶心呕吐反应减轻，可能由于夜间大脑皮质自主神经进入抑制状态，对外界反应减弱；另外，化疗药物进入体内3~4小时，血药浓度达到高峰胃肠道反应出现时，患者正处于熟睡状态。也有建议患者进食平常半量食物或进餐2小时后进行化疗，因胃低充盈状态时给药，胃内压力低，胃酸分泌少，食物返回概率降低，恶心、呕吐减轻。

6. 呕吐时的护理　患者呕吐时护理人员应在旁守护，给予帮助，并侧卧防窒息，轻拍背部有利于呕吐物排出。指导患者进行缓慢深呼吸，餐后、睡前要漱口，以去除异味增进患者舒适。观察呕吐物的性质、量并记录。

7. 药物治疗

（1）降低颅内压　对因颅内压增高引起的呕吐，遵医嘱予20%甘露醇等脱水剂治疗，按规定快速静脉点滴，以达到最好效果。

（2）止吐药物的应用　临床上常在化疗前15~30分钟给予止吐药，严重呕吐者分别在化疗后4小时、8小时再次给药，如蒽丹西酮8mg加生理盐水20ml静脉注射。常用的止吐药物有①5-羟色胺受体拮抗剂：盐酸格拉司琼、昂丹司琼（枢复灵、恩丹西酮）、盐酸托烷司琼（呕必停），其止吐作用强而持久。主要通过阻断小肠末端神经发挥止吐作用。5-羟色胺受体拮抗剂比大剂量甲痒氯普胺更容易耐受，很少发生椎体外系症状和腹泻，但价格较高，少数患者在应用过程中出现短暂的复视和轻度的头痛。②甲氧氯普胺（胃复安）：通过阻断中枢化学敏感区和胃肠迷走神经末梢的多巴胺受体而发挥止吐作用，可出现椎体外系反应。③地塞米松：其止吐机制尚不明确，作用本身较弱，但与其他药物合用有协同作用，可大大增加止吐效果。有糖尿病或其他皮质类固醇禁忌证的患者慎用。④苯海拉明和地西泮：两者都是通过抑制呕吐中枢，镇静减轻焦虑而发挥止吐作用，但效力较低。⑤中药：常采用中药帖敷法，将王不留行籽贴于选好的耳穴上，逐穴按压，有报道中药贴敷双侧涌泉穴也有效。联合用药原则选用不同作用机制、疗效相加而非毒性叠加的止吐药。如地西泮和甲氧氯普胺合用，既可减少患者的焦虑，又能减少甲氧氯普胺所致的椎体外系反应。

（三）泌尿系统反应

1. 顺铂引起肾毒性的原因及护理

（1）原因　顺铂可与肾小管细胞结合破坏肾功能。

（2）对策　除水化和尿液碱化外，给予利尿剂如甘露醇或呋塞米，以预防其毒性。

2. 甲氨蝶呤引起肾毒性的原因及护理

（1）原因　当大剂量甲氨蝶呤应用时，其代谢产物可溶性差，在酸性环境中易形成黄色沉淀物，导致肾衰竭。

（2）对策

①化疗前的准备测量患者身高体重，以便准确给药。化疗前两天开始口服碳酸氢钠1.0g，每日1次，连续5天。②化疗中的准备：每日入量维持在5000ml以上，尿量3000ml以上（不少于100ml/h），并输入碳酸氢钠和服用抑制尿酸形成的别嘌醇。③严格掌握正确的滴数，输液速度过慢可影响解毒药物正常使用，必须按输液给药计划准确执行，记录用药时间、完成时间。④为减轻大剂量MTX的毒性，于药物滴完2小时开始给亚叶酸钙6~9mg肌内注射，每6小时一次，一般共12次。⑤患者每次排尿后留尿测pH值，应≥6.5~7，如低于6.5时立即报告医生，增加碳酸氢钠的用量。⑥准确记录出入量，如入量已足但尿量少者，给予利尿剂以加速体内潴留药物的排出。⑦指导患者学会自我监护，让患者真正理解补充足够液体及维持足够尿量的重要性。

3. 环磷酰胺引起肾及膀胱毒性的原因及护理

（1）原因 环磷酰胺以原形排出，若入量不足，易引起出血性膀胱炎。

（2）对策 应鼓励多饮水，给予充足水分以利尿、碱化尿液，减轻肾脏和膀胱毒性。

4. 出血性膀胱炎

（1）常见药物如喜树碱、环磷酰胺、异环磷酰胺等。

（2）主要临床症状尿频、尿急、尿痛及血尿，其程度与药物剂量大小有关。

（3）护理遵医嘱水化和碱化尿液，每日入量维持在3000ml以上，尿量3000ml以上（不少于100ml/h）；给予美司钠，美司钠可与异环磷酰胺的代谢产物丙烯醛结合，减轻对膀胱黏膜的损伤。教会患者观察尿液性状，准确记录24小时出入量，如入量已足尿量仍少者，给予利尿剂以加速体内潴留药物的排出。

（四）肝毒性

1. 常见肝毒性药物甲氨蝶呤、环磷酰胺、L-门冬酰胺酶、氮芥、苯丁酸氮芥、柔红霉素、放线菌素D等。

2. 临床表现乏力、食欲减退、恶心、呕吐、肝肿大，血清转氨酶及胆红素升高，严重者出现黄疸甚至急性重型肝炎。

3. 护理化疗前后检查肝功能。观察病情变化，了解患者主诉，发现异常及时处理，给予护肝药物。指导患者饮食清淡，适当增加蛋白质和维生素摄入。做好心理护理，保持情绪稳定，注意休息。

（五）心血管系统反应

1. 常见引起心血管系统反应的药物如多柔比星、柔红霉素、米托蒽醌、喜树碱、顺铂、氟尿嘧啶等。

2. 临床表现轻者可以没有症状，仅心电图为心动过速，非特异性ST-T段改变，QRS电压降低。重症表现有心悸、气促、心前区疼痛、呼吸困难，如心绞痛、心肌炎、心肌病、心包炎，甚至心力衰竭、心肌梗死。心动过速通常是心脏毒性作用的最早信号。心电图可表现为各类心律失常，如室上性心动过速、室性房性期前收缩、心房颤动等。

3. 护理化疗前了解患者有无心脏病史，行心电图检查。限制蒽环类药物蓄积量，必要时检查血药浓度。遵医嘱给予保护心脏药物，如1，6-二磷酸果糖、维生素E、三磷腺苷等。严密观察病情变化，倾听患者主诉，予以心电监护。发现心功能异常及时处理。

（六）肺毒性

1. 常见引起肺毒性的药物如博莱霉素、白消安、丝裂霉素等。

2. 临床表现肺纤维化或间质性肺炎，表现为干咳、乏力、胸痛、发热，偶见咯血等。

3. 护理：防止感冒受凉。发现肺毒性反应时应立即停药，遵医嘱应用皮质类固醇药物。

（七）神经系统毒性

1. 常见引起神经系统毒性的药物，如长春新碱、氟尿嘧啶、顺铂、奥沙利铂等。

2. 临床表现主要表现为末梢神经炎和脑功能障碍。长春新碱最易引起外周神经变性，表现为肢体远端麻木，常呈对称性，也可出现深腱反射抑制，停药后恢复较慢。若影响自主神经系统，可引起便秘、腹胀甚至麻痹性肠梗阻、膀胱无力。氟尿嘧啶及其衍生物大量冲击时也可发生可逆性小脑共济失调、发音困难、无力。顺铂可引起耳鸣、听力减退，特别是高频失听。

3. 护理联合用药时注意有无毒副作用累加。密切观察毒性反应，一旦出现毒副作用立即停药或换药，并给予神经营养药物治疗。依托泊苷、替尼泊苷等能引起体位性低血压，故在用药时或用药后应卧床休息，活动应缓慢。若患者出现肢体活动或感觉障碍，可给予按摩、针灸、被动活动等。使用奥沙利铂的患者禁止饮用冷水，禁止接触冰冷物品，防止遇冷引发急性神经毒性反应。从化疗当天开始指导患者戴毛绒手套，避免接触床栏、输液架等金属物，以免遇冷而加重肢端麻木感；指导患者用热水洗漱，水果用热水浸泡加温后食用，避免低温刺激而诱发喉肌痉挛；加强保暖，防止受凉，药物外渗时不能按常规冰敷。肢端麻木感较重时，可采用按摩、热敷等措施减轻四肢的麻木刺痛感。

（八）变态反应

多数抗肿瘤药物可引起变态反应，但发生概率大于5%的仅占少数。

1. 常见引起变态反应的药物为L-门冬酰胺酶和紫杉醇类药物。

2. 临床表现多数为I型变态反应，表现为支气管痉挛性呼吸困难、荨麻疹和低血压。紫杉醇多发生在用药后最初10分钟内，严重反应发生在用药后2～3分钟内。L-门冬酰胺酶的变态反应多发生在治疗最初期。

3. 护理给药前做好预防措施，准备好抢救药物。L-门冬酰胺酶用药前予以地塞米松5mg静脉注射。用紫杉醇前12小时和6小时给予地塞米松20mg口服，用紫杉醇前半小时给予苯海拉明50mg静脉注射。用专用输液器输注紫杉醇。

（九）皮肤毒性反应

1. 常见引起皮肤毒性反应的药物如卡培他滨、白消安、环磷酰胺、多柔比星、博莱霉素等。

2. 临床表现主要表现为皮炎、色素沉着、脱发。皮肤反应主要为皮疹、皮肤干燥、指甲变脆、手足综合征、局部或全身皮肤色素沉着、甲床色素沉着、皮肤角化和增厚等。

3. 护理保持皮肤清洁，勿搔抓，皮肤避免冷热刺激，避免进食辛辣刺激性食物。皮疹予以氢化可的松软膏和维生素E霜外涂，皮损处外涂消炎软膏。对明显引起脱发药物，如多柔比星，可指导患者剃光毛发，告知患者在疗程结束后约1个月可重新生长并且更柔软、更黑亮。

（十）局部毒性反应

1. 根据化疗药物的刺激程度，化疗药物分为腐蚀性化疗药物，如多柔比星、表柔比星、柔红霉素以及长春新碱、长春瑞滨等，刺激性化疗药物，如依托泊苷、紫杉醇、博来霉素、大剂量顺铂和氟尿嘧啶等。

2. 临床表现化学性静脉炎主要表现为局部静脉路径的疼痛、肿胀，或可触及条索状静脉或有硬结、有压痛，周围皮肤充血、红肿，一般持续1～2周，而后逐渐消退，疼痛缓解，色素沉着，呈树枝状或条索状改变，严重时可发生静脉闭塞。化疗药物外渗性损伤程度因药物种类不同、渗出量的多少而异。腐蚀性化疗药物外渗后，局部皮肤立即出现大小不等的红斑、肿胀、硬结甚至水泡，伴有疼痛，有时为剧烈的烧灼样疼痛。严重者局部皮肤可发生坏死，形成慢性溃疡，可持续数周或数月，病灶可不断扩大累及筋膜、肌肉、韧带、骨骼、神经，导致局部组织剧烈疼痛。

3. 护理化疗中静脉进行全面评估与选择，与医师沟通，了解化疗方案及疗程，评估药物的刺激性和毒性、药物的pH值和渗透压。清楚血管壁解剖、周围组织结构及患者疾病的整体情况；掌握静脉管腔直径、出凝血时间等。综合分析以上各因素，进行血管的风险评估及合理选择输液路径，即根据不同的患者及药物选择不同的血管、输液路径和工具。

（1）宜选用中心静脉导管路径。

（2）实行化疗前谈话告知制度。

（3）如果患者拒绝中心静脉置管，选用外周静脉进行化疗药物输注，则应采取静脉保护措施。选用静脉留置针穿刺时，应选用上肢粗直、弹性好的血管。

4. 外周静脉使用原则

（1）当输注刺激性及毒性极强的药物时，如果患者因经费原因或其他原因不能选择CVC或PICC时，或输注非刺激性的化疗药物，可选用外周静脉。

（2）输注化疗药物时避免在关节、指间小静脉及下肢静脉穿刺，因下肢静脉瓣多，血流缓慢，血运差，易造成药物滞留，损伤血管内皮，导致静脉炎、外渗及静脉血栓形成。

（3）外周血管条件较好者，有计划由远端小静脉开始，注意不要反复在一条静脉输注化疗药物，应经常变换给药静脉，以利于损伤静脉的修复。

（4）输注化疗药物前连接生理盐水穿刺，确认针头在血管内再注药，输注完毕后再输入生理盐水，以冲洗附着在血管壁上的化疗药物，减少药物对血管内膜的刺激，还可避免在拔针时由静脉内带出少量化疗药物至皮下。

（5）在满足治疗需要的情况下，尽量选择小号头皮针，针头越小，对血管损伤越小，外渗机会也随之减少。

（6）输液过程中观察患者反应，对于化疗药物外渗，要观察局部有无肿胀、疼痛和烧灼感。不论局部是否肿胀，只要患者感到输液部位有疼痛或烧灼感，都应立即拔针，按化疗药物渗漏处理。

5. 化疗药物外渗的特性

（1）分类　按外渗引起的局部组织损害程度，化疗药物可分为腐蚀性化疗药物、刺激性化疗药物和非刺激性化疗药物三大类。

（2）临床表现　因药物种类和渗出量多少而异，腐蚀性化疗药物外渗后，局部皮肤立即出现大小不等的红斑、肿胀、硬结甚至水泡，伴有疼痛，有时为剧烈的烧灼样疼痛。严重者局部皮肤可发生坏死，形成慢性溃疡，可持续数周或数月，病灶可不断扩大累及筋膜、肌肉、韧带、骨骼、神经，导致局部组织剧烈疼痛。化疗患者抵抗力低下，如并发感染可致败血症，甚至危及患者生命。

（3）处理

①如果患者诉输注部位不适、疼痛、烧灼感、输液速度发生变化，即使没有发现肉眼可见的渗漏也立即停止输液。②外周静脉输注者根据需要原位保留针头，中心静脉导管者必要时拍胸片，确认渗漏的原因及影响范围。③用针头尽量抽出局部外渗的液体。④使用相应的解毒剂，注意避免局部组织压力过大，皮下注射解毒剂时先拔出针头。⑤抬高患肢48小时，局部间断冷敷或冰敷6～12小时，冰敷时注意防止冻伤发生。⑥及时报告医师并详细记录外渗情况。可给予1%普鲁卡因+地塞米松作环形封闭。

（4）化疗药物外渗后溃疡阶段的护理

①伤口评估　按WHO抗肿瘤药不良反应分级，临床皮肤损伤分为I度为皮肤红斑、疼痛；II度为水疱、瘙痒；III度为湿性脱皮溃烂。②伤口处理：使用生理盐水清洁伤口

后，溃疡面涂以湿润烫伤膏、芦荟或冰硼散外敷，或采用氦-氖激光照射理疗等。③对广泛组织坏死可手术清除、皮瓣移植、植皮等。

（十一）其他化疗反应

除上述毒性反应外，化疗药物还可能发生其他不良反应，如生殖系统毒性和影响免疫系统功能，若干年后还可能继发第二肿瘤。

第七节　老年肿瘤患者热疗前护理风险评估

热疗是加热治疗肿瘤的一种方法，即利用有关物理能量作用于肿瘤组织使其温度上升到有效的治疗温度，发生热效应或热的后继效应以使肿瘤细胞凋亡、坏死，从而使肿瘤组织缩小或消失，而无损于正常组织的一种治疗方法。是继手术、放疗、化疗及生物治疗之后的第5种肿瘤治疗手段，亦是重要的肿瘤辅助治疗方法之一，临床应用无毒、安全，也称为绿色治疗。近年来，肿瘤热疗的应用逐渐普遍，临床治疗效果也逐渐得到肯定。为指导和规范肿瘤热疗的临床应用，中日医学科技交流协会热疗专业委员会、中华医学会放疗分会热疗专业委员会2017年共同制定了《中国肿瘤热疗临床应用指南》，就各热疗方法的适应证、禁忌证及操作规范等进行了详细阐述。

（一）机制

热疗是一种通过人为提高体温，运用热作用及激发效应选择性杀死癌细胞，控制癌细胞广泛转移的治疗方法。其特点是不仅要使癌灶处的温度升高，而且使全身温度都升高。方法有直接与患者皮肤接触的热蜡浴、热水毯和热空气舱等。近年来发展较快的是一种利用体位循环对血液加温，通过血液将热能量均匀传至人体各部，以达到全身加热的目的，称体外循环血液加热法，也称全身灌注热疗。

高温对放射线抗拒的S期细胞有明显杀伤作用；加热对低氧细胞杀灭与足氧细胞相同；低pH时能增加高温对细胞的杀灭作用；正常组织有完善的动静脉系统，散热力强，肿瘤组织由于缺乏完善的血液循环系统，受热后肿瘤内血流量增加较少，散热力差，合理的加热技术对肿瘤细胞进行杀灭的同时对肿瘤周围的正常组织并不会造成损伤。

（二）分类

1.热疗的临床分类

（1）局部热疗　包括浅表加热、腔内加热和插植热疗技术。

（2）区域热疗　主要指深部肿瘤的加热及各种热灌注技术。

（3）全身热疗　是通过人为的方法提高体温，运用热作用及继发效应选择性杀灭癌细胞，控制广泛转移癌细胞的治疗方法。其特点是不仅使癌灶处的温度升高，而且使全身温度都升高到同一温度，分加温期、恒温期、降温期。目前通常采用红外线体表辐射和体外循环加热两种方法对人体进行全身加温。

2. 热疗的热源分类

（1）微波热疗　是肿瘤热疗中应用最普遍的一种热疗方法。常用微波频率为245MHz、915MHz、434MHz。由于频率高，波长短、穿透深度较浅，一般3cm左右，主要用于浅表肿瘤和腔内肿瘤的治疗。

（2）射频热疗　目前使用的射频肿瘤热疗装置主要用频段为3～30MHz，有电容式热疗和感应式热疗两种。电容式热疗是将人体被加热的肿瘤组织置于一对、两队或多个电容极板之间，在各个电容极板间加上射频电压，或将多对针状电极插入人体组织中加上射频电压，使人体组织在高频电磁场作用下，极性分子快速运动，并与非极性分子相互摩擦、碰撞而产生热。感应式热疗是在人体近表面处放置感应线圈，通以射频电流产生涡流磁场，在人体内感应出涡流电流而产生热。

（3）超声热疗　是用超声波来传递能量，根据不同的超声频率可对不同的肿瘤组织进行加热。

（4）激光诱导间质热疗　是通过经皮穿刺，将有孔道的探针直接插入肿瘤靶组织，再经孔道置入光学纤维并突出探针末端几毫米，导入的激光能量向周围组织扩散，使肿瘤组织产生热凝固坏死。在人体自然通道（如消化道、呼吸道等）肿瘤治疗上有一定优势。

（5）循环热介质热疗　循环热介质热疗需先在肿瘤组织内放置若干细管，然后将热液体（如热水、热生理盐水等）经过这些细管循环，再以热传导方式加热肿瘤。

第八节　老年肿瘤患者热疗护理

一、热疗前的护理

（一）热疗前护理

1. 患者均应进行血常规、肝功能、肾功能和心电图检查。

2. 向患者交代治疗目的、方法、注意事项及易出现的并发症。

3. 向患者说明热疗的治疗原理、方法、需配合的内容，取得患者的合作。对患者所住病室进行紫外线消毒或自然通风，将病室温度控制在20～22℃，湿度在60%～70%左右为宜，指导患者适当的休息，不要做剧烈运动，热疗前晚保证有充足的睡眠。注意个人卫生。

4. 充足的营养能增强肿瘤患者的耐受力，改善生命质量，饮食原则上应给予高热量、高蛋白、高维生素易消化的饮食，注意饮食卫生和少量多餐。同时还可静脉补充氨基酸、脂肪乳等以增强患者的体质，达到最佳治疗效果。

5. 为了保证治疗过程中的安全性，热疗治疗时不允许身体佩戴金属物品，护理人员应用通俗易懂的语言与患者进行沟通解释，让患者家属保管好患者身上的金属物品。

6. 备两套病员服以便治疗中更换，备3条毛巾在治疗中使用。

7. 由于热疗的整个治疗过程时间较长，应与患者沟通明确后，让患者在接受治疗前30分钟停止进食并排空大小便（有利于放置测温导线及准确反映治疗中的温度）。

8. 测量患者的体温、脉搏、呼吸、血压，记录于护理记录单上，便于与热疗中的生命体征对比。

9. 用轮椅或平车送患者至热疗室，指导其选择舒适体位，精神放松。

（二）疗效评定标准

所有患者接受10周的治疗后，根据患者主诉的临床症状以及肿瘤大小的变化情况进行疗效评定：显效：患者肿瘤体积减小，主诉疼痛感显著减轻、胸水得到有效控制；有效：患者肿瘤体积减小，主诉疼痛感缓解、胸水得到有效控制；无效：患者肿瘤体积未改变或增大，主诉疼痛感未减轻甚至加重、胸水未得到有效控制。总有效率＝（显效+有效）/总例数×100%。

（三）热疗前评估

1. 护士全面了解患者的热疗的部位，病变部位大小、有无禁忌、进行过或正在进行哪些治疗。注意患者的止痛时间，以及可能产生的并发症的护理，避免皮肤黏膜感染，如患者有严重心脏病、出血倾向、心脏起搏器、体温调节障碍，知觉障碍的患者、颅内肿瘤以及由各种原因引起的颅内高压者不宜做热疗。

2. 安排好治疗时间，避免选择饱餐后进行热疗，减少对消化系统的伤害。

3. 检查患者身体有无汗液、有无排空膀胱，确定治疗时间的长短。

4. 热疗前做好心理干预工作(由于热疗具有高频辐射，患者是单独处在密闭的空间区域中)，针对患者容易产生孤独、恐惧心理，采取各种心理干预机制有效减轻患者对热疗的恐惧，改善患者的焦虑状态以及降低不良反应的发生。

5. 严格控制好电极板与身体的距离，同时为了防止患者在治疗时睡着而发生烫伤，允许家属陪护，让其与患者沟通交流。

二、热疗中护理

1. 协助技师放置测温导线。准确、及时执行医嘱，治疗中应监测血压和心率的变化。患者在热疗中出现全身温度过高、心率过快、出汗过多或皮肤剧烈疼痛时必须立即中止治疗，采取措施后可继续治疗，必要时停止治疗。治疗前后各测量1次血压和心率。对有心血管病史的患者更应该注意，如有异常立即报告医生，同时备好各种抢救物品。

2. 热疗开始后多倾听患者的感受，与其沟通取得患者的配合，特别是对第一次做热疗的患者，强调热疗的安全性，消除恐惧心理。

3. 注意局部皮肤反应，防止烫伤，一般给予温度指数41~45℃，由于患者个体差异和炽热部位不一样，所以给予温度不一样。对于术后切口与反应不敏感的患者加温还要注意局部反应，一般在以上数值内患者无烧灼感即可，如皮肤出现红肿疼痛可视为一度烧伤，一般无需特殊处理，2~3天自行痊愈。如局部皮肤红、肿、痛且有水泡，除应注意保护局部皮肤外禁忌搓洗，防止感染，适当给予抗生素，一般7~10天痊愈。

4. 嘱患者在治疗时如有发烫或不适，及时报告护士，不可擅自调节体位或离开机器。治疗结束，协助患者更换衣服，护送返回病房，与病房护士床边交接班。

三、热疗后护理

1. 与热疗室护士床边交接班，询问患者热疗中的反应。

2. 观察生命体征，每30分钟测量1次体温、脉搏、呼吸、血压，共6次，如有异常及时报告医生。

3. 保持床单位清洁干燥，及时更换汗湿衣服，注意保暖。

4. 观察尿量并记录，多饮淡盐水和汤。

5. 观察皮肤情况，特别是热疗加温区皮肤，如有红肿、灼伤，予以冰敷或冷敷。

6. 嘱患者多饮水，进高蛋白、易消化、高维生素的饮食。

7. 继续观察热疗反应特别是皮肤情况。

8. 注意血象变化，每周测白细胞、血小板一次，如血象降低可加用药物治疗，以保证治疗顺利进行。

第九节　老年肿瘤患者疼痛存在的护理安全隐患

2001年国际疼痛研究协会（IASP）对疼痛所下的定义时："疼痛是一种与组织损伤或潜在组织损伤相关的不愉快的主观感受和情感体验"。疼痛是一种躯体的感觉，也是一种情绪感受，往往通过表情、情绪和语音表达出来。慢性疼痛是指疼痛持续时间超过一个月，它与急性疼痛性疼痛是疾病的一个症状，而慢性疼痛本身就是一种疾病，如疱疹后神经痛、三叉神经痛等。恶性肿瘤疼痛（简称癌痛，cancer pain）是由恶性肿瘤本身或恶性肿瘤治疗（包括手术、放疗、化疗等）有关的以及精神、心理和社会等原因所致的疼痛。

在65岁以上的老年人群中，约80%至少有一种慢性疾病，较其他年龄阶段的人群更易诱发终痛，老年慢性疼痛发生率为25%~50%。

老年人与疼痛相关的疾病发生率高，常见的有骨关节炎，骨质疏松、痛风、脊柱骨折、脑卒中、外周血管疾病、外周神经病、带状疱疹后神经痛、风湿性多肌痛、癌痛等，这些疾病也经常共存，使疼痛的临表现多样化、复杂化。

疼痛不是单纯孤立的临床症状，而是参与疾病病理过程的环节之一，疼痛的病理生理包疼痛神经结构、疼痛传导和疼痛反应的病理生理。

疼痛是癌症患者的常见症状，约1/4的新诊断患者、1/3正在接受治疗患者、3/4的晚期患者合并疼痛，癌痛严重影响患者的生活质量。目前，癌痛治疗的现状不尽如人意，近半数肿瘤患者伴随有不同严重程度的疼痛，癌性疼痛已成为医学研究人员关注的焦点和难题，其对肿瘤患者身心健康及生活质量均造成严重威胁。据WHO统计，目前全世界每年新发恶性肿瘤患者约1000万，其中30%～50%伴有不同程度的疼痛。而我国调查显示51%～61.6%的恶性肿瘤患者伴有疼痛。

一、疼痛的疾病因素与高发人群

疼痛不光是机体对损伤的一种反应，还是一种与情绪有关的不愉快的感觉，疼痛常受注意力、暗示、期望等心情的影响。疼痛是临床上的常见症状，严重影响患者的日常生活、工作和学习，尤其是慢性疼痛，诊断和治疗都比较困难，给人的躯体，精神及医疗费用带来极大负担。

（一）疼痛相关因素

1. 内外环境的刺激　外伤、强酸，电流等机械性、物理化学性因素的外环境刺激，机体细胞受损释放组胺、5-羟色胺等生物活性物质以及神经痛等内环境刺激。

2. 心理精神因素　疼痛不仅是机体对损伤的一种反应，还是一种与情绪有关的不愉快的感觉。乐观的情绪有助于减轻疼痛，消极的情绪往往加重疼痛，癌痛是一种机制独特而复杂的慢性疼痛，在动物模型中表现出对痛觉过敏、超敏等疼痛相关行为，其相应的脊髓节段内发生独特的神经化学改变。癌痛的发生与外周传入神经敏化和中枢敏化有关，在癌痛早期，以肿瘤细胞、炎症细胞产生的致痛物质以及破骨细胞的持续活化所致的初级传入神经敏化为主；在癌痛后期，肿瘤生长引起的神经压迫与损伤参与了癌痛的发生过程。

（二）常见病因

癌痛属于混合型疼痛，兼具伤害感受性疼痛和神经病理性疼痛的特点。肿瘤或治疗导致疼痛的主要机制：

1. 直接损伤感觉神经；

2. 肿瘤及周围炎性细胞释放炎性因子（如肿瘤坏死因子-α等）；

3. 侵犯破坏血管造成缺血、侵犯空腔脏器造成梗阻或侵犯实质脏器造成包膜张力过高。肿瘤的持续性生长造成急性疼痛持续存在，极易形成外周或（和）中枢敏化。

（1）癌性神经病理性疼痛　癌性神经病理性疼痛是指肿瘤或治疗过程中侵犯感觉神经系统造成的疼痛。由肿瘤或治疗对神经的直接损伤引起，可促进递质释放，造成伤害性感受器局部酸中毒，释放炎性因子如肿瘤坏死因子等，继而导致伤害性感受器的敏化。持续性疼痛可维持交感神经兴奋、造成脊髓背角突触可塑性改变引起中枢敏化。神经病理性疼痛的主要特征之一是对阿片类药物敏感性较差。

（2）骨转移性癌痛　根据骨转移病灶的病理特点，骨转移可分为溶骨型、成骨型和混合型3类。溶骨型骨转移使受侵蚀的骨强度下降，破骨细胞和成骨细胞活性之间的平衡被打破，破骨细胞活性增加，发生溶骨性破坏和肿瘤组织浸润，侵蚀和破坏支配骨髓的感觉神经。

（3）癌性爆发痛　癌性爆发痛是指阿片类药物对持续性疼痛已形成相对稳定的控制，突然出现的短暂疼痛强度增强的感受。爆发痛分为诱发痛和自发痛，前者可因运动等而诱发，后者无明显诱因，随机发生，不可预测。爆发性癌痛的机制还不十分清楚，动物研究提示阿片类药物在有效控制持续性疼痛的剂量下仅作用于部分外周 μ 受体，运动可激活未被阿片类药物阻滞的感觉纤维。

（4）癌性内脏痛　肿瘤可侵犯周围的交感神经，造成交感神经性癌痛。内脏器官受到机械性牵拉、痉挛、缺血和炎症等刺激而引起的疼痛，称为内脏痛。交感神经外周定位模糊、中枢投射广泛，并多伴有牵涉痛。

二、疼痛的不良后果

疼痛不仅使患者遭受痛苦，更重要的是可对机体造成明显的不良影响，带来各种并发症，有些严重的并发症是致命的，如心肌梗死、高血压、脑出血等。全美保健机构评审联合委员会（JCAHO）会长Leary指出：疼痛不缓解，从生理、心理上均给患者造成不良影响。不能缓解的疼痛将延迟患者的恢复，增加患者及家属的负担、加大医疗保险机构的费用。

（一）对人体的影响

1. 对心血管系统的影响　疼痛刺激可引起患者体内激素和活性物质的释放增加，引起血压升高、心动过速和心律失常。对于冠心病患者，可导致心肌缺血，甚至心肌梗死。对心脏功能低下的患者可引起充血性心力衰竭。

2. 对呼吸系统的影响　胸腹部疼痛引起的肌张力增加，可造成患者呼吸系统的通气功能下降，使患者发生缺氧和二氧化碳蓄积，长时间的呼吸做功增加可导致呼吸功能衰竭。

3. 对机体免疫机制的影响　由于疼痛引起的应激反应可导致淋巴细胞减少，白细胞增多和网状内皮系统处于抑制状态等免疫系统的改变，使患者对病菌的抵抗力减弱，受感染和其他并发症的发生率增加。肿瘤患者因体内杀伤性T细胞的功能下降和数量减少等免疫改变，可导致肿瘤转移或复发。

4. 对凝血功能的影响　疼痛引起的应激反应对肌体凝血功能的影响包括使血小板的黏附功能增强，纤维蛋白溶解能力降低，使机体处于高凝状态，有心血管、脑血管异常的患者，有导致脑血栓或心血管意外的可能。

5. 对内分泌功能的影响　疼痛可引起体内多种激素的释放，导致高血糖、蛋白质和脂质分解代谢增强，使糖尿病患者的病情加重。内源性儿茶酚胺的释放增加可使外周伤害感受神经末梢更加敏感，使患者处于儿茶酚胺释放痛的不良循环状态中。

疼痛刺激还可以使患者出现恐惧感、失眠、焦虑等心理上的改变，严重影响其和他人的正常交往。所以，有效地治疗疼痛，可以改善患者的生活质量，并避免严重并发症的发生。

（二）肿瘤患者的病变组织会对患者的痛觉神经产生影响

病变对痛觉神经的影响使得患者感受到剧烈的疼痛，进而影响患者的心理状况，导致抑郁、烦躁、失眠、食欲不振等不良后果的产生，对患者的临床治疗产生一定程度的影响，因此，对于肿瘤患者的疼痛程度应给予重点关注。初步研究表明，癌症痛有其独特的神经化学机制，骨质破坏、外周敏化、中枢敏化及神经侵蚀都参与了癌症痛的产生。

第十节　老年肿瘤患者疼痛评估

一、疼痛评估

临床观察发现，疼痛评估是疼痛控制的最关键的一步，治疗开始前必须对疼痛有详尽全面的评估，了解疼痛的原因、部位、程度及性质。在了解病史的同时，还要观察患者精神状态和心理反应，这有助于发现那些需要特别精神心理支持的患者，以便做好相应的支持治疗。疼痛治疗开始后，应根据需要进行反复评估，目的在于观察治疗效果，并将用药调节至最恰当剂量。

（一）癌痛的评估原则

1. 相信患者的主诉，从患者的感知、生理反应、行为反应、对疼痛的认识等4个方面综合评估。

2. 注意患者的精神状态及分析有关心理社会因素，以便做出相应的支持治疗。

3. 选择简单易行、适当的评估工具动态地进行疼痛评估。

4. 疼痛程度评估不仅用于治疗前，也用于治疗期。患者用药期间尽可能量化评估疼痛程度有助于调整止痛药物剂量，以达到最佳止痛效果。

（二）癌痛的评估标准

世界卫生组织将疼痛分为4级：0级为无痛；1级（轻度疼痛）为可以忍受，睡眠不受影响，日常生活正常；2级（中度疼痛）为难以忍受，影响睡眠，需要使用止疼药；3级（重度疼痛）为疼痛剧烈，睡眠严重受到干扰，必须服用止疼药。

二、疼痛的定量评定

疼痛的评估方法主要分为3类，自我评估、行为评估、生理变化测试法。通常对于癌痛患者的疼痛评估需要几种方法联合使用，这样可以较为准确地评估癌痛程度。

（一）自我评估法

1. 视觉模拟评分法（VAS）是目前应用最为广泛的、最敏感的方法。具体方法为划一条直线（一般长为10cm），一端代表无痛，另一端代表剧痛，让患者在线上最能反映自己疼痛程度的地方划一条交叉线。0分：无痛；3分以下：有轻微的疼痛，能忍受；4分～6分：患者疼痛并影响睡眠，尚能忍受；7分～10分：患者有渐强烈的疼痛，疼痛难忍，影响食欲，影响睡眠。有研究显示，垂直图示法更容易被患者所接受。有学者将其改造成标尺法（10cm×3cm），提高了疼痛评估的准确性，既直观又便于携带，便于患者和医务人员随时评估疼痛情况（见图20-1）。

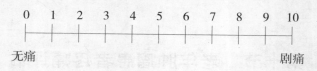

图20-1　视觉模拟评分法（VAS）

2. 口述分级评分法（VRS）是最早应用于疼痛研究的量表，用轻度疼痛、重度疼痛、阵痛、可怕的疼痛及无法忍受的疼痛等来帮助患者描述自己的疼痛，使患者更好地表达疼痛程度。此种方法满足患者的心理需求，但由于患者对疼痛感受描述的不同，导致了VRS的使用缺陷，尤其是对于无法表达的患者，VRS无法起效。具体为0级：无疼痛；I级(轻度)：有疼痛但可忍受，生活正常，睡眠无干扰；Ⅱ级(中度)：疼痛明显，不能忍受，要求服用镇痛药物，睡眠受干扰；Ⅲ级(重度)：疼痛剧烈，不能忍受，需用镇痛药物，睡眠受严重干扰可伴自主神经紊乱或被动体位。

3. McGill疼痛问卷法（MPQ）是全面评估疼痛的多维度测量工具，不仅评估疼痛的部位、强度、时间特性，还评估疼痛的情感及感觉方面。除了疼痛描述语外，还包括评估疼痛空间分布的身体线图以及现存疼痛强度（PPI）的测量。它有15个描述信息组，即11个感觉痛（跳痛、针刺样痛、刀割样痛、刺骨样痛、痉挛痛、咬痛、烧灼痛、剧烈痛、痛苦的痛、撕裂样痛）和4个情感类别（疲劳、厌倦、恐惧、痛苦的折磨），并将每一个信息从0分～3分分为4个等级。MPQ现在已被很多国家进行推广运用，一般用于癌症患者慢性疼痛的评估中（见表20-1）。

表20-1　McGill疼痛问卷（简表）

患者姓名：　　　　　　　　　　　　　　　　　　　　　日期：

1.疼痛评级指数（PRI）的评估

	无痛	轻度	中度	重度
A感觉项				
跳痛（throbbing）	0）	1）	2）	3）
刺痛（shooting）	0）	1）	2）	3）
刀割痛（stabbing）	0）	1）	2）	3）
锐痛（sharp）	0）	1）	2）	3）
痉挛痛（carmping）	0）	1）	2）	3）
咬痛（gnawing）	0）	1）	2）	3）
烧灼痛（hot-burning）	0）	1）	2）	3）
酸痛（aching）	0）	1）	2）	3）
坠胀痛（heavey）	0）	1）	2）	3）
触痛（tender）	0）	1）	2）	3）
劈裂痛（splitting）	0）	1）	2）	3）

感觉项总分：

B 情感项

	无痛	轻度	中度	重度
疲备耗竭感（tiring-exhausting）	0）	1）	2）	3）
病恹样（sickening）	0）	1）	2）	3）
恐惧感（fearful）	0）	1）	2）	3）-
受惩罚感（punishing-cruel）	0）	1）	2）	3）

情感项总分：

以上两项相加（S+A）＝疼痛总分（T）

II.视觉疼痛评分（VAS）

0　　　　　　　　　　10

无痛　　　可能想像的最痛

续表

III. 现在疼痛状况（PPI）

0 无痛（no pain）
1 轻痛（mild）
2 难受（discomforting）
3 痛苦烦燥（distressing）
4 可怕（horrible）
5 极度疼痛（excruciating）

McGill疼痛问卷简表（SF—MPQ），1～11项对疼痛感觉程度进行评估，12～15项对疼痛情感状况进行评估。每个描述程度分为0＝无痛，1＝轻度，2＝中度，3＝重度。同时标准McGill疼痛问卷里的现在疼痛状况和视觉模拟评分也用于对总体疼痛状况进行评估。

4. 疼痛强度评分Wong-Baker脸对无法交流的病人用前述方法进行疼痛评估可能比较困难。可通过画有不同面部表情的图画评分法来评估：无痛、有点痛、稍痛、更痛、很痛、最痛（见图20-2）。

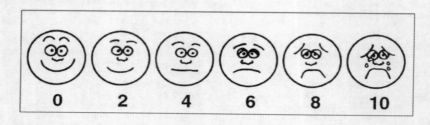

图20-2　疼痛强度评分Wong-Baker脸

5. 中国人癌症疼痛评估工具（CCPAT）是香港理工大学护理与医疗系钟慧仪博士研制的适合中国文化背景的多层面疼痛评估工具。该工具从6个方面（身体功能、药物使用、心理社交、疼痛信念、情绪和疼痛强度）56个指标进行评估，每个指标采用1～5分评分法，得分越高表明患者所受的疼痛冲击越重。

（二）行为评估法

行为评估法是通过评估疼痛过程相伴的客观行为，以此判断患者的疼痛程度，临床上应用广泛的是东方安特瑞儿童医院疼痛评估量表（CHE-OPS），主要用于评估儿童的疼痛程度。

（三）生理变化测试法

癌痛患者有时也会出现生理指标的变化，监测患者生命体征、呼吸方式、局部肌肉紧张度、掌心出汗程度，可间接了解患者的疼痛程度，且指标客观，但是干扰因素较多。

三、疼痛评估注意事项

护士应具备良好的疼痛评估能力，以了解疼痛的诱因与缓解因素，以便能积极处理老年肿瘤患者的疼痛问题。

1. 了解患者过去与现在疼痛相关的资料，如P-疼痛的加重因素（Provocative factors）与缓解因素（Palliative faclors），前者如疲倦、焦虑、害怕、忧郁等，后者如放松、用药物缓解疼痛；Q-疼痛的性质（Quality）与量（Quantity）；R-疼痛的部位与范围（Radiation）；S-疼痛的强度（Severity）与T-疼痛的时间。

2. 了解患者的疼痛特性与位置，如局限性疼痛（疼痛位置局限于原发部位）、投射疼痛（疼痛沿着特殊神经分布）、扩散性疼痛（于疼痛原发部位周围，产生局限不明的扩散性疼痛）、转移痛（感觉疼痛刺激的部位与疼痛的部位有段距离，疼痛通常由内脏或深部体内组织转移出去，可能是疾病或损伤组织与转移痛部位同属一条脊髓路径所造成）。

3. 了解患者对疼痛的看法、经验及处理的期望，老年人的疼痛病史与可能影响疼痛的生理、心理与社会等其他因素。

4. 为了解患者的疼痛程度，护士需评估患者的心理状态、日常生活能力、步态与平衡等层面。

5. 了解患者患者疼痛药物的使用史及相关的副作用。

第十一节　老年肿瘤患者疼痛护理风险防范

多数肿瘤患者均存在疼痛临床症状，对其病情恢复及生活质量均造成不利影响，临床上仅仅采取止痛药物或措施无法取得理想的镇痛效果，因此需紧密结合疼痛治疗技能及疼痛专项护理内容，从而明显提高疼痛治疗的效果，最大程度缓解肿瘤患者疼痛的严重程度。

（一）建立良好护患关系

取得患者的信任、支持与合作，认同患者陈述的疼痛，鼓励患者表达疼痛，接受对疼痛的感受及反应，与患者共同讨论疼痛控制的目标。加强对护理人员进行疼痛相关知识、言语沟通、宣传教育、答疑、随访等方面的培训，可明显改善肿瘤患者的医护满意度；通过有效的随访工作可与患者家属保持紧密的联系，及时发现问题并改正，有利于增强肿瘤患者的自护能力，提高患者对医护服务的满意度，使护患关系更为和谐。

（二）及时评价并记录疼痛缓解程度

评价药物不良反应的程度及耐受情况。

（三）心理护理及心理治疗

放松、分散注意力和调整心境等，使患者的注意力及心境从疼痛及伴有的恶劣情绪中转移。放松练习的方法包括慢节奏呼吸、简单抚摸、按摩或保暖及主动听音乐等。

（四）精神安慰及社会支持

鼓励患者参加社会活动，如抗癌协会、病友支持组织等，争取亲人、病友、朋友及社会的支持，用积极的心理情感，阻断疼痛的恶性循环，消除焦虑、沮丧、恐惧，排解愤怒，疏导情绪障碍等。

（五）实施非药物止痛技巧

疼痛是一种主观感受，并受生理、心理、社会因素的影响，因此虽然药物治疗是最常用的止痛手段，但非药物止痛治疗同样不可忽视。根据疼痛的部位、性质、伴随症状、诱发因素等不同，采用热敷、冷敷、按摩、针灸等非药物止痛方法辅助药物止痛，可以取得较好效果。进行适当活动，如低强度体育活动、沐浴、松弛肌肉、做腹式深呼吸等。

（六）优美舒适的环境

保持病室的安静、清洁、光线充足、室温适中、空气新鲜等，减轻对患者的刺激。置患者于舒适的体位，为患者创造一个良好的环境，可提高痛阈，减轻痛苦。

（七）加强护理疼痛护理的教育

改变疼痛护理观念，将疼痛教育列入护士的继续教育项目，不断加强护理人员癌痛治疗的专业培训，使护士掌握基本疼痛护理技术和药理作用，并不断更新知识，掌握癌痛管理的有关知识、技能。

（八）对癌痛病人与家属进行全面的健康教育

护理人员应对病人进行全面的癌痛健康教育，明确告诉病人和家属疼痛的缓解非常重要，告知他们疼痛的缓解能改善睡眠，增强食欲和体质；介绍按时按量服药的重要性；止痛药物的成瘾性问题；讲解药物副反应药物副反应及处理措施，出现任何问题应及时反馈，不要自行停药等。

第十二节　案例分析

一、案例经过

患者王某某，女，45岁，因颈部包块后1$^+$年，反复腰痛6$^+$月入院治疗，入院诊断为：鼻咽癌术后，全身多发转移。患者2016年3月行鼻咽CT示右侧鼻咽占位，右颈部多个淋巴结肿大，行鼻咽镜活检，倾向低分化鳞状细胞癌后行TPF化疗，序贯放疗。5月至9月行TPF化疗5次。治疗后患者原发灶及颈部包块缩小。2016年数次复查未见转移现象。2016年10月患者出现反复腰痛，逐渐加重。2017年1月查腰椎MRI提示腰椎多发信号异常。查腹部彩超见：肝实质内减轻回声结节，约0.5×0.7～1.2×1.1cm，考虑肿瘤全身多发转移。5月复查提示：肝内病灶较3月增多、增大，多个腰椎骨质异常。2017年6月出现腰部剧烈疼痛，入院时护士依据Wong-Baker脸评估方法给与患者疼痛评分8分，医嘱予以曲马多缓释剂治疗，疼痛有所减轻，但仍然出现爆发痛，后改用芬太尼贴剂，止痛效果不理想，期间仍然多次有爆发痛，最大评分达到8分。因治疗止痛效果不理想，患者放弃放化疗，采取姑息治疗，口服止痛药奥施康定，通过疼痛评估，剂量调整后疼痛控制满意。

二、分析与防范提示

护理人员发现患者疼痛后，应采取准确的评估疼痛的方法，定位疼痛的程度与性质，采取恰当的干预措施，贯穿整个治疗过程，同时应针对患者疼痛的变化情况，及时评估疗效，调整治疗方案，了解治疗后疼痛缓解程度及变化特点。如果不能恰当的评估疼痛，就不能有效的治疗疼痛。护理人员须严格遵循三阶梯镇痛原则，对癌痛的性质和原因作出正确评估后，根据患者的疼痛程度和原因，适当选择相应的镇痛剂。对于轻度疼痛的患者应主要选用解热镇痛剂类的非阿片类药物，若为中度疼痛选弱阿片类药物，重度选强阿片类药物。首选口服给药途径，按阶梯给药，按时给药，按需给药，个体化治疗以及注意具体细节。

（一）原因分析

结合该患者实际情况，分析患者治疗前期止痛效果不理想的原因有：

1. 人员方面

（1）患者因素

患者为75岁高龄老年人，生理功能减退、反应能力降低、肿瘤多系统、多器官转移，在对其进行疼痛检查评估时，护理人员应注意多种疾病相互影响的因素。对于一些识别能力严重减退的老人，对其检查诊治要有特殊方法。患者对疼痛治疗缺乏正确认识，导致止痛效果不理想。

（2）护士因素

该患者认为住院期间应该少麻烦护士，所以忍耐疼痛，采用目前的疼痛评估方法对日常生活自理能力减弱并伴有忧郁情绪的老人，难以得出准确结论。因此，应对老年人的生活自理能力进行评估，护士应细心观察患者，发现问题，正确评估。

（3）陪护因素

患者因为疾病时间较长，家属有倦怠情绪，陪伴不够，对于患者的焦虑抑郁情绪关注少。

2. 环境方面

患者入住三人间病房，同室患者作息时间不一致，患者住院后难以适应，夜间休息睡眠不好，影响治疗效果。

3. 管理方面

不同的医院存在管理经验、人员资质的不同，从事肿瘤工作的护士只是通过医院所谓的培训而走向护理岗位，对于肿瘤相关用药、疼痛的处理都只是一知半解。

（二）防范提示

本案例提示，护士应对病人与家属进行全面的癌痛健康教育，介绍按时按量服药的重要性；止痛药物的成瘾性问题，讲解药物副反应及处理措施，出现任何问题应及时反馈，不要自行停药等。同时须加强护士疼痛护理的教育，要树立护士设法解除病人痛苦、提高病人生存质量、延长生命的新观念。并将疼痛教育列入护士的继续教育项目，更加系统、全面及深入地开展疼痛知识继续教育项目，不断加强护理人员癌痛治疗的专业培训，使护士掌握基本疼痛护理技术。

（张　霞、陈　琳）

第二十一章　老年急危重症护理与风险防范

　　进入21世纪，人口老龄化已成为全球极为关注而又必须解决的重大课题，这波来势凶猛的"银色浪潮"，越来越引起全社会的重视。有关数据显示，在急诊抢救室观察的危重患者中，60%以上为老年人，老年患者是医院患者中相对特殊的群体，由于老年患者各器官功能减退，感觉、认知迟钝，加上多系统、多疾病并存，营养状况差，自身免疫力低下，病程长，预后差，易合并并发症等特点，使得影响老年患者安全的危险因素大大的增加，成为老年患者疾病康复的极大影响因素。

第一节　老年常见的急危重症

一、老年感染性休克

　　感染性休克亦称脓毒性休克，是指由微生物及其毒素等产物所引起的脓毒病综合征伴休克。老年感染性休克是由微生物及其毒素等产物直接或间接地引起急性微循环灌注不足，导致组织缺氧、细胞损害、代谢和功能障碍，甚至多器官功能衰竭的危重综合征。

　　老年感染性休克的患病率很高，占全部感染性休克的40%。在中国，感染是老年休克的首要原因，老年感染性休克占老年休克的60%，虽然老年感染性休克与中青年感染性休克有许多相似之处，但也有其特殊性，认识这一点，有助于提高其诊疗水平。

二、创伤

　　创伤是机械因素引起人体组织或器官的破坏。由于人体的任何外来因素包括高温、寒冷、电流、放射线、酸、碱、毒气、毒虫、蚊咬等造成的结构或功能方面的破坏。

　　创伤一直是致死和致残的主要原因，在60岁以上人群中，创伤是第五大致死原因。相同条件下，老年人因合并慢性病，脑力和体力衰退及生理储备功能下降，会出现不同的临床表现，其创伤死亡率是青年人创伤死亡率的6倍。老年人受伤后，有额外的和其特有的危险因素，随着年龄的增长，老龄人群处于危险之中。

三、中暑

　　中暑是机体热平衡机能紊乱的一种急症，是指高温引起的人体体温调节功能失调，体内热量过度积蓄，从而引发神经器官受损。常发生在高温或高湿环境中，对高温、高湿环境的适应能力不足是致病的主要原因。在气温大于32℃、湿度大于60%的环境中，由于长时间活动或强体力劳动，又无充分防暑降温措施时，极易发生中暑。

老年人对外界温度变化的适应、调节和抵御能力降低，容易发生中暑，气温＞32℃的环境下即有可能中暑。

四、脑卒中

世界卫生组织数据显示，我国脑卒中发生率正以每年8.7%的速度上升，比美国高出一倍。中国脑血管病的死亡率是心肌梗死的4～6倍，带来的经济负担却是心肌梗死的10倍。按照20年前的调查数据推算，我国脑卒中每年新发病例约200万人，每年死于脑卒中超过150万人，脑卒中后存活者有600～700万人。在存活的患者中，75%～80%会留有不同程度的残疾，其中重度残疾超过40%，有1/4～1/3可能在2至5年内复发。随着近年我国居民生活水平的提高和生活方式的改变，脑卒中人群发病率还在不断上升。特别是由于医疗条件的改善和临床医疗技术的进步，卒中的病死率明显下降，但同时也导致了患病率大幅上升，造成更大的疾病负担。脑卒中已成为严重危害我国中老年人健康的主要疾病。

脑卒中也称脑中风，是由于大脑血管突然发生破裂出血或因血管堵塞造成大脑缺血、缺氧而引起。临床分为出血性和缺血性两大类。出血性卒中包括脑出血和蛛网膜下腔出血两种；缺血性卒中包括脑梗塞（或称脑梗死）、脑血栓形成、脑栓塞等。脑出血患者多会表现剧烈头痛、频繁呕吐、半身瘫痪甚至昏迷不醒等症状，严重者甚至很快死亡。蛛网膜下腔出血最常见的原因是颅内动脉瘤破裂或脑血管畸形破裂，一般发病较急，头痛剧烈，以中青年人居多。发生缺血性卒中一般症状较平缓，绝大多数患者意识清楚，表现为半身瘫痪或无力、言语困难、肢体麻木等。

第二节　老年常见急危重症的病因与高危人群

一、老年感染性休克的危险因素

（一）老年感染性休克的原因

老年感染性休克最常见的致病菌是革兰氏阴性细菌，其中肠杆菌科细菌最常见，其他有铜绿假单胞菌不动杆菌属、脑膜炎球菌、类杆菌等。其次是革兰氏阳性细菌，如葡萄球菌B族溶血性链球菌、肺炎双球菌和肠球菌等。某些病毒性疾病，如老年肾综合征出血热病程中也易发生休克。近年来，随着人口老龄化，糖尿病发病率的增高，移植手术的广泛开展，静脉置管，免疫抑制剂的应用增多等因素，感染性休克的发生、发展也更为复杂。

1. 微循环障碍更明显：老年人感染后对神经内分泌反应降低，如肾上腺分泌儿茶酚胺、皮质分泌皮质激素与青年人相同，而且分泌增加的时间延长，使微血管发生强烈痉挛（α受体兴奋），微循环血液灌注减少，组织缺血、缺氧更明显，酸中毒也更明显。

2. 细胞代谢障碍更明显：细胞代谢障碍可继发于血液灌注减少，但也可为原发性，即发生在血流动力学改变之前。老年人脏器和细胞的反应能力低下，细胞内的生化反应、酶的数量和活性降低，老年感染性休克更易发生细胞代谢障碍等。

3. 代谢改变、电解质和酸碱平衡失调：老年人感染后神经内分泌反应的时间延长，使糖类、脂肪代谢被扰乱，时间延长，代谢调节的贮备力下降，使机体代谢紊乱更多见，酸中毒和电解质紊乱常见。

4. 基础病的影响：老年人常伴有高血压病、动脉硬化、肺部疾病、肾功能低下，一旦引起休克，病情更易加重并出现多脏器功能损害。

（二）老年感染性休克的临床表现

1. 原发病以肺部感染多见，老年感染性休克的原发病多以肺部、胆道和肠道感染多见。

2. 胃肠道症状较常见，老年感染性休克起病时常有胃肠道症状，恶心、呕吐、腹胀腹泻、厌食等。

3. 起病隐匿，老年感染性休克的原发病不严重，起病缓慢低热，很少有高热，体温正常或不升高，多无寒战（与中青年不同），有时心动过速是唯一的表现。

4. 意识障碍较多见，老年感染性休克病情发展快，半数以上的患者有不同程度的意识障碍，表现为表情淡漠、晕厥、神志恍惚或昏迷等，常误诊为脑血管病。意识障碍有时是老年感染性休克唯一症状。

5. 休克表现不典型，老年感染性休克时皮肤干燥多于潮湿，脉细数不明，少尿不显著，难以估计休克时间。老年人基础血压偏高或有高血压病，难以用血压数值判断休克，收缩压<13.3kPa（100mmHg），舒张压<8kPa（60mmHg）应判断为低血压。

6. 已发展为多脏器功能衰竭（MOF），高龄所致的全身脏器储备功能下降，使老年感染性休克病情发展迅速，可出现DIC和重要脏器功能衰竭，表现为顽固性低血压、广泛性皮肤出血、少尿或无尿、呼吸增快、发绀、心率加速、心律失常和传导阻滞等改变。可以出现成人呼吸窘迫综合征（ARDS），脑功能障碍可引起昏迷、抽搐、肢体瘫痪及瞳孔、呼吸改变等。

7. 酸碱和水电解质失衡较常见，高龄所致的酸碱和水电解质平衡的调节功能减退，老年感染性休克易出现水电解质和酸碱平衡的失调，表现为低钠血症、低钾血症或高钾血症，呼吸性碱中毒，代谢性酸中毒和混合性酸中毒等。

二、老年创伤的危险因素

（一）老年创伤的原因

创伤一直是老年人致死和致残的主要原因之一，在60岁以上人群中，创伤是第五大致死原因。相同条件下，当老年人经历与年轻人同样的损伤时，老年人因年龄的增长和合并慢性病，同时因脑力和体力衰退以及生理储备能力下降，会有不同的受伤机制及损伤类型、救治要求和预后。有调查报道，老年人创伤死亡率是青年人创伤死亡率的6倍。

1. 老年人生理老化及伴随疾病对创伤的影响因素　老化是指器官物质代谢功能和功能储备的逐渐丧失。在所有创伤患者中，伴随疾病发生率为8%～20%，而40岁以上为17%，65岁以上为44%，70岁以上为65%。单独一种慢性病存在并不能直接造成老年创伤患者死亡，但伴随疾病的类型和数量可以增加老年创伤的死亡率。

2. 老年人发生创伤的常见部位　脚、手、腿、头面部、股骨头、肋骨等。

3. 老年人发生创伤的主要年龄段　主要年龄段是在70岁左右，80岁以后受伤机率降低，但伤害严重。

4. 不同年龄老年人伤害发生的常见原因　60岁老年人易发生运动扭伤、烫伤和刀割伤，70岁老年人易发生碰撞伤、坠落伤，80岁老年人易发生骨折。

（二）老年创伤的常见类型

1. 跌伤：跌伤是老年人伤害中最常见的，70岁以上跌伤的发生率明显高于低龄老人，在跌伤中，只有5%的跌伤发生在室外，95%跌伤发生在室内。内在原因：年老而引起的机体功能衰退、平衡功能失调、虚弱、眩晕、视力障碍、体位性低血压、药物不良反应等。外在原因：环境因素，包括地面不平整、潮湿、室内家具摆放不合理、光线暗、缺少安全装置，如扶手、陌生环境等。常见原因：地面潮湿、鞋底不防滑跌倒，因一过性头晕，而没有可扶物摔倒，因拐杖高低不合适而摔倒，被地毯绊倒，下床时足部蹬空，自行滑倒摔伤或发生在不知原因的情况下等。

2. 碰撞伤：碰撞伤以70岁年龄组的发生机会最高，其次为60岁的年龄组，80岁年龄组由于外出机会减少，因此碰撞的机率低于其他年龄组的老人。主要原因以被自行车或他人碰撞受伤最多，自己无意碰撞伤为第二。

3. 烫伤：老年人往往由于行动不便、感觉迟钝、神经疾病或残疾，容易造成热液、热油、过热的洗澡水烫伤，或者起火时不能及时逃离现场而引起严重的烧伤、烫伤。烧伤的类型分为热力烧伤、电击伤和低热烧伤。

4. 刀割伤：在60岁年龄组的老年妇女为多，多发生在削水果和切冻肉时。

三、老年中暑的危险因素

（一）老年人中暑的原因

中暑是指由于高温或引起高热的疾病使人体体温调节功能紊乱而发生的综合征。

酷暑盛夏，气温升高，由于老年人的体温调节功能低下，皮肤温度受环境气温影响大，再加上皮肤排汗的能力不强，大量的体热得不到外泄，因此，容易发生中暑。特别是体弱多病的老年人和患糖尿病的老年人更容易发生中暑。

1. 引起老年人中暑的环境因素　高温环境，特别是同时伴有高湿度的环境，通风不良而又缺乏相应设施。

2. 诱发老年人中暑的因素　肥胖，过度劳累，睡眠不足，伴发潜在性疾病，如糖尿病、心血管系统疾病、下丘脑疾病；某些药物的应用，如阿托品、巴比妥等。

3. 散热障碍　如湿度较大，穿透气不良的衣服。

4. 低体温综合症的主要原因　老化和衰弱所致，如新陈代谢降低、活动减少、体温散失过多、血管舒缩及体温调节中枢功能衰退，对外界温度的感受和反应能力降低等，导致体温散失过多、产热不足。

（二）老年人中暑的临床表现

1. 先兆中暑　老年人在高温天气中，开始感到全身疲乏、四肢无力、胸闷、心悸、头昏、注意力不集中、口渴、大汗、体温可正常或略有升高。此种情况为老年人的先兆中暑。

2. 轻度中暑　如果出现体温升高（38.5℃以上），面色潮红、胸闷加重、皮肤灼热，并且大量出汗、恶心、呕吐、血压下降、脉搏细弱、面色苍白、皮肤湿冷、神疲力乏等症状，此时可判断为老年人的轻症中暑。

3. 重度中暑经过休息后，在4小时内，以上症状仍未缓解，还伴有昏厥、昏迷或高热者，这时可判断为老年人的重症中暑，老年人重症中暑可表现为多汗、疲乏、无力眩晕、恶心、呕吐、头痛等可有明显脱水征，如心动过速、直立性低血压或晕厥，可出现呼吸增快、肌痉挛、体温可轻度升高，如治疗不及时可发展成热射病。热射病（又称中暑高热）是一种致命性的急症，主要表现为高热（直肠温度≥41℃）和神志障碍，严重时可出现休克、心衰竭、肺水肿、脑水肿、急性肾衰竭、急性肝衰竭、多脏器功能衰竭，甚至死亡。热射病是老年人中暑中最严重的类型，其病死率与温度的上升相关，老年人的病死率高于普通人群。

四、老年人脑卒中的危险因素

脑血管疾病（CVD）是各种血管源性病变引起的脑功能障碍，脑卒中是急性脑循环障碍导致局限性或弥漫性脑功能缺损的临床事件。脑血管疾病是神经系统常见病和多发病，死亡率约占所有疾病的10%，是目前人类三大死亡原因之一，50%～70%的存活者遗留瘫痪、失语等严重残疾，给社会和家庭带来沉重的负担。根据流行病学推算，我国每年新发脑卒中约150万人，幸存者中70%～80%遗留有不同程度的残疾。

（一）老年人脑卒中的原因

1. 缺血性脑卒中的原因

（1）外颈动脉和基底动脉由于动脉粥样硬化引起狭窄，其远端脑组织出现供血不足或脑分水岭梗死。

（2）动脉壁粥样硬化斑块脱落，引起动脉-动脉栓塞而发生脑梗死。

（3）系统性栓塞（心脏来源，如人工心脏瓣膜、心房纤颤、心房栓子脱落、扩张型心肌病、或心脏内有分流等）。

（4）细小动脉玻璃样变性，导致微血管病变，形成腔隙性脑梗死。其他少见原因有颈动脉破裂、血管炎、或由于血液凝固异常而形成血栓。

2. 出血性脑卒中原因

出血性脑卒中主要包括自发性脑出血及蛛网膜下腔出血。自发性脑出血常见原因为高血压性脑出血，高血压时基底节附近的豆纹动脉常形成动脉瘤，这些动脉瘤破裂时可出现基底节出血，为高血压性脑出血的常见部位。蛛网膜下腔出血常见的原因为分布于颅内动脉分叉处的先天性动脉瘤，如果瘤体破裂，则出现蛛网膜下腔出血。

3. 不可干预的危险因素

（1）年龄是重要的脑卒中危险因素之一。卒中发病率随年龄增加，55岁后每10年增加1倍。脑卒中大多数发生于65岁以上老年人。卒中发生率：老年人＞中年人＞青年人。

（2）男性比女性的卒中发生率大约高30%，在每个年龄组的发病率中，男性＞女性。

（3）脑血管病家族史是易发生卒中的一个危险因素。父母双方直系亲属发生脑卒中或有心脏病史者<60岁认为是有家族史。

（4）不同种族的卒中发病率不同，有色人种卒中发病率高于白色人种。

4. 老年人可干预的危险因素：高血压、高血脂、糖尿病、房颤、吸烟、酗酒、肥胖、呼吸睡眠暂停综合征、既往有冠心病或心脏病发作史、有外周动脉疾病史。

（二）老年人脑卒中的先兆症状

脑中风是严重危害人类健康和生命安全的常见难治性疾病，多发于老年人群中，给许多老人的晚年生活带来了影响，只有了解老人脑中风的先兆表现，才能更好的预防此病的发生。

1. 头晕　中老年人中风先兆，可反复出现瞬间眩晕，突然自觉头晕，视物旋转，几秒钟后便恢复常态，可能是短暂性脑缺血发作，中风的先兆，应及早诊治，防止中风发生。

2. 肢体麻木　中老年人出现肢体麻木的异常感觉，除颈椎病、糖尿病外，如伴有头痛、眩晕、头重脚轻、舌头发胀等症状，或有高血压、高血脂、糖尿病或脑动脉硬化等疾病史时，应多加以注意，警惕中风发生，突然发病或单侧肢体乏力，站立不稳，很快缓解后又发作要警觉。

3. 眼睛突然发黑　单眼突然发黑，看不见东西，几秒钟或几十秒钟后便完全恢复正常，医学上称单眼一次性黑矇，是因为脑缺血引起视网膜缺血所致，反复发作的眩晕欲吐、视野缩小或复视等，是中风的又一信号。

4. 中老年人原因不明的跌跤　由于脑血管硬化，引起脑缺血，运动神经失灵，可产生共济失调与平衡障碍，而容易发生跌跤，也是一种中风先兆症状。

5. 说话吐字不清　脑供血不足时，使人体运动功能的神经失灵，常见症状之一是突然说话不灵或吐字不清，甚至不会说话，但持续时间短，最长不超过24小时，应引起重视，还有原因不明的口角歪斜、口齿不清或伸舌偏斜都要注意。

6. 哈欠不断　如果无疲倦、睡眠不足等原因，出现连续的打哈欠，这可能是由于脑动脉硬化、缺血，引起脑组织慢性缺血缺氧的表现，是中风患者的先兆表现。

7. 精神改变　如嗜睡，中老年人一旦出现原因不明困倦嗜睡现象，要高度重视，很可能是缺血性中风的先兆表现。精神状态发生变化，性格一反常态，如变得沉默寡言，或多语急躁，或出现短暂智力衰退，均与脑缺血有关，可能是中风先兆表现。

8. 流鼻血　中老年人鼻出血症状可能是高血压患者即将发生中风的警报。经医学观察，排除外伤、炎症因素，高血压患者反复鼻出血，可能会发生脑溢血。鼻出血不少是由血压不稳定引起的，不加强预防则会增加中风的机会。

（三）老年人脑卒中发生的诱因

1. 情绪不佳，如生气、激动、焦虑、悲伤、恐惧、惊吓等。
2. 饮食不节，暴饮暴食，吸烟、酗酒成瘾。
3. 运动过度，用力过猛。
4. 气候变化。
5. 大便干结，必须用力才能排出。
6. 过度疲劳，精神紧张。
7. 服药不当，尤其是降压药、降血脂类等药物。
8. 老年人起床时突然坐起。

第三节　老年常见急危重症的护理风险防范措施

随着社会的发展和生活水平的提高，人口老龄化已成为世界各国所面临的一个重大公共卫生问题，给医疗卫生事业的发展带来极大的挑战。由于老年人机体的组织结构和生理功能均有一定程度的退化，免疫功能、抗病能力及应急反应减弱，一旦出现危重疾病，易累及多系统器官，进而出现多器官功能障碍综合征。因此，对老年危重症的急救处理和风险防范是非常重要的。

一、老年感染性休克的风险防范措施

（一）预防和控制感染的措施

1. 及早发现感染灶，应用抗菌药物和处理原发感染灶，对未确定病原菌者，可根据临床判断联合使用广谱抗生素，再根据药物敏感试验结果调整为敏感或较窄谱的抗生素。已知致病菌者，则应选用敏感而较窄谱的抗菌药物。对于老年人，耐药性强的微生物，宜加长治疗疗程。原发感染病灶的存在是发生休克的主要原因，应尽早处理，才能纠正休克和巩固治疗。

2. 应避免黏膜、皮肤软组织及上呼吸道感染，特别是局部创伤和术后应注意伤口的处理，如及时止血、镇痛、保温等。

（二）其他风险防范措施

1. 对失血或失液过多（如呕吐、腹泻、咯血、消化道出血、大量出汗等）的患者，因及时酌情补液或输血。

2. 家属应注意心理护理，注意掌握患者的心理状态，耐心开导、安慰，并与其亲人合作，消除不良因素，增强患者战胜疾病的信心，使其主动配合治疗、护理，促进身体康复。

3. 饮食指导

（1）忌食刺激性食品，如辣椒、酒、醋、胡椒、姜等。

（2）忌食螃蟹、田螺、河螃等寒性食物。

（3）忌食硬、难消化的食物。

（4）忌吃含有活性花粉的，含有活性蛋白质的食物。

二、老年创伤的风险防范措施

（一）老年人交通创伤的风险防范措施

1. 提高交通安全意识，分析老年人容易发生交通事故伤害的原因，并有针对性地进行交通安全教育。

2. 改变不安全的交通行为。

3. 采取恰当的防范措施，如老年人出行时穿颜色鲜明的衣服、戴橘黄色帽子，横过马路时看清交通标识等。

老年人尽量在有家属陪同的情况下出行，不要单独去陌生的地方，过马路时要遵守交通规则，仔细观察路况之后缓慢通行。

（二）老年人烫伤的风险防范措施

详见第九章。

（三）老年人创伤的综合风险防范措施

1. 买防滑、用力合适的鞋。

2. 要选择高低合适的拐杖。

3. 居室装修需要注意光线的要求、夜间起床的安全、卫生间设施的高低等问题。

4. 床铺高低要符合上床、下床的安全需求。

5. 居家布局要符合安全要求，尤其是70岁、80岁老年人居住的客厅要求和活动空间要符合安全需求。

6. 在调节洗澡水时都要先放凉水，然后再放热水，水温不宜过高，时间不宜过长，以免烫伤。

三、老年人中暑的风险防范措施

（一）老年人中暑的一般防范措施

夏天天气酷热，很多老年人的身体素质比较差，容易出现中暑的情况，老年人出现中暑身体的伤害非常大，应特别引起重视，老年人中暑的一般预防措施如下：

1. 补充水分 根据气温的高低，每天喝2~2.5L水，出汗较多时应适当补充一些盐水，弥补人体因出汗而失去的盐分。夏季人体容易缺钾而倦怠疲乏，含钾茶水是极好的消暑饮品。多食时令蔬菜、瓜果，如生菜、黄瓜、西红柿等的含水量较高，桃子、杏、西瓜、甜瓜等水分含量为80%~90%，都可以用来补充水分。乳制品既能补水，又能满足身体的营养需求。夏天不渴时也应补水，要适时补水。

2. 保持充足睡眠 夏季昼长夜短，气温高，人体新陈代谢旺盛，消耗也大，容易感到疲劳。充足的睡眠，可使大脑和身体各系统都得到放松，有利于预防中暑。最佳就寝时间是22时至23时，最佳起床时间是5时30分至6时30分。睡眠时注意不要躺在空调的出风口和电风扇下，以免患上空调病和热伤风。

3. 增强营养 营养膳食应是低热量、高蛋白、高维生素A、维生素B$_1$、维生素B$_2$和维生素C。平时可多吃番茄汤、绿豆汤、豆浆、酸梅汤等。

4. 备防暑药 外出时随身携带防暑药物，如人（仁）丹、十滴水、藿香正气水、清凉油等。一旦出现中暑症状可及时服用或外涂。

5. 适时体检 提倡每年暑期来临前行健康体检，凡发现有心血管系统器质性疾病、持久性高血压、溃疡病、活动性肺结核、肺气肿、肝肾疾病、甲亢、中枢神经系统器质性疾病、重病恢复期及体弱者，要增强防护意识，不宜从事高温作业。

（二）老年人发生中暑的应急处理措施

1. 迅速使患者脱离高温环境，将中暑者转移至阴凉通风处休息。使其平卧位，头部抬高，松解衣扣。

2. 补充液体 如果中暑者神志清醒，并无恶心、呕吐，可饮用含盐的清凉饮料、茶水、绿豆汤等，既起到降温、又补充血容量的作用。

3. 人工散热 可采用电风扇、吹风等散热方法，但不能直接对着患者吹风，防止造成感冒。

4. 冰敷 亦可头部冷敷，应在头部、腋下、腹股沟等大血管处放置冰袋（用冰块、冰棍、冰激凌等放入塑料袋内，封严密即可），并可用冷水或30%酒精擦浴直到皮肤发红。每10~15分钟测量1次体温。直到体温降至38°C以下。

5. 出现早期呼吸、循环衰竭，如恶心、呕吐、面色苍白、四肢皮肤湿冷、多汗、脉搏细速、血压下降等症状者，应给予5％葡萄糖盐水500毫升快速静脉滴注，必要时可使用呼吸中枢兴奋剂。

（三）老年人野外中暑的风险防患措施与救护要点

长时间曝晒在猛烈的阳光下，体内的热温未能充分散发，使体温升高，脑部的体温调节中枢受破坏而停止活动，这就是中暑。中暑者可有头痛、发高烧、呕吐或晕倒，有时会造成死亡。因此野外活动者应注意防范，最好戴上遮阳帽，并防止在阳光下暴露太久。万一有中暑现象，应该赶快急救，以免虚脱而发生意外。

1. 首先，将中暑者移至阴凉通风的地方，松开或脱掉外衣，让其舒适地躺着，将头及肩部垫高。

2. 以冷湿的毛巾覆在头上，如有水袋或冰袋更好。将海绵浸渍酒精，或毛巾浸冷水，用来擦拭身体，使其体温能降到正常温度。

3. 测量体温、脉搏，若在每分钟110次以下，则表示体温仍可忍受，若达到每分钟110次以上，应停止使用降温的各种方法，观察约10分钟后，若体温继续上升，再重新给予降温。

4. 恢复知觉后，供给盐水喝，但不能给予刺激物。此外，根据患者的舒适程度，给予相应的覆盖物。

四、老年人脑卒中的风险防范措施

脑卒中是指由于急性或慢性缺血缺氧引起的脑组织损害所产生的高级神经认知功能障碍为主的一组临床综合征。随着社会人口的老龄化，脑卒中是威胁老人生命的三大疾病之一，而且是致残率最高的疾病，大约70％ ~ 80％有不同程度的劳动力丧失。脑卒中发病急，进展恶化快，及时有效地预防是降低病死率和致残率的重要手段。

（一）防治高血压、糖尿病

1. 高血压病被认为是脑卒中最重要的危险因素，患高血压病者比无高血压病的老年人患脑卒中的危险要高7倍。研究发现，人群平均收缩压（高压）水平每升高10 ~ 12毫米汞柱，或平均舒张压（低压）水平每升高7毫米汞柱，人群中脑卒中的发病率就会升高约50％。长期、持续的血压升高，可加速动脉硬化，血管内突然增高压力时，可使脑内血管破裂发生脑出血。高血压病的老年人一定要坚持治疗、合理治疗。

2. 高血压病、糖尿病是引起脑卒中的重要危险因素，因此一定要定期体检，及时发现这两种疾病，早期开始治疗。一般在发病早期可首先用改善不健康的生活方式，如作息规律、情绪平稳、增加运动、戒烟少酒、少吃肥肉、多吃蔬菜水果、减少食盐摄入等方法控制。若持续3个月或半年仍不好转，就应该开始药物治疗，并坚持服药，控制病情发展。不要误认为吃一段时间的药，血压、血糖恢复正常，病就完全好了，不用再吃药，这是非常有害的做法。积极防治高血压、糖尿病对预防脑卒中是非常重要的。

（二）防治动脉粥样硬化

动脉粥样硬化是引起脑卒中的重要原因，长期规律服用他汀类药物可以稳定或逆转斑块。因此，如果患者发现动脉粥样硬化斑块，就必须引起重视，应服用他汀类药物治疗，以预防脑卒中的发生。

（三）防治血脂异常

血脂异常与缺血性脑卒中关系密切，总胆固醇每升高1mmol/L（38.7mg/dl），脑卒中发生率就会增加25%。高密度脂蛋白胆固醇（HDL-C）的作用是不同的，高密度脂蛋白胆固醇每升高1mmol/L，发生缺血性脑卒中的可能性可以减少47%。一般缺血性脑卒中的发生与长期高甘油三脂水平、低密度脂蛋白胆固醇（LDL-C）水平较高和低HDL-C水平有密切关系。

（四）其他疾病的防治

1. 颈动脉狭窄与脑卒中风险，45%的同侧无症状狭窄而对侧有症状狭窄的同侧脑卒中是因为腔隙性梗死或心源性栓塞。因此，无症状的颈动脉狭窄患者主动查找狭窄病因并在医生指导下积极采取早期干预措施尤为重要。

2. 肥胖者易发生脑卒中。超过标准体重20%以上的肥胖者，患高血压的危险性明显增高，其中高血压的患病率比正常体重者高3倍。因此，肥胖者应积极控制体重。

（五）可干预的风险防范措施

脑卒中的危险因素可以干预，通过自身良好的行为和习惯可以有效地预防脑卒中。

1. 吸烟可增高脑卒中的风险，特别是容易引发脑血管堵塞。因此，劝吸烟者戒烟是减少发生脑卒中的有效措施之一。

2. 饮酒者要注意控制量，无论一次醉酒或长期大量饮酒，都会增加脑出血的机会。每天饮酒的量和脑卒中密切相关，少量饮酒对心脑血管可能有保护作用，而每天饮酒的酒精含量超过60克时发生脑梗死的危险明显增加。

3. 饮食营养要合理，平时吃水果和蔬菜较多的人得脑卒中的机会相对较少。每天增加1盘水果和蔬菜大约可使脑卒中的危险降低6%；每天吃肉食的比例明显上升，特别是动物性脂肪的摄入量过多可加速动脉硬化的形成，因而容易导致脑卒中。另外，我国北方居民食盐的摄入量远高于西方人，吃盐过多可使血压升高并促进动脉硬化形成。

4. 适度的运动可预防脑卒中，生命在于运动，经常运动的人患脑卒中的几率明显减少。

据统计，40岁后的男性积极运动比不活动的同龄人发生脑卒中的危险低30%。每天快走30分钟，脑卒中的概率可降低30%。快走是指在12分钟内走完1公里的距离。坚持每天适度的体力活动，每次活动的时间在30～60分钟为宜。

（六）脑卒中的综合风险防范措施

1. 控制高血压。
2. 防治糖尿病。
3. 戒烟、少酒。
4. 保持情绪平稳。
5. 防止大便秘。
6. 饮水要充足。
7. 坚持体育锻炼。
8. 饮食清淡。
9. 注意气候变化。
10. 定期进行健康体检。

第四节　老年急危重症的安全转运

一、危重患者安全转运的概况

（一）国内危重患者安全转运的现状

危重患者安全转运是指在急诊科经过初步抢救或处理后的急危重患者病情需要依赖药物持续治疗和急救仪器监测才能转送到相关医疗辅助科室进行检查或到相关病房救治的过程。有研究报道高达71%的转运患者在转运途中或检查过程中发生轻微甚至严重的并发症，转运患者的病死率比平时高9.6%。院内转运不良事件发生率为3.7%，其中35%发生在转运前，50%发生在转运中，15%发生在转运后。

（二）安全转运措施

安全转运是指为保证转运患者的安全而制定的一系列要求，包括转运前准备（人员准备、仪器和药物的资料、患者的准备）；转运途中并发症的预防；转运途中的监护与记录等。危重患者由于病情的特殊性，具有潜在的危险性，院内转运其救治效果机会和风险是并存的。只有规范操作流程，加强细节管理，做好转运前的各项准备工作，加强转运途中的安全、监控和心理护理和完善交接管理，才能保障患者安全，顺利到达目的科室。

二、老年危重患者安全转运的风险防范措施

老年危重患者作为一个特殊的群体，基础疾病多，常合并多脏器功能衰竭，病情复杂，且其体力、脑力和生活自理能力均有不同程度的下降，因此在转运的过程中存在着巨大的风险，如果不采取安全管理措施，容易在转运的过程中出现各种意外，导

致患者病情加重甚至死亡，还会出现投诉和医疗纠纷等。

（一）健全危重患者安全转运风险防范制度

医务人员应按照2010版《中国危重患者安全转运指南》来制定危重患者院内安全转运制度和标准化的转运交接流程，将老年危重患者院内转运模式化、标准化，规范各项操作流程并组织医务人员进行培训，杜绝转运中各种意外情况的发生。

（二）提高医务人员的风险防范意识

由于转运工作具有连续性、动态性、直接性和具体性，护士在转运过程中，与患者接触机会最多，发生错误的概率也高。为使护理人员掌握老年危重患者转运中可能出现的风险（如窒息、急性心肌梗死、跌倒、管道滑脱等）及处理，定期组织培训学习应急方案，加强风险教育，增强医护人员的责任意识，高度重视老年危重患者的转运工作，强化安全意识，避免发生医疗事故。

（三）做好转运前的评估工作

协同主治医师正确评估老年危重患者转运过程可能发生的风险因素，做好转运前的各项准备工作，包括：

1. 做好转运前的沟通解释工作，老年患者子女众多，有些家庭关系复杂，转运前要与家属充分沟通取得家属的同意与配合，同时与重症监护室或其他接收科室沟通介绍患者的病情、用药情况、需要的仪器、护理用具等，请接收科室做好相应的准备工作，并告知大约到达科室的时间。

2. 正确评估患者的生命体征，护士在转送患者前准确的评估患者的病情是否符合安全转送的要求，根据患者病情，准备途中所需抢救的药物、仪器及相关用物，对于肺部感染合并呼吸衰竭的患者，在转运前要遵医嘱吸尽气道的痰液，防止转送途中痰液堵塞。途中备好尼可刹米、洛贝林等抢救药品，对于生命体征不平稳的患者，为预防心跳骤停，可将准备的肾上腺素、阿托品等药物和注射器放入治疗盘中，以便在途中节约抢救的时间。

3. 转运途中工具的准备，检查平车是否完好，微量泵、监护仪、除颤仪蓄电池是否充足，对于需持续吸氧如急性心力衰竭或呼吸衰竭的患者，缺氧易引起心衰加重，积极纠正缺氧是治疗关键，因氧气枕流量不能监测，压力不足，需准备一个便携式氧气瓶以便于持续供氧，途中患者出现缺氧情况时可随时加大氧流量，以便于抢救，备好简易呼吸器、面罩及给氧管道，做到各配件齐全。

4. 根据患者的病情安排合适的医务人员进行转运护送，要求转运人员熟悉患者的病情、急救设备和转运中应急情况的处理。

5. 在实施转运前再次评估患者的病情，放空各种引流袋内引流液，如尿袋，胸腹腔引流袋等，并妥善的固定，检查患者的安全措施是否落实。

（四）正确的实施转运途中的监护

老年危重患者病情危重需要转运时，常合并多脏器功能衰竭，体质虚弱，转运时不仅要防止病情恶化，还要防止道路颠簸或过床时患者骨折、管道滑脱、受凉等情况，护理尤为重要。同时老年患者的家属较多，往往期望值高于现实，负责转运的医务人员要有较强的责任心、准确的判断力，并具有独立工作和应急处理的能力，转运途中有责任医生、责任护士至少2人陪同，平车竖起床栏，最好以整床转运，陪同护士要站在患者的头侧，严密观察患者的生命体征和表情，妥善固定好心电监护仪，注射泵等仪器，防止碰伤患者。保持安全舒适的转运体位，途中勿使患者头、手、足露于车外，防止意外伤害发生。对于颅脑损伤患者应采取平卧位头偏向一侧，防止患者呕吐引起窒息，呼吸衰竭的患者要观察呼吸，遇道路颠簸时要将担架抬起，防止患者因颠簸后痰液堵塞气管，严格防止输液部位肿胀，防止输液管、氧气管、尿管、气管插管、腹腔引流管、胃管和中心静脉置管等管道脱落，同时老年患者要注意路途中保暖、遮阳、挡风，转运中尽可能避免剧烈震荡，保持头在前，上下坡时始终保持头高位。在老年危重患者的转运过程中，及时观察患者的病情变化，保持有条不紊，动作熟练，并实施心理护理，使患者及家属有安全感，安静地配合治疗和护理。

（五）做好转运后的交接工作

到达目的地后，与接收部门交接，护送人员与病室医务人员一起将患者搬运到病床，做好吸氧、监护、管道的固定，监测生命体征等工作后详细交接班，必要时要与接收科室共同抢救患者待情况稳定后，填好危重患者转运交接卡并请接收科室确认签字后离开。

第五节　案例分析

一、案例经过

患者黄某，男，61岁，因"突然神志不清"于2016年7月26日16：10由120送入急诊抢救室，其同事代述患者是一名建筑工程师，当时是陪同一检查团在建筑工地上进行露天的安全检查，当天太阳很大，事情多，水喝得少，再加上走得匆忙，忘了戴遮阳用具，刚开始黄某还感觉良好，但过了一段时间后就感到头痛、头晕、眼花、恶心、呕吐，最后竟晕倒在地，并出现大小便失禁。既往体健，无药物过敏史。入院时体检：神志昏迷，二便失禁，GCS评分3分，T：40℃、HR：132次/分、R：24次/分、BP：100/65mmHg、SpO2：96%、血糖：8.9mmol/L。入院诊断：昏迷（重症中暑），予以有效的降温处理、建立静脉通道纠正水电解质失衡、保持气道通畅，给予氧气吸入，完善相关辅助检查，予以留置导尿等治疗措施和护理措施，经过7天的治疗和护理，患者恢复良好出院。

二、分析与防范提示

（一）原因分析

患者出现中暑是由多个因素引起：如当时作业环境气温高（大于37℃），在太阳直射下长时间工作，进水较少，再加上穿着不透气的衣服因素等。持续闷热，导致皮肤的散热功能下降，再加老年人皮肤汗腺萎缩和循环系统功能衰退，肌体散热不畅，从而导致患者出现全身性高温的症状：头晕、头痛、胸闷、恶心、呕吐、视觉障碍(眼花)、癫病样抽搐等。温度过高还会引起虚脱、肢体僵直、大小便失禁、晕厥、烧伤、昏迷、直至死亡。

（二）防范提示

在夏季要特别注意预防老年人中暑的发生，除了尽量避免在日照最强烈的上午10时至下午2时外出，还应该采取必要的防护措施：①补充水分：根据气温的高低，每天喝2～2.5L水，出汗较多时应适当补充一些盐水，弥补人体因出汗而失去的盐分。②高温下工作时间不宜过久，每天尽量不要超过8小时；③降低劳动强度，备好防暑降温药物，一旦出现中暑症状可及时服用；④保证充足睡眠，多吃些营养丰富的水果和蔬菜。⑤尽量穿透气、散热的棉质衣服。⑥适时体检：提倡每年夏季来临前行健康体检，凡发现有心血管系统器质性疾病、持久性高血压、溃疡病、活动性肺结核、肺气肿、肝肾疾病、甲亢、中枢神经系统器质性疾病、重病恢复期及体弱者，要增强防护意识，不宜从事高温作业。

（胡曙荣）

第二十二章 老年临终关怀与风险防范

生老病死是生命发展的自然规律，死亡是人生命过程中的最后阶段，也是必然结果。随着人口老龄化的加剧、疾病谱、死因谱的转变，终末期患者逐渐增多，人类主体意识增强，临终关怀的需求日益增加，社会对临终关怀服务变得越来越重视，它和预防、治疗一起成为了当代卫生保健系统的三大基本组成部分。因此，护理人员通过系统科学地了解、掌握其生理、心理反应，为临终患者提供科学、适当的护理，以提高老年临终患者的生命质量，维护其生命尊严，同时为老年临终患者家属提供必要的支持和帮助，是老年临终护理的主要目的。

第一节 临终关怀的定义

优生优逝，善始善终，是每个人的基本权利，也是医学发展和社会文明进步的体现。生命的临终阶段同生命的其他阶段一样需要关怀和照护。提高老年临终患者的生命质量，是临终关怀服务的根本宗旨。

一、临终关怀的概念

临终关怀（Hospice care）中"Hospice"一词源自法语，起源于拉丁语的"Hospitium"，原意是"收容所"、"济贫院"、"招待所"。中世界的欧洲使用此词，是指设立在修道院附近为朝圣者和旅行者提供中途休息和获得给养的场所。现代意义的临终关怀始于20世界60年代，是将护理学和医学、社会学等结合起来，用临终关怀的知识积极地为临终病人服务。历经近半个世纪的发展后，临终关怀服务逐渐成为一门新兴交叉学科——临终关怀学，以晚期病人的生理、心理发展规律为主要研究对象，并为晚期人及其家属提供全面照护实践。目前在英美等发达国家，临终关怀机构在晚期病人的照护方面发挥着越来越重要的作用。

临终关怀的服务对象不仅是晚期患者，同时也重包括晚期患者家属。临终关怀服务内容常包括：减轻患者的痛苦症状，避免不适当的、有创伤的无效治疗；满足患者的需求，维护其尊严，给予心理和精神关怀；提供患者尽可能积极生活到最后一刻的社会支持；提供居丧照护和哀伤辅导。在我国，临床关怀服务大多在综合医院、专科医院、养老院或护理院的专设病房中开展。

二、临终关怀的发展与现状

（一）国外临终关怀的发展与现状

国际临终关怀学术界普遍认为，现代世界临终关怀事业的发展是从1967年桑德斯博士在英国伦敦创建圣克里斯多弗临终关怀院开始的。它的建立标志着现代临终关怀的开始，使无法治愈的患者能够实现有尊严地走向死亡，被誉为"点燃了临终关怀运动的灯塔"。随后，临终关怀服务首先在英国得到了快速发展。到20世纪80年代中期，英国已经建立各种类型的临终关怀服务机构600多个。

继英国之后，美国、法国、加拿大、澳大利亚、新西兰、芬兰、德国、日本、韩国、新加坡等60多个国家和地区相继开展了临终关怀服务。2012年美国已经拥有了5500家临终关怀机构。2016年，英国临终关怀院的分布情况是220家临终关怀机构服务于英国6400万人口。

（二）国内临终关怀的发展与现状

中国香港和中国台湾是我国率先开展现代临终关怀工作的地区。1982年香港九龙圣母院首先提出了善终服务。1983年，台湾地区天主教康泰医疗基金会成立，对癌症末期患者进行居家照顾及服务，开台湾地区临终关怀居家服务之先。2015年，台湾共51家医院684张床提供安宁住院服务，80家医院提供安宁居家，45家医院提供小区服务。经济学人智库（economist intelligence unit，EIU）公布的2015年全球80个国家和地区的死亡质量指数调查，英国排名第1，台湾地区位居第6，是亚洲之冠。

我国政府对临终关怀事业给予了高度的重视和极大的支持。1992年卫生部决定将临终关怀作为我国医疗卫生第三产业的重点之一，列入事业发展规划、促使其健康发展。2016年4月21日，由全国政协主席亲自主持的全国政协第49次双周协商座谈会在北京召开，座谈会主题为"推进安宁疗护工作"。2017年2月9日，国家卫生计生委连发三个相关文件《安宁疗护中国基本标准（试行）》、《安宁疗护中心管理规范（试行）》、《安宁疗护实践指南（试行）》，要求全国各地市积极开展安宁疗护（临终关怀）试点工作，极大地推动了我国临终关怀事业的发展。

第二节　影响老年临终关怀的主要因素

临终关怀的理论研究与临床实践在我国刚刚起步即引起了社会上强烈的反响。20多年来，我国临终关怀事业虽然取得了一定的进步，但发展还不平衡。它毕竟是一门新兴学科，广大人民群众和医务人员对此尚无科学的、完整的概念，加之对死亡态度限于经济、文化、习俗等不同因素的影响，可能会给临终关怀事业的发展带来一定的困难。

一、物质因素

（一）机构的资金来源相对不足

经济水平是制约临终关怀产业发展的最大因素。我国现在仍是发展中国家，政府没有给临终关怀机构设立专门的资金，绝大多数临终关怀机构没有纳入国家医疗保障体系当中。临终关怀机构要靠医疗收入来维持，医院为维持运转需要向患者收取相应的费用，这无疑使收入低的老年人望而却步。而且经济发展水平也影响着人们的思想和素质，临终关怀机构、研究机构和优质资源多集中在北京、上海、广东等经济发达城市，而我国中西部地区或偏远乡村只处于起步阶段，发展缓慢。

（二）医疗体制的不完善

目前，我国医疗体制并不健全，临终关怀机构大多数要依靠在大型综合医院内部开展，并未因为其福利性质而与一般医疗机构区分开来独立发展。临终关怀的医疗保障体系不完善，以治疗为主的纳入医保范围，增加了临终关怀的成本，相关的行业标准和职业规范还未建立，缺乏法律的支持与界定，使临终关怀不能具有普遍性、广泛性，不能稳定发展。临终关怀的运行发展与国家医疗体制模式息息相关，医疗体制的不完善使得临终关怀发展的步伐缓慢。

二、文化因素

（一）传统文化背景差异

一是传统的生死观，传统的儒家思想，认为死是一种恶，中国人普遍具有"重生忌死"、"好生恶死"的陈腐观念。人们对死亡总是采取否定、回避的负面态度，当死亡真正到来时，人们也总是以恐惧、悲伤、暴躁、气馁等方式去应对。临终关怀恰恰是指导和协助患者和家属直面、接受、安排死亡过程等问题的一种特殊服务，这种思想观念上的冲击是临终护理开展的极大障碍。二是传统的伦理观，中国传统伦理道德认为"百善孝为先"，当父母身染生病或处于弥留之际时，子女一定要守在床边服待。倘或子女不能做到，即被世人认作不孝子孙，遭人唾弃。这种根深蒂固的孝道观念很在程度上打消了子女将父母送到临终机构的决定。实际上，真正理性的护理模式应该是从临终者出发来提高死亡质量的一种护理方式，而这种更为科学的临终护理模式却往往被大众所忽略。

（二）临终关怀知识缺乏

目前，我国临终关怀机构的从业人员中，获得专业临终疗护资质的医护人员并不多，大部分从业人员都不具备系统而全面的临终关怀知识，没有受过专业的临终关怀理论教育和专业培训，更没有获得相关资格证书。有资料显示：仅有42.2%的护理人员参加过临终关怀知识的培训教育。由于缺乏相应的培训，大多数医务人员还未摆脱

"救死扶死"的束缚，对临终关怀的概念并不熟悉，对临终患者仍采取治疗为主的方式，也未全面对临终患者家属开放服务。从我国教育体制和内容上看，临终关怀仅仅在《护理学教程》一书中有简短的介绍。而全国过半数以上的学校都没有涉及此类专业的课程。而对于临终关怀知识欠缺，会直接关系到临终关怀机构整体服务质量的保持和提高，从而影响到我国临终关怀事业的发展。

第三节　临终关怀的意义

生老病死是自然界不可抗拒的客观规律，每个人都无可选择的要面对死亡。随着我国经济发展水平增高，人口步入老龄化社会后，人们的主体意识增强了，但家庭规模却缩小了、功能弱化了。老年人对临终关怀的需求得不到满足，发展老年人临终关怀事业，具有十分重要的意义。

一、社会进步及文明发展的需要

（一）推动我国精神文明建设的发展

推广临终关怀是一场观念上的革命，人们要转变传统的死亡观念，无论是临终者、家属及医护人员都要坚持唯物主义，面对现实，承认死亡。临终关怀本身并无国界、语言肤色、种族之分，从我国现实国情出发，结合临终关怀理论本身，建立合适的临终关怀发展模式，有助于加深我国社会各界对临终关怀的认识，符合当代社会精神文明建设的要求，具有道德价值。

（二）彰显社会人本主义和人道主义精神

人类个体无不渴望得到尊重和证明自身存在的价值。关怀和维护临终患者的人格、权力和利益，使他们在人生的最后阶段得到全方位的照料，就是对他们生命价值的肯定，真正体现了人道主义精神。它的作用不仅仅在于考虑患者个体的尊严和安适，最大限度地减轻患者的痛苦，也适应了医护人员的普遍道德准则，同时照顾到亲属和家庭的心理承受力和经济承受力。符合当前社会的道德评价标准和社会经济标准。

（三）提升我国国民素养

几千年人，中国人总是抱有"重生恶死"和"孝道"的观念，对我国经济社会的全面发展造成一定的障碍。临终关怀不仅是一种慈善事业，同时还担负着让人们重新认识生命和接纳死亡的重任，并通过实践启发人类理性看待接受自身和外部世界发展的客观规律性。

二、适应老龄化社会和疾病谱系变化的需要

目前，中国已经成为世界上老年人口最多的国家。据预测，到2050年，全世界

老年人口将达到20.2亿，其中中国老年人口将达到4.8亿，几乎占全球老年人口的四分之一。独生子女的普遍、丁克家庭的出现、心脑血管和恶性肿瘤等慢性病、多发病的加剧，使得社会卫生资源极度紧缺。而临终关怀不仅能够大大降低医疗费用，减轻国家、社会和家庭负担，还能使社会各界最大限度做到合理分工，使社会卫生资源得到公平公正分配，使临终患者能够得到"善终"。

三、重视尊严及提高生命质量的需要

伴随着科学技术和人类文明的飞速发展，人类已不仅仅满足于平均寿命的延长，而更加关注生命的质量和价值。更多老年人希望在生命的最后阶段能在舒适、平稳中度过。临终关怀正是从这一类愿望出发，减少有创治疗和药物控制，为临终老年人及家属提供心理上的关怀与安慰，帮助临终者减少和解除身体上的痛苦，缓解心理上的恐惧，维护尊严、提高生命质量，使逝者安宁，也让家属不留遗憾和阴影。

第四节　老年人的死亡教育

生老病死是生命的必然过程，死亡是人生的最终归宿。死亡教育可以帮助我们正确理解和认识生与死，培养应对死亡事件发生的能力，最后能够坦然面对并接受死亡，对推动临终关怀事业的发展具有重要的意义。

一、死亡教育的定义及目的

（一）死亡教育的定义

1. 死亡教育（death education）是有关死亡知识的社会化、大众化的过程，是实施临关怀的先决条件。死亡教育是从死亡学（thanatology）中兴起发展起来的。"死亡学"一词最早是由俄国科学家艾列梅尼可夫于1903年在《人类的本质》一书中提出。以科学的精神及方法研究"死亡学"及"老人学"，可以减少人类承受痛苦的过程，并可以改善人类生活的本质。1912年，美国医学家罗威·帕克（Roswell Park）认为"死亡学"主要研究"死亡的本质及原因"。

21世纪50年代，西方国家开始了对"死亡学"进行系统深入的研究，20世纪60年代死亡教育逐渐开展。到20世纪80年代，我国现代的临终关怀教育才揭开序幕。

《医学伦理学辞典》上死亡教育的定义为：死亡教育是针对如何认识和对待死亡而开展的教育，其主旨在于使人们正确地认识和对待死亡。死亡教育是"全人教育"、"生命教育"，以死亡学理论为指导，从医学、哲学、心理学、法学、社会学、伦理学等不同方面增进人们对死亡的认识，促进人们能够正确认识死亡与濒死，探讨人际关系及人与世界的关系，进而深入了解生命，使其具有健康而积极的生命

观，从而使人生更加积极、有意义。

（二）死亡教育的目的

随着年龄的增长、机体生理机能的衰退，死亡是每个人都要面临的最终结果。在死亡教育中，老年人与其亲属是比较特殊的对象，他们经历过太多与死亡相关的事件，如何帮助老年人正确地对待死亡，认识和尊重自己晚年的生命价值，尽量使人生最后阶段过得有意义，协助家属表达关怀并把握相处的机会，同时引导家属对自己甚至自然界生命的启示与尊重，这是老年人死亡教育的真正目的。

二、死亡教育的内容及实施

（一）死亡教育的内容

死亡教育的内容相当广泛，包括宗教、哲学、心理学、社会学、人类学、医学、生物学、经济学、法律、伦理等众多观点。死亡教育所涉及内容，不同专家也有不同的论述，应根据不同的传授对象做出相应的调整。

1. 1969年学者莱维顿（Leviton）指出，死亡教育的内容基本上可分成3大点。（1）死亡的本质：西方哲学上对死亡与濒死的观点；主要宗教对死亡的观点；残疾的理论观点；死亡的医学和法律上的观点。（2）有关死亡和濒死的态度及情绪：儿童及青少年对死亡和濒死的态度；成人对死亡和濒死的态度；与死亡搏斗的运动员、军人以及饱受战争残害者对死亡的态度。（3）对残疾与濒死的调适处理；在疾病末期和亲人的沟通，所爱者、亲人死亡对生者的影响；生活形态与残疾形态的关系；对儿童解释死亡；葬礼形式；接受人终究会死的不可避免性；语言在减轻死亡恐惧上的功能。此外如自杀、自杀防范的课题也应纳入死亡教育课程中。

2. Yarber认为死亡教育包括死亡的定义、原因和阶段；社会上死亡的意义；有关死亡的文化观点；有关死亡的社会资源；生命周期；葬礼仪式和选择；自杀和自毁行为；对亲人或朋友的吊唁；宗教对死亡的观点；法律和经济对死亡的观点；音乐、文学中所表现的死亡；濒死亲友的需要；死亡的准备；安乐死等。

3. 罗森托尔（Rosanne Torre）认为死亡教育应包括以下内容死别与悲痛；死亡的宗教与文化观、对生命周期的认识、死亡原因、死亡法律方面、死亡经济方面如丧葬费用、死亡社会服务机构、儿童死亡、人口统计知识、死亡概念界定、安乐死、自杀、遗体处理、丧葬及其他风俗等。

4. 台湾学者张淑美将Leviton、Corr、Alles、Hardt等学者关于死亡教育内容的观点归纳为死亡的本质及意义；对死亡及濒死的态度；对死亡及濒死的处理及调整；对自杀、安乐死等特殊问题的探讨；有关死亡教育的实施。

（二）死亡教育的实施

1. 针对不同层次的教育对象，死亡教育的实施可分为两种：（1）以"认知为中心"，包括主讲人讲授与解答问题，提供文字材料、视听材料、照片和（或）模型或示范表演等形式的教育资料及教学计划。（2）以"活动为中心"，不预设教学目标与计划，用体验和分享的方式来探索死亡和濒死的各种情绪和感情。包括生命叙事法、亲身体验法、模拟想象法和情景教育法等。

2. 老年人死亡教育的实施方式有（1）社团组织教育方式　由民间社会团体和学术组织开展死亡教育活动，可分为以下3种类型：①健康者死亡教育组织：主要以健康人为教育对象，使他们在还未受到疾病和死亡威胁的时候，就对死亡有所了解和认识，树立正确死亡观。②晚期患者固定型死亡教育组织以晚期患者为主要对象，通过临终机构的关怀团队人员与晚期患者及其亲属讨论死亡意义和如何对待死亡，以最大程度地消除其对死亡的恐惧和焦虑，帮助晚期患者安宁舒适地度过人生最后阶段。③晚期患者聚散型死亡教育组织是一种松散的社会团体组织，如各种民间抗癌组织，其组织成员都是癌症患者，他们抱着寻求理解、寻求安慰、寻求快乐的目的起到一起。（2）全社会范围教育方式在全社会范围内开展死亡教育，是死亡教育的发展趋势。国家政府部门应制订政策，提供人力、物力、资金方面的支持，建立死亡教育管理机构和宣传机构。应充分利用社会舆论导向，利用广播、电视、报纸、杂志等各种传媒宣传死亡教育的必要性、迫切性、重要性，利用学校、团体等各种机构进行广泛的宣传教育。

第五节　临终老年人的心理问题及护理

面临死亡，老年人对死亡的认知及际遇与其他人有所不同，老年人对于死亡的焦虑、恐惧、害怕不只是死亡本身，还有死亡的过程及结果。如是否会经历痛苦、失去尊严，家人以后的经济是否能维持，家人之间是否能和睦相处等。护理人员必须给予高度的重视和充分的理解，以同理心关爱临终患者，以专业心理技术疏导和慰藉患者，使其获得舒适和安宁。

一、心理问题

（一）恐惧

面对死神的到来，很多临终患者心理上都会出现恐惧，表现为衰弱、厌食、失眠等。台湾安宁疗护之母赵可式教授认为，人们对死亡的恐惧大致可以从6W角度来探讨：

1. Why：害怕死亡的原因，是久病缠绵病榻呢，还是意外突然死亡？

2. When：死亡在哪年哪月哪天来临，谁知道呢？

3. Where：死亡的地点是安稳的在自家床上，医院中，还是发生车祸在马路上或飞机上？死后又会到哪里去呢？

4. How：死亡时的各种情境如何？

5. What：死亡时自己的身体、心理、灵性到底会发生什么变化？

6. Who：临终及死亡时，谁会在我身边？他们在做些什么？

（二）焦虑

由于临终患者遭受疾病折磨，社会角色和和生活环境发生变化，担心身后事的处置、家庭安排，并往往处于渴望生存与面临死亡的矛盾中等，即期待或幻想新的治疗方案和技术会出现奇迹，又对这种期待和幻想不断地推翻和否定，内心充满了矛盾和焦虑。

（三）愤怒、抑郁

随着病情进一步恶化，患者预感到自己病情严重，时日不多，表现为情绪焦躁、不堪忍受疾病的折磨，无故发脾气，不积极配合治疗护理；有的表现情绪低落、沉默不语、情感淡漠等。

（四）自责

这类患者多属内向性格，人生观念淡漠。身体状况恶化带来的痛苦，长期检查与治疗造成的经济困难，感到自己对家庭和社会造成一种负担而内心自责。

（五）孤独

患者一般情感丰富，长时间住院，远离正常人的生活和亲人，其内心感到孤独，渴望亲人朋友的陪伴。

（六）悲伤

患者能感受到即将来临的死亡，将要永远地离开自己的亲人、朋友和所有身边熟悉的人，情绪陷入低沉，悲伤不已，甚至悲观绝望。

二、心理治疗方法

临终老年患者出现心理问题时，应及时给予专业的心理治疗，以改善他们的情绪，纠正某些异常行为、思维方式，减缓身心负担。以下介绍几种常见有效的心理治疗方法。

（一）尊严疗法

尊严疗法由加拿大的心理医生、心理精神学专家Harvey Max Chochinov博士创立，是针对临终患者进行个体化心理干预的一种新型疗法。通过降低临终患者的心理悲伤情绪，提高尊严水平，增强生存意愿，提高人生价值感从而提高生活质量，使患者有尊严地度过生命的最后历程。

具体实施方法为：由接受过尊严疗法培训的医护人员、心理治疗师或精神学家对患者进行访谈。访谈依据访谈提纲进行，在访谈过程中访谈者可根据被访者情况调整访谈提纲，具体内容包括：

1. 回忆一下您一生中最美好或最难忘的经历？

2. 您有哪些事情想告诉家人或者想让家人记住吗？分别是什么？

3. 在生活中您认为您承担过的哪些角色（如家庭、工作或社会角色）最重要？为什么？在这些角色中您取得了哪些成就？

4. 您这一生中最大的成就是什么？

5. 您有哪些特殊的事想要告诉您爱的人？

6. 您对您爱的人有什么期望吗？

7. 您想传授给家人朋友哪些人生经验或忠告？

8. 您对家人还有什么需要嘱咐的吗？

9. 还有什么其他的，您想记录在这份文件里的？

访谈时间不需要严格控制，要给临终患者充分的思考和表达的时间。

（二）支持疗法

又称支持心理疗法，一般心理疗法。最早出现于20世纪初。其特点是医护人员利用建议、忠告、鼓励等方式来维护患者的自尊，并尽可能地提高患者的适应能力，从而防止其产生更严重的心理疾病，帮助其逐渐摆脱困境，减少或预防心身疾病的发生，恢复心身健康。支持疗法取得疗效的关键在于治疗者和患者之间建立良好的信任关系。支持疗法的干预方法主要有倾听和疏导情绪、说明与解释、赞扬、给予保证鼓励、合理化和重构、建议和教育、预期性指导、扩展患者意识以及应对压力和挫折等。支持疗法可以引导患者发现人生的意义，不断调整和适应现状，预防和减少心理困扰。

（三）生命回顾疗法

生命回顾简言之即是回想当年。Bulter于1936年首先使用，最初是基于老人爱回忆的特性，协助老人从懊悔或不满意的经历中，重新以较正面的角度去诠释经历，发现生命新的意义。后来由Marshall于1980年又用于临终患者的临终关怀上。

生命回顾可以让患者重新思考以往的人际关系与喜怒哀乐，不论是负面的或是正面的，它可以重新整理自己的人生观，进而促成爱、宽恕并寻求和解，最后达到自我肯定及心理平静。赵可式教授整理出生命回顾具有重整秩序、发现或新诠释意义、释放冲突及不满、放下的作用。进行的方法有：

1. 回顾以前所写的日记、信件、相簿或纪念品，以勾起生活相关的回忆。

2. 建立家谱 由家谱建立的过程中，回想儿时生活并确认自己在家庭的地位及贡献。

3. 家庭聚会 分享回忆往日共同的生活点滴。

4. 撰写自传或录音录影。

5. 回顾之旅　重返出生地或儿时居住地、就读学校或工作地点。

6. 生命贡献的总评　回顾自我一生对家庭、社会或他人所做的贡献，提升自己的生命意义认同。

三、心理护理措施

临终老年人会产生一系列强烈而复杂的心理变化，要使临终老年人处于舒适、安宁的状态，必须充分理解老年人和表达对老年人的关爱，帮助老年人解决负性的心理问题与情绪反应，给予老年人心理支持和精神慰藉。

（一）临终老年患者的一般护理措施

1. 安抚　可以通过神态、言语和行为来进行传递。其中身体触摸是最有效的一种，护士可以根据不同情况，抚摸或抚拍临终老年人的手、胳膊、额头及胸、腹、背部，动作要轻柔，手部的温度要适宜。适当的接触能减轻其孤独和恐惧感，使他们有安全感和亲切温暖感。言语上要轻柔缓和，眼神中表达理解和爱，也可适当沉默，使用非语言沟通技巧。

2. 主动而敏锐的倾听　主动认真地倾听老年人诉说，使其感到理解和支持。敏锐发现解析其问题背后潜在的焦虑，找出问题的核心是出于身体、心理或其他的困扰，了解老年人真实的想法和心愿。

3. 建立信任　真诚关心老年人，尊重老年人自主权及隐私权，持续地关心与照护，并以熟练的护理技术操作取得老年人的依赖和配合。

4. 坦诚沟通　选择合适的时机与环境，在老年人表达想讨论或了解情况的意向时，应把握机会并选择清静的环境，用坦诚开放的态度去相互沟通。耐心等待，允许其犹豫与沉默，尽量照顾老年人的自尊心、尊重他们的权利，满足他们的各种需求，减轻他们的焦虑、抑郁和恐惧。

5. 帮助老年人建立社会支持体系　鼓励家属、朋友、单位同事等社会成员多来探视、陪伴，给予心理支持和情感交流，让老年人有在在的价值感，减轻孤独与悲哀。

（二）临终老年患者心理分期及护理

1. 否认期　患者最初的心理反应是不承认即将到来的死亡现实，患者不相信自己身体状况已经病入膏肓，常常会怀疑诊断是否正确，不断地进行复查、转院。多数患者这段心理反应时间较短，但也有个别患者会持续否认直至死亡。有些患者采取逃避或置之不理的方式，把这件事完全隔离开来好像不曾发生过一样，常常会及拖延而延误治疗的时机，此时医护人员应该给予支持鼓励，认同否认是必然发生的自我保护，给患者和家属充分的时间去接受这个事实。如果患者否认是坚定的，医护人员可顺应患者的这种心理防御，以巩固患者延长生命的精神信念。

2. 愤怒期　在短暂的否认后，患者很难接受由疾病带造成生活的失控紊乱，心理反应突出的是不平衡，表现为愤怒、怨恨、生气、痛苦、易激惹等，总是被"为什么是我，而不是别人"的固定思维所缠绕，从而将不良情绪发泄给家人或医护人员。此时护理人员应接受患者表达他们愤怒与不满，理解患者发怒的原因是源于害怕和无助。如患者发泄的语言是抱怨性的，护理人员一般应采取沉默来削弱患者愤怒的心理强度。还可用角色转换的方法与患者进行交谈，共同讨论愤怒的原因。在患者愤怒阶段，护理人员和家人应尽量多陪伴患者，做一个忠实的倾听者体谅者，不要将他们孤立，因为孤立将会造成更大的愤怒恶性循环。只有在情绪得到宣泄后，患者才可能恢复理性的面对。

3. 协议期　当患者意识到怨恨和发泄对自己的疾病并无益处时，情绪转为平稳，不得已接受已存在的事实。其心理就会转换为妥协，态度上他们有可能表现得积极配合治疗护理，改变生活习惯及饮食，希望通过自己好的表现能对病情有所帮助。这一段对患者是有益处的，护理人员应及时给予鼓励，设法减轻患者的不适症状，积极支持和维护患者的心态，在尽力延长生存时间的同时提高患者的生命质量，但切忌给予不切实际的希望。

4. 抑郁期　随着时间的推移，病情可能会时好时坏或是不断恶化，患者意识到妥协也并不能奏效，死亡仍然在逼近。患者这时陷入绝望，对生活失去信心，情绪低落，表现为沉默寡言、不吃不喝，或压抑、淡漠不配合医疗与护理等。这些反应对临终患者虽说是正常的，但也有的患者或因之前抱有过大的希望落空而出现自杀意念。这时，家属和护理人员应多加陪伴患者，密切关注患者的情绪变化，主动与患者交流，并让他们按照自己的需要去表达感情，针对问题进行疏导。

5. 接受期　经历长期的痛苦和折磨后，患者认为自己已经尽力，从心态上转向接受阶段。心理上做好了准备，能理智地正视死亡，表现出平静自然的状态。在此期家属和护理人员应继续支持，并尽可能满足他们的意愿。在患者生命的最后时刻，护理人员和家属可通过静静的陪伴，辅以握手、抚摸、拥抱、眼神的凝视等关爱的方式，让患者在爱的满足中平静地、有尊严地离去。

第六节　临终前常见的症状和护理

临终患者常见症状的控制和护理是老年临终关怀护理的核心内容，是心理、灵性和社会层面关怀护理的基础，是有效提高患者生存质量的主要措施，是满足老年临终患者安详、舒适、有尊严的重要保障，是护理人员必备的实践技能。

一、疼痛

国际疼痛研究协会（International Association for the Study of Pain，IASP）于2016年10月定义"疼痛"为：是一种与实际或潜在的组织损伤，或与这种损伤描述有关的一种不愉快的感觉和情感体验，包括了感觉、情感、认知和社会成分的痛苦体验。疼痛是临终患者最常见的症状之一。

（一）评估和观察

评估患者疼痛的部位、性质、程度、发生及持续的时间，疼痛的诱发因素、伴随症状，既往史及患者的心理反应；根据患者的认知能力和疼痛评估的目的，选择合适的疼痛评估工具，对患者进行动态的连续评估并记录疼痛控制情况。

（二）护理要点

1. 给予患者安静、舒适的环境。
2. 根据疼痛的部位协助患者采取舒适的体位。
3. 遵医嘱给予止痛药，缓解疼痛症状时注意观察药物疗效和不良反应。
4. 有针对性地开展多种形式的疼痛教育，鼓励患者主动讲述疼痛，教会患者疼痛自评方法，告知患者及家属疼痛的原因或诱因及减轻和避免疼痛的其他方法，包括音乐疗法、分散注意力、自我暗示法等。

二、呼吸困难

呼吸困难（dyspnea）是指临终患者感觉空气不足，呼吸费力，严重时出现鼻翼扇动、发绀、端坐呼吸、并可有呼吸频率、深度及节律的异常。

（一）评估和观察

1. 评估患者病史、发生的时间、起病缓急、诱因、伴随症状、活动情况、心理反应和用药情况等。
2. 评估患者神志、面容与表情、口、唇、指（趾）端皮肤颜色，呼吸的频率、节律、深浅度、体位、外周血氧饱和度、血压、心率、心律等。

（二）护理要点

1. 提供安静、舒适、清洁、温湿度适宜的环境。
2. 根据病情取坐位或半卧位，改善通气，以患者自觉舒适为宜。
3. 保持呼吸道通畅，痰液不易咳出者采用辅助排痰法，协助患者有效咳嗽排痰。
4. 根据病情的严重程度及患者实际情况选择合理的氧疗。
5. 给予患者每日摄入适度的热量，根据营养支持方式做好口腔和（或）穿刺部位的护理。
6. 指导患者进行正确、有效的呼吸肌功能训练。
7. 指导患者有计划地进行休息和活动。

三、吞咽困难

吞咽困难（dysphagia）指咽下食物或饮水时有哽噎感，引致吞咽功能障碍。

（一）评估和观察

观察患者进食的方法、途径、速度等，如发生呛咳、呕吐应立即停止进食，以免发生意外。可进行吞咽功能测试，吞咽困难者还需观察营养状况。

（二）护理要点

1. 选择坐位或半坐位，颈部前屈，如不能取坐位可采取健侧卧位。

2. 选择适宜的食物：根据吞咽障碍的程度选择适宜的食物。开始应从流质到半流质到软食，最后到正常饮食，少量多餐。

3. 进食前先清理口腔和咽部，确保口腔及咽部无分泌物无阻塞。汤勺选择适宜，利于送入口腔，一次3~4ml。等食物完全吞入食道后，再喂送下一口。

4. 出现呕吐时应立即将头偏向一侧，防止呕吐物吸入气管引起窒息，必要时床边备好吸引器。

5. 必要时遵医嘱予以鼻饲（和）或静脉营养支持，做好相应护理。

四、恶心呕吐

恶心是一种特殊的主观感觉，表现为胃部不适和胀满感，常为呕吐的前奏，多伴有流涎与反复的吞咽动作。呕吐是一种胃的反射性强力收缩，通过胃、食管、口腔、膈肌和腹肌等部位的协同作用，迫使胃内容物由胃、食管经口腔急速排出体外。

（一）评估和观察

1. 评估患者恶心呕吐发生的时间、频率、原因或诱因，呕吐的特点及呕吐物的颜色、性质、量、气味，伴随的症状等。

2. 评估患者生命体征、神志、营养状况，有无脱水表现，腹部体征。

3. 了解患者有无水电解质紊乱、酸碱平衡失调。

4. 了解呕吐物的细菌培养、隐血等检查结果。

（二）护理要点

1. 出现呕吐的前驱症状时，应协助患者取坐位或侧卧位，预防误吸发生。

2. 监测生命体征。

3. 及时清理呕吐物，更换衣物及床单被褥。

4. 剧烈呕吐时暂禁饮食，记录每日出入量，遵医嘱补充水分和电解质。

五、便秘

便秘（constipation）是指排便困难、排便次数每周少于3次且粪便干结、量少，便后无舒畅感。

（一）评估和观察

1. 评估患者的疾病史、用药史、饮食习惯、生活方式、有无精神抑郁及慢性便秘等。

2. 了解患者排便习惯、大便频率及性状、有无便血及伴随症状。

3. 了解患者有无使用通便药物及观察用药效果等。

（二）护理要点

1. 协助患者养成良好的排便习惯，定时排便。

2. 提供安静隐蔽的排便环境。

3. 采取适当的排便体位及进行腹部按摩、热敷、中医艾灸等方法。

4. 遵医嘱给予口服用药或肛门用药，观察用药效果。

5. 增加适量的纤维素、饮水量，适当运动。

六、大小便失禁

大便失禁（fecalincontinence）是指当患者肛门括约肌失去了控制能力时，排便就不再受意志支配，会在毫无知觉的情况下排便。小便失禁（incontinenceofurine）是指尿液失去意志控制，不由自主地流出即为尿失禁。

（一）评估和观察

1. 评估患者的病情、自理能力、皮肤完整性、药物及环境因素等。

2. 了解患者的排便排尿习惯、排泄量、次数、伴随症状，观察排泄物的性状、颜色、量等。

（二）护理要点

1. 定时给予便盆或每日提醒患者大便。如有腹泻时，应注意饮食，避免纤维多的食物。

2. 定时给予便盆、小便壶，或提醒患者小便，必要时使用成人纸尿片。鼓励患者适量饮水，以降低尿道感染的发生。

3. 做好皮肤护理，保持皮肤清洁、干燥，防止失禁性皮炎发生，可用温水清洗，用氧化锌油等皮肤保护剂外涂。避免皮肤长时间接触刺激物。

4. 做好心理疏导，解除患者的心理压力和不安情绪。

5. 保持室内通风良好、空气新鲜，保持床被清洁平整。

七、水肿

水肿（edema）是指人体组织间隙有过多的液体积聚所产生的组织肿胀症状。

（一）评估和观察

1. 评估水肿的部位、时间、范围、程度、发展速度，与饮食、体位及活动的关系，患者的心理状态，伴随症状，治疗情况，既往史及个人史。

2. 观察生命体征、体重、颈静脉充盈程度，有无胸水征、腹水征，患者的营养状况、皮肤血供、张力变化等。

3. 了解相关检查结果。

（二）护理要点

1. 轻度水肿者限制活动，严重水肿者取适宜体位卧床休息。

2. 监测体重和病情变化，必要时记录每日出入水量。

3. 遵医嘱使用利尿药或其他药物，观察药物疗效及副作用。

4. 限制钠盐和水分的摄入，根据病情摄入适当蛋白质。

5. 预防水肿部位出现压疮，保持皮肤完整性。

八、发热

发热（fever）是指由于致热原的作用使体温调定点上移而引起的调节性体温升高（超过0.5℃）

（一）评估和观察

1. 评估患者发热的时间、程度及诱因、伴随症状等。

2. 评估患者意识状态、生命体征的变化。

3. 了解相关检查的结果。

（二）护理要点

1. 持续监测体温变化，观察热型。

2. 高热患者遵医嘱给予物理降温或药物降温，降温处理后30分钟复测体温。

3. 降温过程中出汗时及时擦干皮肤，随时更换衣物，保持皮肤和床单位清洁、干燥；注意降温后的反应，避免虚脱。

4. 卧床休息，满足患者的生活需要。

5. 做好口腔、皮肤护理。

6. 维持营养均衡，注意补充水、电解质和营养物质。

九、食欲缺乏

食欲缺乏（anorexia）是晚期恶性肿瘤患者的常见症状，长期卧床导致的胃肠蠕动减慢、便秘、长期的精神压力等均可导致。

（一）评估和观察

1. 评估患者进食、牙齿、口腔黏膜情况。

2. 评估患者有无贫血、低蛋白血症、消化、内分泌系统等疾病表现。

3. 评估有无影响患者进食的药物及环境因素。

（二）护理要点

1. 尽快控制造成食欲缺乏的主要原因，如便秘、抑郁等。

2. 每日或每餐提供不同的食物，增加食欲，在进餐时减少任何可能导致情绪紧张的因素。

3. 少量多餐，提供易于吞咽或不太需要咀嚼、易消化的食物。

4. 遵医嘱给予营养支持。

5. 预防因营养不良产生的并发症，如压疮等。

十、睡眠障碍

睡眠障碍（somnipathy）是由于器质性或非器质性因素导致的睡眠质量或时序的变化，即失眠、嗜睡、睡眠—觉醒节律障碍或睡眠中出现异常的发作性事件等。

（一）评估和观察

1. 评估患者性别、年龄、既往失眠史。

2. 评估患者失眠发生的药物及环境因素。

3. 评估患者有无不良的睡眠卫生习惯及生活方式。

4. 有无谵妄、抑郁或焦虑状态等精神障碍。

（二）护理要点

1. 改善睡眠环境，减少夜间强光及噪声刺激。

2. 对于躯体症状，如疼痛、呼吸困难等引发的失眠应积极控制症状。

3. 采取促进患者睡眠的措施，如增加日间活动、听音乐、按摩双手或足部。

4. 睡前避免服用含咖啡因等刺激性的食物。

5. 遵医嘱予以镇静催眠药物，观察用药疗效。

第七节　对丧偶老年人的哀伤辅慰

丧偶对于老年人来说是一个沉重的打击，会给配偶带来生理、心理、社会功能等多个层面的的巨大影响。丧偶的老年人往往会面临躯体疾病、抑郁或焦虑等心理健康问题，以及持久且强烈的哀伤，长此以往，甚至导致死亡。因此丧偶老年人的心理健康极需关注。

一、哀伤及哀伤辅慰

（一）哀伤

哀伤（bereavement）是指人在失去爱或所依恋的对象时所经历的一种状态和过程，其中包括了悲伤（grief）与哀悼（mourning）的反应。哀伤是一个漫长的过程，其程度和影响会随着时间的推移而减轻或消失。大部分人最终能够相对顺利地接受亲人死亡的事实，并逐渐适应丧亲的生活状态。但少部分人，特别是老年人，却仍在强烈而持久的哀伤中迟迟难以缓解，并发展为以分离痛苦为主要情感体验的延长哀伤障碍。

（二）哀伤辅慰

是指从业人员运用心理辅导和调动社会支持系统等方法对生命即将消失的患者及其家属或丧亲者进行疏导哀伤情绪，帮助丧亲者重新投入到新生活中，加强身心健康的自我保护和自我调节能力。美国学者威廉·沃尔登（Wiliam Worden J.）提出了临终患者家属要完成的四项任务：

1. 能够接受丧失亲人的事实，能做到不逃避。
2. 感受并忍耐心中的悲痛。
3. 临终者家属能够进行角色转变，逐渐适应失去亲人的生活。
4. 转移情感，将其宣泄到其他地方。

1986年香港成立善宁会，主要为丧亲者提供善别辅导（即哀伤辅导）服务。香港哀伤辅导的主要服务内容有：

1. 提供善别辅导　对个别及家庭提供善别辅导服务；成立善别辅导小组，让成员之前相互支持和学习。
2. 推广宁养服务。
3. 宣传生死教育。哀伤辅导做为临终关怀的一部分，在我国大陆也逐渐发展起来。在宁养院、社区舒缓照护机构、综合医院等临终关怀机构都有开展，并取得了良好的效果。

二、丧偶老年人哀伤反应的四个阶段

（一）震惊期

即使已经早有心理准备，但得知配偶亡故的消息后，老年人还是会表现出震惊及难以接受的现象。这个阶段可以持续几个小时至一星期。其认知可能出现迟滞及零乱、没有组织的思考，也可能出现自杀的想法、或希望自己也死亡，表现出麻木、僵化、迟钝等。

（二）内疚期

在接受了配偶亡故的事实后，老年人在情感上可能会因为想念死者而有伤心、生气或罪恶感的发生，觉得对不起逝者，思考对方的死亡的原因及检讨中间的遗憾，出现内疚、自责的现象。

（三）追思期

约在发生死亡后的几个星期至几年。最初丧偶老年人时常会想到或梦到死者，生理上则可能出现失眠、疲倦、食欲不振、体重减轻，人际关系变得依赖。等悲伤情绪平息之后，又会陷入对配偶深深的思念。感觉失去他（她）之后，自己是多么的孤独。

（四）恢复期

当丧偶的老年人认识到生老病死是无法抵抗的自然规律时，逐渐回到现实生活，慢慢脱离哀伤，重返社会、家庭角色，发展新的人际关系，试图找出新的方向与力量，进而规划未来的生活。对配偶的哀伤会随着时间逐渐淡忘，但每当忌日或特别的意义的日子时，哀伤反应可能再度复发。

三、对丧偶老年人实施哀伤辅慰措施

（一）陪伴安抚

得知配偶亡故的消息后，老年人可能会出现情感休克。此时，护理人员和其他家属应陪伴在老年人身旁，用肢体接触去表达对他（她）的关心，如握手或拍肩、拥抱等。

（二）协助宣泄

鼓励丧偶老年人说出对死者过去及现在的回忆或以写信等别的方式完成及处理悲伤情绪。协助老年人了解及接受失落的事实，表达愤怒、内疚、焦虑、无助、悲哀等情感，并帮助他（她）进行分析，学会原谅自己，避免自责。

（三）协助适应独立生活的能力

配偶亡故后，原有的生活方式及规律都被打破，应协助老年人调整新的生活方式，学会适应独立做决定及生活。也可与子女重建和谐的依恋关系，感受家庭的温暖与关怀。

（四）建立新的社会人际关系

鼓励老年人多与外界交往，多与他人交谈沟通。培养一些兴趣爱好，如下棋、书法、垂钓等，或做一些有利于他人的力所能及的事，结交朋友。以新的人际关系和社会角色转移注意力，从而缓解紧张、焦虑的情绪，使自己迟早摆脱孤独和抑郁，增进健康。

（五）提供持续性支持

家庭及社会应给予持续性的支持，多关心丧偶老年人的生活，让他（她）有安全感，感到生活的连续性。支持鼓励他（她）有正常的要求和需要。

第八节 案例分析

一、案例经过

患者李某某，男，66岁，60kg，因前列腺癌5年入院治疗。入院诊断：1. 前列腺恶性肿瘤。2. 前列腺恶性肿瘤全身多处转移。3.睾丸切除术后状态。入院时护士评估：患者神志清醒，情绪忧郁，消沉，沉默寡言。经常有恶心呕吐的症状，食欲减低，消瘦。因反复腰骶部疼痛，夜难以入睡。身体虚弱要靠拐杖、轮椅或别人的搀扶才能行动，Morse跌倒评估量表评分为60分，属跌倒高风险，日常生活自理能力评估为中度依赖。

综合以上情况，护士开始对患者进行个性化临终关怀护理方案的设计。首先，在患者入院后的第三日，护士与患者及其家属建立了基本的信任亲近关系后，对患者进行了首次访谈。目的是，通过访谈确定并评估患者的需求，为服务计划的设定做准备，访谈的内容包括：询问患者的主要症状；了解患者的压力来源；了解患者的兴趣爱好；了解患者的特殊需求等。通过第一次访谈，护士确定了患者的需求评估有以下几点：①减轻患者身体的疼痛感，缓解恶心、呕吐等症状。②补充营养，提供机体需要量。③减轻由于恐惧死亡带来的心理压力。④向家人特别是自己的主要照顾者表示感谢。⑤希望能通过阅读报纸、书籍等方式缓解在病房的无聊时间。⑥在去做检查或外出途中需要有人能帮助推轮椅。

通过交谈，结合患者的基本情况与需求，为患者制定了具有针对性和可行性的服务计划：①为患者提供合理的治疗及护理，帮助其缓解身体的不适感。②帮助患者正视死亡，以正面的态度看等自己的一生。③鼓励患者勇敢说出自己内心深处的情感。④帮助患者建立病房内的支持网络，协助患者与病房内其他人建立支持关系。⑤为患者外出时推送轮椅，并寻求医院内其他工作人员或义工的支持帮助。⑥如患者在服务过程中离世，应做好家属的哀伤辅导工作。

具体措施有：1. 为患者提供相应的对症支持治疗和护理，包括予以氨酚羟考酮止痛、护胃、氨基酸肠外营养支持及补液等，保持其口腔清洁，少量多餐，利用音乐疗法、分散注意力、自我暗示法等减轻疼痛，改善睡眠，缓解身体的不适感。2. 以抑郁期心理表现为指导，陪伴患者，密切关注患者的情绪变化，主动与患者交流，与患者讨论死亡意义和如何对待死亡，并让他们按照自己的需要去表达感情，针对问题进行疏导，以最大程度地消除其对死亡的恐惧和焦虑。为患者进行"生命回顾疗法"，通过回忆往事、总结人生，认识到生命的真正意义。3. 通过询问患者及其妻、子的往事的方式，为患者营造一个抒发情感的氛围，联系患者的儿子，建意他们多回家探望或打电话问候，鼓励患者表达出对家人的情感。4. 在患者身体状况较好的时候，为其阅读报纸、书籍缓解思想压力，并在科室内观察选取合适的有意愿与患者一起交流的病友或病友家属，建立病房支持系统。5. 帮助患者在检查或其他外出的时候推轮椅，并联系医院内其他工作人员及义工为其提供服务，建立社会支持网络。6. 在措施实施的过程中，平均五日为患者再进行一次访谈，针对新问题或善未解决的问题进一步完善措施。

住院二十日后患者出院，患者精神状态较佳，从开始的抑郁情绪转为平和，能坦

然地谈

论死亡，珍惜现在的时光，腰骶部疼痛及恶心呕吐症状也有所减轻，患者和家属都表示了感谢。

二、分析与防范提示

患者为前列腺癌晚期，属于临终关怀服务对象，具有抑郁、疼痛、恶心呕吐、食欲缺乏、睡眠不佳等多个心理和生理问题。住院后护理人员护理人员做了相关的专业准备，在服务过程中，始终遵守真诚、接纳、患者自决等专业价值观，并以悲伤抑郁阶段理论，生态系统理论，社会支持网络理论去分析患者面对的主要问题并提出解决的对策最后实施。服务计划基本完成，达到了预期目标。

（一）原因分析

结合该患者实际情况，分析患者临终前存在的心理和生理问题的原因有

1. 文化因素

李某某，66岁，小学学历，受中华传统的生死观的影响，面对等死亡问题时，是用一种悲观、消极、规避的态度，觉得谈及死亡或临终是一件忌讳的事，周围人对他的态度也都是充满了恐惧与远离。

对于晚期恶性肿瘤患者来说，已无任何生的希望，过多的医疗干预只会增加患者的痛苦，极大地降低他们的生活质量。但我国死亡教育目前且未普及，大多数人都不能正确认识疾病和死亡，李某某心底仍对生命存有一丝希望，以至病情恶化时遭受巨大的失落感。

2. 心理因素

晚期患者面对死亡时，心理反应十分复杂。患者患病5年，通过穿刺病理检查已确定为前列腺癌，并进行了双侧睾丸切除术，CT检查和生理临床表现也显示为癌症转移。通过一次次的治疗，病情却仍未好转，反而还进一步恶化，患者被失落感、悲伤和沮丧笼罩，加上身体的不适、经济负担不断加重等，引发出抑郁，表现为沉默，对周围事物反应淡漠。

3. 生理因素

患者4月前出现腰骶部疼痛，结合CT结果，骨转移可能性大。腰骶部疼痛导致患者睡眠质量下降，夜间间断入睡。长期服药导致恶心呕吐、食欲下降，营养缺乏（低于机体需要量）。

4. 社会支持因素

患者已退休，现与妻子居住在一起，妻子身体状态欠佳，育有两子，均在外地工作，很少回家，患病后与朋友、同事往来较，几乎无社交圈。患者社会支持的主要来源仅仅是其配偶，子女、其他亲属、同事和朋友过少，社会支持体系薄弱。所获得的陪伴交流、关爱帮助也非常有限，及不利于帮助患者渡过情绪障碍期。

（二）防范提示

本案例提示，晚期癌症患者的治疗，不要仅仅局限于癌痛的控制，患者的身体和心理更应得到重视，身体症状的缓解和合适的心理治疗，才可以有更好的生活质量和心理状态。

临终关怀护理的开展给晚期癌症患者及家属的心理带来了巨大的抚慰。临终关怀护理其通过控制患者症状，对患者及家属提供支持及陪护，帮助患者及其家属调整、应对终末疾病的悲哀和失落感，可有效提高癌症患者的生活质量，改善晚期恶性肿瘤患者的焦虑、抑郁水平。

（周　岑、李旭英）

第二十三章 老年家庭照护与风险防范

中国传统社会中，老年人的照护，主要由家庭承担，家庭对于老人的赡养责任是第一位的。家庭是生活中最基本的单位，家庭成员在生活上相互依存、经历上患难与共、责任义务分担协助，当家庭中有人需要照护时，家庭将是个人的最基本的照护单位。由家庭成员进行的家庭照护，因年龄原因、环境状况等因素的不同而不同。家庭照护有多种类型，如小儿照护、成人照护、老年照护、精神照护、医院照护、区域照护、临终照护等。本章介绍的是老年家庭照护内容。

第一节 老年家庭照护与高危因素

家庭照护模式的最初起源是1893年纽约出现的访问式护理服务，家庭照护服务内容包括基本的医疗护理服务、个人照料、情感和社会支持等。1946年，蒙特弗洛尔医院引入了出院后家庭照护团队，由医生和护士共同执行对患者的监督管理工作。家庭照护是长期照护（LTC）的重要组成部分，是LTC的表现形式。

一、老年家庭照护的概念、特点及现状

老年家庭照护是指对孤独、不能移动、缺少支持、慢性或剧烈疼痛的老年人提供的照护。家庭照护是老年人照护的首要形式，不只是针对老年人，应面对的是全社会。家庭照护的服务对象是患有严重的疾病综合征、身体功能失能、慢性精神功能障碍等的人。家庭照护服务内容包括基本的医疗护理服务、个人照料、情感和社会支持等，以非正式照护为主。

（一）国际老年家庭照护的现状

许多发达国家已经初步建立起以长期照护保险为核心，以服务机构为主，以服务标准和规范为准绳，并辅以家庭成员、社会工作者和志愿者共同参与的长期照护体系。如美国的老年照护是基于社会安全网的自愿性质与强制性相结合的医疗照护模式，包括个人照料、健康照料、社会心理服务、看护服务和临终关怀等；德国老年照护除了正式保险制度提供长期照护外，还有一些非正式制度提供养老互助服务：一是老人与老人互助模式。二是老人与单亲家庭互助模式。三是老人与大学生互助模式。

（二）国内老年家庭照护的现状

我国的老年家庭照护在20世纪末有了一定的发展，上海、广州、北京和青岛等发达城市建立了具有一定规模的老年护理院和养老院等服务机构，引领了我国老年家庭照护服务事业的发展。但由于我国人口老年化超前于现代化，失能老年人口的迅速增长始料不及，与发达国家相比，我国家庭照护服务发展相对滞后。

随着人口政策的影响和跨地域社会流动的加剧，传统养老方式和保障体系正遭遇巨大挑战。根据第四次中国城乡老年人生活状况抽样调查成果数据显示，目前空巢老人比例达到51.3%。北京大学人口研究所宋新明教授认为，"从失能失智老人自身来说，他们的照料、医疗护理、康复是需要很强的专业技能的。建立长期照护保障制度既可以减轻家庭负担，也能让失能失智老人得到更好的照护。另外，它不仅可以提高失能失智老人的生活质量，在发展我国养老服务体系方面也具有重要意义"。

二、老年家庭照护存在高危因素

（一）安全隐患

随着人们生活水平的提高，我国老年人人均寿命逐渐延长，但其慢性病患病率逐年升高且多种病并存，使得老年人带病存活期延长。而家庭照护是目前中国老人养老的主要模式，存在照护压力大、照护中人力资源不足、经济支持和社会支持弱、照护内容单一以及照护水平偏低等问题。在老年家庭照护中，存在跌倒、坠床、压疮、呛噎、烫伤、误服、交叉感染、走失、自杀等安全隐患。

（二）老年家庭照护中发生安全事故的高危因素

1. 老年人由于受感觉器官退化、记忆力减退、行动迟缓等生理因素和疾病等病理因素的双重影响，是较易发生安全事故的高危人群之一。

2. 老年人常感到孤独、寂寞，存在着怕衰老、怕疾病不愈、怕病死的焦虑、猜疑和恐惧心理，对自身和病情关注多，对外界关注少，依赖性加强，兴趣狭窄等退化表象。老年人大多有不愿意麻烦他人的心理，这种心理也是造成老年患者发生意外的重要原因。

3. 吸烟、饮酒、不健康饮食习惯等不良生活习惯都是影响老年人健康的危险因素。

4. 临床上根据老年人病情使用的药品中，有相当一部分可能会影响到患者的神经、视觉、平衡、血压、代谢等，造成老年人安全隐患。

5. 照护者对老年人安全问题的影响很大。照护者缺乏责任心和照护知识缺乏也给患者带来不安全的隐患。

6. 环境对老年患者的安全很重要。如适宜的照明、扶手和防滑地毯等辅助设施的配置可减少老年人安全事件。

三、老年家庭照护安全隐患的不良后果

（一）跌倒

老年人视觉、听力功能的减退，易导致行动失误而影响安全。老年人身体平衡能力和稳定性差，变换体位时容易发生跌倒意外。

（二）坠床

多数老年患者坠床是由于意识障碍所致。由于老年人平衡感觉和失衡纠正能力降低，所以常在自主或不自主的行为中失去重心而坠床。也有些老年患者是在睡眠中因翻身幅度过大而坠床。

（三）压力性损伤与烫伤

老年人皮肤对外部环境的感受器减少，对冷、热、痛的感觉反应迟缓，皮下脂肪、脂腺、汗腺的退化萎缩，所以极易受到外界因素的刺激而出现损伤。尤其是长年卧床且伴有低蛋白血症的老年患者，与床接触的部位因持续受压，导致组织缺血缺氧、营养不良、通气不畅，加上大小便污染、摩擦受损，均是发生溃疡和坏死的根本原因。

（四）噎食与窒息

老年患者由于食道下括约肌松弛，神经反射性活动减退，吞咽肌群互不协调，致使吞咽发生障碍，容易引发误吸及噎食，使之在进食中出现发噎和爆发性呛咳，严重者甚至可能造成窒息。

（五）误服药物

老年人视力下降、记忆力减退，服药依从性差，是造成误服药物的主要原因。

（六）交叉感染

（七）走失

老年痴呆的老人容易走失。

（八）自杀等意外

孤独、寂寞、空巢老人、病情反复、生活质量低、与社会脱离等，容易造成老人产生抑郁症，对生活极度缺乏信，产生厌世心理，造成自杀等意外发生。

第二节　老年家庭照护风险防范措施

老年人感觉功能、生理功能、心理特性和生活结构等方面的改变，都会给老年人生活造成许多困扰，在家庭照护方面，应尽可能适应和满足老年人的身体功能特性。

一、日常居室环境照护风险防范措施

（一）室内环境的整理

老年人，尤其是行动不便、身体活动受限、活动范围变小、照护程度加大的老年人的床边环境整理很重要。基本的生活功能，如睡眠、休养、饮食、用品布局位置，要够得着、看得见、用着方便。电源、遥控器、书籍、收录音机、电视机、取暖用具、饮水用具等要考虑到安全，无障碍。对于有认知障碍的老人，更要考虑周全。室内环境整理的基本原则：清洁、整洁、卫生、方便。

（二）房间及走廊

1. 睡床　床的选择不仅是为了方便老人本人，也要考虑照护者的身体负担和操作方便。睡床的选择和使用要根据老人的身体特征和条件。床的高低影响老人的起坐动作，床的合理高度因人而异。一般高度是当老人床边坐位时膝关节的角度大于90°。如果有膝关节疼痛、下肢肌力较差、肢体运动障碍时还可以更大一些。

2. 床上用品　床单、被罩、枕巾应及时清洗更换，根据季节及时更换被褥。老人使用的枕头对于睡眠质量影响很大，选择合适的枕头，有时可以改善老人的头痛、上肢麻木等症状。

床上用品还应当注意各种杂物，如食物残渣、毛发、排泄物及时清理，保持清洁；枕巾、床单整理平整；周边扶手的固定，床头柜、呼叫器、电话机、电视遥控器、空调遥控器、电动床遥控器、饮水器具等，这些物品要摆放有序，根据老人的习惯，放在老人容易拿取的地方。

3. 床周用品　床周用品的配置首先要重点考虑到老人的日常生活，器具、器材的选择要考虑操作和使用方便，考虑到老人身体障碍状态和老人的需求。使用的电器与热水器具要充分考虑安全，适当配置床头柜、呼叫（救）器、收音机、电话机、电视遥控器、空调遥控器、电动床遥控器、饮水器具、排泄物品及器具等。另外，根据老人身体情况，还要考虑轮椅、手杖、鞋子、步行器等康复辅具，经常检查这些辅助器具，保持功能完好。

4. 洗脸间与浴室整理

（1）洗脸间及浴室要考虑的内容有进出门的开关，包括门的构造、把手和开关方向，考虑到使用者的能力、室内空间的大小，是否有足够照护操作的空间；排换气功能、光线、照明、室温、水温情况，上下排水情况，洗面台，洗面镜以及浴室（浴槽及墙壁）的污染状态，地面的水湿及地面污染情况等。

（2）洗浴用座椅、便器设备以及抓扶器具浴室设备设施是否齐全，安全情况等。器具及设备要根据使用者的身体情况选定，如脑卒中（中风）偏瘫、脊髓损伤、关节疼痛、肌力下降、感觉障碍等，都会引起老人在排泄、洗浴、移动等日常生活动作方面面临困难，也会增加照护者的负担。

（3）洗脸台的高低是否符合身高与坐高、是否适应轮椅使用；配置的扶手、水温切换、洗漱用具等的使用方法和污染情况都要考虑。

（4）排泄和洗浴是家庭照护的重点和难点，而且排泄及洗浴这些动作是周而复始、年复一年，是一个长期过程，设备和器具一定要配备齐全。

（5）浴室内地面湿滑容易滑倒，可以在地面使用防滑垫，或者将一个浴巾铺在地面上，淋湿后防滑功能很好。

5. 卫生间

（1）卫生间的考虑首先考虑卫生间的配置情况，如扶手问题，考虑到卫生间内的移动、站立、支撑及抓握和倚靠等动作，器材的选择和安装位置合理，高度、水平和垂直等配置方向以及材质选择都要适宜。行走和轮椅移动时地面无障碍。地面保持干燥和防滑施工，选材时考虑卫生清理、抗污染和抗菌需求。

（2）卫生间一定要便于使用轮椅和人员照护。老年人夜间尿频的也很多，卫生间不能离其卧房太远。老年人使用的卫生间最好是座便。由于体力差、老年便秘等，往往排便时间长，出现坐位不稳、跌倒等情况。有时需要在座便上配置靠背和扶手。

（3）照明、换气、安全确认、紧急呼叫、清洁维持等也要考虑。

6. 楼梯、电梯、坡道的无障碍化　随着入住人口的老龄化，生活设施的配套、改建是提高老人生活质量的重要命题。楼梯台阶的高度、台阶数、台阶的角是否有防滑加工等也要注意，老年人的肌力、平衡力、关节可动性、持久力等相对低下，楼梯处很容易摔倒。

7. 房间整理的方法

（1）准备保洁物品（清扫、吸附和黏附工具、手套、围裙、口罩、抹布、垃圾袋、消毒液等）以及更替更换的物品，如床单、被套、枕巾。先向老人说明情况，包括方法、目的、顺序、所需时间等再进行房间整理。

（2）最好是先将老人移动到其他房间，这样可以快捷整理，又可以减少其灰尘吸入，也减少老人的不快心理。整理尽可能避开就餐时间。如果老人不能离床，则按卧床状态下进行整理。

（3）洗手后，将所需物品和所需更换物品准备好放在床边。调整床的高低，将床上使用的小件物品集中存放好。

（4）更换和整理床单时注意灰尘、污染物、床上的脱屑及毛发等飞散，可以用床单里面裹好，污染面朝内侧。清理更换床垫、床单、防水护垫等，整理铺平床单，包裹好床角。

（5）当老人不能离床时，让老人侧卧位，先整理其一侧，注意使用护栏防止其坠床，最好是两个人协助操作。

（6）当老人离床采取坐位时，注意防止摔倒。坐位时，注意高低合适，过高容易摔倒，过低则起站困难。

（7）当老人使用尿袋、胃瘘吸氧等，有医疗管路携带时处理上要小心。注意臭气处理，及时处理排泄分泌的秽物，注意空气流通和使用消臭剂。

（8）电视、电脑、电话、医疗及电源电线要尽量整理，不要发生绊倒、火灾等事故。老人的步行多为重心前倾，稍有障碍很容易摔倒。由于老人在站立和移动过程中往往需要扶靠墙壁扶手或家具，所以摆放在房间的家具应该是稳定和结实的。

（9）出门换鞋，门口最好放一个座椅，以便于换鞋和休息。

8. 座椅的选择　老人使用的椅子更是要严格挑选，注意三个"一定"：一定要有靠背（高度与角度要合理），一定要有扶肘（维持左右坐位的安定性，高度要合理，可以放松上肢和颈肩部），一定要稳定（靠背和扶肘处可以扶、靠、抓、撑等）。坐面也要舒适和易于换气。尤其是高度要适宜，使老人坐位时两足能着地，这样不容易摔倒。

（三）温度、湿度、照明、噪声管理

1. 夏季一般室温应设在22～24℃，冬季在18～22℃。湿度夏天为50%～65%、冬季为45%～60%为宜，室内和走廊的温差不能过大。老年人居住的空间使用的照明要充分保证光线亮度，光线配置位置要注意使光线集中在老人的视线方向。室内照明以及外来光线不能直照老人面部，夜间最好留有夜灯。

2. 使用电视或收音机时最好使用耳机，或使用身边扩声机。由于听力下降，老人往往大音量使用而影响四邻。

（四）家庭支持

1. 高龄者的问题，不仅限于身体的衰老、肢体及内脏功能障碍，老年人的家族构成、经济及抚养状况等都与此息息相关。这里既有医学问题，又有社会问题，更是一个复杂的家庭问题。包括家人、亲属等相关人员汇聚在一起，就养老对象的现状进行协商很有必要。通过协商就现状达成共识，对现有的问题进行梳理，就各自的责任、义务、作用、分担达成共识，并对当事人的意愿加以掌握。

2. 家庭照护不是靠热情、靠细心、靠责任等就能做好的。照护工作需要专业知识，需要一定的专业技能，尤其是要尽可能的借助医疗、护理和专业照护人员的指导和帮助。

二、日常清洁消毒照护风险防范措施

保持环境的整洁，可以有效去除污垢、灰尘，消除异味，减少细菌、病毒的产生，有利于老年人身体健康；保持身体的清洁，可以去除皮肤的污垢和促进新陈代谢，刺激血液循环；并消除疲劳感，带来神清气爽的感觉。

家庭照护对象由于某种原因不得不需要他人的帮助，并且由于障碍的程度不同，他们可能比一般人更需要保持环境和身体各部位的清洁，因而保持清洁的照护是容不得半点马虎的重要内容。

（一）居室的清洁消毒

1. 起居室的清洁消毒　用吸尘器或扫帚清扫地面，房间的角落和床下也需要清扫，架子等地方则使用拧干的抹布等擦干净。有时候物品堆放比较杂乱，或者床边堆积较多物品的情况，如果清理得过于干净，有时反而会给照护对象的生活带来不便，所以进行整理前要与照护对象商量物品如何处置。

2. 浴室、厕所、厨房的清洁消毒　如果不能及时地清理垃圾和定期进行打扫，很容易产生臭味和发霉，所以这些空间不仅要进行清扫和通风换气，还需要仔细注意擦洗干净。

（二）环境的清洁消毒

要舒适愉快地生活，不仅是房间的打扫，温度、湿度、气味和光照等都是重要的影响因素。

1. 噪声　如果噪声来自室外，需要及时关闭门窗，而来自室内的噪声则需要注意降低发出噪声的声源。要降低声音传播带来的影响、使用窗帘和地毯等都是比较有效的方法。

2. 光照　合理采光不仅可以让室内变得明亮，同时也能提高室温，对人体健康也有好处。阳光直射过强的话，可以用窗帘等进行适当的调节。如果床铺面向南面造成阳光直射，应根据需要考虑适当改变家具的位置。照明器具的开关最好置于随手可以触到的位置。

3. 空调　由于老年人的体温调节能力下降，很容易受到温热环境的影响，所以需要尽量消除房间之间的温差。特别是寒冷季节，厕所和更衣室、浴室等穿脱衣物的房间尤其需要注意。起居室不仅要考虑温度，而且还应该有意识地注意湿度。使用取暖设备等会降低湿度，这个时期应注意保湿。

4. 通风换气　除了可以开窗通风，厨房和浴室的空间可以利用换气扇。使用尿布和移动式坐便器的时候，排泄物的气味可能会一直滞留在房间里，所以要注意定期通风换气。

（三）洗澡

洗澡会促进身体的血液循环，轻度增加心排出量，可使心肌得到一定的锻炼。外周血液循环的增快，不仅促进了新陈代谢，还可使皮肤本身得到更多的养料，从而可减缓皮肤的衰老速度。总之，洗澡对老年人的健康是有利的。但老年人随着年龄的增长，生理功能、运动能力和对光的调节能力都有所减弱，洗澡时极易发生滑倒、晕厥等危险。应为老年人提供安全、舒适的洗澡环境及设施，同时掌握合理的洗澡时间也尤为重要。洗澡的方式包括淋浴、盆浴等。

1. 淋浴　淋浴是洗澡常采用的方法，老年人可根据身体状况选择站姿或者洗澡椅进行淋浴，以减少体力不支及其他意外的发生。淋浴适用于可完全自理、部分需要协助的老年人。

（1）淋浴环境要注意以下几点

①地面　淋浴时，浴室的地面常有溅出的水，老年人很容易滑倒，浴室的地面应使用防滑的瓷砖，也可在不防滑的地面上铺设防滑垫，若防滑垫容易移动，也会将人绊倒，因此尽量选择底部为吸盘式的防滑垫。②通风　为防止老年人在洗澡过程中发生晕厥，浴室应尽量采用门、窗、百叶窗进行换气。在洗澡过程中，必须排出水蒸气，并且在不降低室温的条件下导入新鲜空气。如果自然换气达不到使人舒适的程度，则要考虑使用换风扇等装置。③采光、照明　老年人的浴室宜采用自然光源，室内灯光不宜过亮，白色的灯光、墙面及镜子等很容易让老年人感到头晕，炫目的光还会影响视力。灯光照射的方向应避免直射为宜。尤其是老年人，浴室过亮会让他们难以察觉地上的积水，会增加滑到的概率。可把普通灯泡换成磨砂的，以减少强光。④安全扶手　安全扶手可以安装在浴室的墙面上，可方便老年人在突发情况时使用。⑤其他设施　老年人的浴室可以安装可视窗，方便其家人及护理人员随时观察老年人的状况，及时发现异常。根据老年人所患疾病的不同，可将存放急救药品的密闭药瓶，放在老年人洗澡时触手可及的位置。安装颜色醒目、大小适宜的报警器，在老年人发生意外情况时可以快速地启动，及时通知其家人座护理人员进行救护。

（2）淋浴的注意事项

①可完全自理的老年人独立淋浴时，不要将门反锁，照护人员可以在门外等待，并定时与老年人对话，询问老年人有无不适，了解老年人在浴室内情况，以便发生意外时能及时给予处理。②需要部分协助的老年人在淋浴时，应注意为老年人保暖，待浴室温度达到所需温度后，再将老年人转移至浴室。照护人员应细心地将老年人安置在安全座椅上，观察老年人有无不适，调节水温到合适温度，让老年人逐步适应水温后，再开始淋浴。有慢性疾病的老年人洗澡时不要突然进入热环境，应先用手、脚等身体局部接触热水5~10分钟，慢慢适应后再洗全身。③老年人最好在洗澡前半小时喝200~300ml的白开水，以避免或减轻因洗澡时皮肤血管扩张而出现的种种不适，血压过低时不宜洗澡，低血压的老年人容易发生虚脱。④洗澡水不宜过热。⑤淋浴过程中，必要时应开启通风装置（有窗的浴室开窗时，避免空气对流）。⑥冬天洗澡要从脚开始洗，洗澡时间不宜超过15分钟。⑦搓背不宜用尼龙巾，否则容易损伤皮肤，使皮肤的屏障作用减弱，容易使病毒、细菌趁机而入，从而可诱发传染性软疣、毛囊炎、疖肿等感染性皮肤病。⑧浴室中的吹风机、剃须刀、取暖器等设施，应放在远离有水的区域。⑨患慢性病的老年人不宜单独洗澡；患高血压、冠心病、高血脂、高血糖症及颈椎病、糖尿病的老年人，洗澡时容易发生意外，最好由照护人员陪同洗澡。⑩洗浴时间不宜过长。淋浴10~15分钟即可，否则皮肤表面会很容易脱水。

2. 盆浴

从安全角度讲，老年人坐位淋浴比较安全。盆浴适用于行动不便、活动困难及肢体有障碍的老年人。盆浴可以选择浴缸或浴床。

（1）浴缸的使用

①老年人行动迟缓、反应迟钝、应变能力差，宜采用平底防滑式洗浴缸。为使老年人进出浴缸方便，浴缸离地面不宜太高，一般宜为45cm。②协助老年人穿脱衣，协助老年人脱衣服时，要先脱健侧；穿衣服时，要先穿患侧。

（2）注意事项

①选择有扶手或门的浴缸。②浴室内应铺防滑瓷砖，再配一个防滑垫，以免老年人滑倒。③老年人在盆浴前还应检查自身情况。过饱、空腹和过度劳累时都不宜立即进行盆浴。④老年人在进行盆浴时，照护者应帮老年人控制好水温，使之保持在37～40℃，同时应提醒老年人泡澡时间不要超过30分钟。

三、日常饮食营养照护风险防范措施

随着人口老龄化的加速，老年人的营养照护日益受到重视，尤其对于被长期照护的老年人来说更为重要。大多老年人所患的疾病是与营养密切相关的慢性病，老年人能够及早发现营养不良，尽早进行营养干预或制订个性化的营养计划，有利于改善其营养状况，降低慢性病及相关并发症的发生率，从而能够有效地提高其生活自理能力，改善其生活质量。

由于老年人各种身体功能已减退，在进餐过程中存在发生误咽、窒息等意外事故的风险。

（一）进餐照护的方法

1. 保证温馨、安静的进餐环境

2. 保证进餐的姿势

进餐姿势正确与否对安全也有着重要的意义。下颚上扬的姿势，不仅不便于吞咽，还会增加误咽的风险。下颌向里收，挺直后背，是最适于进餐的姿势。即使照护对象难以自行进餐，也尽可能采用坐位或半坐位，后背挺直，脖子略微前伸，下颌略微收回的姿势。

偏瘫者采用健侧在下的侧卧位，由照护者从健侧进行照护，如果患侧在下容易造成食物残留在口中或漏出。利用枕头或靠垫支撑照护对象的身体，即使保持侧卧位也不会造成疼痛。另外，还需要使用毛巾或饭兜，以免弄脏衣物或寝具。

照护者无法实现坐位或侧卧位时，用枕头调整姿势保持照护对象头部前倾（脖子略微前伸，下颌略微收回）。对于有吞咽障碍的照护对象，照护者应将摇床升起，照护对象身体上抬呈30°，保持头部前倾的姿势。

（二）常见饮食种类

1. 普通饮食

普通饮食简称普食，普食中总热能、蛋白质、矿物质和微量元素、维生素、水等，均应充分均匀地供给，达到平衡饮食的要求。普食与健康人饮食基本相似，其主要适用于饮食不受限制，体温正常或接近正常，消化功能无障碍以及恢复期的患者。

普通饮食膳食特点

①供给平衡饮食。饮食中热量要充足，各种营养素种类要齐全，且含量要充足，相互间比例要恰当，以保证饮食的平衡及满足机体对各种营养素的需要。②保证体积。每餐饮食尚需保持适当的体积，以达到饱腹感，特别是限制热能供给时，如糖尿病饮食。③品种多样化。主副食应注意多样化及烹调方法，使食物色、香、味、形俱全，美观可口，以增进食欲。④合理分配。将全天的食物适当地分配于各餐，通常早餐为全天食物的25%～30%，中餐40%左右，晚餐为30%～35%。⑤避免刺激。各种刺激性食物如尖辣椒，强烈调味品如芥末、胡椒、咖喱等，应尽量少吃。难以消化的食物如油炸食物，过分坚硬的食物以及产气过多的食物都应少吃。

2. 软质饮食

软质饮食简称软食。软食是婴儿或病弱者吃的软而烂的食物（如在乳汁或水中煮过或泡软的面包）或容易咀嚼和消化的半流质性食物。在消化道疾病的恢复期，进食细软易消化的饮食。适用于低热患者，消化不良患者，肠道疾病如伤寒、痢疾、急性肠炎等恢复期老人，口腔有疾病或咀嚼不便的老年人。

软质饮食膳食特点：①介于半流质到普通饮食中间的一种饮食。食物易于消化，便于咀嚼，因此切食物烹调时都要切碎、炖烂或煮烂。②不吃油炸的食物，少吃含粗纤维的蔬菜，忌用强烈辛辣调味品。③长期采用软食的患者，因蔬菜都是切碎煮软的，维生素损失较多，所以要注意补充维生素，多采用维生素C含量丰富的食物，如番茄、新鲜水果、菜心等。④每日所需营养素应达到或接近我国推荐膳食营养素供给量需求，即成人每日的总热量为1800～2200kcal，蛋白质含量为70g～90g。饮食更需鲜美可口，每日三餐，下午可增加一餐点心。

3. 半流质饮食

半流质饮食是一种比较稀、软、烂、易消化、易咀嚼、含粗纤维少、无强烈刺激呈半流质饮食，适用于发热、吞咽困难、急性消化道炎症、手术前后以及病情危重的患者。

半流质饮食膳食特点：①食物呈半流体状态，比较稀、软、烂，易消化、易咀嚼、含粗纤维少、无强烈刺激。②每日的食物品种要多样化，以增进患者食欲。少食多餐，患者可每隔2～3小时进1次餐，每天进餐5～6次。全天主食最好不超过300g。

4. 流质饮食

流质饮食简称流食。流食是一种呈液体状态，在口腔内能融化为液体，比半流质饮食更易于吞咽和消化的无刺激性的食物。流食适用于极度衰弱、无力嚼食物的重症患者。

（1）膳食特点

此种膳食只能短期应用，作为过渡期的膳食。因为其所供营养素均不满足人体每日所需的量。每天进餐6~7次。

（2）营养进食的方式

①经口进食

指直接通过口腔摄入食物满足营养需要的方式，适应于口腔功能完善、吞咽功能正常的患者。

②经鼻胃管进食

是将导管经鼻腔插入胃内，经导管将流质食物、营养液、水和药物注入胃内的方法，以满足不能经口进食或病情危重的晚期患者对营养的需要。鼻饲导管的插入方法是将导管经一侧鼻孔插入，经咽、食管至胃内，一般导管插入的深度是45~55cm。

③经造瘘进食

主要是针对无法通过口腔进食的患者，通过这种进食方式来满足他们对营养的需要，常见的造瘘进食的方式有经胃造瘘进食和经肠造瘘进食两种，通过造瘘管为患者提供营养物质。

四、日常生活活动照护风险防范措施

（一）翻身

床上翻身，能刺激全身的反应和活动，可促进血液循环，预防肺部感染和泌尿系统感染，还可预防压疮的发生和关节挛缩等并发症。

1.翻身前的准备工作　翻身前，向老年人说明翻身的意义和方法，了解老年人的整体情况及有无翻身的禁忌，使老年人积极配合翻身。

2.卧床的翻身方法

（1）一人翻身法

仰卧向一侧翻身时，先将老年人两手放于胸腹部，然后将其肩部和臀部移向床沿。老年人两腿屈曲，照护人员一手扶其肩，一手紧扶其膝部，轻轻推向对侧，然后以翻身垫或靠垫将其背部及肢体垫好。此法用于体重较轻或可稍微活动身躯的老年人。

（2）二人翻身法

老年人仰卧，两手放于腹部，两腿屈曲，两名照护人员站于同一侧，一人托其肩部及胸背部，另一人托其腰部及臀部，两人同时将老年人抬起移近自己。照护人员分别托老年人肩、背、腰、臀4个部位，使老年人翻转侧卧。两人扶助翻身法主要用于身体较重，丧失活动能力或昏迷的老年人。

（3）扶助移向床头法

协助已滑向床尾，但不能自己移动的老年人移向床头，使其感觉舒适。

①一人扶助移向床头法

放平靠背架，将枕头横立于床头，老年人成仰卧屈膝体位。照护人员一手伸入肩下，一手放于臀部，嘱老年人双手握住床头栏杆，双脚蹬床面，挺身上移。再为老年人枕上枕头或支起靠背架。

②二人扶助移向床头法

对完全不能活动或意识丧失的老年人宜采用两人扶助移向床头法。照护人员分别站在床的两侧，对称的托住老年人的肩部及臀部，同时行动，协调的将老年人抬起移向床头；亦可一人托住老年人的肩及腰部，另一人托住老年人的背及臀部，同时抬起移向床头。其他同一人扶助法。

3. 翻身注意事项

（1）翻身时不可拖拉，以免擦伤老年人皮肤。

（2）老年人身体稍抬起后，再完成翻身动作。

（3）移动体位后需用翻身垫或靠垫垫好老年人背膝，观察并确保老年人体位舒适。

（4）二人协助翻身时，注意动作协调轻柔。

（5）翻身间隔的时间视老年人病情及局部皮肤受压情况而定。一般两小时内应完成一次翻身。

（5）翻身前后观察老年人皮肤是否发红破损，呼吸心率有无改变，是否有痛苦表情及强迫体位等。

（7）避免在老年人进食后半小时内翻身。

（8）如老年人身上有导管（如引流管、输液管、导尿管等），应将导管先安置妥当再翻身，翻身后检查导管是否扭曲及通畅。

（9）对有脑血管病变或患脑部疾病的老年人，在采取翻身移动措施时，头部应尽量与身体保持同一水平，不能让头部下垂或过度抬高。对有骨折等创伤的老年人，要注意防止骨折部位移动，保护创口，防止牵拉、挤压引起疼痛及二次创伤。

（二）坐立

有很多老年人，因疾病或疾病的急性期而导致卧床，致使其自理能力逐渐降低甚至消失，出现很多并发症。如果老年人随着病情的稳定，进行坐位的练习，可逐渐恢复部分的自理能力，也会增加其自信心。

老年人较长时间卧床易出现直立性低电压，故首次取坐位时，不宜马上取直立90°坐位。可用靠背架，依次取30°、45°、60°、80°坐位，如前一种体位能坚持30分钟，且无明显直立性低血压表现，可过渡到下一体位。

1. 坐位练习

（1）他人扶助下坐位练习

当老年人还不能保持静态坐位平衡而独自坐立，有时会向患侧倾倒，所以此时需有他人协助或保护，以保证安全。

①在照护者扶持下，背部无支持，根据耐受情况静坐一定时间。可让坐在床沿，

两足着地，或者在床前放个小凳让老年人两足踩在小凳上。也可让其用健侧手握住床架，照护者双手扶住老年人两肩，每次保持此姿势20～30分钟，每天3～5次。逐渐过渡到照护者可以放开双手，老年人自己能扶床保持平衡坐位，直至完全能自行坐稳、站起。也可以在后床架上系上布带，让老年人借力于拉布带练习坐起。

②老年人在受到突然的推拉外力时仍能保持平衡，可认为其已完成坐位平衡练习。此后坐位练习主要是耐力练习，即增加坐位时间的练习，最后，老年人可自行选择坐位的时间。

（2）自行由床边坐起

当老年人床上翻身、静态坐位、动态坐位都已熟练掌握后，可练习自行由床边坐起，活动范围可由此扩展开来。

①侧翻至欲起身的一侧（或患侧）并靠近床边，膝关节保持弯曲。

②将健腿插入患腿下，用健腿将患腿移于床边外，患膝自然屈曲。

③将双脚放下床边后，用健侧手推床将自己的上半身撑起。

④慢慢地坐起，再次将身体挺直将推床的手置于床边帮助维持动作平衡。

（3）协助由床边坐起

每位老年人的情况和能力不同，最好由专业治疗师指导后再进行。大致步骤同自行由床边坐起，照护人员只给予必要的协助，以使老年人发挥健侧肢体的功能及患侧肢体的残余功能。

①协助老年人侧翻至欲起身的一侧（或患侧）并靠近床边，膝关节保持弯曲。

②照护人员用一只手环绕老年人头部和床侧的肩膀，另一只手放在起身侧的骨盆处（注意千万不能拉患侧上肢）。

③起身过程中，请老年人慢慢将脚放下床。

④协助老年人慢慢坐正，将身体挺直。

（4）注意事项

①在练习坐位的过程中，注意观察老年人的反应及听取其主诉，如果发现有不适，应及时停止练习，恢复至平卧位，适当休息，并进一步观察。

②久病卧床的老年人坐位练习时应循序渐进，可先从抬高床头到半卧位，逐渐过渡到端坐位，以使老年人能够逐渐适应体位的改变。

2. 站立

站立是准备行走的基本动作，照护人员应让老年人尽量做到自行站立。此外，对有些长期卧床的老年人，突然站立会出现直立性低血压，容易发生头晕跌倒的危险，所以要特别小心。

（1）协助从椅子上站起

每位老年人的情况和能力不同，应由治疗师指导后进行。照护人员只给予必要的协助，以使老年人发挥最大的主动参与性。先协助老年人将脚固定于起始的位置，然后再开始让老年人进行站立的动作，照护人员抓住老年人的腰带，请老年人身体前倾再抬高臀部。

（2）自行从地上站起

①老年人用双手支撑，往侧边方向慢慢将自己转成跪姿。

②将其中一只脚（或较有力的脚）前置，成为半跪姿势，双手撑地。

③将身体重心前移至撑地的手和前置脚的脚尖。

④前置脚的膝关节伸直站立，上半身挺起，一手撑于前置的膝关节，撑地的手离开地面。

⑤双手手掌放于膝盖上，慢慢地站立。

⑥利用双手撑起膝盖，让原本在后的脚，跟着伸直前移。

（3）协助从地上站起

①协助老年人，从侧面慢慢转成高跪姿，然后再开始让做动作。

②老年人双手环绕照护人员的脖子，将其中一只脚（或较有力气的脚）前置，成为半跪姿势。

③照护人员用双手抓住老年人的腰部两侧衣裤（或腰带），支撑老年人的腰部并引导其重心往前移动至前置的脚尖，再让老年人慢慢站起。

（4）注意事项

卧床老年人在进行站立练习前，应先从练习坐位开始，以使老年人逐渐适应体位的改变。站立练习过程中，注意保护老年人，以防跌倒等意外的发生。

（三）移位

当老年人坐位平衡练习熟练掌握后，双下肢有力时，即可进行移位练习。那么老年人的生活空间就能因此扩展开来，日常生活也就会变得更有活力。

1.自行由床面移位到椅子上

（1）椅子应放置在老年人身体较有力气的那一侧，与床缘夹角45°，并尽量使椅子和床面保持同等的高度，老年人将臀部往前移坐至床边缘，使脚掌对称地落在地面上。

（2）利用有力的手抓住椅子远侧的扶手，身体应该保持前倾。

（3）身体持续往前倾，使臀部离开床面。

（4）以双脚为支点慢慢转身坐至椅子上。

2.协助由床面移位至椅子上

每位老年人的情况与能力不同，应先由专业治疗师指导后再进行。大致步骤同自行由床面移位到椅子上，照护人员只给予老年人必要的协助，以使其发挥最大的主动参与性。

（1）椅子应放置在老年人身体较有力气的那一侧，与床缘夹角45°，照护人员站在老年人的患侧，一手带领老年人的有力气的手去抓扶椅子远侧扶手，另一只手抓住老年的腰带，接着让老年人身体前倾，微微站起。

（2）老年人抓住椅子扶手后，照护人员再将手置于老年人腰带，提醒老年人转身背向椅子。

（3）照护人员请老年人慢慢坐在椅子上。

3. 协助由轮椅上移至车内

日常生活中，有部分老年人使用轮椅进行活动。特别是到医院就医、购物等，还需要使用其他车辆进行转运，其中尤以小型轿车使用较多。所以轮椅与轿车之间的转移技术也是照护人员需要掌握的。

（1）轮椅斜放在车边，并固定轮椅。

（2）老年人双手环绕照护者的脖子，照护人员的双手抓住老年人的腰带（或裤头）。

（3）老年人身体前倾靠近照护人员。

（4）照护人员提醒老年人站立，必要时予以协助，并确认老年人站立。

（5）请老年人慢慢转向背对车门。

（6）老年人头部和身体弯曲并慢慢坐进车厢内。

4. 协助由车内移至轮椅上

（1）将轮椅斜放在车边，并固定轮椅。

（2）照护人员将老年人的双脚移至车外。

（3）老年人面向车外，双手环绕照护人员的脖子。

（4）照护人员的双手抓住老年人的腰带（或裤头），请老年人身体前倾慢慢地站起（必要时照护人员给以相应的帮助），并提醒老年人小心头部，防止其撞到车顶。

（5）照护人员将老年人转到背对轮椅让老年人慢慢坐于轮椅上。

5. 注意事项

（1）老年人进行移位时照护人员应守护在身旁，对恐惧跌倒的老年人，照护人员应有耐心，不要催促，确保老年人安全。

（2）使用轮椅时照护者应掌握轮椅的使用方法及注意事项（详见本章第七节）。

（四）更衣

老年人因疾病会出现肢体功能障碍，会影响到日常生活。不正确的穿衣方法会导致肢体受伤、掌握正确的穿衣方法及技巧，无论是对患病老年人还是陪护人员，都显得尤为重要。

1. 应注重康复护理，提高老年人生活自理能力，教会老年人穿、脱衣服，或者给予老年人协助或指导。

2. 不能自行完成穿、脱衣服者，可要求其配合活动肢体到最大程度，在照护人员的协助下完成穿脱衣服过程。

3. 卧床老年人应遵循先穿患肢，先脱健肢的方法进行穿脱开襟衣服。

4. 在更换衣服过程中，要注意动作轻柔，避免过度牵拉肢体。

5. 穿衣服时，要先穿患侧，后穿健侧，最后扣扣子。

6. 脱衣服时，要先脱患侧，待脱到一半时，改脱健侧，最后再脱患测。

7. 如果是穿套头衫，要先套患侧，再套健侧，最后套头部，脱套头衫时，先脱健测，再脱患侧。

8. 老年人应尽量选择有松紧带、宽松扣的裤子。

9. 裤子不宜过长，以裤口到脚踝处为宜，先穿患侧后穿健侧，最后扣扣子。

10. 照护者应把裤子放在老年人健手容易够到的地方。

11. 卧床老年人更换开襟上衣时，可将老年人置于仰卧位。先将衣扣全部解开，使衣襟完全展开，然后从背部将衣服下缘拉至颈间部，嘱老年人低头，再将衣服拉至下颌处，最后将双侧袖子脱下。随着老年人肢体功能的逐渐恢复，照护人员应鼓励老年人独立完成衣服的穿脱，在护理过程中应给予鼓励及信心。老年人的衣服选择也可以由开襟拉链类逐渐过渡到纽扣类服装，这样既可锻炼老年人的手指活动能力，又可以使老年人增强自理能力及信心，照护者在护理过程中也应尊重老年人对着装种类的选择，不要因为穿着繁琐的衣服会影响其他的事宜而阻止老年人。

（五）穿袜

许多老年人或患有关节炎的人，由于做弯腰或屈腿的动作比较不方便，因此穿袜时常需要他人的协助。但是有了穿袜辅助器，老年人自己便能轻松穿袜，可使老年人有一个更独立自主的生活。

1. 把袜子套在没有带子的一端（袜口应尽量宽松）。

2. 抓住两根带子，将穿袜辅助器放在脚前面的地板上。

3. 将脚掌滑进袜子里，然后向上拉带子直到脚完全在袜子里。

4. 继续往上拉直到穿袜辅助器脱离袜子。

五、生命体征测量的照护风险防范措施

生命体征是评估生命活动质量的重要征象，通常包括体温、脉搏、呼吸、血压，是及时了解老人病情变化的重要指标之一。

（一）正常生命体征范围值

1. 体温：口腔温度37℃左右，直肠温度比口腔温度高0.5℃左右，腋下温度比口腔温度低0.5℃左右。

2. 脉搏　每分钟60~100次。

3. 呼吸　每分钟16~20次。

4. 脉压　4~5.3Kpa（30~40mmHg）。

（二）操作步骤

1. 体温的测量

先擦干老年人腋窝下汗液，将体温计水银端放在腋窝处，紧贴皮肤，使其曲臂过胸，夹紧体温计、5～10分钟后取出。如用电子常温计、应在打开体温计开关，界面显示"℃"后，再开始测量，听到嘀嘀声时表示测量结束。

2. 脉搏

数脉搏时应使老年人处于安静状态，照护人员示指、中指、无名指并排放于老年人手腕端的桡动脉处，默数30秒，异常脉搏应默数1分钟，脉搏细弱不清时应用听诊器数心率1分钟。

3. 呼吸

数完脉搏后，照护人员手不要移开，并开始观察老年人胸腹部起伏，默数呼吸频率1分钟，并同时观察呼吸的节律、深浅度和呼吸时有无异味。呼吸微弱不易觉察时，可将棉花置于老年人鼻前，观察棉花摆动的次数。

4. 上肢肱动脉血压测量法

老年人取坐位或卧位，肘部伸直，手掌向上，使肱动脉与心脏处于同一水平，驱尽电子血压计袖带内空气，平整、松紧适中地缠于老年人上臂中部，袖带下缘距肘窝上2～3cm，按动"开始"键进行测量，测量后将袖带内气体完全排出，卷好，关闭电源开关后收好电子血压计。

（三）生命体征监测注意事项

1. 测量体温注意事项

（1）测量前检查体温计有无破损，水银柱是否都在35℃以下。

（2）测量前20～30分钟应避免剧烈运动、进食、进冷热饮料、做冷热敷、洗澡、坐浴、灌肠等。

（3）婴幼儿，昏迷、精神异常、口腔疾病、口鼻手术、张口呼吸者禁用口腔测量法。

（4）腹泻、直肠或肛门手术、心肌梗死患者不宜用直肠测温法。

（5）发现体温与病情不相符合时，应在病床旁监测，必要时作对照复测。

2. 测量脉搏的注意事项

（1）手术后，病情危重或接受特殊治疗者需15～30min测量一次。

（2）偏瘫患者应测健肢。

（3）不可用拇指诊脉。

（4）异常脉搏、危重患者需测1min。

（5）脉搏弱难测时，用听诊器听心率1min。

（6）脉搏出现短绌时，应由2人同时测量，记录方法为"心率/脉率"。

3.测量呼吸的注意事项

（1）由于呼吸在一定程度上受意识控制，所以测呼吸时不应让患者察觉。

（2）呼吸异常者应测1min。

（3）呼吸微弱或危重患者，可用少许棉花置于鼻孔前，观察棉花被吹动的次数，测1min。

4.测量血压的注意事项

（1）为有助于测量的准确性和对照的可比性，应做到四定：即定时间、定部位、定体位、定血压计。

（2）偏瘫患者应选择健肢测量。

（3）排除影响血压值的外界因素。

①袖带太窄需要较高的压力才能阻断动脉血流，故测得血压值偏高。

②袖带过宽使大段血管受压，以致搏动音在达到袖带下缘之前已消失，故测出血压值偏低。

③袖带过松使橡胶袋充气后呈球状，以至有效的测量面积变窄，测得血压偏高。

④袖带过紧使血管在未充气前已受压，故测出血压偏低。

（4）如发现血压听不清或异常时，应重测。先驱净袖带内空气，使汞柱降至"0"，稍休息片刻再行测量，必要时作对照复查。

（5）防止血压计本身造成的误差。

（6）不管是水银血压计还是电子血压计，都应定期进行检测。

六、老年人慢性疼痛的照护风险防范措施

疼痛是指由体外或体内的伤害性或潜在伤害性刺激所引起的主观体验，并伴随躯体运动反应、自主神经反应和情绪反应等，是一种不愉快的感觉和情感体验，或用与此类损伤有关的词汇来描述的主诉症状。

（一）评估

是疼痛处理关键的第一步，评估不仅可以识别疼痛的存在，还有助于疼痛治疗效果的评价。评估内容包括疼痛的部位、疼痛的时间、疼痛的性质、疼痛的程度、疼痛的表达方式、影响疼痛的因素、疼痛对老年人的影响（疼痛时是否伴有头晕、发热、呕吐、便秘、虚脱等症状；是否影响食欲、睡眠、活动等；是否出现愤怒、抑郁等情绪改变）。

（二）缓解或解除疼痛

1.减少或消除引起疼痛原因，避免引起疼痛的诱因。

2.药物镇痛

严格掌握用药的时间和剂量，掌握老年人疼痛发作的规律，对慢性疼痛的老年人

最好在疼痛发生前给药。

3. 物理镇痛

应用冷、热疗法，如冰袋、冷水浸泡、冷湿敷或热湿敷、温水浴、热水袋、按摩等物理镇痛措施。

（三）促进舒适

1. 减轻对老年人的刺激，置老年人于舒适的体位，为老年人创造一个安静、清洁、光线充足、室温适中、空气新鲜的良好的环境。

2. 帮助老年人活动、改变姿势、变换体位；给老年人放好枕头和毯子，确保老年人所需的每一样东西都能伸手可及。

3. 老年人所需的护理活动安排在药物显效时限内，在多项护理前，给予清楚、准确的解释，都能减轻老年人的焦虑，使其身心舒适，从而有利于减轻疼痛。

（四）止痛用药护理

1. 老年人由于年龄比较大，其衰老程度严重影响了药物的吸收，要根据老年人的状况、对药物吸收能力以及老年人的新陈代谢来选择各种药物及最佳给药方式以减轻老年人的疼痛。

2. 老年人对镇痛药的治疗和毒性效应很敏感。应通过能缓解疼痛、侵入性最小、最安全的途径给药。

3. 给药后必须对老年人疼痛程度进行评估，通过评估来了解老年人的身体情况以此为依据，来增加或者减少药量。对中重度疼痛、持续或复发性疼痛，应24小时按时定量给药，在寻找合适或补救剂量时可按需给药。

4. 同时应用多种药物时，应注意镇痛药与其他药物可能发生的协同作用，减少药物副作用。

（五）心理护理

1. 减轻老年人心理压力

照护人员应设法减轻老年人的心理压力，要以同情、安慰和鼓励的态度支持老年人，与老年人建立相互信赖的友好关系，老年人相信照护人员会真心关心他，会在情绪、知识、身体等各方面协助他克服疼痛时，才会把自己的感受告诉照护人员。照护人员应鼓励老年人表达其疼痛的感受及对适应疼痛所做的努力，尊重老年人在疼痛时的行为反应。

2. 分散注意力

让老年人把注意力重点放在一个活动上，分散老年人对疼痛的注意力可减少其对疼痛的感受强度，可组织老年人参加有兴趣的活动，能有效地转移其对疼痛的注意力；运用音乐分散对疼痛的注意力是有效的方法之一，优美的旋律对减慢心率、减轻焦虑和抑郁、缓解疼痛、降低血压等都有很好的效果。

七、护士在老年家庭照护中的作用

随着高龄老人数量的急剧增长，家庭照护的人力资源正由于家庭的小型化、核心化而日渐短缺，有限的护理服务机构又难以满足老年人的长期照护需求，而医院或社区医生、护士、社工、志愿者等均可为家庭照护提供上门服务。

护士包括注册护士、专科护士和助理护士。护士在老年家庭照护中的作用有：

（一）注册护士

注册护士须具备法定的护理资质，拥有从事护理工作的资格，有较高的职业素养，可对老年病患者进行护理评估，发现现存的或潜在的护理问题。可独立完成日常护理工作，观察患者的病情变化，落实护理措施，促进患者躯体功能的恢复和精神心理状况的改善，检查护理措施的有效性，不断改进护理方案。护士还应参加多学科管理的会议，分享所掌握的资料，整合来自医疗、康复、营养等多学科成员的意见，针对护理问题参与规划和制订护理方案。

（二）专科护士

专科护士是高级临床护理工作者的一种，能从专业化的态度、价值观和期望值对待老年病患者。对老年病患者进行护理评估，发现现存的或潜在的护理问题。加强与患者和多学科成员的沟通，运用所掌握的专科知识指导护理工作，不断改进护理措施，确保护理工作的有效性。参加或主持多学科管理的会议，整合来自医疗、康复、营养等学科成员的意见，针对护理问题设计和制订护理方案，并对其他多学科成员提出工作建议。

（三）助理护士

助理护士在注册护士带领下对老年人进行生活护理，可完成基础护理工作和非技术性护理工作，包括整理或更换床单，保持患者的清洁卫生，常规测量和记录患者的生命体征，更换患者卧位，确保患者安全，留取患者的粪便、尿和痰标本；协助患者进食和活动，护送患者进行检查和专科治疗，工作中随时观察患者的情况，发现问题及时汇报。

第三节　社会对老年家庭照护的支持性服务

2016年5月，习近平总书记在中共中央政治局就我国人口老龄化的形势和对策举行第三十二次集体学习时强调："要建立老年人状况统计调查和发布制度、相关保险和福利及救助相衔接的长期照护保障制度、老年人监护制度、养老机构分类管理制度。"此后不久，人社部发布了《关于开展长期护理保险制度试点的指导意见》，各方陆续开展相关的探索和实践。

一、养老服务市场全面放开

2016年12月7日，国务院办公厅发布《关于全面放开养老服务市场　提升养老服务质量的若干意见》，提出要鼓励社会力量通过独资、合资、合作、联营、参股、租赁等方式，参与公办养老机构改革；鼓励境外投资者设立非营利性养老机构，其设立的非营利性养老机构与境内投资者设立的非营利性养老机构享受同等优惠政策。

2016年12月27日，国务院发布《"十三五"深化医药卫生体制改革规划》，提出要支持基层医疗卫生机构为老年人家庭提供签约医疗服务，建立健全医疗卫生机构与养老机构合作机制，支持养老机构开展康复护理、老年病和临终关怀服务，支持社会力量兴办医养结合机构。

2017年2月初，民政部等13部门联合印发《关于加快推进养老服务业放管服改革的通知》（以下简称《通知》），明确进一步调动社会力量参与养老服务业发展的积极性。

对于养老这一民生领域的热点问题，仅靠政府、社区和家庭还不够，必须走社会化、市场化、多元化道路，调动多元主体参与的热情，加强资源整合与联动、政策统筹与衔接，形成良好的导向，让有限资源发挥最大效用。

二、医养结合体系逐步健全

由于养老需求的差别，不同养老方式不断出现，大量投资者在摸索合适的商业模式。

参与清华养老产业高端论坛的专家认为，居家养老、医养结合、智慧养老会成为主流。医养结合作为适宜集中养老的主要方式，将会快速发展。

2017年2月16日，《智慧健康养老产业发展行动计划（2017～2020年）》发布。该行动计划由工信部、民政部、国家卫生计生委共同制定，提出到2020年，基本形成覆盖全生命周期的智慧健康养老产业体系，建立100个以上智慧健康养老应用示范基地，培育100家以上具有示范引领作用的行业领军企业，打造一批智慧健康养老服务品牌。

2017年2月28日，国务院办公厅发布《"十三五"国家老龄事业发展和养老体系建设规划》，要求到2020年，及时应对、科学应对、综合应对人口老龄化的社会基础更加牢固，多支柱、全覆盖、更加公平、更可持续的社会保障体系更加完善，居家为基础、社区为依托、机构为补充、医养相结合的养老服务体系更加健全，有利于政府和市场作用充分发挥的制度体系更加完备，支持老龄事业发展和养老体系建设的社会环境更加友好。

2017年3月22日，民政部、公安部、国家卫生计生委、国家质检总局、国家标准委、全国老龄办联合下发通知，决定从2017年开始，连续4年，在全国开展养老院服务质量建设专项行动，以加快建立全国统一的服务质量标准和评价体系，加强养老院服务质量监管，坚决依法依规从严惩处欺老、虐老行为；到2017年底，50%以上的养老院能够以不同形式为入住老年人提供医疗卫生服务。

三、护士多点执业

北京市人民政府办公厅转发市卫计委等部门《关于推荐医疗卫生与养老服务相

结合》的实施意见》的通知（京政办发（2016）54号），明确提出"探索护士多点执业，鼓励社会办护理站开展居家护理服务"，将护理服务从机构延伸到社区、家庭，促进护理工作规范化、专业化、体系化发展。护士多点执业开放，将弥补护理人员严重不足，也能是护士的专业价值发挥更大，为家庭护理提供专业的照护与指导。

四、互联网居家护理

我国已经快速进入老龄化时代，政府出台各类养老政策指导，企业也一直在积极探索各种适合居家服务的模式，互联网模式的资源整合及技术优势是其他模式所不具备的，医护到家的互联网居家护理模式是一种创新并有效的探索。

通过医护到家APP，可预约附近的执业护士，获得上门服务。通过整合问诊、体检、送药等医疗健康垂直领域品牌，构建医疗健康生态服务闭环。子女在手机上为父母预约，并筛选最适合的执业护士上门服务，这样既方便老人解决健康问题，又有利于缓解医院紧张的床位问题，让宝贵的医疗资源用在刀刃上，还可以解决子女的后顾之忧，真正解决了居家养老及各类居家健康服务最后一公里的问题。

第四节 案例分析

一、案例经过

何某，男，72岁，一年前因脑梗死造成左半身活动不便，无痴呆症，有"高血压"病史，长期服用相关的药物。性格温和，和儿子、媳妇住在一起，平时主要由护工李某照护，其妻协助。出行可用轮椅、助行器辅助行动，右手自行进食，洗澡、更衣部分自理，需护工协助。平时积极康复锻炼，每天上午到社区康复中心进行康复训练。傍晚在家属陪伴下使用助行器进行散步练习，希望能早日回归社会。某天早上，何某独自起床在床旁站立时，突然出现严重头昏，差点摔倒，在家人及护工的协助下重新卧床休息，并电话通知社区医生，查血压160/90mmHg，心率86次/分，神志清醒，语利，伸舌居中。经询问，患者早上降压药没及时服用，予以口服降压药，复测血压145/78mmHg，卧床休息，继续观察。

二、风险与防范提示

案例中何某起床站立后突然严重头昏，差点摔倒，进行了积极处理，未造成严重后果。

（一）原因分析

结合照护对象何某实际情况，分析何某发生头昏、差点摔倒的原因。

1.人员因素

（1）照护对象因素

有诸多危险因素，如有"脑梗死"致左半身肢体活动不便，生活不能完全自理；有"高血压"病史，长期口服降压药等药物，体位的突然改变可能导致体位性低血压，造成脑供血不足、缺血缺氧致头昏、头痛甚至晕厥。老年人常常高估自己的能力，认为自己完全能够照顾自己。

（2）照护者因素

主要照护者—护工李某是个50多岁的农村妇女，照顾何某才3个多月，照护知识和经验不足；其妻年龄大，还要负责照顾孙子，儿子、媳妇工作繁忙，很难帮忙照护。

2. 环境及设施方面

照护对象的床铺高度偏高，何某坐在床沿时双脚不能触地，轮椅和助行器没有放在床边，导致患者下床时没有东西可搀扶。

3. 健康知识方面

主要照护者李某不会进行生命体征的监测，对照护对象的长期口服的药物注意事项不知晓，没有遵医嘱在晨起前给何某口服降压药，也未对照护对象进行充分的评估及针对危险因素采取预防措施。

二、防范提示

老年患者的家庭照护应根据患者的具体情况给以全方位的护理，本案例提示，对于生活不能完全自理的照护对象，要从生理–心理–社会方面进行评估。老年人很多都有长期口服药，要了解这些药物的作用、不良反应及注意事项，如服用降压药后要注意观察血压的变化，防止体位性低血压的发生；服用某些抗凝剂如发法令时注意观察是否有出血现象；服用降糖药时是否有头昏、乏力、心悸、出冷汗等低血糖表现。在日常护理中，可鼓励照护对象做力所能及的事情，提高其自护能力，同时，也要做好充分的风险评估，提前采取预防及干预措施，防止摔倒、跌倒、滑倒等意外事件的发生。

（虢超英）

参考文献

[1]老年人跌倒干预技术指南[J]. 中国实用乡村医生杂志, 2012, 19(8): 1–13.

[2]卫生部疾病预防控制局. 《老年人跌倒干预技术指南》. 健康指南, 2011, (10): 27–29.

[3]纪冬梅, 罗昌春, 李海芳, 等. 专项管理在老年住院患者护理不良事件管控中的应用[J]. 护士进修杂志, 2018, 33, (3): 233–235.

[4]庄妍, 张淑彦. "5E"预防策略在住院老年患者跌倒风险管理中的应用[J]. 护理管理杂志, 2017, 17(9): 673–675.

[5]林丹妮, 徐双燕, 黄鑫, 等. 31例门诊患者跌倒事件原因分析及防范管理. 中国护理管理[J]. 2018, 18, (3): 404–406.

[6]任之珺, 夏欣华, 程安琪, 等. 力学因素致压力性损伤的预防新进展[J]. 护理研究, 2017, 4(10): 1167–1170.

[7]邓欣, 吕娟, 陈佳丽, 等. 2016最新压疮指南解读[J]. 华西医学, 2016, 31(9): 1496–1497.

[8]张诗怡, 赵体玉, 乐霄, 等. 微环境与压力性损伤关系的研究进展[J]. 中华护理杂志, 2017, 8(8): 1001–1005.

[9]尹慧梅, 段又月, 全凤英. 住院患者走失原因分析及对策[J]. 当代护士(中旬刊), 2018, 3: 3—4.

[10]童露露, 何炼英. 老年痴呆患者专用病员服在防走失中的应用[J]. 当代护士(上旬刊), 2017, 11: 118–119.

[11]于普林. 老年医学(第2版). 北京: 人民卫生出版社, 2017.

[12]蔡俊, 聂力, 张海霞, 等. 基于中国老年人潜在不适当用药目录评价老年住院患者不合理用药[J]. 中国临床药理学杂志, 2018, 34(03): 375–377.

[13]姜娅, 柳韦华. 社区老年人用药安全认知、态度及自我效能调查分析[J]. 护理学杂志, 2017, 32(13): 80–83.

[14]李莹爽, 张振香, 刘珊珊, 等. 社区居家老年人用药安全干预研究进展[J]. 中国老年学杂志, 2017, 37(15): 3898–3900.

[15]王冰寒, 颜巧元, 朱琴. 住院患者参与用药安全行为量表的研制及信效度检验[J]. 中华护理杂志, 2017, 52(03): 377–380.

[16]曾平, 刘晓红, 闫雪莲, 等. 老年人潜在不适当用药Beers标准2015新修订版介绍[J]. 中国实用内科杂志, 2016, 36(01): 34–36.

[17]何琳. 静脉输液治疗护理手册[M]. 成都: 西南交通大学出版社, 2017.

[18]杨巧芳, 刘延锦. 静脉输液治疗护理技术指导手册[M]. 郑州: 河南科学技术出版社, 2017.

[19]赵志刚. 守护针尖上的安全·中国输液安全与防护研究蓝皮书·2016年版[M]. 北京: 人民卫生出版社.

[20]李春燕. 美国INS2016版《输液治疗实践标准》要点解读[J]. 中国护理管理, 2017, 17(02): 150–153.

[21]肖佳庆, 李俐. 不同配药方式对静脉输液制剂中不溶性微粒的影响[J]. 中国消毒学杂志, 2017, 34(12): 1117–1118+1121.

[22]王晓然, 刘春丽, 王莹, 陈迹. 静脉药物配置中心基于JCI标准对于静脉用药滴注速度的审核管理[J]. 中国医院药学杂志, 2017, 37(23): 2405–2409.

[23]孙兴伟, 白旭明, 程龙, 等. 右侧头臂静脉入路植入静脉输液港临床应用[J]. 介入放射学杂志, 2017, 26(08): 699–701.

[24]张彦收, 刘磊, 耿翠芝, 等. 植入式静脉输液港导管断裂预防与处理[J]. 介入放射学杂志, 2017, 26(08): 702–704.

[25]陈国平, 范平明, 夏立平, 等. 植入式静脉输液港在老年患者化疗中的安全性与依从性[J]. 中国老年学杂志, 2016, 36(08): 1965–1966.

[26]毛惠娜, 王海燕, 刘敏. 基于患者导向服务的老年慢性病患者输液护理服务模型构建[J]. 广东医学, 2017, 38(14): 2255–2259.

[27]王亚楠, 李平, 叶苓, 等. 静脉输液监测装置在输液安全管理中的应用[J]. 实用医学杂志, 2017, 33(05): 831–834.

[28]国家心血管病中心, 中国医师协会心力衰竭专业委员会, 北京护理学会. 成人急性心力衰竭护理实践指南[J]. 中国护理管理, 2016, 16(9): 1179–1188.

[29]罗昌春, 李海芳, 蔡志华, 等. 导管专项管理组在老年住院患者非计划性拔管中的应用[J]. 护理管理杂志, 2016, 16(06): 432–434.

[30] 王树红. 护理安全管理信息系统的应用与效果[J]. 护理管理杂志, 2015(10)

[31]陈煌, 陈小叶, 谢红珍. 近10年我国非计划性拔管研究的文献计量学分析[J]. 护理研究, 2017, 31(25): 3106–3110.

[32]金环, 喻姣花, 王玉梅, 张学辉, 李瑶. 基于DEMATEL的非计划性拔管风险因素分析[J]. 护理学杂志, 2016, 31(09): 52–54.

[33]贾东点, 张瑞丽, 李慧娟, 等. 老年人身体约束最小化实践的研究进展[J]. 护理学杂志, 2017, 32(7): 106–109.

[34]李振香, 吕红. 身体约束不良影响及减少约束的策略[J]. 中国护理管理, 2014, (10): 1014–1015, 1016.

[35]潘燕彬, 郝巍巍, 张晶晶, 等. 住院患者身体约束真实体验研究的系统评价[J]. 中国护理管理, 2016, 16(8): 1033–1039, 1040.

[36]陈巧玲, 金爽, 柳芳登, 等. ICU护士实施身体约束知信行评估量表的构建[J]. 中华

护理杂志, 2016, 51(6): 742–746.

[37]周云霞. 护理人员对身体约束的认知与实践的研究进展[J]. 护理学杂志, 2016, 31(8): 105–108.

[38]郝巍巍, 江智霞. ICU成人患者身体约束的研究进展[J]. 中国护理管理, 2017, 17(3): 414–418.

[39]朱丽, 黄红英, 杨红燕. 急诊老年患者护理安全的探讨[J]. 农垦医学, 2017, 1(39): 73–75.

[40]唐文平, 蔡光友. 社区糖尿病合并烫伤患者感染的危险因素及其预防策略分析[J]. 安徽医药, 2017, 12(21): 2214–2217.

[41]申曌. 烫伤危险因素评估表在康复科住院患者中的应用[J]. 现代临床护理. 2018, 1(17): 21–24.

[42]刘润兵. 老年病科护理中存在的安全隐患及防范措施[J]. 临床医药文献电子杂志. 2017, 80(4)

[43]朱小娜. 烧烫伤患者的急诊护理措施探讨[J]. 临床医药文献电子杂志. 2016年06期

[44]杨华, 刘霄等. 老年糖尿病患者下肢低温烫伤的护理[J]. 临床医药杂志. 2017, 10(21)

[45]童玲. 糖尿病足预防与护理新进展[J]. 世界最新医学信息文摘, 2017, 17(5): 15–16.

[46]陈思婷, 王万春. 糖尿病足的治疗与护理研究进展[J]. 中国烧伤创伤杂志, 2016, 28(14): 267–270.

[47]周香德, 蒋运兰, 曾洋洋等. 糖尿病足病人延续护理的研究进展[J]. 全科护理, 2018, 16(1): 25–28.

[48]喻云兰, 熊琪辉, 秦淑兰. 老年糖尿病足患者的预防护理[J]. 实用临床医学, 2016, 17(7)81–90.

[49]彭闵, 周秋红等. 多学科团队诊疗模式在糖尿病足诊治中应用的进展[J]. 中国普通外科杂志, 2017, 26(12): 1609–1614.

[50]叶锦. 失禁管理手册[M]. 北京：人民军医出版社, 2011.

[51]丁炎明. 失禁护理学[M]. 北京: 人民卫生出版社, 2017.

[52]曹琳琳, 辛胜利, 郭运兰, 等. 养老院老年女性对尿失禁认知情况的调查研究[J]. 中国护理管理, 2011, 6(11), 57–59.

[53]甘敏, 黄巧, 梁梅冰. 香港医院老年人尿失禁持续性管理[J]. 中国实用护理杂志, 2012, 2(28): 138.

[54]林小芳, 李少芬, 张大贵, 等. 个体化行为管理在社区中老年女性压力性尿失禁患者中的应用效果[J]. 中国医院统计, 2016, 5(23): 376–377.

[55]王文振, 刘玉强, 俎树禄, 等. 良性前列腺增生并发急性尿潴留患者的逼尿肌收缩功能[J]. 山东大学学报(医学版), 2018, 56(03): 66–71.

[56]黄厚强, 郭声敏, 王玉珏, 等. 间歇性导尿对脑卒中尿潴留患者的影响[J]. 实用医学杂志, 2018, 34(03): 482–486.

[57]汪玲, 孙咏梅, 彭丽娟, 等. 电针与低频脉冲电穴位刺激对新西兰兔尿潴留模型排尿效果影响的比较[J]. 中国脊柱脊髓杂志, 2017, 27(12): 1114–1118.

[58]刘定益, 胡桑, 楚晨龙, 等. 微创经尿道前列腺等离子电切术联合内分泌治疗高龄晚期前列腺癌合并尿潴留[J]. 中国微创外科杂志, 2017, 17(10): 919–921.

[59]谭维选, 李义, 谭维琴, 等. 针灸联合加味八正散治疗尿路感染患者急性尿潴留的疗效研究[J]. 中华医院感染学杂志, 2017, 27(20): 4664–4667.

[60]石会乔, 贾晓鹏. 老年男性急性尿潴留的尿动力检查评估价值研究[J]. 中国地方病防治杂志, 2017, 32(01): 80–81.

[61]朱振杰, 邢钱伟, 郭爱松, 等. 功能性电刺激治疗脊髓损伤后神经源性膀胱尿潴留的临床疗效观察[J]. 中国地方病防治杂志, 2016, 31(09): 1046–1047.

[62]傅小莉, 谢彩叶, 梁安施. 耻骨上区局部热敷预防前列腺癌电切术后尿潴留的效果[J]. 广东医学, 2016, 37(13): 2060–2062.

[63]范天伦, 符川, 王声兴, 等. 神经源性膀胱功能障碍患者不同治疗效果评价[J]. 中国公共卫生, 2016, 32(07): 978–980.

[64]钟景琦, 钱海宁, 程曙杰, 等. 镍钛记忆合金支架用于前列腺增生伴尿潴留高危患者效果观察[J]. 山东医药, 2016, 56(10): 74–75.

[65]徐臻, 王璐, 王晨阳, 等. 女性压力性尿失禁患者TVT–O术后短暂性尿潴留的相关因素[J]. 山东医药, 2016, 56(07): 57–59.

[66]周青, 郭锐, 李智勇, 等. 尿潴留患者骨盆部(99m)Tc–MDP SPECT/CT断层显像的价值[J]. 中国临床医学影像杂志, 2016, 27(01): 71–72.

[67]江月霞, 陈日新, 焦琳, 等. 热敏灸治疗脊髓损伤性尿潴留的临床疗效观察[J]. 中华中医药杂志, 2016, 31(01): 324–326.

[68]于普林, 郑松柏, 董碧蓉, 等. 老年医学[M]. 人民卫生出版社, 2011, 2：56–59.

[69]化前珍. 老年护理学[M] 北京. 人民卫生出版社, 2011, 3：134–137.

[70]程云. 老年护理学[M] 上海. 复旦大学出版社, 2016, 1：70–71.

[71]任凯, 汪小华, 白洁, 等. 急性冠脉综合症患者焦虑抑郁与便秘的相关性研究[J]. 护士进修杂志, 2012, 27(26)：703–704.

[72]梁堃. 老年便秘的研究进展[J]. 中国老年学杂志, 2006, 12(26): 1761–1763.

[73]姚健凤, 郑松柏. 老年人慢性便秘的评估与处理专家共识解读[J]. 中华老年病研究电子杂志, 2017, 5 (4): 28–31.

[74]王天麟, 韩俊泉, 曲鹏飞, 等. 老年性便秘的中医认识和中西医结合治疗[J]. 中国

中西医结合外科杂志, 2013, 8(19): 482-484.

[75]中华医学会消化病学分会胃肠动力学组, 中华医学会外科学分会结直肠肛门外科学组. 中国慢性便秘诊治指南(2013)[J]. 胃肠病学, 2013, 18(10): 605-612.

[76]刘钰, 陈长香, 杨卫, 等. 生活方式对养老院老年人便秘的影响[J]. 现代预防医学, 2012, 39(15): 3882-3883.

[77]丁炎明, 陈爱华, 郑美春. 失禁护理学[M]. 北京: 人民卫生出版社, 2017: 91-102.

[78]尹莉芳, 候琳, 周艳丽. 改良透明贴粘贴法用于预防老年大便失禁病人肛周皮肤损伤的效果观察[J]. 护理研究, 2017, 31(3): 344-345.

[79]张颖洁, 刘万芳, 管晓萍, 等. 老年患者失禁相关皮炎风险因素的研究[J]. 中国实用护理杂志, 2016, 32(27): 2130-2133.

[80]朱文, 蒋琪霞. 老年失禁相关性皮炎的护理进展[J]. 护理研究, 2016, 30(12): 4496-4498.

[81]罗颖, 汪晖, 胡凯利, 等. 护士对睡眠障碍认知及管理的研究进展[J]. 中国护理管理, 2017, 17(09): 1292-1295.

[82]郭立君, 董燕. 睡眠障碍研究进展及临床护理现状[J]. 实用医药杂志, 2016, 33(03): 279-282.

[83]尤林, 白抚生, 韩艳丽, 等. 帕金森病患者睡眠障碍临床特点相关因素[J]. 中国公共卫生, 2018, 34(01): 121-122.

[84]中国吞咽障碍康复评估与治疗专家共识组. 中国吞咽障碍评估与治疗专家共识(2017年版)第一部分-评估篇[J]. 中华物理医学与康复管理杂志, 2017, 39(12): 881-892.

[85]中国吞咽障碍康复评估与治疗专家共识组. 中国吞咽障碍评估与治疗专家共识(2017年版)第二部分-治疗与康复管理篇[J]. 中华物理医学与康复管理杂志, 2018, 40(8): 1-10.

[86]朱美红, 时美芳等. 吞咽-摄食管理预防脑卒中吞咽障碍患者相关性肺炎的研究[J]. 中华护理杂志, 2016, 51(3): 294-298.

[87]周萌, 梁涛. ICU获得性吞咽障碍的研究现状[J]. 护理研究, 2017, 31(3): 268-271.

[88]陈阳, 于德华, 杨蓉, 等. 国内外认知功能障碍常用筛查量表及其社区应用[J]. 中国全科医学, 2018, 21(12): 1392-1396, 1401.

[89]马丽娜, 李耘, 王洁妤. 轻度认知功能障碍与抑郁的流行病学研究进展[J]. 中国老年学杂志, 2017, 37(5): 1285-1287.

[90]王轶, 王志稳, 郝薇, 等. 居家痴呆老年人愉悦性活动参与情况及影响因素研究[J]. 中华护理杂志, 2017, 52(5): 524-529.

[91]Schaik DJ V, Marwijk HW V, Beekman AT, et al. Interpersonal psychotherapy (IPT) for late-life depression in general practice: uptake and satisfaction by patients, therapists and physicians[J]. BMC Fam Pract, 2007, 8: 52.

[92]Steinman LE, Frederick JT, Prohaska T, et al. Recommendations for treating depression in community-based older adults. [J]. Am J PreMed, 2007, 33(3): 175-181.

[93]标准·方案·指南——美国预防服务特别工作组公布最新版抑郁临床筛查指南[J]. 中国全科医学, 2016, 19(09): 1070.

[94]牛亚南, 李娟. 我国老年抑郁筛查工具及流行病学研究述评[J]. 中国老年学杂志, 2010, 30(20): 3014-3016.

[95]刘国树. 高血压防治[M]. 2016, 1(21): 38-39.

[96]母义明, 童南伟, 周智广, 等. 国内外糖尿病指南与专家共识解毒荟[M]. 2017, 1: 186-189.

[97]丁桂兰. 浅谈手术室老年患者手术护理安全管理[J]. 现代护理. 2012, 6(15): 33.

[98]赵清清, 彭杰荣, 李幼凤. 老年手术患者静脉留置针穿刺置入方法的临床研究[J]. 当代护士. 2016, 5: 130-131.

[99]朱桂玲, 孙丽波, 王江滨, 等. 快速康复外科理念与围手术期护理[J]. 中华护理杂志, 2008, 43(3): 264-265.

[100]蒋静静, 崔玉洁, 段玉莲, 等. 快速康复外科在人工全髋关节置换病人围术期护理中的应用[J]. 循证护理, 2017, 9(3): 513-515.

[101]王建荣, 罗莎莉. 肿瘤疾病护理指南[M]. 北京：人民军医出版社, 2013.

[102]陈峥. 老年综合征管理指南[M]. 中国协和医科大学出版社, 2010.

[103]徐开凤, 肿瘤住院患者常见的护理安全问题及护理管理对策[J]. 医学信息, 2014, (15)：570-571.

[104]李学勇. 心理护理对妇产科肿瘤患者术后心理影响分析[J]. 中国实用医药, 2015, 10(21)：258-259.

[105]李春红. 语言护理在妇产科术后患者心理护理中的作用[J]. 基层医学论坛, 2015, 19(03)：371-372.

[106]李宏, 刘雪燕, 闫松, 等. 心理干预用于老年肿瘤放疗联合CAP化疗后护理的临床意义[J]. 中国继续医学教育, 2016, 8(5)：255-256.

[107]李薇. 个性化护理模式在老年肿瘤患者放射治疗护理中应用研究[J]. 母婴世界, 2015, (6): 260-261.

[108]高琼. 术前心理护理及术后疼痛护理在妇产科中的应用[J]. 医药前沿, 2016, 6(01)：248-249.

[109]丁艳慧, 周大明, 石磊, 等. 老年肿瘤患者的放疗护理效果观察[J]. 中国老年保健医学, 2015, (3): 97-98.

[110]韩艳. 个性化护理模式在老年肿瘤患者放射治疗护理中应用的效果体会[J]. 大家健康(中旬版), 2016, 10(7): 181-182.

[111]杜杰, 郑松. 柏误吸的诊断进展[J]. 中华老年多器官疾病杂志, 2011, 10(6)563-

565.

[112]冯青. 吴锦球，《预见性护理在急诊危重患者院内转运中的应用》. [J]. 中国实用护理杂志, 2012. 28(zl)：105-106.

[113]中国医师协会急诊医师分会，《2016中国急诊感染性休克临床实践指南》. [S]. 中华急诊医学杂志 2016, 25（03）：274-287

[114]中华医学会神经病学分会，中华医学会神经病学分会脑血管病学组，《中国急性缺血性脑卒中诊治指南2014》. [S].中华急诊医学杂志 2015, 48（04）：246-247

[115]中华医学会重症医学分会，《中国重症患者转运指南（2010）草案》. [S].中国危重病急救医学杂志 2010, 22（06）：328-329

[116]Ruegger J, Hodgkinson S, Field-Smith A, et al. Care of adults in the last days of life: summary of NICE guidance[J]. BMJ: British Medical Journal (Online), 2015, 351.

[117]Nonmember. End of Life Care During the Last Days and Hours[J]. 2011.

[118]Kim H L, Puymon M R, Qin M, et al. NCCN clinical practice guidelines in oncologyTM[J]. 2014.

[119]朱晓君. 原发性晚期肝癌患者疼痛管理以及临终关怀护理措施规范[J]. 世界最新医学信息文摘, 2018(11).

[120]陈晰媛，袁丹，石岩，等. 养老院临终关怀护理现状[J]. 中国老年学杂志, 2016, 36(5): 1209-1210.

[121]陆宇晗. 我国安宁疗护的现状及发展方向[J]. 中华护理杂志, 2017, 52(6): 659-664.

[122]何小凤，罗玲，蒋祖莉，等.癌症患者照顾者生活质量影响因素及干预措施[J]. 重庆医学, 2017, 46(29): 4166-4168.

[123]高月乔，田丽，冯娅婷，等.血液肿瘤患者姑息护理的现状及发展对策研究进展[J]. 中华护理杂志, 2016, 51(10): 1237-1239.

[124]王培安. 庭保健与照护指南. 北京: 中国人口出版社. 2016.

[125]陈峥. 老年综合征管理指南. 北京: 中国协和医科大学出版社. 2010

[126]童立纺，赵庆华，丁福，等. 医养结合老年长期照护模式的探索与实践[J]. 护理研究, 2015, 29(04): 476-478.

[127]赵俊强，王晋芳，姜雨婷，等. 以人为中心的老年照护模式研究进展[J]. 护理学杂志, 2016, 31(19): 107-110.

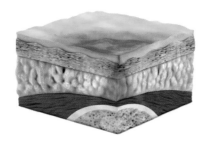 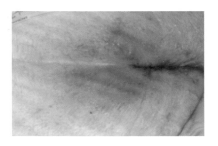

彩图1　1期压力性损伤

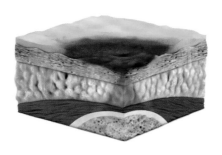

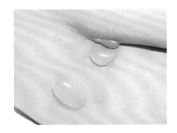 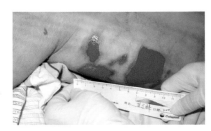

彩图2　2期压力性损伤

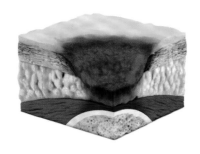 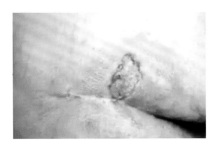

彩图3　3期压力性损伤

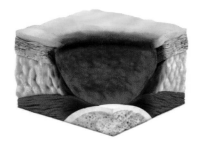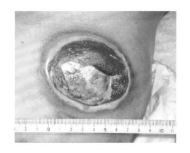

彩图4　4期压力性损伤

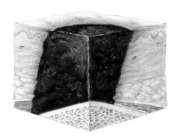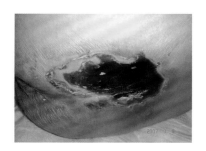

彩图5　不可分期压力性损伤

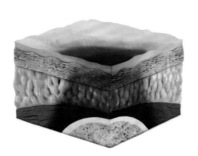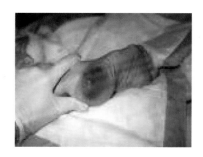

彩图6　深部组织损伤

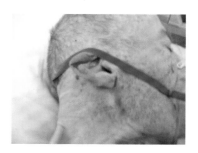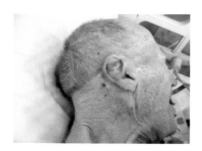

彩图7　医疗器械相关性压力性损伤